2023年
国家医疗服务与质量安全报告

病案管理专业分册

国家病案管理医疗质量控制中心　组织编写

科学技术文献出版社
SCIENTIFIC AND TECHNICAL DOCUMENTATION PRESS
·北京·

图书在版编目（CIP）数据

2023年国家医疗服务与质量安全报告. 病案管理专业
分册 / 国家病案管理医疗质量控制中心组织编写.
北京 ： 科学技术文献出版社，2024．12．-- ISBN 978-7-
5235-2128-1

Ⅰ．R197.1；R197.323

中国国家版本馆CIP数据核字第20244A4E36号

2023年国家医疗服务与质量安全报告——病案管理专业分册

| 策划编辑：胡　丹 | 责任编辑：胡　丹 | 责任校对：王瑞瑞 | 责任出版：张志平 |

出　版　者　科学技术文献出版社
地　　　址　北京市复兴路15号　邮编 100038
编　务　部　（010）58882938，58882087（传真）
发　行　部　（010）58882868，58882870（传真）
邮　购　部　（010）58882873
官 方 网 址　www.stdp.com.cn
发　行　者　科学技术文献出版社发行　全国各地新华书店经销
印　刷　者　北京虎彩文化传播有限公司
版　　　次　2024 年 12 月第 1 版　2024 年 12 月第 1 次印刷
开　　　本　889×1194　1/16
字　　　数　665千
印　　　张　25.25
书　　　号　ISBN 978-7-5235-2128-1
定　　　价　138.00元

编写人员

主　编　王　怡

副主编　谭申生　黄　锋

编　委（按姓氏笔画排序）

姓名	所在单位	姓名	所在单位
马立旭	宁夏回族自治区人民医院	张娟红	兰州大学第一医院
马丽娟	皖南医学院第一附属医院（弋矶山医院）	陈　媛	云南省第一人民医院
马梦蕾	新疆维吾尔自治区人民医院	陈金彪	中南大学湘雅医院
王　旭	郑州大学第一附属医院	林孟波	福州大学附属省立医院
王　丽	南通大学附属医院	周婧雅	中国医学科学院北京协和医院
王　娟	重庆医科大学附属第一医院	庞　成	中国医学科学院北京协和医院
王苏荣	海南医学院第一附属医院	郑明凤	贵州医科大学附属医院
王奥钰	郑州大学第一附属医院	赵　佳	吉林大学第一医院
帅海平	上海市第六人民医院	赵建美	南通大学附属医院
吕　锐	贵州医科大学附属医院	赵慧智	河北省人民医院
朱雨辰	山东第一医科大学附属省立医院	胡　怡	赤峰学院附属医院
刘明珠	石河子市人民医院	胡文品	兰州大学第一医院
刘瑞红	山东第一医科大学附属省立医院	姜小敢	皖南医学院第一附属医院（弋矶山医院）
祁永梅	青海省人民医院	夏　华	海南医学院第一附属医院
许凤娟	哈尔滨医科大学附属第一医院	夏　萍	浙江大学医学院附属第二医院
苏晓东	陕西省人民医院	徐长妍	吉林大学第一医院
李　峰	河北医科大学第二医院	高　红	华中科技大学同济医学院附属同济医院
李乃适	中国医学科学院北京协和医院	郭默宁	北京市卫生健康大数据与政策研究中心
李邦军	大连医科大学附属第一医院	曹丽娟	西藏自治区人民医院
李会玲	哈尔滨医科大学附属第一医院	常竞丰	中国医学科学院北京协和医院
李红樱	四川省医学科学院·四川省人民医院	梁　露	四川省医学科学院·四川省人民医院
李思敏	山西省病案管理医疗质量控制中心	梁沛枫	宁夏回族自治区人民医院
李雪梅	云南省第一人民医院	彭淑贤	广西医科大学第一附属医院
李智勇	海南医学院第一附属医院	董海波	青海省人民医院
李韶霞	山西省病案管理医疗质量控制中心	韩旭晨	赤峰学院附属医院
杨　成	陕西省人民医院	谢雨涵	中国医学科学院北京协和医院
吴雄伟	福州大学附属省立医院	路　凤	北京市卫生健康大数据与政策研究中心
何　艺	华中科技大学同济医学院附属同济医院	廖　宁	广西医科大学第一附属医院
何永宏	重庆医科大学附属第一医院	谭申生	上海市病案管理医疗质量控制中心
辛子艺	中山大学附属第一医院	熊　莺	中山大学附属第一医院
张连军	南昌大学第一附属医院	潘玉坤	大连医科大学附属第一医院
张海燕	天津市第五中心医院	潘胜东	浙江大学医学院附属第二医院

审稿组专家

姓名	所在单位	姓名	所在单位
黄　锋	北京大学人民医院	刘婉如	北京大学国际医院
刘　晶	北京大学肿瘤医院	王　怡	中国医学科学院北京协和医院

前　言

随着医疗信息技术的蓬勃发展，病案作为医疗服务与质量安全管理的信息基础，其承载的信息量和复杂性不断增加。医疗大数据、人工智能等前沿技术为病案信息的收集、质控、共享、应用带来便捷的同时，也带来了数据安全、信息质量等新问题。2023年全国病案管理专业队伍在国家卫生健康委领导下，积极践行习近平总书记关于卫生健康事业的重要指示精神，聚焦《"健康中国2030"规划纲要》核心任务，扎实推进国家卫生健康委《全面提升医疗质量行动计划（2023—2025年）》相关要求，持续强化病案管理人才队伍和制度体系建设，组织全国各级病案管理医疗质量控制中心月调度会议，交流探讨病案专业领域技术探索与管理创新，开展病案编码人才管理与培训，着力推进病案管理工作朝着规范化、科学化的方向稳步迈进。

2023年在国家卫生健康委医政司医疗质量与评价处领导下，国家病案管理医疗质量控制中心通过国家医疗质量管理与控制信息网（NCIS）全国医疗质量数据抽样调查系统对全国31个省（自治区、直辖市）和新疆生产建设兵团共8116家医疗机构病案管理工作进行调研，并结合2020—2022年调查数据，组织专家运用多中心、系统评估的统计学方法，对近年病案管理质量发展变化和趋势进行了全面剖析，撰写了《2023年国家医疗服务与质量安全报告——病案管理专业分册》（以下简称《报告》）。《报告》内容涵盖病案科组织架构、业务范围、人员配置、疾病和手术编码情况、病历质控情况、国家和本专业重点监测改进指标建设情况、住院病案整理和归档情况、病历数字化管理情况，全面展示了各级各类医院病案管理工作形势、现状及发展变化趋势，旨在为全国广大医疗机构进一步提升病案专业精细化管理水平，促进技术创新应用提供坚实的数据支撑和循证依据。

在《报告》数据填报过程中，得到了各级卫生健康行政部门、全国各级病案管理医疗质量控制中心和医疗机构的大力支持与积极配合。在此，向积极报送病案管理医疗质量数据的医疗机构和参与《报告》数据分析、撰写、审校、编辑工作的各位专家、学者和全体工作人员表示衷心的感谢！由于编者水平有限，加之时间紧张，偏颇之处在所难免，书中不足和错误之处，敬请广大读者批评指正！

国家病案管理医疗质量控制中心

2024年8月

目 录

第一节　国家病案管理专业医疗服务与质量安全报告⋯⋯⋯⋯⋯⋯⋯⋯⋯⋯⋯⋯⋯⋯⋯1

　一、医院概况⋯⋯⋯⋯⋯⋯⋯⋯⋯⋯⋯⋯⋯⋯⋯⋯⋯⋯⋯⋯⋯⋯⋯⋯⋯⋯⋯⋯⋯1

　二、病案科（室）基本情况⋯⋯⋯⋯⋯⋯⋯⋯⋯⋯⋯⋯⋯⋯⋯⋯⋯⋯⋯⋯⋯⋯⋯2

　三、病案科（室）人员情况⋯⋯⋯⋯⋯⋯⋯⋯⋯⋯⋯⋯⋯⋯⋯⋯⋯⋯⋯⋯⋯⋯⋯4

　四、病案首页数据质控情况⋯⋯⋯⋯⋯⋯⋯⋯⋯⋯⋯⋯⋯⋯⋯⋯⋯⋯⋯⋯⋯⋯⋯9

　五、院级病历质量控制工作开展情况⋯⋯⋯⋯⋯⋯⋯⋯⋯⋯⋯⋯⋯⋯⋯⋯⋯⋯14

　六、住院病历整理归档及时性⋯⋯⋯⋯⋯⋯⋯⋯⋯⋯⋯⋯⋯⋯⋯⋯⋯⋯⋯⋯⋯17

　七、电子病历建设情况⋯⋯⋯⋯⋯⋯⋯⋯⋯⋯⋯⋯⋯⋯⋯⋯⋯⋯⋯⋯⋯⋯⋯⋯19

第二节　北京市病案管理专业医疗服务与质量安全报告⋯⋯⋯⋯⋯⋯⋯⋯⋯⋯⋯⋯23

　一、质量控制数据调查情况⋯⋯⋯⋯⋯⋯⋯⋯⋯⋯⋯⋯⋯⋯⋯⋯⋯⋯⋯⋯⋯⋯23

　二、质量控制工作完成情况⋯⋯⋯⋯⋯⋯⋯⋯⋯⋯⋯⋯⋯⋯⋯⋯⋯⋯⋯⋯⋯⋯26

　三、质量控制工作中存在的问题及下一步工作思考⋯⋯⋯⋯⋯⋯⋯⋯⋯⋯⋯27

第三节　上海市病案管理专业医疗服务与质量安全报告⋯⋯⋯⋯⋯⋯⋯⋯⋯⋯⋯⋯28

　一、质量控制数据调查情况⋯⋯⋯⋯⋯⋯⋯⋯⋯⋯⋯⋯⋯⋯⋯⋯⋯⋯⋯⋯⋯⋯28

　二、质量控制工作中存在的问题及下一步工作思考⋯⋯⋯⋯⋯⋯⋯⋯⋯⋯⋯40

第四节　天津市病案管理专业医疗服务与质量安全报告⋯⋯⋯⋯⋯⋯⋯⋯⋯⋯⋯⋯42

　一、质量控制数据调查情况⋯⋯⋯⋯⋯⋯⋯⋯⋯⋯⋯⋯⋯⋯⋯⋯⋯⋯⋯⋯⋯⋯42

　二、省级"百佳病案"评选工作总结⋯⋯⋯⋯⋯⋯⋯⋯⋯⋯⋯⋯⋯⋯⋯⋯⋯⋯49

　三、"六个一"质量控制工作完成情况⋯⋯⋯⋯⋯⋯⋯⋯⋯⋯⋯⋯⋯⋯⋯⋯⋯50

　四、质量控制工作中存在的问题及下一步工作思考⋯⋯⋯⋯⋯⋯⋯⋯⋯⋯⋯51

第五节　重庆市病案管理专业医疗服务与质量安全报告⋯⋯⋯⋯⋯⋯⋯⋯⋯⋯⋯⋯52

　一、质量控制数据调查情况⋯⋯⋯⋯⋯⋯⋯⋯⋯⋯⋯⋯⋯⋯⋯⋯⋯⋯⋯⋯⋯⋯52

　二、省级"百佳病案"评选工作总结⋯⋯⋯⋯⋯⋯⋯⋯⋯⋯⋯⋯⋯⋯⋯⋯⋯⋯59

　三、"六个一"质量控制工作完成情况⋯⋯⋯⋯⋯⋯⋯⋯⋯⋯⋯⋯⋯⋯⋯⋯⋯59

　四、质量控制工作中存在的问题及下一步工作思考⋯⋯⋯⋯⋯⋯⋯⋯⋯⋯⋯60

第六节 安徽省病案管理专业医疗服务与质量安全报告 ················· **61**
一、质量控制数据调查情况 ·· 61
二、病案管理质量控制工作开展情况及特色经验分享 ················ 67
三、省级"百佳病案"评选工作总结 ·································· 70
四、"六个一"质量控制工作完成情况 ································ 71
五、质量控制工作中存在的问题及下一步工作思考 ················· 72

第七节 福建省病案管理专业医疗服务与质量安全报告 ················· **74**
一、质量控制数据调查情况 ·· 74
二、病案管理质量控制工作开展情况及特色经验分享 ················ 85
三、省级"百佳病案"评选工作总结 ·································· 86
四、"六个一"质量控制工作完成情况 ································ 87
五、质量控制工作中存在的问题及下一步工作思考 ················· 87

第八节 甘肃省病案管理专业医疗服务与质量安全报告 ················· **89**
一、质量控制数据调查情况 ·· 89
二、病案管理质量控制工作开展情况及特色经验分享 ················ 93
三、省级"百佳病案"评选工作总结 ·································· 93
四、"六个一"质量控制工作完成情况 ································ 94
五、质量控制工作中存在的问题及下一步工作思考 ················· 95

第九节 广东省病案管理专业医疗服务与质量安全报告 ················· **97**
一、质量控制数据调查情况 ·· 97
二、病案管理质量控制工作开展情况及特色经验分享 ················ 100
三、省级"百佳病案"评选工作总结 ·································· 101
四、"六个一"质量控制工作完成情况 ································ 101
五、质量控制工作中存在的问题及下一步工作思考 ················· 101

第十节 广西壮族自治区病案管理专业医疗服务与质量安全报告 ········· **103**
一、质量控制数据调查情况 ·· 103
二、质量控制工作中存在的问题及下一步工作思考 ················· 119

第十一节　贵州省病案管理专业医疗服务与质量安全报告 ······························ **121**

一、质量控制数据调查情况 ·· 121

二、病案管理质量控制工作开展情况及特色经验分享 ·················· 127

三、省级"百佳病案"评选工作 ·· 128

四、"六个一"质量控制工作完成情况 ·· 128

五、质量控制工作中存在的问题及下一步工作思考 ····················· 128

第十二节　海南省病案管理专业医疗服务与质量安全报告 ···························· **130**

一、质量控制数据调查情况 ·· 130

二、病案管理质量控制工作开展情况及特色经验分享 ·················· 139

三、省级"百佳病案"评选工作 ·· 140

四、"六个一"质量控制工作完成情况 ·· 140

五、质量控制工作中存在的问题及下一步工作思考 ····················· 141

第十三节　河北省病案管理专业医疗服务与质量安全报告 ···························· **142**

一、质量控制数据调查情况 ·· 142

二、病案管理质量控制工作开展情况及特色经验分享 ·················· 156

三、省级"百佳病案"评选工作总结 ·· 157

四、"六个一"质量控制工作完成情况 ·· 161

五、质量控制工作中存在的问题及下一步工作思考 ····················· 162

第十四节　河南省病案管理专业医疗服务与质量安全报告 ···························· **163**

一、质量控制数据调查情况 ·· 163

二、病案管理质量控制工作开展情况及特色经验分享 ·················· 167

三、省级"百佳病案"评选工作总结 ·· 170

四、"六个一"质量控制工作完成情况 ·· 170

五、质量控制工作中存在的问题及下一步工作思考 ····················· 171

第十五节　黑龙江省病案管理专业医疗服务与质量安全报告 ························· **172**

一、质量控制数据调查情况 ·· 172

二、病案管理质量控制工作开展情况及特色经验分享 ·················· 173

三、省级"百佳病案"评选工作总结 ·· 175

四、"六个一"质量控制工作完成情况 ·· 176

五、质量控制工作中存在的问题及下一步工作思考 ····················· 176

第十六节　湖北省病案管理专业医疗服务与质量安全报告 ·········· **178**
一、质量控制数据调查情况 ··· 178
二、病案管理质量控制工作开展情况及特色经验分享 ················· 180
三、省级"百佳病案"评选工作总结 ··· 181
四、"六个一"质量控制工作完成情况 ····································· 182
五、质量控制工作中存在的问题及下一步工作思考 ····················· 183

第十七节　湖南省病案管理专业医疗服务与质量安全报告 ·········· **184**
一、质量控制数据调查情况 ··· 184
二、病案管理质量控制工作开展情况及特色经验分享 ················· 186
三、省级"百佳病案"评选工作总结 ··· 188
四、"六个一"质量控制工作完成情况 ····································· 188
五、质量控制工作中存在的问题及下一步工作思考 ····················· 188

第十八节　吉林省病案管理专业医疗服务与质量安全报告 ·········· **190**
一、质量控制数据调查情况 ··· 190
二、病案管理质量控制工作开展情况及特色经验分享 ················· 195
三、省级"百佳病案"评选工作总结 ··· 199
四、"六个一"质量控制工作完成情况 ····································· 199
五、质量控制工作中存在的问题及下一步工作思考 ····················· 201

第十九节　江苏省病案管理专业医疗服务与质量安全报告 ·········· **203**
一、质量控制数据调查情况 ··· 203
二、病案管理质量控制工作开展情况及特色经验分享 ················· 209
三、省级"百佳病案"评选工作总结 ··· 209
四、"六个一"质量控制工作完成情况 ····································· 211
五、质量控制工作中存在的问题及下一步工作思考 ····················· 211

第二十节　江西省病案管理专业医疗服务与质量安全报告 ·········· **213**
一、质量控制数据调查情况 ··· 213
二、病案质量控制工作开展情况及特色经验分享 ······················· 216
三、省级"百佳病案"评选工作总结 ··· 217
四、"六个一"质量控制工作完成情况 ····································· 218
五、质量控制工作中存在的问题及下一步工作思考 ····················· 218

第二十一节　辽宁省病案管理专业医疗服务与质量安全报告 ································· **219**

一、质量控制数据调查情况 ·· 219

二、病案管理质量控制工作开展情况及特色经验分享 ······················· 224

三、省级"百佳病案"评选工作总结 ·· 224

四、"六个一"质量控制工作完成情况 ·· 225

五、质量控制工作中存在的问题及下一步工作思考 ························· 225

第二十二节　内蒙古自治区病案管理专业医疗服务与质量安全报告 ··············· **226**

一、质量控制数据调查情况 ·· 226

二、病案管理质量控制工作开展情况及特色经验分享 ······················· 229

三、省级"百佳病案"评选工作总结 ·· 230

四、"六个一"质量控制工作完成情况 ·· 232

五、质量控制工作中存在的问题及下一步工作思考 ························· 234

第二十三节　宁夏回族自治区病案管理专业医疗服务与质量安全报告 ············ **235**

一、质量控制数据调查情况 ·· 235

二、病案管理质量控制工作开展情况及特色经验分享 ······················· 238

三、省级"百佳病案"评选工作总结 ·· 239

四、"六个一"质量控制工作完成情况 ·· 240

五、质量控制工作中存在的问题及下一步工作思考 ························· 240

第二十四节　青海省病案管理专业医疗服务与质量安全报告 ························· **241**

一、质量控制数据调查情况 ·· 241

二、省级"百佳病案"评选工作总结 ·· 248

三、质量控制工作中存在的问题及下一步工作思考 ························· 249

第二十五节　山东省病案管理专业医疗服务与质量安全报告 ························· **250**

一、质量控制数据调查情况 ·· 250

二、病案管理质量控制工作开展情况及特色经验分享 ······················· 258

三、省级"百佳病案"评选工作总结 ·· 259

四、质量控制工作中存在的问题及下一步工作思考 ························· 266

第二十六节 山西省病案管理专业医疗服务与质量安全报告 **267**

一、质量控制数据调查情况 267

二、病案管理质量控制工作开展情况及特色经验分享 277

三、省级"百佳病案"评选工作总结 278

四、"六个一"质量控制工作完成情况 279

五、质量控制工作中存在的问题及下一步工作思考 279

第二十七节 陕西省病案管理专业医疗服务与质量安全报告 **281**

一、质量控制数据调查情况 281

二、病案管理质量控制工作开展情况及特色经验分享 286

三、省级"百佳病案"评选工作总结 287

四、"六个一"质量控制工作完成情况 288

五、质量控制工作中存在的问题及下一步工作思考 292

第二十八节 四川省病案管理专业医疗服务与质量安全报告 **294**

一、质量控制数据调查情况 294

二、病案管理质量控制工作开展情况及特色经验分享 300

三、省级"百家病案"评选工作总结 301

四、"六个一"质量控制工作完成情况 301

五、质量控制工作中存在的问题及下一步工作思考 301

第二十九节 西藏自治区病案管理专业医疗服务与质量安全报告 **303**

一、质量控制数据调查情况 303

二、病案管理质量控制工作开展情况及特色经验分享 309

三、省级"百佳病案"评选工作总结 310

四、"六个一"质量控制工作完成情况 311

五、质量控制工作中存在的问题及下一步工作思考 311

第三十节 新疆维吾尔自治区病案管理专业医疗服务与质量安全报告 **312**

一、质量控制数据调查情况 312

二、病案管理质量控制工作开展情况及特色经验分享 314

三、省级"百佳病案"评选工作总结 316

四、"六个一"质量控制工作完成情况 316

五、质量控制工作中存在的问题及下一步工作思考 316

第三十一节　新疆生产建设兵团病案管理专业医疗服务与质量安全报告……………318

一、质量控制数据调查情况………………………………………………………………318

二、病案管理质量控制工作开展情况及特色经验分享…………………………………329

三、省级"百佳病案"评选工作总结……………………………………………………329

四、"六个一"质量控制工作完成情况…………………………………………………330

五、质量控制工作中存在的问题及下一步工作思考…………………………………330

第三十二节　云南省病案管理专业医疗服务与质量安全报告………………………331

一、质量控制数据调查情况………………………………………………………………331

二、病案管理质量控制工作开展情况及特色经验分享…………………………………347

三、省级"百佳病案"评选工作总结……………………………………………………347

四、"六个一"质量控制工作完成情况…………………………………………………348

五、质量控制工作中存在的问题及下一步工作思考…………………………………348

第三十三节　浙江省病案管理专业医疗服务与质量安全报告………………………349

一、质量控制数据调查情况………………………………………………………………349

二、病案管理质量控制工作开展情况及特色经验分享…………………………………385

三、省级"百佳病案"评选工作总结……………………………………………………386

四、"六个一"质量控制工作完成情况…………………………………………………388

五、质量控制工作中存在的问题及下一步工作思考…………………………………389

国家病案管理专业
医疗服务与质量安全报告

为落实《全面提升医疗质量行动计划（2023—2025年）》病历内涵质量提升专项行动相关要求，推进住院病案规范化管理，2023年在国家卫生健康委医政司医疗质量与评价处领导下，国家病案管理医疗质量控制中心（以下简称"中心"）通过国家医疗质量管理与控制信息网（National Clinical Improvement System，NCIS）全国医疗质量数据抽样调查系统对全国医院进行调研，范围涉及31个省（自治区、直辖市，不含港澳台地区）和新疆生产建设兵团（以下简称"兵团"）的8116家医院，数据采集时间为2022年1月1日—12月31日。

本报告结合病案管理专业2020—2022年的质控数据，从整体和逐年变化方面进行全国、省级、医院类别的对照分析，进一步展现病历质量发展趋势。

一、医院概况

2023年调研的8116家医院中，三级医院2493家（含委属委管医院36家），二级医院5623家；公立医院6523家，民营医院1593家；综合医院5721家，专科医院2395家。

整体分析2020—2022年数据，参与填报的医院数量呈现增长趋势。其中，综合医院数量多于同级同类专科医院，公立医院数量多于同级民营医院，二级医院数量多于同类三级医院。2020年及2021年参与调查的各级各类医院数量各略有增减，变化幅度较小；2022年各级各类医院数量均有明显增长，增长较为突出的有二级及三级公立综合医院（图1-1）。

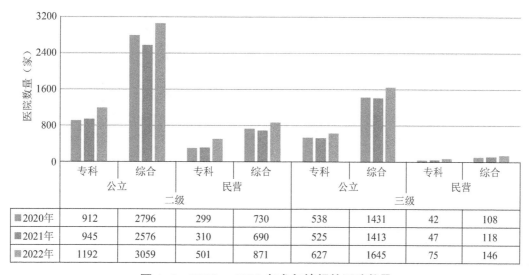

	专科	综合	专科	综合	专科	综合	专科	综合
	公立		民营		公立		民营	
	二级				三级			
■2020年	912	2796	299	730	538	1431	42	108
■2021年	945	2576	310	690	525	1413	47	118
■2022年	1192	3059	501	871	627	1645	75	146

图 1-1 2020—2022 年参与填报的医院数量

2022 年综合医院就诊人次数高于同级同类专科医院；三级医院就诊人次数高于同类二级医院（表 1-1）。

表 1-1　2022 年各级各类医院就诊人次数

项目	委属委管	三级				二级			
		公立		民营		公立		民营	
		专科	综合	专科	综合	专科	综合	专科	综合
医院总数（家）	36	627	1645	75	146	1192	3059	501	871
出院人次数（每院月均）	9121	1682	4095	566	2131	305	1085	136	546
门诊人次数（每院月均）	200 336	34 226	72 987	8252	35 542	8630	20 560	1805	9584
急诊人次数（每院月均）	15 275	3178	8649	662	4460	487	2621	55	866
互联网诊疗人次数（每院月均）	18 125	682	2215	176	876	147	404	3	82

二、病案科（室）基本情况

1. 归属情况

2023 年调研的 8116 家医院中，病案科（室）为独立部门（绩效考核独立核算部门）的医院有 4160 家，占比为 51.26%。其中，三级公立综合医院占比最高，为 61.09%；二级公立专科医院占比最低，为 41.36%；委属委管医院占比为 66.67%；三级医院占比高于二级医院；综合医院占比整体高于专科医院（图 1-2）。

整体分析 2020—2022 年数据，病案科（室）为独立部门的占比总体趋于稳定，变化幅度小。其中，2021 年全国占比最高（53.09%），2022 年其次，2020 年最末，但总体差距不超过 3.00%；除三级民营综合医院在 2022 年占比最高外，其他各级各类医院中病案科（室）作为独立部门的占比均在 2021 年最高，2022 年有小幅回落（图 1-2）。

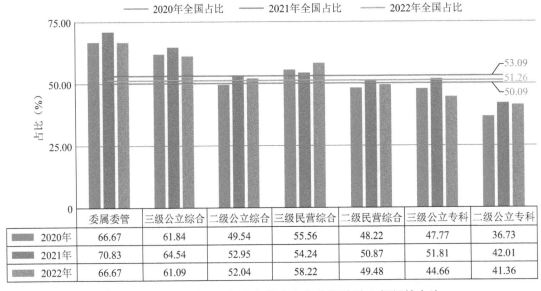

	委属委管	三级公立综合	二级公立综合	三级民营综合	二级民营综合	三级公立专科	二级公立专科
2020年	66.67	61.84	49.54	55.56	48.22	47.77	36.73
2021年	70.83	64.54	52.95	54.24	50.87	51.81	42.01
2022年	66.67	61.09	52.04	58.22	49.48	44.66	41.36

图 1-2　2020—2022 年病案科（室）为医院独立部门的占比

2022 年非独立的病案科（室）多归属于门诊部、信息科、医保办、医务科、质控科和其他部门，其中归属医务科的占比最高，为 74.73%（图 1-3）。

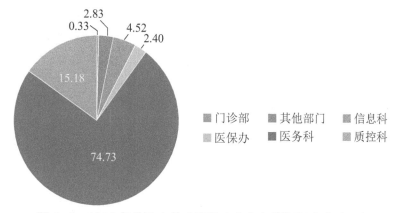

图 1-3　2022 年非独立的病案科（室）归属部门占比（%）

注：由于进行四舍五入取值，此类统计占比之和有未达 100% 或超出 100% 的情况。全书同。

2. 直接管理的病案种类

2022 年病案科（室）直接管理的病案种类，住院病案方面，除 11 家医院外，其他医院均由病案科（室）直接管理；门诊病案方面，各级各类医院由病案科（室）直接管理的占比均不足 1/3，二级医院占比高于同类三级医院；急诊病案方面，各级各类医院由病案科（室）直接管理的占比均不足 1/3，三级医院占比高于同类二级医院；互联网诊疗病案方面，由病案科（室）直接管理的占比较低，各级各类医院均不足 6%。

整体分析 2020—2022 年数据，住院病案直接管理占比趋于稳定，门诊病案和急诊病案直接管理占比略有增减，变化幅度较小。2021 年住院病案直接管理占比达到 100% 的医院类别、数量与 2020 年一致；门诊病案除委属委管及三级公立专科医院、急诊病案除三级民营综合医院外，其他各级各类医院病案直接管理占比 2021 年较 2020 年均有小幅度上升。与 2020 年及 2021 年相比，2022 年住院病案直接管理占比达到 100% 的医院类别数量下降至 2 类，但其他类别仍保持在 99% 以上；门诊病案占比各有增减；急诊病案占比均有小幅下降（表 1-2）。2022 年新增了互联网诊疗病案数据。

表 1-2　2020—2022 年各级各类医院病案科（室）管理病案种类及占比

单位：%

医院类别	住院病案			门诊病案			急诊病案			互联网诊疗病案
	2020 年	2021 年	2022 年	2020 年	2021 年	2022 年	2020 年	2021 年	2022 年	2022 年
委属委管	100.00	100.00	100.00	36.36	33.33	25.00	27.27	33.33	27.78	5.56
三级公立综合	99.93	99.93	99.88	8.87	10.69	10.82	24.53	27.18	26.87	0.85
二级公立综合	100.00	99.92	99.93	10.87	14.60	15.50	23.93	27.10	25.73	1.57
三级民营综合	100.00	100.00	99.32	13.89	14.41	13.70	30.56	26.27	22.60	2.74
二级民营综合	100.00	100.00	99.89	18.36	22.32	22.16	18.49	22.17	19.98	1.49
三级公立专科	99.81	100.00	100.00	18.22	17.90	18.98	17.66	18.86	15.95	2.07
二级公立专科	99.78	99.79	99.58	21.93	28.68	29.53	13.16	15.45	13.67	1.09

注：由于进行四舍五入取值，此类统计占比之和有未达 100% 或超出 100% 的情况。全书同。

3. 业务范围

2022 年各级各类医院病案科（室）主要承担（≥ 70%）的业务为病历整理、病历质控、病历归档、病历统计及病历复印。三级医院病案科（室）负责病历扫描、疾病与手术操作分类、科研调阅的占比均高于同类型二级医院。新建病历与随访 2 项业务由病案科（室）承担的占比较低（表 1-3）。

表1-3　2022年各级各类医院病案科（室）开展业务占比情况

医院类别	医院总数（家）	新建病历（%）	病历整理（%）	病历扫描（%）	疾病与手术操作分类（%）	病历质控（%）	科研调阅（%）	病历归档（%）	病历统计（%）	病历复印（%）	随访（%）
委属委管	36	25.0	94.4	88.9	97.2	77.8	97.2	100.0	83.3	94.4	8.3
三级公立综合	1645	12.4	94.5	59.6	94.1	80.7	82.7	99.3	86.0	97.7	4.7
二级公立综合	3059	15.3	91.7	26.7	77.1	72.3	50.6	99.0	87.2	97.7	8.6
三级民营综合	146	13.7	93.8	41.8	89.7	81.5	71.9	98.0	88.4	96.6	5.5
二级民营综合	871	18.6	91.7	27.3	54.2	72.0	29.7	97.9	82.3	97.1	11.9
三级公立专科	627	12.4	93.5	47.7	90.4	82.1	82.6	99.4	88.7	97.8	8.9
二级公立专科	1192	19.1	91.3	23.5	63.8	74.1	40.1	97.9	85.7	97.9	8.9

　　除2022年新增科研调阅业务调查外，2020—2022年各级各类医院病案科（室）开展的业务范围和占比无明显变化，在此不予赘述。

三、病案科（室）人员情况

1. 科室专职人员

（1）专职人员数量

　　2022年全国病案科（室）专职人员数量，三级公立综合医院平均为12～13人（12.67人），二级公立综合医院平均为4～5人（4.77人）。

　　各省级行政单位病案科（室）专职人员数量，北京、河北、吉林、黑龙江、山东的三级公立综合医院平均为15人以上，北京的三级综合医院平均超过20人；12个省级行政单位的二级公立综合医院平均达到或超过5人；7个省级行政单位的三级公立综合医院平均不足10人。各省级行政单位三级综合医院平均数量均高于二级综合医院（图1-4）。

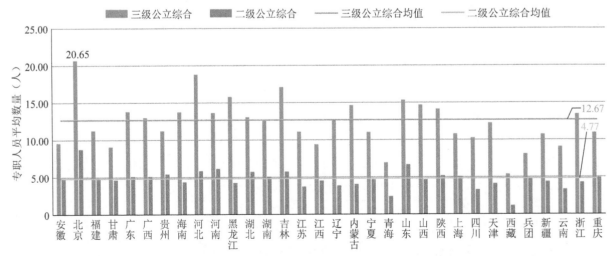

图1-4　2022年各省级行政单位公立综合医院病案科（室）专职人员平均数量

　　整体分析2020—2022年数据，病案科（室）专职人员数量没有明显的变化趋势，半数以上省级行政单位的三级公立综合医院在10～14人，二级公立综合医院在4～5人；北京的二级及三级医院数量均较多，河北、黑龙江、吉林的三级公立综合医院数量也相对较多。3年来，各级各类医院病案科（室）专职人员数量各有增减；三级医院均值保持在12～13人，二级医院保持在4～5人（图1-5、图1-6）。

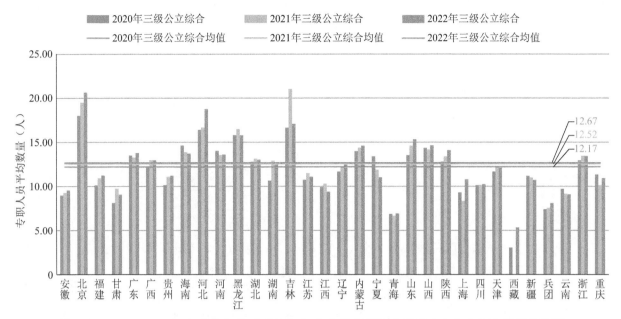

图 1-5　2020—2022 年各省级行政单位三级公立综合医院病案科（室）专职人员平均数量

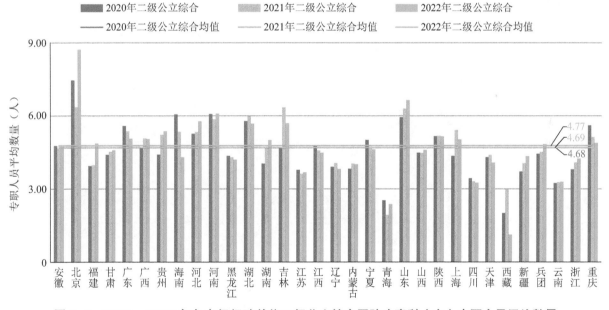

图 1-6　2020—2022 年各省级行政单位二级公立综合医院病案科（室）专职人员平均数量

（2）专职人员专业

2022年各级各类医院病案科（室）专职人员专业，医学相关专业均占74%以上，其中，二级公立综合、三级民营综合及二级公立专科医院的占比超过80%。

整体分析2020—2022年数据，医学相关专业人员占比呈增长趋势，与之相对，非医学相关专业人员占比呈下降趋势。2022年医学相关专业人员占比，除三级民营综合医院略高于二级医院外，同类医院中，三级医院均低于二级医院；三级医院中，民营综合医院占比最高；二级医院中，公立专科医院占比最高。与2020年相比较，2021年各级各类医院占比基本不变；与2020年及2021年相比较，2022年医学相关专业人员占比有明显增幅，非医学相关专业人员占比明显下降（表1-4）。

表1-4　2020—2022年各级各类医院病案科（室）专职人员专业占比

单位：%

医院类别	医学相关专业			非医学相关专业		
	2020年	2021年	2022年	2020年	2021年	2022年
委属委管	61.31	62.46	74.31	38.69	37.54	25.69
三级公立综合	68.18	68.40	76.22	31.82	31.60	23.78
二级公立综合	74.76	76.09	81.03	25.24	23.91	18.97
三级民营综合	71.84	73.22	80.85	28.16	26.78	19.15
二级民营综合	76.57	76.22	79.21	23.43	23.78	20.79
三级公立专科	72.15	72.14	79.83	27.85	27.86	20.17
二级公立专科	78.17	79.49	83.50	21.83	20.51	16.50

（3）专职人员学历

2022年除二级民营综合医院外，其他各级各类医院的病案科（室）专职人员本科及以上学历占比超过50%，其中，委属委管、三级公立综合及三级公立专科医院超过70%。

整体分析2020—2022年数据，全国病案科（室）专职人员本科及以上学历年均占比呈现增长趋势；同级医院中，公立专科占比最高，公立综合其次，民营综合最末；同类医院中，三级医院占比高于二级医院。与2020年相比较，2021年各级各类医院占比小幅增长或持平；与2020年及2022年相比较，2022年各级各类医院数量均有增长（图1-7）。

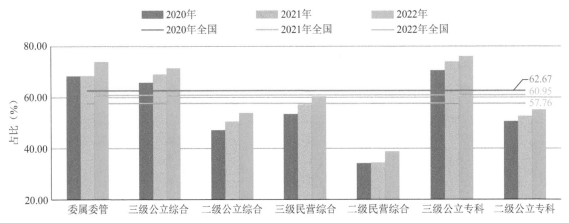

图1-7　2020—2022年各级各类医院病案科（室）专职人员本科及以上学历占比

（4）专职人员职称

2022年病案科（室）专职人员中具有中级职称的占比，公立医院为33%~36%；民营医院相对较低，为26%~27%。2022年病案科（室）专职人员中具有副高级职称的占比，公立医院高于民营医院，公立专科医院略高于公立综合医院。2022年病案科（室）专职人员中具有正高级职称的占比，各级各类医院无明显差距（表1-5）。

表1-5　2022年各级各类医院病案科（室）专职人员中具有职称的人数及占比

医院类别	病案科工作人员总数（人）	中级职称		副高级职称		正高级职称	
		数量（人）	占比（%）	数量（人）	占比（%）	数量（人）	占比（%）
委属委管	802	282	35.16	38	4.74	7	0.87
三级公立综合	20 834	7255	34.82	2547	12.23	589	2.83

续表

医院类别	病案科工作人员总数（人）	中级职称		副高级职称		正高级职称	
		数量（人）	占比（%）	数量（人）	占比（%）	数量（人）	占比（%）
二级公立综合	14 596	5051	34.61	1914	13.11	304	2.08
三级民营综合	1055	285	27.01	99	9.38	28	2.65
二级民营综合	2395	631	26.35	165	6.89	42	1.75
三级公立专科	4551	1554	34.15	698	15.34	209	4.59
二级公立专科	3055	1028	33.65	453	14.83	75	2.45

2022年病案科（室）专职人员达到中级职称及以上的占比，公立医院均在50%左右，其中，综合医院略低，专科医院略高；民营医院低于委属委管和公立医院；同类型二级和三级医院之间差距不明显。

整体分析2020—2022年数据，病案科（室）专职人员达到中级职称及以上的占比呈波动趋势，全国年均占比降低后有小幅回升；同级医院中，公立专科医院占比最高，公立综合医院占比次之，民营综合医院占比最低；同类医院中，三级医院占比持平或高于二级医院。除委属委管医院外，2021年各级各类医院占比均较2020年有所下降；与2020年及2021年相比，2022年各级各类医院占比各有增减；3年来，仅三级民营综合医院占比持续降低（图1-8）。

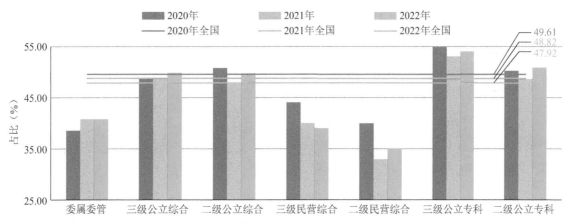

图1-8　2020—2022年各级各类医院病案科（室）专职人员中级及以上职称占比

2. 专职编码人员

（1）专职编码人员数量

2022年全国专职编码人员平均数量为2.46人，三级医院高于全国均值，二级医院低于均值。其中，三级公立综合医院达到5.31人，委属委管医院达到8.64人，二级公立综合医院为1.67人，二级民营综合医院为1.06人，二级公立专科医院为0.90人（图1-9）。

整体分析2020—2022年数据，全国专职编码人员数量呈稳定态势，增长后有小幅回落；同级医院中，公立综合医院的人员数量最多，民营综合医院其次，公立专科医院最末；同类医院中，三级医院的人员数量高于二级医院。与2020年相比较，2021年各级各类医院专职编码人员数量均有上升，委属委管医院最明显；2022年的人员数量与2021年基本持平（图1-9）。

2022年各省级行政单位公立综合医院专职编码人员平均数量，浙江、广西、北京、上海、福建及山东三级医院为6人及以上，7个省级行政单位三级医院不足4人；各省级行政单位二级医院差距较小，大部分为1~3人（图1-10）。

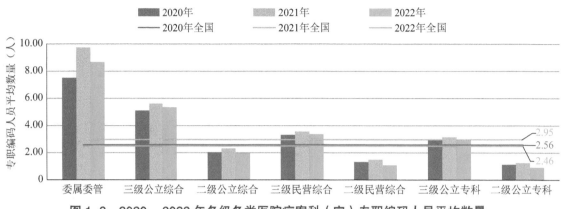

图 1-9　2020—2022 年各级各类医院病案科（室）专职编码人员平均数量

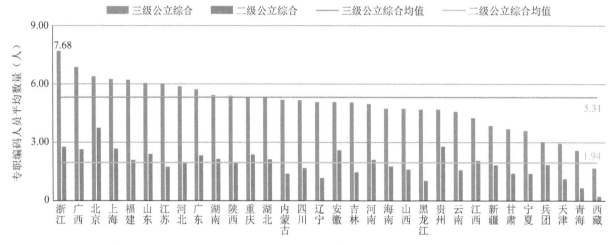

图 1-10　2022 年各省级行政单位公立综合医院病案科（室）专职编码人员平均数量

（2）专职编码人员月均负担出院患者病历数

2022 年全国专职编码人员月均负担出院患者病历数为 652.79 份，三级公立综合及委属委管医院高于全国均值，委属委管医院超过 1000 份，二级公立医院最低；综合医院高于专科医院；三级医院高于同类二级医院。

整体分析 2020—2022 年数据，全国专职编码人员月均负担出院患者病历数有缓慢增长的趋势，3 年全国均值降低后回升新高。2022 年各级各类医院月均负担出院患者病历数均较 2020 年有所增加（图 1-11）。

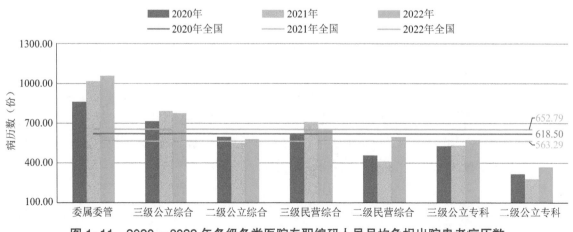

图 1-11　2020—2022 年各级各类医院专职编码人员月均负担出院患者病历数

3. 专职质控人员

2022 年全国专职质控人员数量平均为 1.55 人，三级医院高于全国均值，二级医院低于全国均值。其中，三级公立综合医院达到 2.60 人，委属委管医院达到 3.46 人，二级公立综合医院为 1.36 人，二级民营综合医院为 1.07 人，二级公立专科医院为 0.93 人。

整体分析 2020—2022 年数据，全国专职质控人员数量有轻微下降趋势，均值小幅升高后回落；除委属委管医院较其他类别略高外，其他各级各类医院人员数量没有明显差异。除三级公立专科医院外，其他各级各类医院人员数量均在 2021 年最多（图 1-12）。

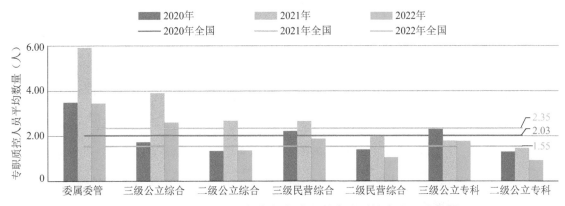

图 1-12　2020—2022 年各级各类医院专职质控人员平均数量

2022 年各省级行政单位公立综合医院专职质控人员平均数量，黑龙江、吉林三级医院为 4 人及以上，9 个省级行政单位三级医院人员数量不足 2 人；各省级行政单位二级医院人员数量差距相对较小，大部分为 1~2 人（图 1-13）。

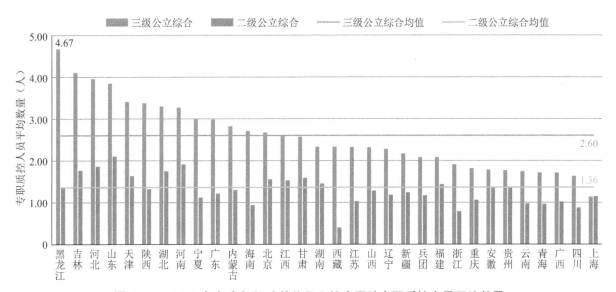

图 1-13　2022 年各省级行政单位公立综合医院专职质控人员平均数量

四、病案首页数据质控情况

1. 主要诊断编码正确率

2022 年全国主要诊断编码正确率总体为 90.09%，各级各类医院正确率均在 80% 以上，三级公立专科医院最高（93.30%），二级民营综合医院最低（80.98%），三级公立综合医院为 91.17%，二级公立综合医院为 88.26%；三级医院均高于同类二级医院。

整体分析 2020—2022 年数据，主要诊断编码正确率呈波动性下降趋势，除三级民营综合医院逐年下降外，其他医院均在 2021 年增长，2022 年有不同程度的回落（图 1-14）。

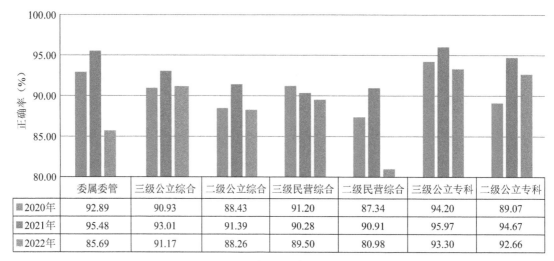

	委属委管	三级公立综合	二级公立综合	三级民营综合	二级民营综合	三级公立专科	二级公立专科
2020年	92.89	90.93	88.43	91.20	87.34	94.20	89.07
2021年	95.48	93.01	91.39	90.28	90.91	95.97	94.67
2022年	85.69	91.17	88.26	89.50	80.98	93.30	92.66

图 1-14 2020—2022 年各级各类医院主要诊断编码正确率

2022 年全国各省级行政单位公立综合医院主要诊断编码正确率，21 个省级行政单位三级医院超过 90%，4 个省级行政单位三级医院低于 80%（图 1-15）。

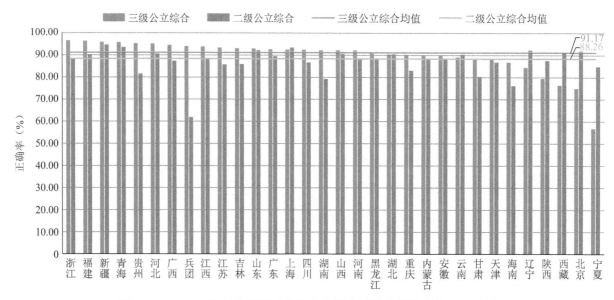

图 1-15 2022 年各省级行政单位公立综合医院主要诊断编码正确率

2. 主要手术编码正确率

2022 年各级各类医院主要手术编码正确率均在 90% 左右，二级公立专科医院最高（94.20%），委属委管医院最低（88.44%），三级公立综合医院为 90.92%，二级公立综合医院为 89.23%。三级综合医院的正确率均高于二级综合医院；二级专科医院正确率高于三级专科医院（图 1-16）。

整体分析 2020—2022 年数据，主要手术编码正确率呈波动性。除三级民营综合及二级公立专科医院外，其他医院均在 2021 年有所增长，2022 年有不同程度的回落（图 1-16）。

2022 年各省级行政单位公立综合医院主要诊断编码正确率，20 个省级行政单位三级医院超过 90%，3 个省级行政单位三级医院低于 80%（图 1-17）。

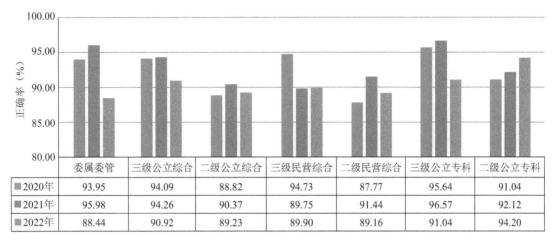

图 1-16 2020—2022 年各级各类医院主要手术编码正确率

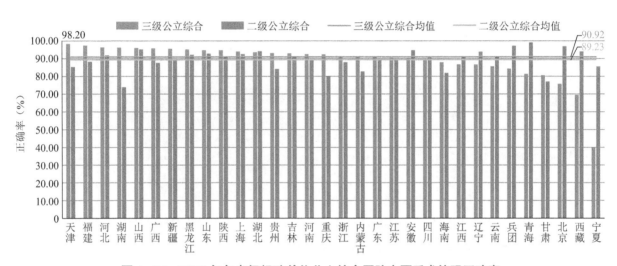

图 1-17 2022 年各省级行政单位公立综合医院主要手术编码正确率

3. 医院端直接采用的疾病编码库版本

2022 年各级各类医院中，约有 80% 直接采用国家临床版 2.0 或 1.1 疾病编码库，10.52% 采用医保版 1.0/2.0 疾病编码库，少数采用国标版（GB/T 14396—2016）或其他版本（图 1-18）。

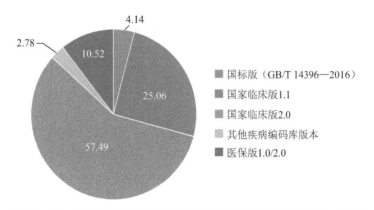

图 1-18 2022 年医院端直接采用的疾病编码库版本占比（%）

2022 年各级各类医院中，有 20%～30% 采用国家临床版 1.1 疾病编码库，50%～65% 采用国家临床版 2.0；除二级民营综合医院中有 20.55% 采用医保版 1.0/2.0 疾病编码库、委属委管医院中有 13.89% 采用其他版本外，其余各类医院采用医保版、其他版本的占比均较低；采用国标版的整体占比较低（表 1-6）。

表 1-6　2022 年各级各类医院疾病编码库版本使用占比情况

医院类别	医院数（家）	国标版（%）	国家临床版 1.1（%）	国家临床版 2.0（%）	医保版 1.0/2.0（%）	其他疾病编码库版本（%）
委属委管	36	2.78	25.00	55.56	2.78	13.89
三级公立综合	1645	1.28	24.56	64.80	5.84	3.53
二级公立综合	3059	3.82	27.66	58.58	8.24	1.70
三级民营综合	146	5.48	19.86	59.59	10.96	4.11
二级民营综合	871	7.46	20.78	48.56	20.55	2.64
三级公立专科	627	2.39	29.35	58.05	7.50	2.71
二级公立专科	1192	5.20	24.50	57.63	10.07	2.60

4. 医院端直接采用的手术编码库版本

2022 年各级各类医院中，约有 80% 直接采用国家临床版 3.0 或 2.0 手术编码库，11.09% 采用医保版 1.0/2.0 疾病编码库，少数采用国家临床版 1.1 或其他版本（图 1-19）。

2022 年各级各类医院采用国家临床版 2.0 手术编码库版本占比，除委属委管及三级公立综合医院较低外，其他医院为 10%～30%；采用国家临床版 3.0 手术编码库占比，除二级民营综合及二级公立专科医院相对较低外，其他医院为 65%～82%；有 22.27% 的二级民营综合医院采用医保版 1.0/2.0 疾病编码库，有 30.56% 的委属委管医院采用其他版本，其余各类医院采用医保版、

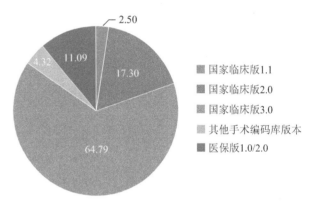

图 1-19　2022 年医院端直接采用的手术编码库版本占比（%）

其他版本的占比均较低；采用国家临床版 1.1 的整体占比较低（表 1-7）。

表 1-7　2022 年各级各类医院手术编码库版本使用占比情况

医院类别	医院数（家）	国家临床版 1.1（%）	国家临床版 2.0（%）	国家临床版 3.0（%）	医保版 1.0/2.0（%）	其他手术编码库版本（%）
委属委管	36	2.78	0	66.67	0	30.56
三级公立综合	1645	1.22	6.57	81.88	6.02	4.32
二级公立综合	3059	1.99	15.36	71.66	8.63	2.35
三级民营综合	146	3.42	13.01	69.86	8.90	4.79
二级民营综合	871	4.13	27.90	42.25	22.27	3.44
三级公立专科	627	1.75	12.28	73.21	7.34	5.42
二级公立专科	1192	2.85	27.52	52.77	11.16	5.70

5. 病案首页必填项和 52 个逻辑校验项的质控方式

2022 年病案首页必填项和 52 个逻辑校验项的质控方式占比，约有 60% 的医院采用信息系统与人工结合的方式进行质控，30% 以上的医院采用单一人工质控，少数医院应用单一信息系统质控（图 1-20）。相较于同类三级医院，二级医院采用单一人工质控的占比更高，采用单一信息系统质控、信息系统与人

工质控结合的占比更低，未质控的占比较高。除委属委管医院外，其他各级各类医院信息系统结合人工质控的占比均最高，人工质控占比其次，信息系统质控再次（表1-8）。

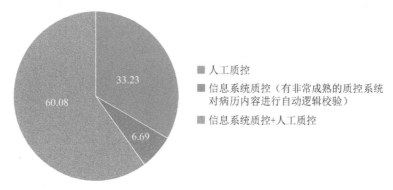

图 1-20 2022 年病案首页必填项和 52 个逻辑校验项的质控方式占比（%）

表 1-8 2022 年各级各类医院病案首页必填项和 52 个逻辑校验项的质控方式占比情况

医院类别	医院数（家）	人工质控（%）	信息系统质控（%）	信息系统质控＋人工质控（%）	未质控（%）
委属委管	36	8.33	11.11	58.33	22.22
三级公立综合	1645	14.16	10.46	63.95	11.43
二级公立综合	3059	28.41	4.45	49.49	17.65
三级民营综合	146	23.29	8.22	52.74	15.75
二级民营综合	871	35.36	2.18	38.00	24.45
三级公立专科	627	21.53	9.25	59.65	9.57
二级公立专科	1192	35.91	2.94	40.44	20.72

6. 病案首页内涵质控方式

2022 年病案首页内涵质控方式占比，49.21% 的医院采用信息系统与人工结合的质控方式，48.52% 的医院采用单一人工质控，少数医院应用单一信息系统质控（图1-21）。相较于同类三级医院，二级医院采用单一信息系统质控的占比相似，信息系统与人工质控结合的占比更低，未质控的占比更高。除委属委管及三级公立综合医院外，其他医院采用单一人工质控的占比无明显差别。委属委管、三级公立综合及三级公立专科医院以信息系统结合人工质控为主，其余医院以人工质控为主。单一信息系统质控的占比整体较低（表1-9）。

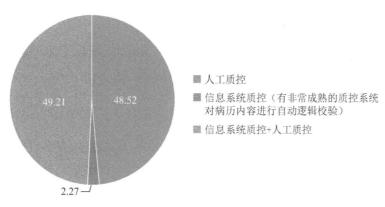

图 1-21 2022 年病案首页内涵质控方式占比（%）

表1-9　2022年各级各类医院病案首页内涵质控方式占比情况

医院类别	医院数（家）	人工质控（%）	信息系统质控（%）	信息系统质控＋人工质控（%）	未质控（%）
委属委管	36	27.78	0	50.00	22.22
三级公立综合	1645	33.43	1.95	53.19	11.43
二级公立综合	3059	40.37	2.19	39.78	17.65
三级民营综合	146	43.15	3.42	37.67	15.75
二级民营综合	871	41.91	0.92	32.72	24.45
三级公立专科	627	42.26	1.28	46.89	9.57
二级公立专科	1192	43.88	1.85	33.56	20.72

7. 医院病案编码病历的类型

2022年医院病案编码病历的类型占比，99%以上的各级各类医院对住院病历进行编码，有25%~35%的医院对门诊病历进行编码，10%~20%的医院对急诊病历进行编码，不足10%的医院对互联网诊疗病历进行编码。各级各类医院编码4种病历的占比无明显区别（表1-10）。

表1-10　2022年各级各类医院编码病历的类型占比情况

医院类别	医院数（家）	住院病历（%）	门诊病历（%）	急诊病历（%）	互联网诊疗病历（%）
委属委管	36	100.00	25.00	13.89	8.33
三级公立综合	1645	99.94	25.41	20.12	5.17
二级公立综合	3059	99.87	25.17	19.52	2.16
三级民营综合	146	99.32	24.66	20.55	4.11
二级民营综合	871	99.89	31.34	14.81	2.07
三级公立专科	627	100.00	27.59	16.11	3.67
二级公立专科	1192	99.41	33.81	11.41	1.59

五、院级病历质量控制工作开展情况

1. 病历质控开展范围

2022年整体来看，开展住院病历质控、运行病历质控、终末形式质控、住院病案首页专项质控与病历内涵质控的医院占比较高，开展互联网诊疗病历质控的医院占比最低。二级民营综合医院除住院病历质控和急诊病历质控外，其余各项在各级各类医院中占比均为最低；除住院病历质控外，三级医院在其余各项质控的占比均高于同类二级医院（图1-22）。

2. 应用信息化手段开展病历质控情况

2022年各级各类医院应用信息化手段开展病历质控的占比普遍接近50%，最高不超过74%，最低不少于28%。应用于互联网诊疗病历质控的占比，除二级公立综合医院稍高外，其他医院均略高于50%；委属委管医院应用于门诊病历质控、运行病历质控及终末形式质控的占比最高；除互联网诊疗病历质控外，三级医院占比均高于同类二级医院（表1-11）。

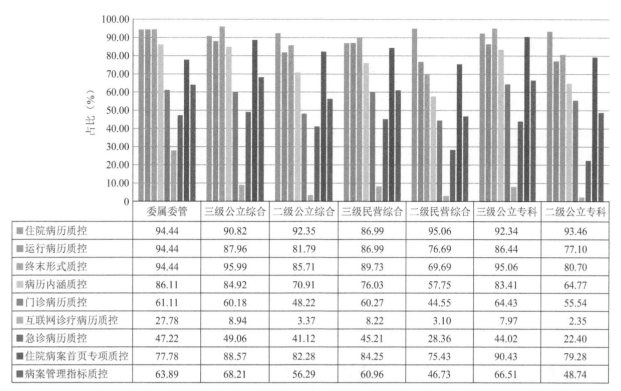

	委属委管	三级公立综合	二级公立综合	三级民营综合	二级民营综合	三级公立专科	二级公立专科
住院病历质控	94.44	90.82	92.35	86.99	95.06	92.34	93.46
运行病历质控	94.44	87.96	81.79	86.99	76.69	86.44	77.10
终末形式质控	94.44	95.99	85.71	89.73	69.69	95.06	80.70
病历内涵质控	86.11	84.92	70.91	76.03	57.75	83.41	64.77
门诊病历质控	61.11	60.18	48.22	60.27	44.55	64.43	55.54
互联网诊疗病历质控	27.78	8.94	3.37	8.22	3.10	7.97	2.35
急诊病历质控	47.22	49.06	41.12	45.21	28.36	44.02	22.40
住院病案首页专项质控	77.78	88.57	82.28	84.25	75.43	90.43	79.28
病案管理指标质控	63.89	68.21	56.29	60.96	46.73	66.51	48.74

图 1-22　2022 年各级各类医院院级病历质控开展范围

表 1-11　2022 年各级各类医院应用信息化手段开展病历质控占比

单位：%

医院类别	互联网诊疗病历质控	门诊病历质控	急诊病历质控	运行病历质控	终末形式质控	病历内涵质控
委属委管	50.00	59.09	41.18	73.53	58.82	41.94
三级公立综合	54.42	49.53	42.26	72.08	53.27	43.52
二级公立综合	64.08	39.65	38.20	49.98	41.17	36.41
三级民营综合	50.00	45.35	42.42	66.93	41.98	40.54
二级民营综合	51.72	29.97	28.11	38.27	35.23	30.10
三级公立专科	54.00	43.29	39.49	63.10	51.01	39.77
二级公立专科	53.57	32.24	36.33	42.66	35.69	35.75

3. 质控结果

2022 年各级各类医院在病历书写时效性指标（入院记录、手术记录及出院记录 24 小时内完成率）上均能达到（或接近）80%，大部分达到 85% 以上；公立综合医院在病案首页 24 小时内完成率上低于同级其他医院，其中，三级医院最低（72.22%）（表 1-12）。

2022 年各级各类医院 CT/MRI 检查记录符合率均在 91% 以上，二级公立专科医院最高，为 95.74%。病理检查记录符合率、细菌培养检查记录符合率，除委属委管医院外，专科医院高于综合医院（表 1-13）。

2022 年各级各类医院不符合复制病历发生率均小于 10%，委属委管医院最低，为 2.07%；三级公立专科最高，为 9.27%；同类医院中，三级医院发生率高于二级医院。知情同意书规范签署率，各级各类医院无明显区别。终末形式质控甲级病历率，除三级民营综合为 80.22% 外，其他医院均在 90%~94%（表 1-14）。

表 1-12　2020—2022 年监测病历书写时效性指标情况

单位：%

医院类别	入院记录 24 小时内完成率			手术记录 24 小时内完成率			出院记录 24 小时内完成率			病案首页 24 小时内完成率		
	2020 年	2021 年	2022 年	2020 年	2021 年	2022 年	2020 年	2021 年	2022 年	2020 年	2021 年	2022 年
委属委管	83.94	88.95	77.87	82.28	86.22	87.40	82.63	94.67	95.70	60.95	72.19	83.25
三级公立综合	93.86	89.18	88.48	91.79	87.15	85.88	91.05	84.54	86.74	78.34	80.31	72.22
二级公立综合	92.93	83.78	86.69	92.32	89.87	83.76	91.74	82.64	85.95	83.76	85.82	77.12
三级民营综合	97.13	85.14	93.72	86.27	90.62	96.24	87.19	86.96	93.03	88.23	78.67	81.50
二级民营综合	94.17	87.37	88.49	94.02	91.47	88.94	92.40	91.47	87.45	90.37	91.57	86.15
三级公立专科	96.96	88.49	89.82	95.08	95.00	87.60	94.41	91.13	87.21	88.19	81.42	74.12
二级公立专科	95.20	99.29	92.32	96.64	96.42	89.66	93.58	96.42	92.79	89.01	88.62	84.69

表 1-13　2020—2022 年重大检查记录符合率

单位：%

医院类别	CT/MRI 检查记录符合率			病理检查记录符合率			细菌培养检查记录符合率		
	2020 年	2021 年	2022 年	2020 年	2021 年	2022 年	2020 年	2021 年	2022 年
委属委管	70.72	72.84	94.83	96.64	89.26	99.22	96.71	91.86	98.99
三级公立综合	96.02	95.15	91.16	95.39	96.44	88.53	95.51	95.31	90.51
二级公立综合	95.72	97.27	95.07	85.26	85.26	89.64	90.09	96.97	87.54
三级民营综合	98.89	98.10	95.06	97.30	95.47	86.17	99.51	98.36	92.41
二级民营综合	97.26	97.65	91.35	87.10	87.48	89.93	87.60	95.42	93.33
三级公立专科	98.63	97.89	95.49	95.14	97.44	96.55	98.10	98.10	97.32
二级公立专科	99.58	96.82	95.74	98.83	98.83	95.35	98.88	98.40	93.41

表 1-14　2020—2022 年部分归档质量指标情况

单位：%

医院类别	不合理复制病历发生率			知情同意书规范签署率			终末形式质控甲级病历率		
	2020 年	2021 年	2022 年	2020 年	2021 年	2022 年	2020 年	2021 年	2022 年
委属委管	7.79	11.24	2.07	97.77	98.07	95.85	95.12	98.49	90.11
三级公立综合	8.72	10.76	7.65	92.93	97.26	95.36	96.06	96.74	93.66
二级公立综合	8.21	6.19	7.24	98.78	98.79	94.97	94.56	95.90	91.96
三级民营综合	5.39	16.05	6.28	99.70	99.09	94.30	93.22	94.70	80.22
二级民营综合	8.90	8.73	5.70	98.61	98.55	98.56	94.41	90.54	90.46
三级公立专科	5.35	9.14	9.27	98.44	98.80	97.42	97.88	97.01	93.24
二级公立专科	5.59	3.77	5.23	98.98	98.98	98.44	95.01	97.22	92.85

2022年诊疗行为记录符合率，除临床用血相关记录符合率、医师查房记录完整率及患者抢救记录及时完成率外，专科医院在其他指标上均高于同级综合医院。临床用血相关记录符合率，除委属委管医院不足80%外，其他医院均在90%以上；民营综合医院的患者抢救记录及时完成率最低，其中，二级医院不足40%。手术相关记录符合率，除委属委管医院外，其他各级各类医院均在90%以上；不同类医院，公立专科医院符合率最高，民营综合医院其次，公立综合医院最末；同类医院中，三级医院符合率略高于二级医院（表1-15）。

表1-15　2020—2022年诊疗行为记录符合率指标情况

单位：%

医院类别	抗菌药物使用记录符合率			恶性肿瘤化学治疗记录符合率			恶性肿瘤放射治疗记录符合率			手术相关记录完整率		
	2020年	2021年	2022年	2020年	2021年	2022年	2020年	2021年	2022年	2020年	2021年	2022年
委属委管	95.46	88.53	98.19	99.88	91.86	99.46	100.00	85.65	99.71	99.78	97.84	68.75
三级公立综合	96.80	95.72	90.78	98.27	98.63	94.19	98.60	99.22	93.40	91.98	97.74	90.53
二级公立综合	97.06	97.04	84.70	94.06	97.32	95.84	98.59	98.59	96.59	95.03	99.26	90.42
三级民营综合	97.13	98.22	93.34	99.56	99.51	97.63	99.54	99.69	97.84	99.39	98.55	94.34
二级民营综合	98.16	99.15	96.00	99.07	96.51	94.81	99.97	99.31	75.20	93.47	97.39	93.84
三级公立专科	97.88	99.45	96.34	99.59	99.27	97.76	99.58	94.95	99.62	98.63	99.60	96.61
二级公立专科	97.57	97.57	97.38	54.75	99.83	99.78	100.00	98.60	100.00	97.86	97.76	95.87

医院类别	植入物相关记录符合率			临床用血相关记录符合率			医师查房记录完整率			患者抢救记录及时完成率		
	2020年	2021年	2022年	2020年	2021年	2022年	2020年	2021年	2022年	2020年	2021年	2022年
委属委管	96.38	96.50	99.17	97.33	91.87	79.88	99.58	92.54	72.74	92.21	92.37	97.41
三级公立综合	93.44	96.53	94.56	97.27	98.02	90.01	90.34	98.18	88.05	95.42	96.02	77.69
二级公立综合	98.99	96.04	98.11	97.06	95.57	95.69	96.58	96.44	89.97	90.47	83.58	65.37
三级民营综合	99.87	95.59	98.20	98.85	97.98	95.53	96.98	99.05	89.56	98.74	99.19	46.89
二级民营综合	99.72	99.74	94.84	98.61	99.12	95.85	98.25	93.83	97.59	89.19	89.19	39.09
三级公立专科	99.13	99.34	99.28	98.02	97.45	97.83	98.60	98.60	95.40	94.10	91.82	95.74
二级公立专科	99.80	99.12	99.27	98.97	92.45	91.59	96.75	98.84	95.70	81.31	73.74	60.21

整体分析2020—2022年数据，各项指标比率均略有降低；同级、同类医院之间没有明显的高低关系；同指标不同年变化也未发现除整体降低外的规律。

六、住院病历整理归档及时性

1. 住院病历归档方式

2022年住院病历归档方式占比，超过半数医院同时存在纸质病历和电子病历归档2种方式；20%～50%的医院为单一纸质病历归档；少数医院为单一电子病历归档（图1-23）。

整体分析2020—2022年数据，单一纸质病历归档占比降低，单一电子病历归档占比稍有增加，同时纸质病历和电子病历归档占比3年基本持平。单一纸质病历归档占比，3年均是二级民营综合医院最高；单一电子病历归档占比，2020年三级医院较高，2021年及2022年委属委管医院最高；同时纸质病历和电子病历归档占比，委属委管及三级公立医院持续领先（表1-16）。

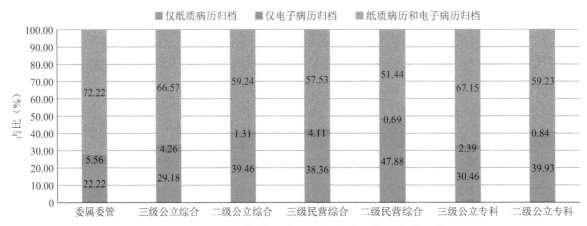

图 1-23　2022 年各级各类医院住院病历归档方式占比

表 1-16　2020—2022 年各级各类医院住院病历归档方式占比

单位：%

医院类别	纸质病历归档			电子病历归档			纸质病历和电子病历归档		
	2020 年	2021 年	2022 年	2020 年	2021 年	2022 年	2020 年	2021 年	2022 年
委属委管	18.18	25.00	22.22	0	4.17	5.56	81.82	70.83	72.22
三级公立综合	29.49	30.86	29.18	2.10	3.40	4.26	68.41	65.75	66.57
二级公立综合	42.27	45.42	39.46	0.90	1.20	1.31	56.83	53.38	59.24
三级民营综合	47.22	37.29	38.36	2.78	2.54	4.11	50.00	60.17	57.53
二级民营综合	53.01	53.33	47.88	0.55	0.72	0.69	46.44	45.94	51.44
三级公立专科	31.41	33.71	30.46	1.49	2.48	2.39	67.10	63.81	67.15
二级公立专科	45.72	46.24	39.93	0.33	0.95	0.84	53.95	52.80	59.23

2. 出院患者病历 2 日归档率

2022 年纸质病历 2 日归档率整体为 39.96%，其中三级民营综合医院最高，为 49.91%；电子病历 2 日归档率整体为 40.48%，其中委属委管医院最高，为 53.75%。三级医院纸质病历、电子病历归档率均高于同类二级医院。

整体分析 2020—2022 年数据，委属委管及三级民营综合医院出院病历 2 日归档率稍高；同级医院中，公立综合与民营综合医院相差无几，稍高于公立专科医院；同类医院中，三级医院高于二级医院。相较于 2020 年，2021 年纸质、电子病历 2 日归档率均有所提高，2022 年各有增减（图 1-24）。

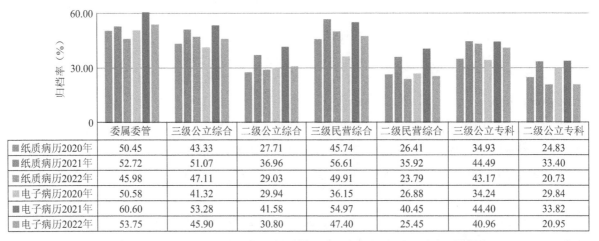

	委属委管	三级公立综合	二级公立综合	三级民营综合	二级民营综合	三级公立专科	二级公立专科
纸质病历2020年	50.45	43.33	27.71	45.74	26.41	34.93	24.83
纸质病历2021年	52.72	51.07	36.96	56.61	35.92	44.49	33.40
纸质病历2022年	45.98	47.11	29.03	49.91	23.79	43.17	20.73
电子病历2020年	50.58	41.32	29.94	36.15	26.88	34.24	29.84
电子病历2021年	60.60	53.28	41.58	54.97	40.45	44.40	33.82
电子病历2022年	53.75	45.90	30.80	47.40	25.45	40.96	20.95

图 1-24　2020—2022 年各级各类医院出院患者病历 2 日归档率

3. 出院患者病历归档完整率

整体分析 2020—2022 年数据，全国出院患者病历归档完整率小幅降低；同级医院中，专科医院大多高于综合医院。三级公立综合及二级民营综合医院 2021 年全国出院患者病历归档完整率提高，2022 年小幅回落；委属委管医院 3 年持续增长；其余各级各类医院归档完整率均逐年降低，但大部分仍维持在95% 以上（图 1-25）。

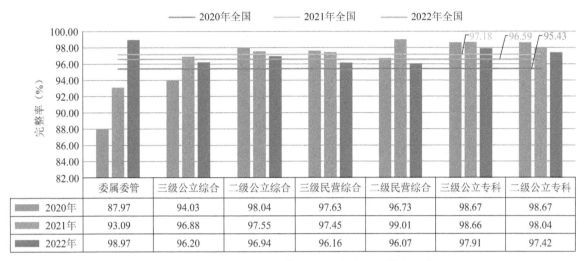

图 1-25　2020—2022 年出院患者病历归档完整率

七、电子病历建设情况

1. 医院采用 CA 签名情况

（1）住院病历 CA 签名情况

2022 年住院病历签名方式，委属委管医院大部分采用 CA 签名；其他各级各类医院采用手工签名占比最高，部分采用 CA 签名占比次之，全部采用 CA 签名占比最低。同类医院相比，三级医院的病历手工签名占比少于二级医院，部分采用 CA 及全部采用 CA 签名的占比高于二级医院（图 1-26）。

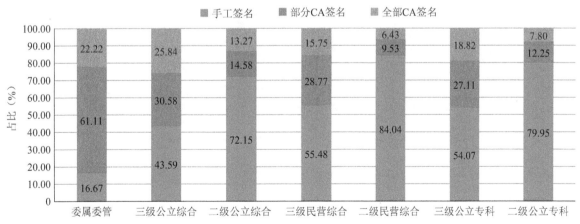

图 1-26　2022 年各级各类医院住院病历签名方式占比

整体分析 2020—2022 年数据，单一病历手工签名占比降低，部分采用 CA 签名占比波动性升高，全部采用 CA 签名占比明显升高。单一病历手工签名，二级医院占比高于同类三级医院，其中，二级民营综合医院 3 年占比均为最高；部分采用 CA 签名，委属委管医院 3 年占比均为最高，三级医院高于同类二级医院；全部采用 CA 签名，委属委管及三级公立综合医院的占比较高（表 1-17）。

表1-17 2020—2022年各级各类医院住院病历签名方式占比

单位：%

医院类别	病历手工签名			部分采用CA签名			全部采用CA签名		
	2020年	2021年	2022年	2020年	2021年	2022年	2020年	2021年	2022年
委属委管	36.36	25.00	16.67	51.52	66.67	61.11	12.12	8.33	22.22
三级公立综合	57.23	49.01	43.59	30.05	34.73	30.58	12.72	16.26	25.84
二级公立综合	81.37	76.76	72.15	12.84	15.03	14.58	5.79	8.21	13.27
三级民营综合	66.67	58.82	55.48	25.00	31.09	28.77	8.33	10.08	15.75
二级民营综合	86.44	88.18	84.04	9.18	9.03	9.53	4.38	2.79	6.43
三级公立专科	66.36	58.86	54.07	24.91	30.86	27.11	8.74	10.29	18.82
二级公立专科	85.96	82.20	79.95	11.40	13.06	12.25	2.64	4.74	7.80
全国均值	76.58	70.06	66.46	16.73	20.67	18.64	9.27	9.27	14.90

（2）门诊病历CA签名情况

2022年门诊病历签名方式，除委属委管医院外，其他各级各类医院手工签名占比均最高，全部采用CA签名占比次之，部分采用CA签名最低。同类医院相比，三级医院的病历手工签名占比低于二级医院，部分采用CA及全部采用CA签名占比高于二级医院（图1-27）。

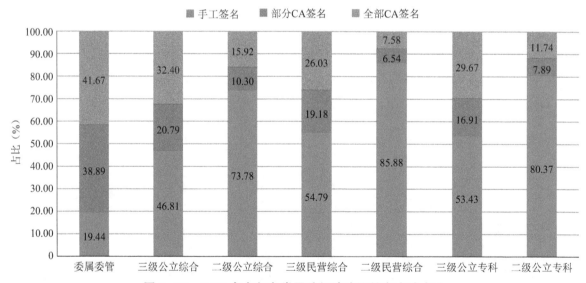

图1-27 2022年各级各类医院门诊病历签名方式占比

2. 病历贮存方式

（1）住院病历贮存方式

2022年住院病历贮存方式，委属委管及三级公立医院的纸质贮存和电子/扫描病历占比较高，其余各级各类医院纸质贮存占比更高；相较同类二级医院，三级医院的纸质贮存和电子/扫描病历占比更高；无纸化（电子病历）的占比整体较低；极少数为患者保管（图1-28）。

整体分析2020—2022年数据，纸质贮存占比降低，纸质贮存和电子/扫描病历占比逐年增高。纸质贮存方式，3年均为二级民营综合医院占比最高；无纸化（电子病历）方式，委属委管医院占比最高；纸质贮存和电子/扫描病历方式，委属委管及三级公立医院的占比持续领先（表1-18）。

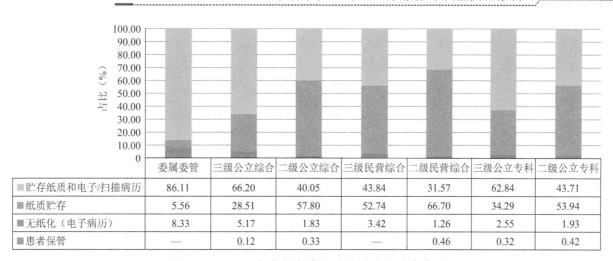

	委属委管	三级公立综合	二级公立综合	三级民营综合	二级民营综合	三级公立专科	二级公立专科
■贮存纸质和电子/扫描病历	86.11	66.20	40.05	43.84	31.57	62.84	43.71
■纸质贮存	5.56	28.51	57.80	52.74	66.70	34.29	53.94
■无纸化（电子病历）	8.33	5.17	1.83	3.42	1.26	2.55	1.93
■患者保管	—	0.12	0.33	—	0.46	0.32	0.42

图 1-28　2022 年各级各类医院住院病历贮存方式

表 1-18　2020—2022 年各级各类医院住院病历贮存方式占比

单位：%

医院类别	无纸化			纸质贮存			纸质贮存和电子/扫描病历		
	2020 年	2021 年	2022 年	2020 年	2021 年	2022 年	2020 年	2021 年	2022 年
委属委管	3.03	4.17	8.33	12.12	12.50	5.56	84.85	83.33	86.11
三级公立综合	2.38	3.20	5.17	35.08	33.66	28.51	62.54	63.14	66.20
二级公立综合	0.57	0.90	1.83	69.89	68.26	57.80	29.54	30.84	40.05
三级民营综合	1.85	4.20	3.42	65.74	57.98	52.74	32.41	37.82	43.84
二级民营综合	0.00	0.00	1.26	80.27	78.82	66.70	19.73	21.18	31.57
三级公立专科	1.67	1.52	2.55	44.61	40.38	34.29	53.72	58.10	62.84
二级公立专科	0.33	0.35	1.93	71.05	71.10	53.94	28.62	28.55	43.71

（2）门诊病历贮存方式

2022 年门诊病历贮存方式，三级医院的无纸化（电子病历）占比最高；二级医院患者保管占比最高，与同类三级医院相比，纸质贮存占比更高。各级各类医院中贮存纸质和电子/扫描病历的占比差别不明显（图 1-29）。

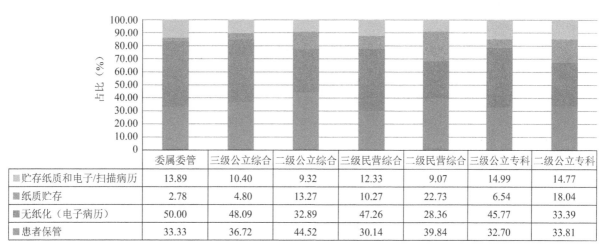

	委属委管	三级公立综合	二级公立综合	三级民营综合	二级民营综合	三级公立专科	二级公立专科
■贮存纸质和电子/扫描病历	13.89	10.40	9.32	12.33	9.07	14.99	14.77
■纸质贮存	2.78	4.80	13.27	10.27	22.73	6.54	18.04
■无纸化（电子病历）	50.00	48.09	32.89	47.26	28.36	45.77	33.39
■患者保管	33.33	36.72	44.52	30.14	39.84	32.70	33.81

图 1-29　2022 年各级各类医院门诊病历贮存方式

3.医院病历电子化建设情况

2020—2022年各级各类医院均开展各项病历电子化建设。50%以上医院实现对电子化病历资料进行内容检索、对已提交病历能自动记录所有修改痕迹、对预约或已住院患者全部病历提供调取和访问；对所有电子病历数据具有完善的分级访问控制和开展病历资料院际共享较其他功能建设整体较低，电子化建设仍需进一步提升（表1-19）。

表1-19　2020—2022年各级各类医院病历电子化建设占比

单位：%

医院类别	对电子化病历资料进行内容检索			对已提交病历能自动记录所有修改痕迹			对所有电子病历数据具有完善的分级访问控制			对预约或已住院患者全部病历提供调取和访问			开展病历资料院际共享		
	2020年	2021年	2022年	2020年	2021年	2022年	2020年	2021年	2022年	2020年	2021年	2022年	2020年	2021年	2022年
委属委管	90.91	70.83	80.56	87.88	83.33	88.89	84.85	79.17	80.56	75.76	70.83	72.22	27.27	37.50	44.44
三级公立综合	77.92	80.78	82.37	85.26	89.88	89.48	77.08	82.88	83.34	71.56	78.03	79.57	39.06	42.41	44.32
二级公立综合	64.34	79.05	72.34	60.62	76.63	68.09	52.54	67.97	61.16	57.47	72.67	65.81	32.01	40.08	38.28
三级民营综合	65.74	77.59	79.45	78.70	81.90	80.82	67.59	68.97	78.08	62.96	80.17	79.45	33.33	36.21	38.36
二级民营综合	55.07	78.07	62.34	46.99	65.37	53.39	44.79	61.89	48.68	57.95	71.93	61.54	30.00	35.66	28.82
三级公立专科	73.79	82.26	77.03	80.86	90.73	85.33	72.86	82.46	80.54	64.87	78.43	73.21	33.46	39.31	40.35
二级公立专科	57.02	86.63	69.38	52.19	81.46	63.67	43.09	68.54	55.54	50.44	77.81	59.40	26.64	37.69	31.38

第二节

北京市病案管理专业医疗服务与质量安全报告

一、质量控制数据调查情况

本部分数据来源于 NCIS 全国医疗质量数据抽样调查系统。参与 2020—2022 年数据调查的医院分别为 241、102 和 129 家。

1. 主要诊断编码正确率

2022 年北京市参与调查的二级及以上医院共计 129 家，共抽查病历 1 400 033 份，主要诊断编码正确病历数为 1 346 565 份，正确率为 96.2%，较 2020 年降低 1.0%，较 2021 年降低 2.1%（表 2-1、图 2-1）。

表 2-1　2020—2022 年北京市二级及以上医院主要诊断编码正确率情况

类别	2020 年			2021 年			2022 年		
	抽查病历数（份）	主要诊断编码正确病历数（份）	正确率（%）	抽查病历数（份）	主要诊断编码正确病历数（份）	正确率（%）	抽查病历数（份）	主要诊断编码正确病历数（份）	正确率（%）
所有制形式									
公立医院	1 003 104	972 429	96.9	1 174 732	1 156 068	98.4	1 303 483	1 254 472	96.2
民营医院	61 522	60 223	97.9	125 885	122 762	97.5	96 550	92 093	95.4
级别									
三级医院	949 545	922 964	97.2	1 125 358	1 122 477	99.7	1 153 534	1 114 994	96.7
二级医院	115 081	109 688	95.3	175 259	156 353	89.2	246 499	231 571	93.9
类型									
综合医院	856 293	832 341	97.2	1 061 929	1 050 759	98.9	1 069 241	1 026 307	96.0
专科医院	208 333	200 311	96.1	238 688	228 071	95.6	330 792	320 258	96.8
合计	1 064 626	1 032 652	97.2	1 300 617	1 278 830	98.3	1 400 033	1 346 565	96.2

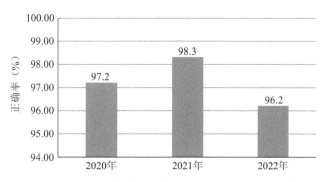

图 2-1　2020—2022 年北京市二级及以上医院主要诊断编码正确率

2. 主要手术编码正确率

2022年参与调查的医院中，共抽查病历 853 675 份，主要手术编码正确的病历数为 832 002 份，正确率为 97.5%。公立医院主要手术编码正确率为 97.5%，比民营医院高 1.4%。二级医院主要手术编码正确率为 97.6%，比三级医院高 0.2%。专科医院主要手术编码正确率为 98.5%，比综合医院高 1.5%。其中，二级民营专科医院最高（99.7%），三级民营综合医院最低（89.6%）（表 2-2、图 2-2）。

表 2-2　2022 年北京市二级及以上医院主要手术编码正确率情况

类别	抽查病历数（份）	主要手术编码正确病历数（份）	正确率（%）
所有制形式			
公立医院	802 614	782 926	97.5
民营医院	51 061	49 076	96.1
级别			
三级医院	725 819	707 188	97.4
二级医院	127 856	124 814	97.6
类型			
综合医院	600 969	583 039	97.0
专科医院	252 706	248 963	98.5
合计	853 675	832 002	97.5

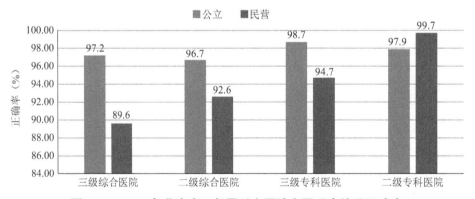

图 2-2　2022 年北京市二级及以上医院主要手术编码正确率

3. 病案首页必填项和 52 个逻辑校验项的质控方式

2022年未开展病案首页必填项和逻辑校验项质控的医院有 33 家，占比为 25.6%，较 2020 年明显下降（降低 30.8%），与 2021 年比略有上升（升高 5.0%）；开展人工质控方式的医院有 38 家，占比为 29.5%，较 2021 年降低 16.6%，较 2020 年升高 0.9%；开展信息系统质控方式的医院有 9 家，占比为 7.0%，较 2020 年及 2021 年分别降低 7.9% 及 26.3%；开展信息＋人工质控方式的医院有 49 家，占比为 38.0%（表 2-3、图 2-3）。

4. 病案首页内涵质控方式

2022年未开展病案首页内涵质控的医院有 33 家，占比为 25.6%，较 2020 年明显下降（降低 30.8%），与 2021 年比略有上升（升高 5.0%）；开展人工质控方式的医院有 58 家，占比为 45%，较 2021 年降低 29.5%，较 2020 年升高 5.6%；开展信息系统质控方式的医院有 1 家，占比为 0.8%，较 2021 年及 2020 年分别降低 4.1% 及 3.3%；开展信息＋人工质控方式的医院有 37 家，占比为 28.7%（表 2-4、图 2-4）。

表2-3　2020—2022年北京市二级及以上医院病案首页必填项和逻辑校验项的质控方式开展情况

医院类别	未开展			人工质控			信息系统质控			信息＋人工质控		
	2020年	2021年	2022年	2020年	2021年	2022年	2020年	2021年	2022年	2020年	2021年	2022年
所有制形式												
公立医院	72	14	25	52	37	26	32	30	9	—	—	40
民营医院	64	7	8	17	10	12	4	4	0	—	—	9
级别												
三级医院	31	5	13	29	23	13	24	21	8	—	—	28
二级医院	98	16	20	40	24	25	12	13	1	—	—	21
类型												
综合医院	66	10	18	37	23	18	29	26	55	—	—	27
专科医院	70	11	15	32	24	20	7	8	4	—	—	22
合计	136	21	33	69	47	38	36	34	9	—	—	49

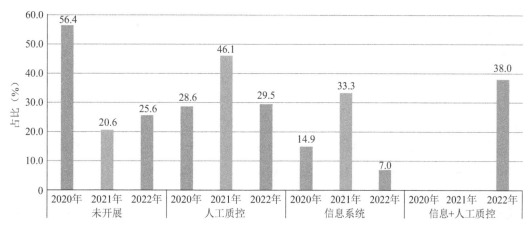

图2-3　2020—2022年北京市二级及以上医院病案首页必填项和逻辑校验项的质控方式占比

表2-4　2020—2022年北京市二级及以上医院病案首页内涵质控方式开展情况

医院类别	未开展			人工质控			信息系统质控			信息＋人工质控		
	2020年	2021年	2022年	2020年	2021年	2022年	2020年	2021年	2022年	2020年	2021年	2022年
所有制形式												
公立医院	72	14	25	74	62	42	10	5	1	—	—	32
民营医院	64	7	8	21	14	16	0	0	0	—	—	5
级别												
三级医院	31	5	13	47	41	27	6	3	1	—	—	21
二级医院	98	16	20	48	35	31	4	2	0	—	—	16
类型												
综合医院	66	10	18	56	47	26	10	2	1	—	—	23
专科医院	70	11	15	39	29	32	0	3	0	—	—	14
合计	136	21	33	95	76	58	10	5	1	—	—	37

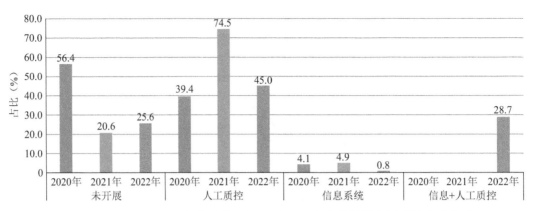

图2-4　2020—2022年北京市二级及以上医院病案首页内涵质控方式占比

二、质量控制工作完成情况

为推进信息化、大数据、智能化管理方式在医疗管理中的应用，加强医疗管理数据质控管理和数据统计分析，推进医疗管理信息化平台建设，北京市卫生健康委员会于2018年12月5日成立北京市医疗管理数据质量控制和改进中心（以下简称"质控中心"），指定北京市卫生健康大数据与政策研究中心为主任委员单位。北京市卫生健康大数据与政策研究中心主任琚文胜任质控中心名誉主任委员，副主任郭默宁任主任委员，数据资源与统计部主任路凤、北京协和医院病案科主任王怡任副主任委员，郑建鹏任质控中心联系人，王天奇任质控中心秘书。质控中心现有专家委员61名，委员会成员主要包含30余家三级医院相关专家、2所知名院校教授及其他兄弟单位人员，涉及医政、病案、信息、统计4个领域。

质控中心建立了工作例会制度，定期组织召开工作布置、总结会，讨论、确定医疗管理数据质量控制工作重点及问题，拟定持续改进方案。每年组织人员对北京市医疗数据上报机构的数据质量进行检查、指导和专项调研，及时汇总及反馈质量督查情况，提出建议和意见。

2023年质控中心改进目标为提高病案首页主要诊断编码正确率，持续组织临床和编码专家对编码工作中疾病分类和手术操作编码进行动态更新，针对病案首页开展质量控制专项工作，不断提升数据治理水平。质控中心每年联合北京市卫生健康委员会财务处、医管中心、疾控中心等单位组织北京地区100余名临床、病案、编码、物价专家对病案首页数据开展集中现场检查，并将数据质量结果反馈至各医疗机构。

质控中心依托单位北京市卫生健康大数据与政策研究中心于2023年10月组织开展了北京市卫生健康统计数据质量控制工作，并针对部分区级卫生健康统计工作负责机构（部门）和相关医疗机构进行了现场核查，了解数据收集、汇总、分析与应用及人员培训情况，医疗卫生机构统计年报及月报、住院病案首页等数据库建设与质量情况。质控中心专家委员现场查阅统计台账及相关信息系统的原始数据，随机抽查5份2023年8月的住院病案首页，核对了主要数据项与已上报数据的一致性。

另外，为使北京市各级卫生健康管理部门和各级各类医疗机构全面了解全市医疗服务与医疗质量安全工作形势，提升管理水平，保障医疗安全，受北京市卫生健康委医政医管处委托，质控中心继续组织开展北京市医疗服务与质量安全报告编写工作，完成《2021年北京市医疗服务与质量安全报告》一部，全书共5章近500页，分为医疗资源配置、医疗服务能力、医疗质量管理、医疗服务绩效评价及医疗数据质量管理五部分。

三、质量控制工作中存在的问题及下一步工作思考

1. 存在的问题

（1）医院高质量发展、精细化管理决策需求与医疗管理数据质量不高之间的矛盾日益凸显。部分医疗机构人员因缺乏系统性专业性培训，理论知识和业务能力有限，在数据质控工作中缺乏相应的方式方法，从一定程度上制约了卫生健康统计数据质量的提升。

（2）目前数据的质控主要通过系统逻辑校验、人工审核、质量评估反馈等方式实现，在借助信息化手段开展数据整理、清洗、挖掘分析等方面尚存在很大的发展空间。

2. 下一步工作

（1）配合北京市卫生健康委员会继续做好 DRG 和公立医院绩效考核及三级医院评审等工作。协助开展北京市医疗机构病案首页督导检查工作，推进以查促改，通过问题病历纠错反馈，以点带面，促进北京市病案数据质量持续提升。

（2）继续加强中心病案首页督导检查专家队伍能力提升和考核工作。

（3）强化病历内涵质控，根据《北京市全面提升医疗质量行动方案（2023—2025 年）》实施病案管理医疗质量控制指标监测。

（4）继续推进北京市疑难编码答疑工作。

第三节

上海市病案管理专业医疗服务与质量安全报告

根据国家病案管理医疗质量控制中心的要求，上海市病案管理医疗质量控制中心（以下简称"质控中心"）对2020—2022年病历质量做相关分析，报告如下。

一、质量控制数据调查情况

2020年与2022年上海市病案管理专业调查数据来源于NCIS全国医疗质量数据抽样调查系统，共有392家医院填报相关内容，经数据清洗，最终有205家医院纳入数据分析，其中，2020年103家，2022年102家。

2021年上海市仅有12家医院完成NCIS全国医疗质量抽样调查系统填报工作，为确保数据完整、真实、准确，本报告2021年数据采用质控中心组织填报的"上海市二级甲等及以上90家医院病案管理情况调查表"中数据，包括85家公立医院和5家民营医院。

（一）医院概况

2020—2022年共有295家医院纳入数据分析，其中综合医院192家，专科医院103家；综合医院中，公立医院为176家，民营医院为16家；专科医院中，公立医院为94家，民营医院为9家（图3-1）。

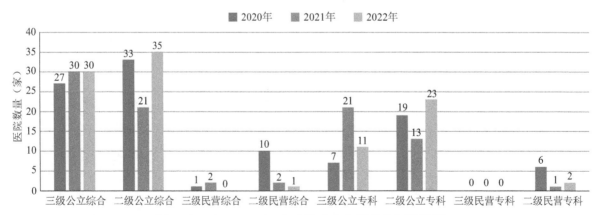

图3-1　2020—2022年上海市参与填报的医院数量

（二）病案科（室）基本情况

1. 归属情况

根据调查数据，上海市各级各类医院病案科（室）大多数为非独立部门，2022年设为独立部门的医院占比为38.24%，较2020年（33.98%）上升4.26个百分点，较2021年（18.89%）上升19.35个百分点，其中，设为独立部门的综合医院占比为46.97%，高于专科医院（22.22%）24.75个百分点（图3-2、图3-3）。

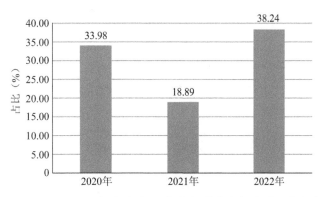

图 3-2　2020—2022 年上海市医院病案科（室）为独立部门的占比

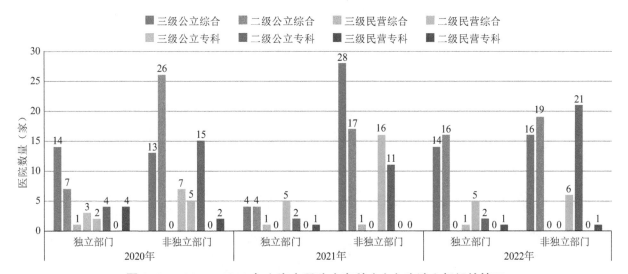

图 3-3　2020—2022 年上海市医院病案科（室）为独立部门的情况

2. 管理的病案种类

纳入分析的医院中，上海市医院病案科（室）管理的病案种类主要为住院病案，2022 年管理门诊病案的医院占比为 4.90%，较 2020 年（12.62%）下降 7.72 个百分点，较 2021 年（2.22%）上升 2.68 个百分点；管理急诊病案的医院占比 9.80%，较 2020 年下降 1.85 个百分点，较 2021 年上升 2.02 个百分点，其中 2022 年管理互联网诊疗病案的有 2 家，占比为 1.96%。相关医院数量见图 3-4。

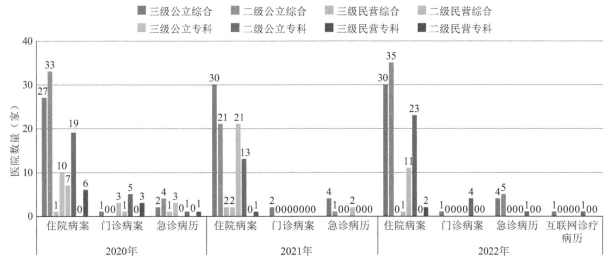

图 3-4　2020—2022 年上海市医院病案科（室）管理病案种类情况

3. 业务范围

纳入分析的医院中，90%以上的医院病案科（室）主要承担的业务为病历整理、病历统计、病历复印、病历归档；承担疾病与手术操作分类业务的病案科（室），2021年及2022年占比分别为100%及92.16%，但2020年占比仅为70.87%；科研调阅业务占比逐年降低，2020—2022年分别为90.29%、85.56%及77.45%；病历质控业务占比波动较大，分别为64.08%、30%及61.76%；病历扫描业务占比较少，分别为37.86%、16.67%及47.06%（图3-5）。

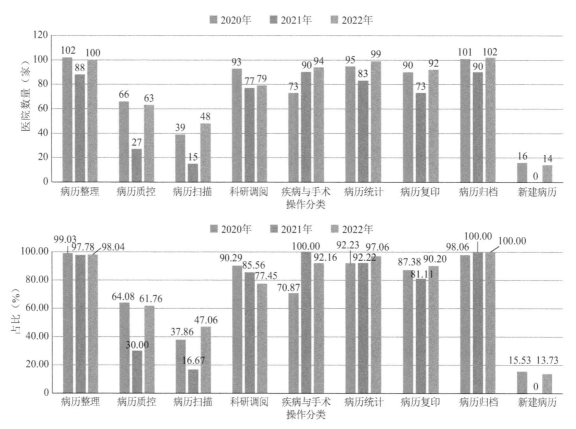

图3-5　2020—2022年上海市医院病案科（室）业务范围

（三）病案科（室）人员情况

1. 专职人员数量与医学相关专业人员数量

纳入分析的医院中，病案科（室）专职人员中医学相关专业人员数量占比逐年增加，2022年为65.99%，较2020年（47.53%）上升18.46个百分点，较2021年上升8.93个百分点。2022年综合医院医学相关专业人员数量占比为67.27%，专科医院占比为61.31%（图3-6～图3-8）。

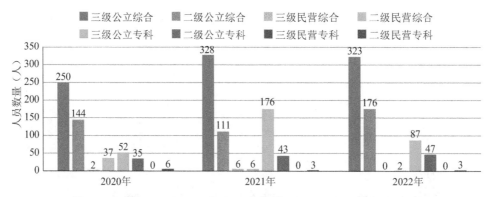

图3-6　2020—2022年上海市医院病案科（室）专职人员数量

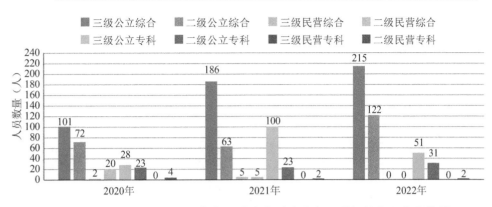

图 3-7 2020—2022 年上海市医院病案科（室）医学相关专业人员数量

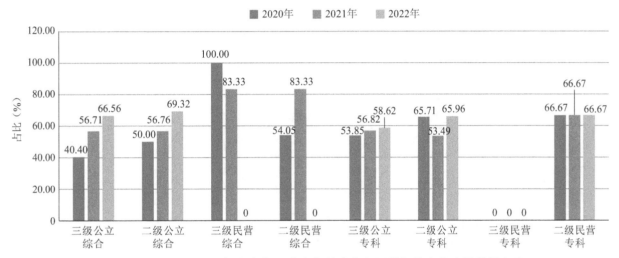

图 3-8 2020—2022 年上海市医院病案科（室）医学相关专业人员数量占比

2. 专职人员学历及职称

纳入分析的医院中，病案科（室）专职人员大多数具有本科及以上学历，占比均超过 50%。2022 年硕士及以上高学历者 71 人，占比为 11.13%，较 2021 年同比下降 0.76 个百分点，较 2020 年增长 4.66 个百分点（图 3-9）。专业技术职称上，2022 年初级职称 389 人，占比为 60.97%，较 2021 年同比下降 0.54 个百分点，较 2020 年下降 7.28 百分点；2022 年中级职称 208 人，较 2021 年同比下降 0.09 个百分点，较 2020 年上升 5.61 个百分点（图 3-10）。

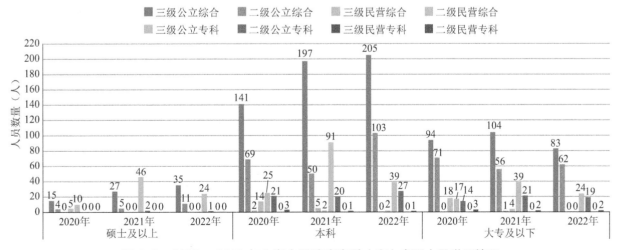

图 3-9 2020—2022 年上海市医院病案科（室）专职人员学历情况

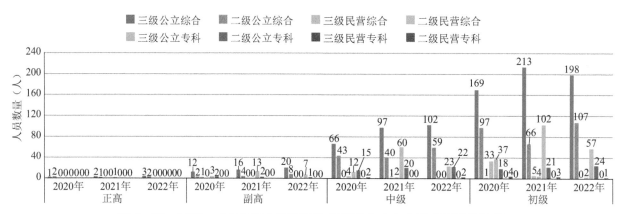

图 3-10　2020—2022 年上海市医院病案科（室）专职人员职称情况

3. 住院病案管理人员月均负担出院患者病历数

2022 年纳入分析的医院中，住院病案管理人员月均负担出院患者病历数为 364 份，较 2021 年同比下降 27.93%，较 2020 年下降 2.78%，其中，综合医院住院病案管理人员月均负担出院患者病历数为 383 份，专科医院为 297 份（图 3-11）。

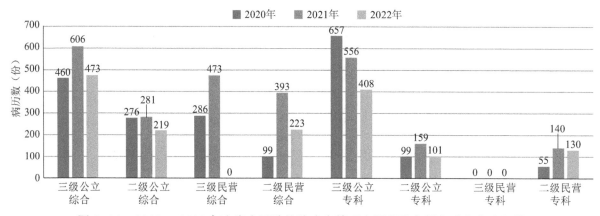

图 3-11　2020—2022 年上海市医院住院病案管理人员月均负担出院患者病历数

4. 专职编码人员月均负担出院患者病历数

2022 年纳入分析的医院专职编码人员数量为 342 人，占病案科（室）专职人员数量（638 人）的 53.61%，较 2021 年（56.91%）下降 3.30 个百分点，较 2020 年上升 1.04 个百分点。专职编码人员月均负担出院患者病历数为 680 份，较 2021 年下降 23.49%，较 2020 年下降 6.91%，其中，综合医院专职编码人员月均负担出院患者病历数为 682 份，专科医院为 666 份（图 3-12、图 3-13）。

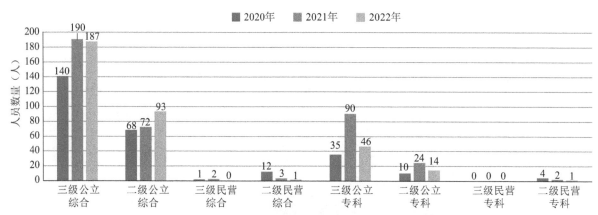

图 3-12　2020—2022 年上海市医院病案科（室）专职编码人员数量

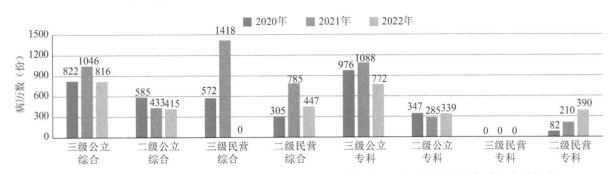

图 3-13   2020—2022 年上海市医院病案科（室）专职编码人员月均负担出院患者病历数

5. 专职质控人员

2022 年纳入分析的医院中，专职质控人员数量平均为 98 人，占病案科（室）专职人员数量（638 人）的 15.36%，较 2021 年（7.13%）上升 8.23 个百分点，较 2020 年下降 6.88 个百分点，其中，综合医院 74 人（17.09%），专科医院 24 人（25.81%）（图 3-14）。

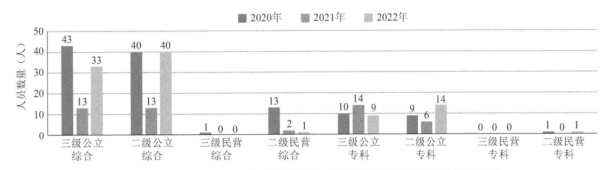

图 3-14   2020—2022 年上海市医院病案科（室）专职质控人员数量

（四）病案首页数据质控情况

2020—2022 年质控中心依照国家要求开展了为期 3 年的"提高主要诊断编码正确率"改进目标工作，指导各级各类医院按期完成 200 份病案的自查及结果上报，依据上报结果，质控中心组织病案和临床专家进行现场复核检查，共计复查病案首页 9210 份，其中复查 2020 年病案 3720 份，2021 年病案 3690 份，2022 年病案 1800 份。

1. 主要诊断填写正确率

2022 年医师主要诊断填写正确率为 84.72%，分别比 2021 年、2020 年提高 8 个百分点和 0.33 个百分点。其中，综合医院主要诊断填写正确率为 86.36%，高于专科医院（82.14%）4.22 个百分点。2020—2022 年各级各类医院具体信息如图 3-15 所示。

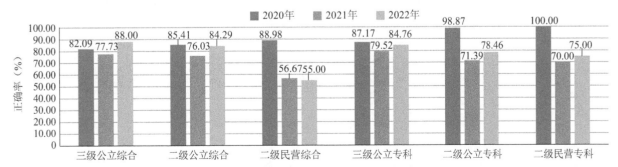

注：三级民营医院 NCIS 数据部分缺失，此图未纳入统计分析；因 NCIS 调查平台在 2023 年删除了主要诊断、主要手术填写正确率指标上报板块，故 2022 年主要诊断、主要手术填写正确率指标值为上海市数据调查值。下同。

图 3-15   2020—2022 年上海市医院主要诊断填写正确率

2. 主要诊断编码正确率

2022年主要诊断编码正确率为91.48%，较2021年同比上升12.67个百分点，较2020年下降0.03个百分点，其中，综合医院主要诊断编码正确率为92.60%，高于专科医院（88.64%）3.96个百分点。2020—2022年各级各类医院具体信息如图3-16所示。

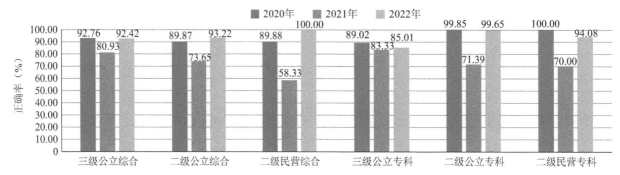

图 3-16　2020—2022年上海市医院主要诊断编码正确率

3. 主要手术填写正确率

2022年主要手术填写正确率为90.94%，较2021年同比上升1.65个百分点，较2020年上升2.15个百分点，其中，综合医院主要手术填写正确率为91.27%，高于专科医院（90.43%）0.84个百分点，二级民营综合医院主要手术填写正确率仅为45.00%，连续3年下降明显。2020—2022年各级各类医院具体信息如图3-17所示。

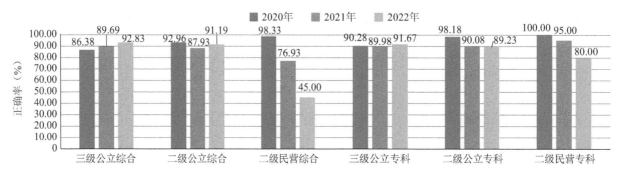

图 3-17　2020—2022年上海市医院主要手术填写正确率

4. 主要手术编码正确率

2022年主要手术编码正确率为92.66%，较2021年同比上升0.90个百分点，较2020年下降2.46个百分点，其中，综合医院主要手术编码正确率为93.59%，高于专科医院（88.76%）4.83个百分点，三级公立专科医院主要手术编码正确率相比略微偏低（87.60%），较2021年及2020年略有下降。2020—2022年各级各类医院具体信息如图3-18所示。

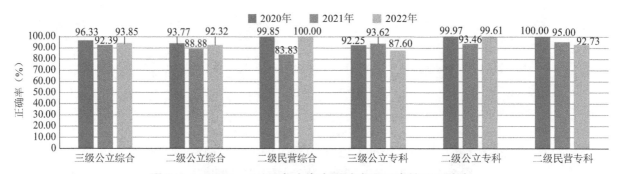

图 3-18　2020—2022年上海市医院主要手术编码正确率

5. 编码库版本（疾病/手术）

调查数据显示纳入分析的医院逐步以使用国家临床版本为主，2022 年使用国家临床版本的医院占比为 78.43%，较 2021 年（67.68%）上升 10.65 个百分点，相比 2020 年（47.57%）提升了 30.86 个百分点。2020—2022 年参与调查的医院数量如图 3-19 所示。

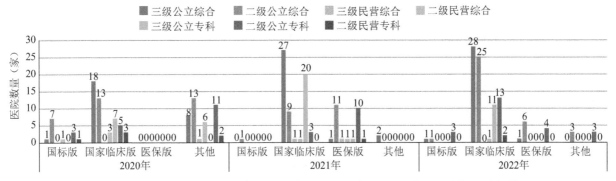

图 3-19 2020—2022 年参与上海市医院编码版本使用情况调查的医院数量

6. 进行编码的病案类型

2022 年纳入分析的医院全部以住院病案编码为主，有部分医院同时进行门（急）诊病案的编码，占比为 28.43%，较 2021 年（5.55%）上升 22.88 个百分点，但较 2020 年下降 9.43 个百分点；2022 年互联网诊疗病案编码的医院占比为 11.76%。2020—2022 年参与调查的医院数量如图 3-20 所示。

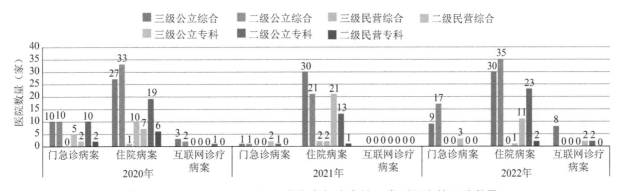

图 3-20 2020—2022 年上海市参与病案编码类型调查的医院数量

7. 病案首页必填项和 52 个逻辑校验项的质控方式

2022 年同时运用信息和人工进行病案首页必填项和 52 个逻辑校验项的质控方式的医院占比为 73.52%，是主要质控方式，这是 NCIS 全国医院质量抽样调查系统 2023 年新增加的一项指标。纯手工质控的医院为 24 家，占比为 23.52%。2020—2022 年参与调查的医院数量如图 3-21 所示。

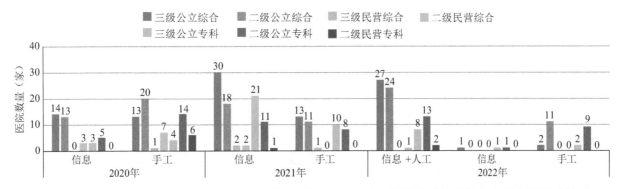

图 3-21 2020—2022 年上海市参与病案首页必填项和 52 个逻辑校验项的质控方式调查的医院数量

8. 病案首页内涵质控方式

2022年同时运用信息和人工方式进行病案首页内涵质控的医院占比为52.94%，这也是NCIS全国医院质量抽样调查系统2023年新增加的一项指标。纯手工质控的医院为48家，占比为47.06%，较前2年明显下降。2020—2022年参与调查的医院数量如图3-22所示。

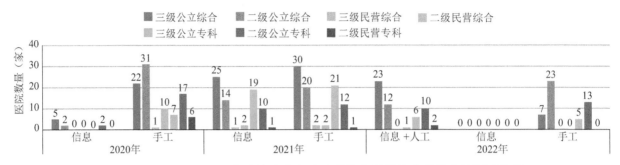

图3-22　2020—2022年上海市参与病案首页内涵质控方式调查的医院数量

（五）住院病历整理归档及时性

1. 住院病历归档方式

调查数据显示纳入分析的医院住院病历归档方式主要以纸质病历和电子病历归档共存为主，2022年有纸质病历和电子病历归档共存的医院占比为67.65%，较2021年（80.00%）下降12.35个百分点，较2020上升6.45个百分点；仅电子病历归档的医院占比（3.92%）相比较前2年略有增长。2020—2022年参与调查的医院数量如图3-23所示。

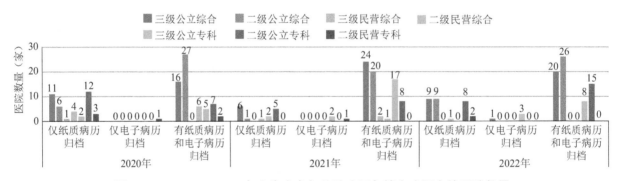

图3-23　2020—2022年上海市参与住院病历归档方式调查的医院数量

2. 出院患者病历2日归档率

2022年纳入分析的医院出院患者病历2日归档率为64.25%，较2021年（79.86%）下降15.61个百分点，较2020年（57.97%）上升6.28个百分点，其中，综合医院出院患者病历2日归档率为69.14%，高于专科医院（39.69%）34.63个百分点。各级各类医院具体信息如图3-24所示。

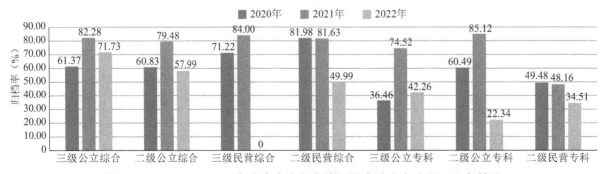

图3-24　2020—2022年上海市各级各类医院出院患者病历2日归档率

3. 出院患者病历归档完整率

2020—2022 年纳入分析的医院出院患者病历归档完整率均大于 90%，专科医院明显好于综合医院。各级各类医院具体信息如图 3-25 所示。

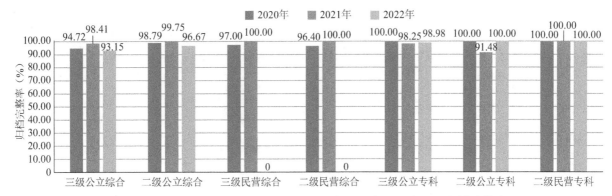

图 3-25　2020—2022 年上海市各级各类医院出院患者病历归档完整率

（六）病历内涵质量监管情况

质控中心督查范围覆盖 90 家二甲及以上综合性医院、中医医院及社会办医机构，全年开展 2 次督查，1 次为重点检查，1 次为全覆盖检查。

门诊病案中，共有 32 个质控项；急诊病案中，共有 34 个质控项；急诊留观病案中，共有 22 个质控项；住院病案中，共有 211 个质控项；病案管理中，共有 37 个质控项。

督查开始前，先从督查专家库中抽取专家，有 6 个区域组，每个区域组抽取 7 位专家，共选取 42 位。选取完成后，质控中心组织对专家的统一培训，明确扣分要求，以实行同质化的打分要求。

督查结束后，质控中心全年 2 次组织召开督查结果集中通报反馈会，组长对所督查医院病案质量情况进行通报，总结该医院病案质量的亮点、主要问题和建议。

1. 门诊病案缺陷情况

2020—2022 年每年年终督查医院 90 家，每家医院随机抽取 5 份病案，共 450 份，在门诊病案中缺陷率较高的项目包括"未能反映本次疾病起始、演变、诊疗过程""缺阳性体征和必要的阴性体征""缺与本次疾病相关的既往史"等，门诊病案督查中缺陷率较高的指标见图 3-26。门诊病案 32 个质控项中，5 项为重点质控项目，"缺与本次疾病相关的既往史"缺陷率有上升趋势；"缺阳性体征和必要的阴性体征"改善不明显，其余项目缺陷率均有下降。

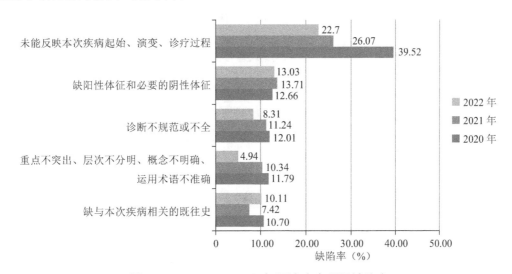

图 3-26　2020—2022 年门诊病案项目缺陷率

2. 急诊病案缺陷情况

2020—2022 年每年年终督查医院 82 家，每家医院随机抽取 5 份病案，共 410 份，急诊病案中缺陷率较高的项目包括"未能反映本次疾病起始、演变、诊疗过程""未记录向患者交代的重要注意事项"等，急诊病案督查中缺陷率较高的指标见图 3-27。急诊病案 34 个质控项中，7 项为重点质控项目，"未记录向患者交代的重要注意事项""缺阳性体征和必要的阴性体征""诊断不规范或不全""未能反映本次疾病起始、演变、诊疗过程"缺陷率有所上升，其余均呈下降趋势。

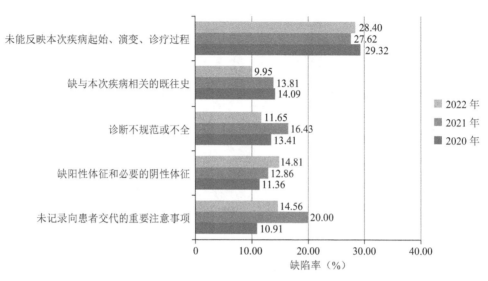

图 3-27　2020—2022 年急诊病案项目缺陷率

3. 急诊留观病案缺陷情况

2020—2022 年每年年终督查医院 58 家，每家医院随机抽取 5 份病案，共 290 份，急诊留观病案缺陷率较高的项目包括"未反映病情变化""字迹无法辨认""缺初步诊断"等，急诊留观病案督查中缺陷率较高的指标见图 3-28。急诊留观病历 22 个质控项中，5 项为重点质控项目，"未反映病情变化""字迹无法辨认""缺初步诊断"等无明显改善，其余缺陷率均呈下降趋势。

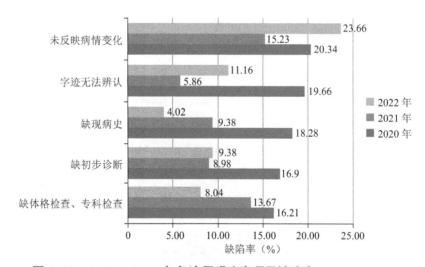

图 3-28　2020—2022 年急诊留观病案项目缺陷率

4. 住院病案缺陷情况

2020—2022 年每年年终督查医院 90 家，每家医院随机抽取 20 份病案，共 1800 份，住院病案中缺陷率较高的项目包括"首次主任（副）查房记录无分析讨论""首次病程录""首次主治及主任（副）查房记录内容部分雷同"等，住院病案督查中缺陷率较高的指标见图 3-29。住院病案 211 个质控督查项中，7 项为重点质控项目，除"缺检查号""无主要症状特点及其发展变化情况""签名潦草不能辨认"进步等不明显外，其余项目缺陷率均呈下降趋势。

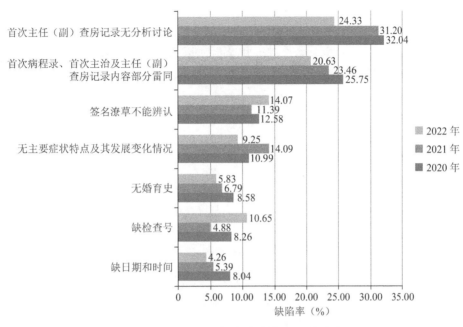

图 3-29　2020—2022 年住院病案项目缺陷率

5. 病案管理缺陷情况

病案管理共 6 部分（信息系统建设、病案室管理、病案质量管理部门、病案书写培训、病案质量评价考核及电子病案），缺陷率较高的是"无病案书写的相关培训与训练计划""无从事医疗或管理高级职称的人员担任病案科（室）负责人"等（图 3-30）。病案管理 37 个质控项中，5 项为重点质控项目，除"无病案书写的相关培训与训练计划""无从事医疗或管理高级职称的人员担任病案科（室）负责人""未设置病案科（室）"缺陷率不稳定外，其余项目均呈下降趋势。

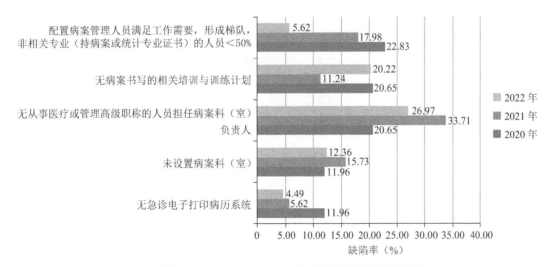

图 3-30　2020—2022 年病案管理缺陷率情况

（七）质控指标化管理分析

为贯彻执行《国家卫生健康委办公厅关于印发病案管理质量控制指标（2021 年版）的通知》（国卫办医函〔2021〕28 号），质控中心组织各医院对文件中要求的 27 项指标（涉及病历书写质量 18 项，病案首页质量 9 项）每季度按住院 10%、门诊 3‰ 自查上报。督查专家至现场后每家医院复核 50 份病案，每年复核 4500 份。

1. 病案质量组专家复核其中的 18 项指标

18 项病案管理指标包括入院记录 24 小时内完成率、手术记录 24 小时内完成率、出院记录 24 小时内完成率、病案首页 24 小时内完成率、CT/MRI 检查记录符合率、病理检查记录符合率、细菌培养检查记录符合率、抗菌药物使用记录符合率、恶性肿瘤化学治疗记录符合率、恶性肿瘤放射治疗记录符合率、手术相关记录完整率、植入物相关记录符合率、临床用血相关记录符合率、医师查房记录完整率、患者抢救记录及时完成率、不合理复制病历发生率、知情同意书规范签署率、甲级病历率。指标检查完成情况及分析结果详见图 3-31。

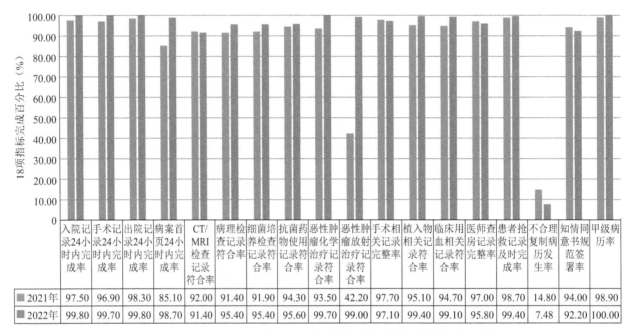

	入院记录24小时内完成率	手术记录24小时内完成率	出院记录24小时内完成率	病案首页24小时内完成率	CT/MRI检查记录符合率	病理检查记录符合率	细菌培养检查记录符合率	抗菌药物使用记录符合率	恶性肿瘤化学治疗记录符合率	恶性肿瘤放射治疗记录符合率	手术相关记录完整率	植入物相关记录符合率	临床用血相关记录符合率	医师查房记录完整率	患者抢救记录及时完成率	不合理复制病历发生率	知情同意书规范签署率	甲级病历率
■2021年	97.50	96.90	98.30	85.10	92.00	91.40	91.90	94.30	93.50	42.20	97.70	95.10	94.70	97.00	98.70	14.80	94.00	98.90
■2022年	99.80	99.70	99.80	98.70	91.40	95.40	95.40	95.60	99.70	99.00	97.10	99.40	99.10	95.80	99.40	7.48	92.20	100.00

图 3-31　2021—2022 年 18 项病案管理指标检查完成情况及分析

2022 年复核结果较 2021 年好转的共 14 项，其中明显提高的为病案首页 24 小时内完成率、恶性肿瘤放射治疗记录符合率和不合理复制病历发生率。

2022 年复核结果较 2021 年基本持平的共 4 项，分别包括 CT/MRI 检查记录符合率、手术相关记录完整率、医师查房记录完整率、知情同意书规范签署率。

2. 工作量指标和归档指标

工作量指标和归档指标详见图 3-11、图 3-13、图 3-14、图 3-24、图 3-25。

二、质量控制工作中存在的问题及下一步工作思考

1. 存在的问题

（1）使用电子病历时，出现了复制粘贴的问题。

（2）临床医师未能将完整的诊疗思路记录于病历中。

（3）医院管理层及各级医务人员对病历书写的质量重视不够。

（4）病历书写质量未与相关工作机制关联。

（5）病历质量管理人员及病案科（室）工作人员配置不足。

（6）未能及时建立监管电子病历的智能化质量措施。

（7）病案管理专业水平发展不一致。

（8）临床医师缺乏疾病分类 ICD 相关知识。

2. 下一步工作

（1）以贯彻落实 27 项质控指标为抓手，进一步提升本市的病案内涵质量。

（2）继续开展各类以病历质量为主题的培训和考核。

（3）加强质量控制的信息化建设，做到智能化质控与专家质控相结合的新型质控方式。

（4）针对编码版本不统一问题，将统一版本作为刚性要求（使用国临疾病编码 2.0 版 / 国临手术操作编码 3.0 版），督查考核中实行一票否决制。

（5）召开全市病历质量管理经验交流会，评选优秀单位等。

（6）组织开展全市病案专业技能大赛，提升我市病案从业人员业务水平。

（7）继续做好病案质量年度督查工作，帮助医院查找病案首页填写薄弱环节，落实一督查一反馈制度；督查结果，全市通报，真正推动督查反馈问题真整改、真解决，确保督查工作取得实效。

第四节

天津市病案管理专业 医疗服务与质量安全报告

一、质量控制数据调查情况

（一）医院概况

天津市自 2020 年起参加 NCIS 全国医疗质量数据抽样调查系统病案管理专业数据填报，2020—2022 年参与调查的医院数量分别为 201、106 及 113 家（图 4-1）。数据"已提交"状态，2020 年为 83.58%，2021 年为 100%，2022 年为 98.23%，呈逐年递增状态。数据上报完整度由 2020 年的 84.08% 上升到 2022 年的 100%。医院数据填报"/"率＜50% 的医院占比，2020 年为 90.05%，2021 年为 92.45%，2022 年为 88.49%，"/"填报率略波动性下降。

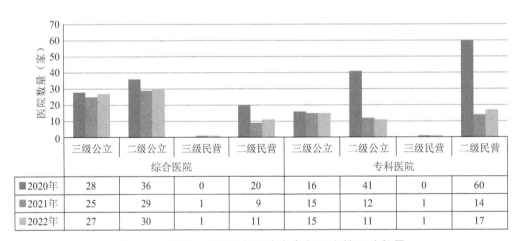

	综合医院				专科医院			
	三级公立	二级公立	三级民营	二级民营	三级公立	二级公立	三级民营	二级民营
■2020年	28	36	0	20	16	41	0	60
■2021年	25	29	1	9	15	12	1	14
■2022年	27	30	1	11	15	11	1	17

图 4-1　2020—2022 年天津市参与调查的医院数量

（二）病案科（室）基本情况

1. 归属情况

调查统计病案科（室）为独立部门占调查上报医院的比例，2020 年为 30.85%，2021 年为 56.60%，2022 年为 51.33%，其中，三级医院大部分病案科（室）为独立科室，未独立成科的一般隶属于医务科（图 4-2）。

2. 管理的病案种类

天津市不同医院病案科（室）管理的病案种类不同。同步管理门诊病案的医院占比，2022 年比

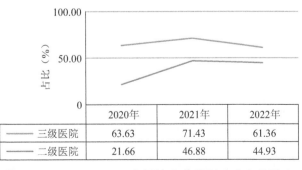

	2020年	2021年	2022年
三级医院	63.63	71.43	61.36
二级医院	21.66	46.88	44.93

图 4-2　2020—2022 年天津市病案科（室）为独立部门的医院占比

2020 年增加了 9.9%；同步管理急诊病案的医院占比，2022 年比 2020 年增加了 8.07%（图 4-3）。

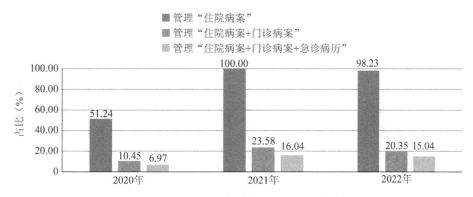

图 4-3　2020—2022 年天津市医院病案科（室）管理病案种类占比

3. 业务范围

2020—2022 年天津市医院病案科（室）开展各项业务的占比均有明显升高。其中，病案扫描业务占比 2022 年较 2020 年增加了 16.38%（图 4-4）。

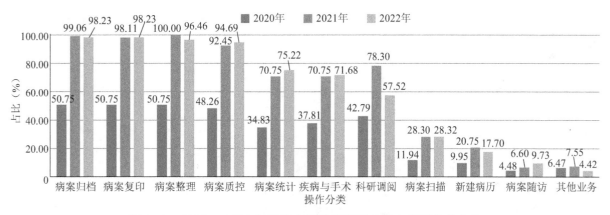

图 4-4　2020—2022 年天津市医院病案科（室）各项业务占比

（三）病案科（室）人员情况

1. 科室专职人员

（1）专职人员数量

2020—2022 年病案科（室）专职人员数量略有增加，2020 年平均专职人员 5 人，2021 年及 2022 年均为 6 人（图 4-5）。

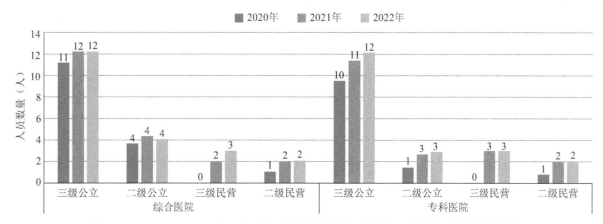

图 4-5　2020—2022 年天津市各级各类医院病案科（室）平均专职人员数量

（2）专职人员专业

天津市病案科（室）专职人员队伍素质不断提升，具有医学专业人员比例逐年升高，2020年医学专业人员占比为74.66%，2021年为77.73%，2022年为81.92%（图4-6）。

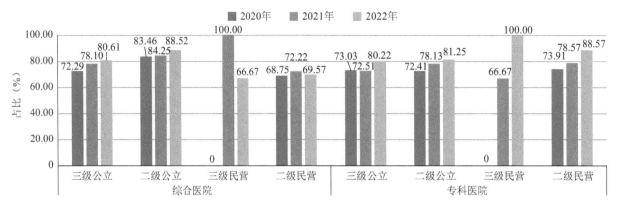

图4-6　2020—2022年天津市医院病案科（室）专职人员医学专业占比

（3）专职人员学历

天津市病案科（室）专职人员学历层次不断提升，本科以上学历人员占比逐年升高，2020年为63.27%，2021年为65.79%，2022年为70.68%（图4-7）。

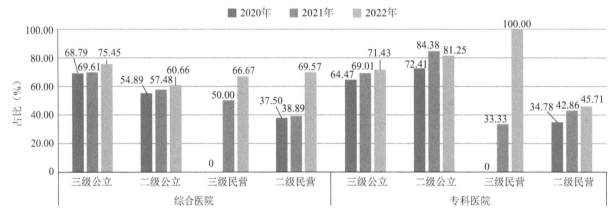

图4-7　2020—2022年天津市医院病案科（室）专职人员本科及以上学历占比

（4）专职人员职称

2020—2022年天津市医院病案科（室）中级以上职称人员占比基本保持在57.00%，没有明显增加。但随着病案专业职称晋升通道的打通，今后会有更多病案专业的中级以上职称人员（图4-8）。

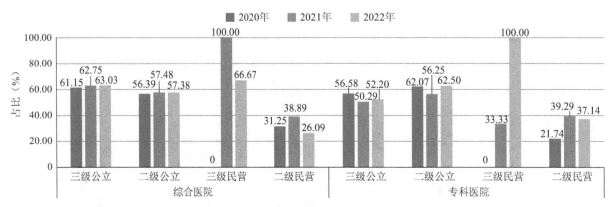

图4-8　2020—2022年天津市医院病案科（室）专职人员中级及以上职称占比

（5）住院病案管理人员月均负担出院患者病历数

2020—2022年天津市医院病案管理人员月均负担出院患者病历数逐年增加，三级医院负担出院患者病历数最多，月均200余份（图4-9）。

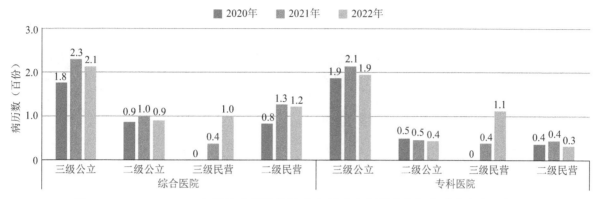

图4-9　2020—2022年天津市医院住院病案管理人员月均负担出院患者病历数

2. 专职编码人员

（1）人员数量

2020—2022年天津市医院专职编码人员数量比较稳定，三级医院编码人员占比略有增加，其中，三级民营医院增加明显（图4-10）。

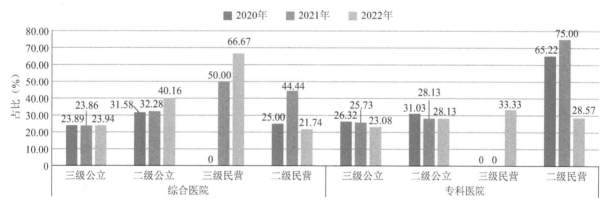

图4-10　2020—2022年天津市医院专职编码人员占比

（2）住院病案编码人员月均负担出院患者病历数

2020—2022年天津市医院住院病案编码人员月均负担出院患者病历数逐年增加，三级医院负担出院患者病历数最多，月均800余份（图4-11）。

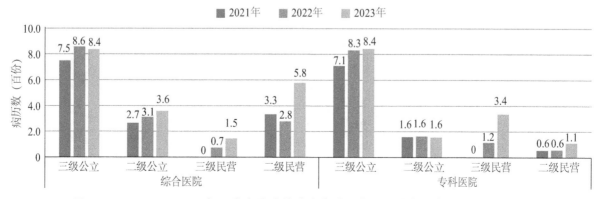

图4-11　2020—2022年天津市医院住院病案编码人员月均负担出院患者病历数

3. 专职质控人员

2020—2022年天津市医院专职质控人员占比略有下降，这与病案科（室）人员整体增加有关（图4-12）。

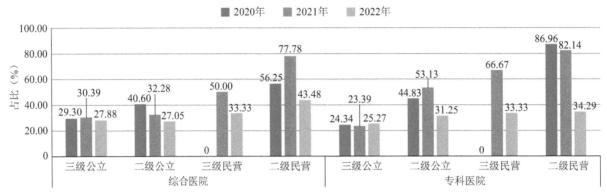

图 4-12　2020—2022 年天津市医院专职质控人员占比

（四）病案首页数据质控情况

1. 主要诊断编码正确率

2020—2022年天津市病案管理质量控制中心（以下简称"质控中心"）将病案首页主要诊断编码正确率作为重点工作之一。质控中心每年组织全市举办疾病与手术编码培训班，对每次督导检查后现场反馈发现的首页诊断及编码存在的问题进行现场培训，并将督导结果反馈至各医院。2022年在年度病案督导工作后，又进行了"回头看"活动。通过各项措施的积极推进，2020—2022年天津市病案首页主要诊断填写正确率由68.04%上升至81.23%，主要诊断编码正确率由66.99%上升至87.51%（图4-13、图4-14）。

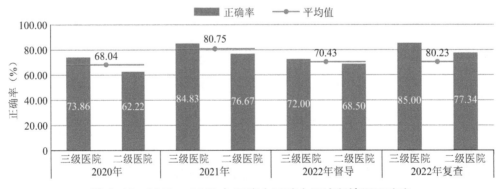

图 4-13　2020—2022 年天津市医院主要诊断填写正确率

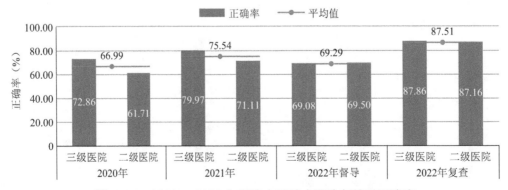

图 4-14　2020—2022 年天津市医院主要诊断编码正确率

2. 主要手术填写及手术编码正确率

2020—2022 年天津市医院病案首页主要手术填写正确率由 83.35% 达到 89.59%，主要手术编码正确率由 85.99% 上升至 91.68%（图 4-15、图 4-16）。

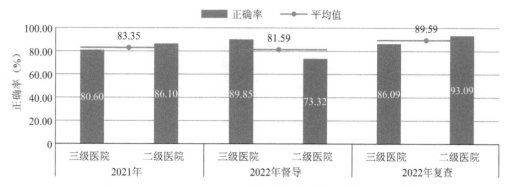

图 4-15 2020—2022 年天津市医院主要手术填写正确率

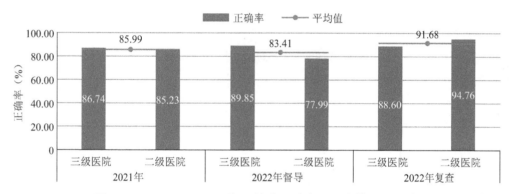

图 4-16 2020—2022 年天津市医院主要手术填写正确率

3. 编码库版本（疾病/手术）

天津市各级各类医院编码库版本还未统一，23% 的医院疾病编码库版本为国家临床版 2.0 版，32.7% 的医院手术编码库版本为国家临床版 3.0（图 4-17）。下一步，质控中心将积极推进各级医疗机构编码库版本的升级工作。

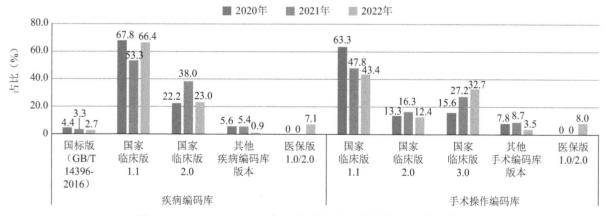

图 4-17 2020—2022 年天津市医院使用的编码库版本占比

（五）住院病历整理归档及时性

2020—2022 年天津市医院出院患者病历 2 日归档率逐年升高，2022 年达到 47.03%。质控中心将进一步督促医疗机构提升该指标数值（图 4-18）。

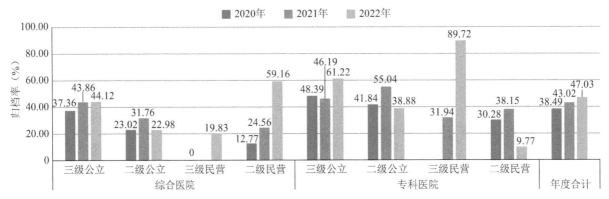

图4-18　2020—2022年天津市医院出院患者病历2日归档率

（六）电子病历建设情况

1. 病历签名方式

2020—2022年天津市医院实现CA签名的医院占比逐年增加，2022年27.43%的医院实现CA电子签名，其中三级医院占比为21.24%（图4-19）。

2. 病案贮存方式

2020—2022年天津市医院39%的医院实现了纸质加电子扫描病历的贮存方式，全市仅有4.42%的医院实现无纸化归档（图4-20）。

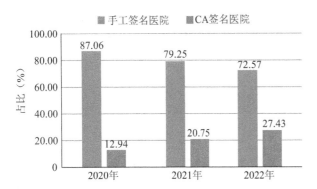

图4-19　2020—2022年天津市医院病历签名方式占比

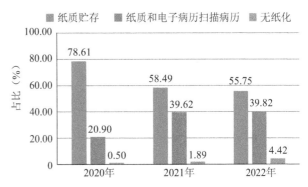

图4-20　2020—2022年天津市医院病历贮存方式占比

（七）病案质控重点监测指标

通过3年努力，2022年天津市医院CT/MRI检查记录符合率达到76.82%，病理检查记录符合率达到75.88%，抗菌药物使用记录符合率达到74.11%，手术相关记录完整率达到75.24%，植入物相关记录符合率达到87.59%，临床用血相关记录符合率达到75.89%，不合理复制病历发生率达到55.92%（图4-21）。

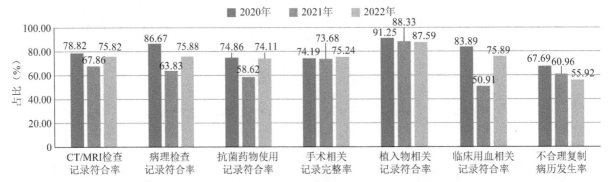

图4-21　2020—2022年天津市医院病案质控重点检测指标

二、省级"百佳病案"评选工作总结

2023年9月下旬国家病案管理医疗质量控制中心按照《全面提升医疗质量行动计划（2023—2025年）》工作安排，正式启动全国"百佳病案"评选活动。天津市卫生健康委医政处联合质控中心立即制定全市"百佳病案"评选方案，将《关于开展2023年全国"百佳病案"评选活动的通知》下发至各医疗机构。

质控中心用2天时间在各级医疗机构层面进行广泛动员和相关信息收集、专家团队的组建。于9月26日上报了天津市"百佳病案"评审临床专家、编码专家团队名单及兼职联络人，天津市哨点医院名单，质控中心人员名单，以及15个区级质控中心人员名单。

此次"百佳病案"分别从住院病案、日间医疗病案、门诊病案3个维度进行评选，质控中心要求二级以上医疗机构从2022年9月1日至2023年8月31日期间归档的病案中遴选优秀病案，三级医疗机构推选数量不超过20份，二级医疗机构推选数量不超过10份。各级医疗机构均在9月30日前上报质控中心，并按要求在10月8—9日将所有病案上传至国家"百佳病案"信息平台。

10月19日质控中心组织召开了天津市"百佳病案"评选活动部署、培训遴选推动会，正式拉开了评选的序幕。质控中心主任委员霍士生明确此次评选活动开展的意义，提出评选工作的要求，展望下一步工作的前景；李丽静副主任委员通过介绍国家的背景、评审的方法、病案及其首页的评分标准及要点、检查分组分工等方面内容对评审专家团队进行了详尽的培训；阎渭清副主任委员再次针对十八项医疗核心制度（2018版）进行了系统培训；杨莹副主任委员进行了日间病案评审要点的培训；李洪强主任进行了门诊病案评审要点的培训。

质控中心利用3天时间，按照国家制定的《优秀住院（含日间）病历遴选评分要点》《门诊病历内涵质量检查要点（初诊）》标准，对全市各医疗机构推荐的619份病案进行初次评选，其中住院病案385份、日间医疗病案112份、门诊病案122份。11月1日质控中心再次组织专家团队对初选结果进行细致严谨的复评，综合分析每份备选"百佳病案"的评分及优缺点，最后推选出我市的省级"百佳病案"300份（住院、日间医疗、门诊病案各100份）；从省级"百佳病案"中上报30份参加国家级"百佳病案"评选（住院、日间医疗、门诊病案各10份），并按时间节点将天津市619份参评"百佳病案"的评分结果录入并上传至国家"百佳病案"评选平台。

省级"百佳病案"评选结果统计如图4-22、图4-23所示。

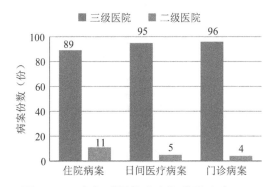

图4-22 省级"百佳病案"优秀病案

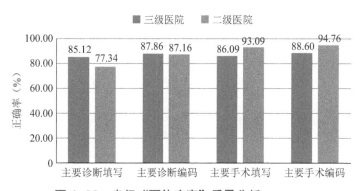

图4-23 省级"百佳病案"质量分析

在此次"百佳病案"评选中，各位评审专家认真学习评审标准，严格按照病历内涵质量评价标准、十八项核心制度要点、病案质量控制指标，重点关注疑难病案、四级手术术前多学科讨论病案，仔细甄别每份病案。在评审中，病案专家们也经常发挥多学科讨论机制，各自发挥学科特长，共同讨论推选能够代表我市先进医疗水平、书写水平的优秀病案。通过此次评选，质控中心借助推选出优秀典型病案的示范带动引领作用，在全市各级医院广泛宣传，进一步提升医务人员诊疗思维，提升病历内涵质量。在今后的工作中，凝练固化持续改进病案质量的典型经验，促进全面提升全市医疗质量安全水平。

三、"六个一"质量控制工作完成情况

1. 一个专家团队

质控中心全体委员 26 人，组建了 3 个亚专业专家组，分别是病历及电子病历质控组、病历数据质控专业组、病案管理服务质控专业组，每组 15 人，共计 45 人；组建了"百佳病案"评审专家团队 20 人；成立了 15 个地市级病案质控中心，共计 153 人。质控中心已形成自上而下、以点带面的网格化专家团队。

2. 一名专职人员

质控中心设有兼职秘书 3 名，每人有各自的工作重点，有分工有协作，利用正式工作之外的时间完成各项工作要求。

3. 一个会议机制

质控中心定期召开中心委员会及扩大会议，每年在全市督导检查前组织开展培训会，年底召开全年工作总结会。

4. 一个改进目标

2022 年质控中心重点改进目标为提升病案首页主要诊断编码正确率、提升手术相关记录完整率。

5. 一次专题调研

（1）门诊结构化电子病历使用情况调研。2023 年 6 月 28 日质控中心调研了医疗机构门诊电子病历的使用情况，包括门诊电子病历及门诊结构化电子病历的使用比例。为逐步提高天津市门诊病历电子化比例、门诊结构化病历使用比例做好基础数据调研工作，本次调研涉及三级医疗机构 43 家，二级医疗机构 30 家，共计 73 家（表 4-1）。

表 4-1　2022 年天津市门诊结构化电子病历使用情况调研

医疗机构级别	调研机构数量（家）	使用门诊电子病历		使用结构化电子病历	
		机构数量（家）	占比（%）	机构数量（家）	占比（%）
三级医疗机构	43	41	95.35	37	86.05
二级医疗机构	30	16	53.33	15	50.00
合计	73	57	78.08	52	71.23

（2）2023 年病案管理工作调研。本次调研通过问卷星制作问卷，采集调研医疗机构基本信息，了解病案科（室）人员构成、专业背景、编码人员比例、职称等科室基本情况；业务工作内容包括业务范围、疾病手术库版本、质控工作隶属关系与范围、病案存储方式等；科室质控管理内容包括病历回收时限、质控方式、编码培训等；病案信息化建设包括病历归档、病历质控方式、数字化病历、复印邮寄系统等内容。

（3）关于提高病案复印服务患者满意度的调研分析。通过开展提高病案复印服务患者满意度的专题调研工作，全面掌握基本情况，深入查找存在的问题，加强信息化建设，提升病案复印工作效率；优化工作流程，提升病案复印服务质量；树立服务理念，急患者之所急；创造良好环境，提升患者复印体验；邮寄复印病案，打通最后一公里；加大复印宣传，提升患者的知晓率等。

（4）门诊病案管理现状调研。通过对44家三级医院、6家二级医院的门诊病案管理调研，全面了解全市门（急）诊病案书写、存储、质控方式，为下一步门诊病案管理提供基础数据（图4-24）。

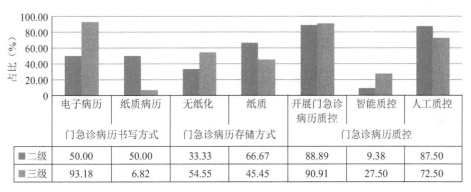

	电子病历	纸质病历	无纸化	纸质	开展门急诊病历质控	智能质控	人工质控
	门急诊病历书写方式		门急诊病历存储方式		门急诊病历质控		
■二级	50.00	50.00	33.33	66.67	88.89	9.38	87.50
■三级	93.18	6.82	54.55	45.45	90.91	27.50	72.50

图4-24　2022年天津市医院门诊病案管理调研

6.一份质量报告

年底撰写质量报告内容包括各项调研分析工作，参与天津市卫生健康委医评中心组织制定的法律法规、规章制度修订，参与全市无纸化工作方案的制定。汇总分析全市督导检查工作结果，制定下一步整改措施。

四、质量控制工作中存在的问题及下一步工作思考

（1）质控人员不足，未能形成质控专家库，每次检查仅仅依靠有限的质控中心委员，且每次督导检查病案的样本量较少，很难客观全面反映各级医疗机构实际存在的问题。

（2）全市编码库版本自2017年统一后，历经几年的更新维护，造成了各医疗机构编码库不统一；需要将全市各医疗机构编码库统一更新至最新版本，为公立医院绩效考核与三级医院评审做好基础工作。

（3）2022年全市出院患者病历2日归档率为63.5%，下一步质控中心将制定改进方案，促进该项质控指标的进一步提升。

（4）2022年天津市仅有27.43%的医院实现CA电子签名，其中三级医院占比为21.24%。质控中心将收集到的信息及时反馈至天津市卫生健康委员会，督促各级医院不断提升病案信息化建设，满足国家对病案工作的高质量要求。

（5）按照病案质量控制指标要求，质控中心将转变工作模式，主动帮扶各级医院，使各级医院及时了解国家最新的政策法规，提升医院病案质量整体水平。

重庆市病案管理专业
医疗服务与质量安全报告

一、质量控制数据调查情况

（一）医院概况

重庆市 2022 年病案管理专业数据来源于 NCIS 全国医疗质量数据抽样调查系统，清洗掉"未提交""无病案专业"的医院数据后共有 225 家医院参与最终分析，包括综合医院 162 家，专科医院 63 家，调查医院业务量基本情况见表 5-1。

表 5-1 2022 年调查医院业务量情况统计

医院类别		医院数量（家）	实际开放床位（张）		出院量（人次）		住院患者手术量（人次）		门诊量（人次）		急诊量（人次）	
			平均值	中位数	平均值	中位数	平均值	中位数	平均值	中位数	平均值	中位数
综合	三级公立	34	1376	1131	49 454	44 779.5	14 000	11 203.5	848 890	639 005.0	77 148	66 850.5
	二级公立	67	564	524	19 977	18 546.0	4575	3911.0	327 218	282 502.0	31 472	25 250.0
	三级民营	4	826	770	29 950	27 322.0	10 303	11 000.0	375 721	236 207.0	44 923	34 494.5
	二级民营	57	220	150	5050	4556.0	1486	963.5	49 895	29 015.5	8902	804.0
	小计/均值	162	625	472.5	21 158	15 250.5	5692	3179.5	342 223	218 404.5	35 830	23 589.5
专科	三级公立	13	850	733	24 156	5853.0	8718	1843.0	591 709	215 933.0	48 866	9899.0
	二级公立	34	246	136.5	4247	3012.0	1422	1236.0	112 905	87 054.0	8035	3738.0
	三级民营	6	68	72.5	1481	1401.0	911	667.0	72 333	42 003.5	1136	800.0
	二级民营	10	210	104.5	3532	1954.0	1697	1336.0	35 588	24 621.5	6314	357.0
	小计/均值	63	348	145	7978	2909.0	2914	1296.0	195 569	83 493.0	16 714	3343.0
总计/均值		225	547	380	17 468	8976.0	4994	2479.0	300 791	149 089.0	30 600	15 403.0

（二）病案科（室）基本情况

1. 归属情况

参与调查的医院中病案科（室）为独立部门（绩效考核独立核算部门）的仅占 39.11%，较 2021 年上升 5.6 个百分点，二级公立综合医院高于三级公立综合医院（图 5-1）。

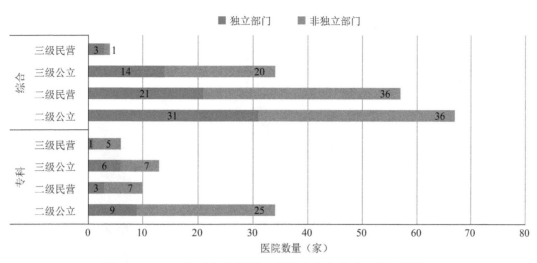

图 5-1 2022 年重庆市医院病案科（室）为独立部门的情况

2. 管理的病案种类

病案科（室）管理的病案种类主要为住院病案，调查的 225 家医院病案科（室）均需管理住院病案；有 21.78% 的医院病案科（室）需要管理急诊病案；有 20.89% 的医院病案科需要管理门诊病案，此外，参与调查的医院中门诊病案主要由医务科管理的占 35.11%，由门诊部管理的占到 27.56%；有 2 家民营医院病案科（室）还管理了互联网诊疗病案。相关医院数量见图 5-2。

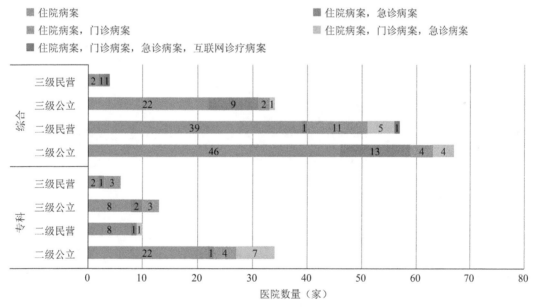

图 5-2 2022 年重庆市医院病案科（室）管理的病案种类情况

（三）病案科（室）人员情况

1. 科室专职人员

2022 年重庆市医院病案科（室）平均工作人员数量为 4.66 人，较 2021 年增加 0.03 人，其中，综合医院平均为 5.28 人，较 2021 年增加 0.16 人；专科医院平均 3.08 人，较 2021 年减少 0.13 人。2022 年医院每百张实际开放床位拥有病案管理人员 0.85 人，较 2021 年增加 0.06 人（图 5-3）。2022 年住院病案管理人员月均负担出院患者病历数 318.08 份，较 2021 年减少 47.84 份（图 5-4），其中，三级公立综合医院负担最重，为 377.68 份，较去年减少 50.52 份，具体情况见表 5-2。

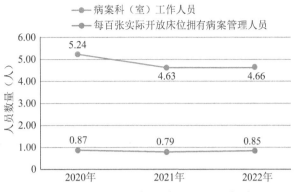

图 5-3 2020—2022 年重庆市医院病案科（室）平均工作人员数量

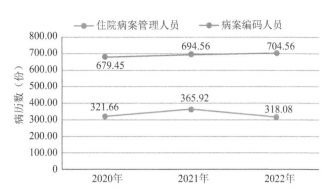

图 5-4 2020—2022 年重庆市医院病案科（室）工作人员月均负担出院患者病历数

表 5-2 2022 年重庆市医院病案科（室）人员负担情况

医院类别		病案科（室）工作人员平均数（人）	专职从事编码人员平均数（人）	专职从事病历质控人员平均数（人）	住院病案管理人员月均负担出院患者病历数（份）	病案编码人员月均负担出院患者病历数（份）	每百张病床病案管理人员数（人）
综合	三级公立	10.91	5.29	1.82	377.68	778.45	0.79
	二级公立	4.88	2.36	1.06	341.09	705.93	0.86
	三级民营	7.75	3.75	2.00	322.05	665.56	0.94
	二级民营	2.04	0.79	0.71	218.08	705.57	0.91
	小计	5.28	2.61	1.14	340.44	738.06	0.84
专科	三级公立	7.23	3.67	1.17	278.39	594.75	0.85
	二级公立	2.12	0.81	0.64	171.91	481.34	0.84
	三级民营	1.50	0.67	0.33	82.30	185.17	2.22
	二级民营	1.80	0.56	0.78	169.32	609.55	0.86
	小计	3.08	1.34	0.73	219.85	538.35	0.87
总计		4.66	2.26	1.02	318.08	704.56	0.85

　　病案科（室）工作人员专业以医学相关专业为主，占 76.5%；学历以本科为主，占 57.67%；职称以初级及其他为主，占 55.73%，全市正高级职称仅 7 人，主要集中在公立医院（图 5-5）。

2. 专职编码人员

　　2020—2022 年参与调查的医院中专职编码人员平均数量呈逐年下降趋势，2022 年为 2.26 人，较 2020 年减少 0.37 人（图 5-6）。其中，三级公立综合医院专职编码人员相对较多，平均为 5.29 人；二级民营医院专职编码人员最少，平均仅 0.56 人。2022 年病案编码人员月均负担出院患者病历数 704.56 份，较 2021 年增加 10 份，其中，三级公立综合医院编码员负担最重，为 778.45 份，具体情况见图 5-4 及表 5-2。

3. 专职质控人员

　　2020—2022 年病案科（室）专职质控人员数量有逐渐减少的趋势，2022 年平均为 1.02 人，较 2020 年下降 0.72 人，其中，综合医院平均为 1.14 人，专科医院平均为 0.73 人（图 5-6）。

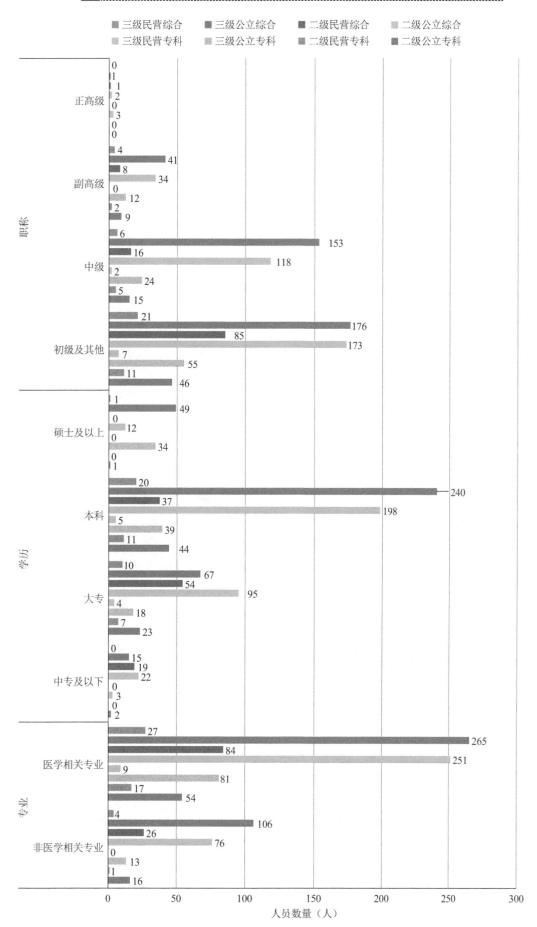

图 5-5　2022 年重庆市医院病案科（室）工作人员职称、学历、专业构成情况

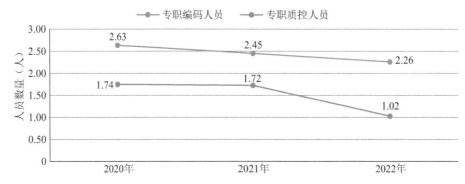

图 5-6 2020—2022 年重庆市医院病案科（室）专职编码人员、质控人员数量变化

（四）病案首页数据质控情况

2022年医院病案首页必填项和52个逻辑校验项的质控方式以信息质控加人工质控相结合的方式为主，占到43.11%。有7.56%的医院有比较完善成熟的质控系统对病历内容进行自动逻辑校验。病案首页的内涵质控方式（包括诊断和手术操作的合理性）以人工质控为主，占38.67%；采用信息质控加人工质控相结合的方式占36.44%。2022年全年住院病案首页专项质控率为55.66%，较2020年增加21.03个百分点。

2022年住院病案编码质控以人工质控为主，占54.22%；42.67%的医院采用信息质控加人工质控相结合的方式；仅3家医院完全采用信息质控。医院端直接采用的疾病编码库版本以国家临床版2.0为主，占65.78%；有5.78%的医院采用医保版1.0/2.0进行疾病编码（图5-7）。医院直接采用的手术操作编码版本以国家临床版3.0为主，占69.78%（图5-8）。公立医院均可实现外报数据规定编码版本转换。

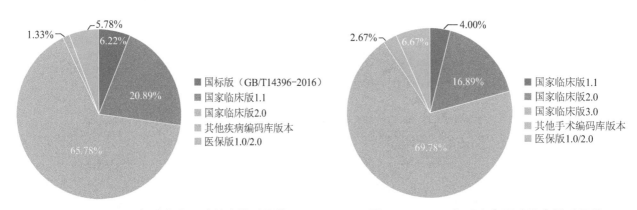

图 5-7 2022 年重庆市医院端直接采用的　　　图 5-8 2022 年重庆市医院端直接采用的
疾病编码库版本占比　　　　　　　　　　　手术操作编码库版本占比

2022年调查的医院中主要诊断编码正确率为90.63%，与2020年基本持平，较2021年增长3.71个百分点；专科医院略高于综合医院，公立医院高于民营医院。2022年主要手术编码正确率为85.61%，较2020年上升3.07个百分点，综合医院明显高于专科医院（表5-3）。

表 5-3 2020—2022 年重庆市医院主要诊断及主要手术编码正确率

单位：%

医院类别		主要诊断编码正确率			主要手术编码正确率		
		2020 年	2021 年	2022 年	2020 年	2021 年	2022 年
综合	二级公立	91.00	86.95	89.80	78.53	63.06	85.79
	二级民营	91.78	86.22	89.29	52.89	64.99	88.33
	三级公立	90.82	91.04	89.60	93.80	91.94	92.02
	三级民营	—	—	94.39	—	—	95.87
	合计	91.00	88.04	89.88	82.45	76.00	89.80

续表

医院类别		主要诊断编码正确率			主要手术编码正确率		
		2020 年	2021 年	2022 年	2020 年	2021 年	2022 年
专科	二级公立	82.68	96.63	95.46	91.64	71.48	96.50
	二级民营	80.00	65.12	86.76	83.14	99.39	83.07
	三级公立	95.44	83.37	96.21	98.28	27.19	57.69
	三级民营	—	—	89.97	—	—	89.98
	合计	85.74	84.23	95.24	87.88	36.89	68.12
总计		90.69	86.92	90.63	82.54	70.37	85.61

（五）时效性指标情况

1. 病案内容时效性指标

2022 年重庆市医院入院记录在患者入院 24 小时内完成率为 92.71%；手术记录在术后 24 小时内完成率为 77.69%；出院记录在患者出院后 24 小时内完成率为 88.89%；病案首页在患者出院后 24 小时内完成率为 75.63%；抢救记录及时完成率为 87.87%（图 5-9）。

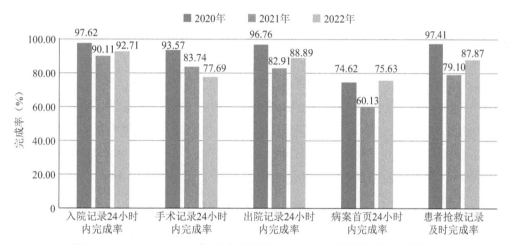

图 5-9　2020—2022 年重庆市医院病案内容时效性指标完成情况

2. 纸质病历归档情况

2022 年重庆市医院住院纸质病历 2 日归档率为 33.84%，较 2020 年上升近 10 个百分点；3 日归档率为 65.88%，7 日归档率为 89.34%，纸质病历归档完整率为 94.44%。综合医院 2 日归档率高于专科医院，但 7 日归档率低于专科医院（图 5-10）。

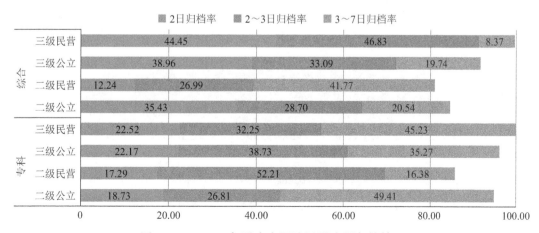

图 5-10　2022 年重庆市医院纸质病历归档情况

（六）院级病案质控情况

1. 质控承担部门

2022 年重庆市医院住院病案、门诊病案院级质控主要由医务科承担分别占到 68.89%、63.56%，门诊病案质控由门诊部承担的占 19.11%（图 5-11、图 5-12）。

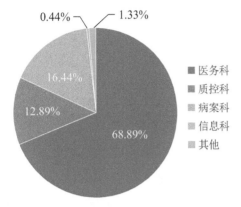

图 5-11　2022 年重庆市医院住院病案质控工作实际承担部门占比

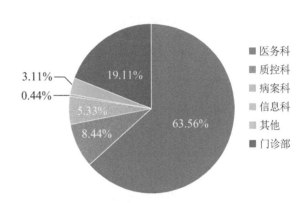

图 5-12　2022 年重庆市医院住门诊病案质控工作实际承担部门占比

2. 质控结果

2022 年全市住院病案质控优秀率为 74.06%，专科医院高于综合医院。医院住院病案质控方式以人工质控为主，占到 89.78%，采用信息化质控的医院占 41.78%。通过 3 年数据对比分析 CT/MRI 检查记录符合率、抗菌药物使用记录符合率、手术相关记录完整率、不合理复制病历发生率较 2020 年有所改善（图 5-13）。数据显示 2022 年 CT/MRI 检查记录符合率为 87.14%，较 2020 年增加 30.51 个百分点，与 2021 年比略有下降。专科医院 CT/MRI 检查记录符合率高于综合医院。抗菌药物使用记录符合率为 92.42%，较 2020 年增加近 30 个百分点，三级公立综合医院抗菌药物使用记录符合率相对较低，仅为 79.04%。手术相关记录完整率为 94.85%，较 2020 年增长 15.72 个百分点，二级民营综合医院低于其他类型医院。不合理复制病历发生率为 1.13%，较 2020 年下降 2.37 个百分点，其中，二级公立专科医院不合理复制病历发生率最高，为 5.32%（表 5-4）。

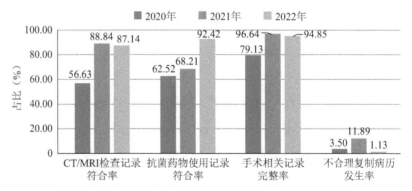

图 5-13　2020—2022 年重庆市医院质控指标变化

表 5-4　2020—2022 年重庆市各类医院主要质控指标完成情况

指标	2020 年			2021 年			2022 年		
	专科	综合	合计	专科	综合	合计	专科	综合	合计
CT/MRI 检查记录符合率（%）	97.47	56.04	56.63	98.50	76.43	88.84	98.97	86.23	87.14
抗菌药物使用记录符合率（%）	90.24	60.51	62.52	98.37	57.89	68.21	97.28	92.36	92.42
手术相关记录完整率（%）	94.95	78.76	79.13	98.72	95.69	96.64	99.52	93.87	94.85
不合理复制病历发生率（%）	2.96	3.59	3.50	12.70	11.36	11.89	0.33	1.42	1.13

3. 病案贮存与服务

2022 年 54.67% 的医院同时实行电子病案与纸质病案统一归档管理，44.44% 的医院门诊病案贮存方式为患者自己保管，仅 8.44% 的医院对纸质和电子 / 扫描的门诊病案贮存。3 家医院实现了住院病案无纸化贮存；13.78% 的医院历史病案已经全部实现数字化；3.11% 的医院可在自助机查看或打印病案。

重庆市为 DRG 支付方式改革试点城市，为助力市医保支付方式改革，3 年来重庆市加强病历归档时限管理，完成电子病历系统升级改造、加强电子病历时效性控制，确保纸质病历归档及时性。同时各医院引入病历质控软件，利用信息化辅助编码质控、加强病案首页数据质量管理。此外充分发挥重庆市病案管理医疗质量控制中心（以下简称"质控中心"）作用，开展多方位培训、病案首页填写规范知识竞赛、医院交叉检查、质控中心抽查等活动，病案质量获得了较为明显的提升。

二、省级"百佳病案"评选工作总结

按照国家卫生健康委医政司《关于开展 2023 年全国"百佳病案"评选活动的通知》要求，重庆市卫生健康委员会于 2023 年 9—10 月开展重庆市"百佳病案"评选活动。41 个区 / 县医院自评推选了优秀病案 847 份，经区 / 县遴选，最终推荐 676 份优秀病案参加市级评选。委属和部队医院自评推选参评病案 322 份，全市市级评选病案共计 998 份（含中医 180 份）。

初评病案平均得分 81.18 分。经专家评分推荐进入复评的病案 243 份（西医病案 183，中医病案 60 份），占参评病案总数的 24.35%；未进入复评的病案 755 份（西医病案 635 份，中医病案 120 份），占参评病案总数的 75.65%。

复评西医病案 183 份，平均得分 87.89 分。经专家组评定，最终评选出市级西医"百佳病案"118 份（门诊病案 37 份，日间医疗病案 15 份，住院病案 66 份），占复评西医病案数的 64.48%，平均得分 91.25 分。推荐参评全国"百佳病案"的 30 份（门诊病案、日间医疗病案、住院病案各 10 份），占复评西医病案数的 16.39%，平均得分 93.97 分。初评、复评西医病案得分频数分布见图 5-14。

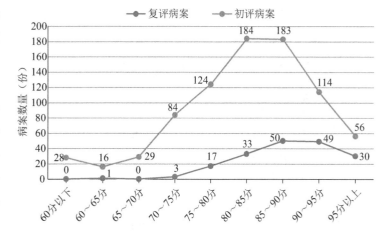

图 5-14　2023 年重庆市"百佳病案"评选活动初评、复评西医病案得分频数分布

从本次医院推选的参评病案中发现，部分医院病历内涵质量较好，值得推广学习；但全市整体病历内涵质量不高，提升空间大，需建立长效机制，从组织架构、质控体系与机制、人员保障、制度落实、人员培训等方面着手，强化基础质量、过程质量和终末质量管理，进一步提升医务人员病历书写能力，提高质控专家质控能力，实现病历内涵质量全面提升。

三、"六个一"质量控制工作完成情况

1. 一个专家团队

质控中心现有专家组成员 35 名，下设病历及电子病历质控专业组、病历数据质控专业组、病案管理服务质控专业组 3 个亚专业组。目前已建成 4 个区域质控分中心、1 个中医病案质控中心、1 个妇幼病案质控分中心，覆盖全市 41 个区 / 县，4 个区 / 县建立区 / 县级病案质控分中心。

2. 一个专职人员

质控中心现有专职办公室成员 2 名。

3. 一个会议机制

质控中心定期举办中心季度工作会议。

4. 一个改进目标

2023 年质控中心结合《全面提升医疗质量行动计划（2023—2025 年）》国家病案管理相关工作要求及重庆市医疗机构病案质控管理实际情况，制定《重庆市医疗机构 2023 年病案质量管理专项行动方案》，以提升病历内涵质量和完整性、及时性为核心任务，加强编码管理和病历质量培训，规范病历书写，以反映诊疗计划和关键过程的病历内容为重点强化管理，提升医疗质量安全意识和水平。

5. 一次专题调研

质控中心以提升病历内涵质量为核心任务，针对病案质量薄弱的医疗机构开展专项调查，完成妇幼保健机构病案质量专项调查、基层医疗机构病案首页质量抽查，以及组织协调重庆市病案科（室）完成 NCIS 抽样调查。

6. 一份质量报告

质控中心每年根据 NCIS 调查结果及专项检查结果完成《重庆市病案管理服务与质量安全报告》。

四、质量控制工作中存在的问题及下一步工作思考

1. 存在的问题

（1）病案质量管理未得到足够重视。一是部分区 / 县卫生健康行政部门日常病案质量管理力度不够；二是部分医疗机构院内质控工作落实不到位，院级质控存在管理责任不清等问题。

（2）病历内涵质量不高，核心医疗制度落实不到位，如疑难病例未及时进行讨论。

（3）门（急）诊病历质量问题突出，病案管理力度不够。绝大多数医院对门（急）诊病历质量未实行统一管理。40% 以上的医院未对门诊病历进行质控。

（4）日间医疗服务开展不足。全市三级、四级日间手术开展较少，特别是区 / 县医疗机构日间手术开展不多，日间手术病历过于简单，缺失重要病历内容，如术前讨论。

（5）数据报送质量较差，缺乏审核机制，报送数据存在明显逻辑错误、字符类型转换错误。

2. 下一步工作

（1）加强组织领导。明确部门间职能分工，完善内部管理机制，积极开展专项培训与学习，强化区 / 县卫生健康行政部门的监督责任及医院的主体管理责任，整体提升病历内涵质量。

（2）加大质控力度。充分发挥质控分中心作用，从组织架构、质控体系与机制、制度落实等方面，加强工作指导和培训。医疗机构要聚焦重点诊疗行为及关键环节的病历质量，建立病历书写质量激励约束机制，充分调动医务人员的积极性，进一步提升病历客观、真实、准确、及时、完整、规范水平。

（3）持续改进，补短板。围绕病案管理专业年度质控工作改进目标和全面提升医疗质量行动要求，加强病案基础质量、过程质量和终末质量管理，建立病案质量月点评、月公示制度。以教育培训、质控抽查、优秀病案评比等方式，梳理补齐短板和弱项。

第六节

安徽省病案管理专业 医疗服务与质量安全报告

一、质量控制数据调查情况

（一）病案科（室）人员情况

2020—2022 年安徽省平均每家医院的病案管理工作人员数量有所增加，平均人员数量最多的为 2021 年（5.53 人）（图 6-1）。NCIS 全国医疗质量数据抽样调查系统填报数据结果显示，2020—2022 年安徽省病案管理工作人员本科以上学历的人员数量分别为 361.5、541 及 660 人，病案管理工作人员的学历水平逐年提升，各级各类医院平均人员数量如图 6-2 所示。

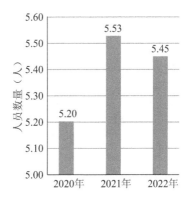

图 6-1　2020—2022 年安徽省医院平均病案管理工作人员数量

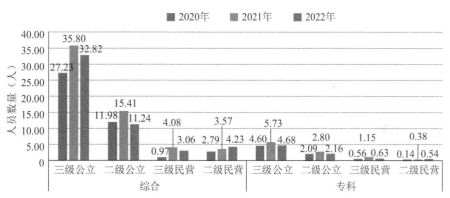

图 6-2　2020—2022 年安徽省各级各类医院病案管理工作人员本科以上学历平均人员数量

（二）住院病历调查结果分析

1. 病历书写时效性

NCIS 填报数据结果显示 2020—2022 年安徽省病历书写是时效性有所提高（图 6-3）。2023 年安徽省病案管理质控指标检查结果显示各级各类公立医院出院记录 24 小时内完成率均值为 94.71%，具体数值如图 6-4 所示。病历书写时效性方面主要存在以下问题：①纸质病历的手术记录、出院记录缺记录时间；②出院记录提前完成，多数为提前 1 天书写，存在少数病历在患者出院提前十几天就完成出院记录的情况。

2. 主要诊断编码正确率

NCIS 填报数据结果显示 2020—2022 年安徽省主要诊断编码正确率有较大提高，2022 年为 88.75%，较 2020 年提高了 17.11 个百分点，较 2021 年提高 9.84 个百分点（图 6-5）。其中，三级民营专科医院主要诊断编码正确率最高，达 100%，二级公立专科医院最低，只有 74.32%（图 6-6）。

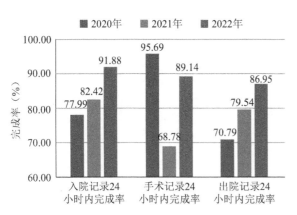

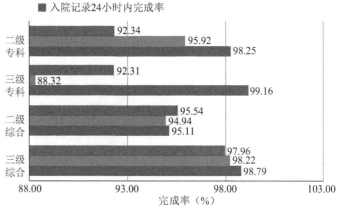

图 6-3 2020—2022 年安徽省医院病历书写时效性

图 6-4 2023 年安徽省各级各类公立医院病历书写时效性

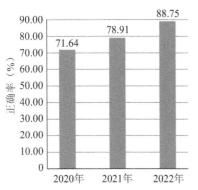

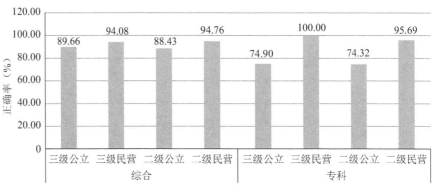

图 6-5 2020—2022 年安徽省医院主要诊断编码正确率

图 6-6 2022 年安徽省各级各类医院主要诊断编码正确率

2023 年安徽省病案管理质控指标检查结果显示各级各类公立医院主要诊断编码正确率平均为 85.24%（图 6-7）。病历首页中主要诊断编码正确的前提依赖于临床医师正确书写首页主要诊断。检查结果反映的问题：①诊断笼统、粗疏，遗漏重要信息导致疾病诊断不全、不规范（如高血压、冠状动脉硬化性心脏病、糖尿病等）；②恶性肿瘤抗肿瘤相关编码使用混乱，对其内涵掌握不清晰，尤其是恶性肿瘤维持性化疗、终末期化疗、根治性化疗等概念模糊、易混淆等。

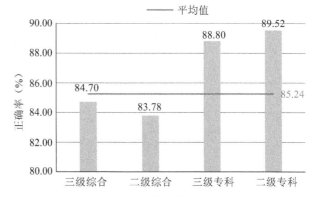

图 6-7 2023 年安徽省各级各类公立医院主要诊断编码正确率

各级各类公立院主要诊断编码正确率，现场督查结果与 NCIS 平台上报的数据结果有偏差，可能有样本量及检查标准不统一有关。

3. 主要手术编码正确率

NCIS 填报数据结果显示 2020—2022 年安徽省主要手术编码正确率有所提高。2022 年安徽省住院病历首页主要手术编码正确率平均为 89.02%，较 2020 年提高了 6.83 个百分点，较 2021 年提高 4.95 个百分点（图 6-8）。其中，三级民营专科医院主要手术编码正确率最高（100%），三级公立专科医院最低（69.96%）（图 6-9）。

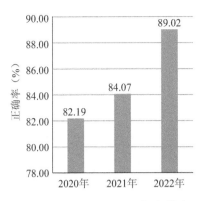

图 6-8　2020—2022 年安徽省医院主要手术编码正确率

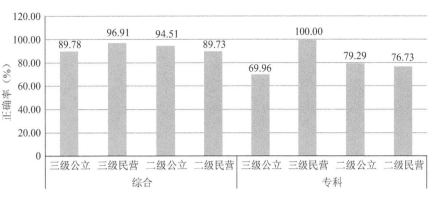

图 6-9　2022 年安徽省各级各类医院主要手术编码正确率

病历首页中的主要手术强调选择与主要诊断相对应的手术，2023 年安徽省病案管理质控指标检查结果显示各级各类公立医院主要手术编码正确率平均值为 87.24%（图 6-10），存在的问题主要有：①主要手术选择错误，与主要诊断不一致；②首页手术名称与实际手术名称不一致；③编码错误、宽泛（未具体到精细部位）、未合并等；④未进行手术时，治疗性操作漏填等。

4. 手术相关记录完整率

NCIS 填报数据结果显示 2020—2022 年安徽省手术相关记录完整率呈先下降后上升的波动趋势。2022 年平均为 91.79%，较 2021 年同期水平提高 0.91 个百分点（图 6-11）。其中，三级民营专科医院主要手术记录完整率最高（100.00%），二级公立综合医院最低（81.53%），二级专科民营医院此部分数据缺失（图 6-12）。

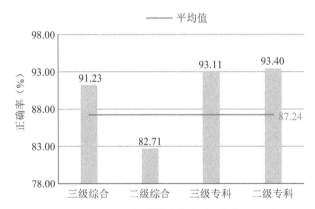

图 6-10　2023 年安徽省各级各类公立医院主要手术编码正确率

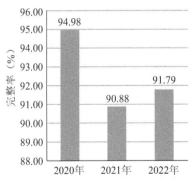

图 6-11　2020—2022 年安徽省医院手术相关记录完整率

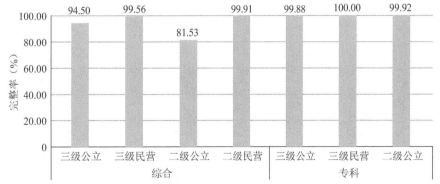

图 6-12　2022 年安徽省各级各类医院手术相关记录完整率

2023 年安徽省病案管理质控指标检查结果显示各级各类公立医院手术相关记录符合率平均为 94.50%，二级公立综合医院最低，为 90.75%（图 6-13）。主要存在以下几点问题：①术前讨论手术指征"手术为最佳治疗方案"为空话，未结合患者病情阐述手术适应证，说明手术的必要性，手术指征不明确；②手术知情同意书签署不规范；③手术记录书写不规范、记录过简、书写错误（手术名称前后书写不一致、手术记录缺签名）；

④手术相关医疗文书缺失，缺手术风险评估表、术前讨论/小结、安全核查表、手术记录、围手术期护理评估单等。

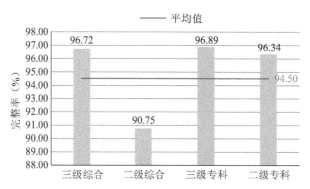

图 6-13　2023 年安徽省各级各类公立医院
手术相关记录完整率

5. CT/MRI 检查记录符合率

NCIS 填报数据结果显示 2020—2022 年安徽省 CT/MRI 检查记录符合率呈先下降后增长趋势。2022 年安徽省 CT/MRI 检查记录符合率平均为 94.55%（图 6-14），与安徽省 2023 年病案管理质控指标检查结果相差较大。2023 年调查结果显示安徽省病历书写过程中，重大检查记录符合情况不容乐观，符合率普遍较低，各级各类公立医院 CT/MRI 检查记录符合率平均只有 77.49%（图 6-15）。主要存在以下问题：①开展了检查，但缺少相应检查医嘱；②有相应的检查医嘱，但病历中缺少检查结果报告单；③病程记录中无检查结果记录，尤其是对异常检查结果的分析（普遍现象），若记录也只是单纯复制检查结果报告单中的相关结果描述。二级公立综合医院的 CT/MRI 检查记录符合率最低（74.97%），三级公立专科医院最高（84.58%）。

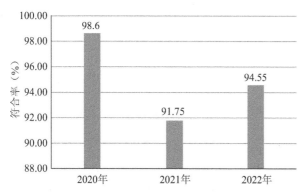

图 6-14　2020—2022 年安徽省医院
CT/MRI 检查记录符合率

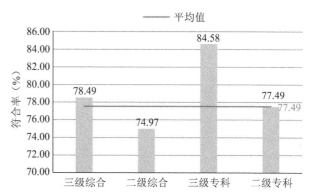

图 6-15　2023 年安徽省各级各类公立医院
CT/MRI 检查记录符合率

6. 抗菌药物使用记录符合率

NCIS 填报数据结果显示 2020—2022 年安徽省抗菌药物使用记录符合率呈先上升后下降趋势。2022 年安徽省抗菌药物使用记录符合率平均为 91.97%，较 2021 年下降 6.25 个百分点（图 6-16），而这与 2023 年安徽省病案管理质控指标检查结果相差甚大（检查结果显示安徽省各级各类公立医院平均为 55.29%）（图 6-17），可能与检查标准不统一有关。2023 年安徽省病历现场督查时对该指标的检查标准界定为病历中应有抗菌药物使用医嘱，且用药理由及使用情况（包括用法、用量及用药时间）在病程中要有翔实的记录。但检查结果发现很多病历对于抗菌药物使用情况的记录非常笼统、宽泛，如病程记录中描述为"今日使用头孢拉定进行抗感染治疗""进行抗感染治疗"，无法准确获取药物的用法、用量等信息；有些病历有使用抗菌药物的医嘱，但无任何病程记录。

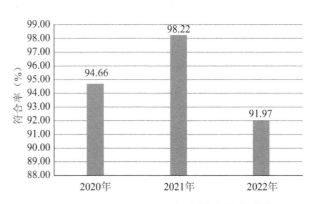

图 6-16　2020—2022 年安徽省抗菌药物
使用记录符合率

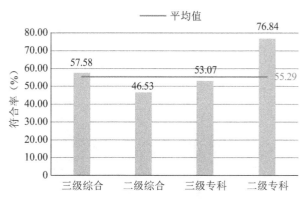

图 6-17　2023 年安徽省各级各类公立医院
抗菌药物使用记录符合率

7. 不合理复制病历发生率

NCIS 调查结果显示 2020—2022 年安徽省不合理复制病历发生率呈先下降后上升趋势。2022 年安徽省不合理复制病历发生率平均为 14.11%，较 2021 年增加 7.49 个百分点（图 6-18），该指标的填报结果与 2023 年安徽省病案管理质控指标检查结果较一致（检查结果显示安徽省各级各类公立医院不合理复制病历发生率平均为 15.07%）（图 6-19）。2023 年检查结果显示二级公立综合医院不合理复制病历发生率最高（21.25%），其次是二级公立专科医院（20.45%），总体显示安徽省不合理复制病历发生率较高。

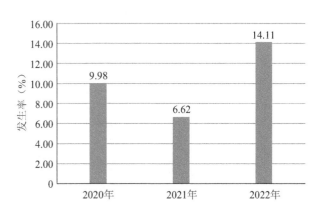

图 6-18　2020—2022 年安徽省医院不合理
复制病历发生率

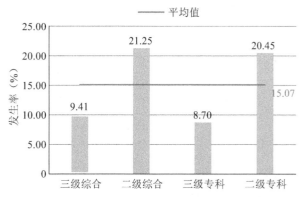

图 6-19　2023 年安徽省各级各类公立医院
不合理复制病历发生率

8. 病历首页数据质控方式

2020—2022 年安徽省病历首页数据质控方式信息化应用程度有较大提高，由 2020 年的只有 31 家医院，增长到 2022 年的 100 家医院（图 6-20）。

（三）门（急）诊病历调查结果分析

1. 门（急）诊病历书写与签名方式

2022 年参与调查的 218 家医院中，有 72 家（33.03%）门（急）诊病历书写与签名方式为"电子病历书写 +CA 签名"，99 家（45.41%）采用的是"电子病历书写 + 手工签名"，41 家（18.81%）采用的是"纸质病历书写 + 手工签名"，6 家（2.75%）采用其他方式（图 6-21）。

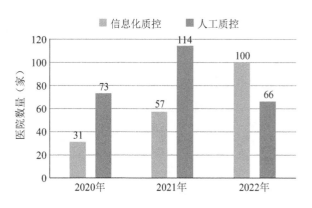

图 6-20　2020—2022 年安徽省医院病历首页
数据质控方式

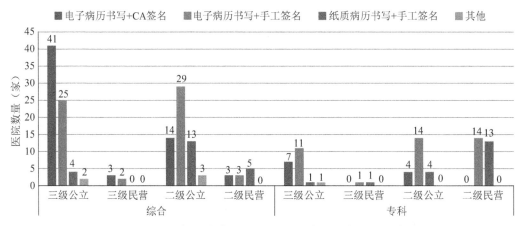

图 6-21　2022 年安徽省医院门（急）诊病历书写与签名方式

2. 门（急）诊病历贮存方式

2022 年参与调查的 218 家医院中，有 114 家（52.29%）门（急）诊病历的贮存方式为无纸化，78 家（35.78%）门（急）病历由患者保管（图 6-22）。

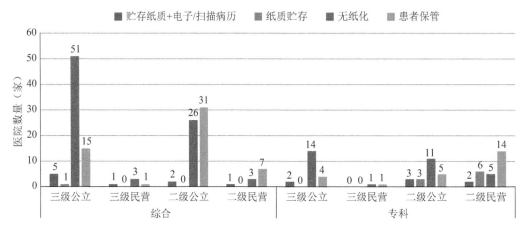

图 6-22　2022 年安徽省医院门（急）诊病历贮存方式

3. 门（急）诊病历质控工作方式

2022 年参与调查的 218 家医院中，31 家的门（急）诊病历质控工作是通过信息系统 + 人工质控相结合的方式；18 家只通过信息系统开展门（急）诊病历质控工作，且有非常成熟的病历质控系统对病历内容进行逻辑校验；169 家仍单纯的使用人工方式开展门（急）诊病历的日常质控工作（图 6-23）。

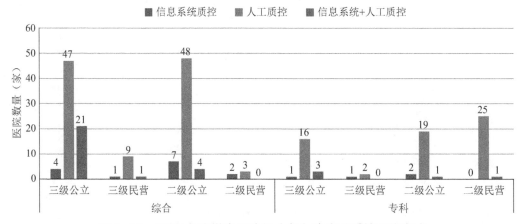

图 6-23　2022 年安徽省医院门（急）诊病历质控工作方式

二、病案管理质量控制工作开展情况及特色经验分享

（一）病案管理指标检查（4次）

1. 新型冠状病毒感染诊断和病案管理质控检查

为贯彻落实安徽省医疗保障局、安徽省财政厅、安徽省卫生健康委员会《关于贯彻实施"乙类乙管"后优化新型冠状病毒感染患者治疗费用医疗保障相关政策的通知》（皖医保发〔2023〕1号），切实保障新型冠状病毒感染患者享受相应的医保政策，了解安徽省新型冠状病毒感染患者临床诊断，完善3个相关工作文件（皖疫防办〔2023〕15号、皖疫防办〔2023〕25号、皖疫防办〔2023〕45号）的部署落实情况，受安徽省卫生健康委员会委托，安徽省病案管理医疗质量控制中心（以下简称"质控中心"）于2023年2月3—10日在全省范围内组织开展新型冠状病毒感染诊断和病案管理质控检查工作，总计检查121家医院，其中，省属公立医院21家。总计抽查2022年12月7日入院的新型冠状病毒感染出院患者病历2482份，首页主要诊断选择正确率为96.13%，其他诊断正确率为98.71%，新型冠状病毒感染病历记录完整率为94.96%，新型冠状病毒检测率为90.61%，新型冠状病毒检测阳性率为97.95%，新型冠状病毒疾病诊断ICD-10编码正确率为99.23%，新型冠状病毒疾病诊断ICD-10编码上传率为44.8%（剔除上报为100%的被检查医院结果），重症及死亡病例讨论率为21.26%。

2. 病案管理质量控制指标自查上报

根据国家病案管理医疗质量控制中心《提升病历内涵质量专项行动计划（2022—2024年）》工作部署和安徽省《三级医院评审标准（2022年版）》的工作要求，质控中心于2023年6月1—20日开展2023年病案管理质量控制指标的首次监测工作，总计获得全省110家医疗机构的病案质量管理质控指标的自查数据。

3. 芜湖市病历质量点评工作

为进一步提升病历质量，促进常态化、制度化的病历质量管理体系的建立健全，规范医务人员病历书写，受芜湖市卫生健康委员会委托，质控中心于2023年4月24—25日开展芜湖市二级以上医疗机构病历质量点评工作。

4. 提升病历内涵质量督查工作

按照《全面提升医疗质量行动计划（2023—2025年）》（国卫医政发〔2023〕12号）文件精神和工作要求，质控中心于2023年8月6—15日开展全省二级以上公立医院（中医院除外）病历内涵质量现场评价工作。质控中心负责全省92家三级公立医院，16个市级病案质控中心负责辖区内所有二级医院。依据国家卫生健康委员会下发的《病案管理质量控制指标（2021年版）》进行评价，27项病案管理质量控制指标中，除人力资源配置的3项指标、病历时效性的病案首页24小时内完成率1项指标外，其他23项指标均在本次评价范围内。全省二级以上公立医院186家（综合医院133家，专科医院53家）的8202份病案参与评价，其中，三级医院92家，检查病案4179份；二级医院94家，检查病案4023份（表6-1）。

表6-1　2023年安徽省病案检查总体情况

医院级别		综合医院数量（家）	检查病案数（份）	专科医院数量（家）	检查病案数（份）
三级	省属	12	600	4	120
	市级	60	2981	16	478
二级		61	3040	33	983
合计		133	6621	53	1581

（二）病案管理质控学术交流及培训（5次）

1. 芜湖市病案质控培训会议

为提高病历书写质量，规范医疗行为，进一步提升医疗质量，受芜湖市卫生健康委员会委托，质控中心于2023年5月10日举办芜湖市病案质控培训会议，主要结合芜湖市病历点评结果就住院病历评分标准、住院病历首页填写规范与质控标准、病案管理质控指标及护理文书规范书写及质控指标进行培训。

2. 第九届长三角地区医疗质量控制管理论坛（病案管理分论坛）

2023年6月29—30日第九届长三角地区医疗质量控制管理论坛在安徽合肥天鹅湖大酒店成功举办，会议共设置1个主论坛和8个专业质控分论坛，质控中心承办本次长三角地区病案管理分论坛。本次论坛是长三角地区首次聚焦病案质量管理而特设的分论坛，分论坛紧跟当前病案管理焦点问题，邀请来自北京、上海、江苏、浙江、四川等地的6位病案管理专家围绕"公立医院高质量发展下病案质量管理与持续改进"主题交流经验。此次分论坛采用线下＋线上相结合的方式进行，线下参会人员101人，其中河南、河北、四川参会人员18人，安徽省内16个市级病案质控中心主任及秘书、部分三级医院医务、病案工作人员共83人。线上浏览量近3000人次。

3. 疾病分类和手术操作分类继续教育培训班

2023年7月21—28日由质控中心和安徽省医院协会病案管理专业委员会主办、皖南医学院弋矶山医院协办的2023年省级疾病分类和手术操作分类（第六期）继续教育培训班在芜湖成功举办，来自安徽省153家医疗机构的269名学员参加了培训。培训结束后，就培训内容进行了专题测试，分理论测试和实际操作测试，总计150家医疗机构的238人参加了考试，测试合格人数为223人，合格率为93.70%。

4. 病案管理质控指标解读会

为建立安徽省病案管理质控指标常规监测机制，统一全省检查标准和尺度，2023年8月3日在质控中心第二次扩大工作会议上，对来自全省二级以上医院分管院长、医务处（科）或质管处（科）负责人、病案管理科负责人、各地市病案质控中心主任和秘书总计300余人进行培训，就病案管理质控的27个指标进行了详细解读。

5. 病案管理学术会议

2023年11月3—4日质控中心和安徽省医院协会病案管理专业委员会举办安徽省2023年病案管理专业年会，来自全省180家医疗机构的医务、质控、病案等相关管理人员共342人参加会议。本次会议同时进行现场直播，线上访问量达到15 300人次。围绕病历书写原则及总体要求、手术相关记录与思考、首页主要诊断的选择、门（急）诊病历书写要求与管理实践、等级医院评审数据路径管理、手术绩效相关的编码管理方法、首页数据分析、病案管理控制指标等内容进行了精彩而丰富的交流分享。

（三）病历质控信息化建设

为更好开展安徽省病案管理质控工作，切实加强病案专业质量管理，建立健全常态化、制度化的病历质量管理指标监测系统，质控中心于2023年4—6月搭建质控中心工作网站平台，平台包括病案政策法规、标准规范、学习资料、数据上报、地市中心工作动态等内容。全省249家医疗机构按季度上报病案管理质控指标自查数据至质控中心工作网站平台，数据管理功能不断优化，已开放市级质控中心部分数据管理功能。

（四）县级病案质控中心建设情况

安徽省总计16个地市107个县／区（59个县、48个区），16个地市于2019年底已全部成立市级病案管理质控中心。有42个县／区成立县级病案管理质控中心，覆盖率达71.19%（表6-2）。

表 6-2　安徽省县级病案管理质控中心建设情况

序号	地市	县区	应建数量（个）	区级应建数量（个）	实建数量（个）	区级实建数量（个）	覆盖率（%）
1	安庆	迎江区、大观区、宜秀区、宿松县、太湖县、潜山市、怀宁县、望江县、岳西县、桐城市	10	3	3		30.00
2	蚌埠	龙子湖区、蚌山区、禹会区、淮上区、五河县、怀远县、固镇县	7	4	3		42.86
3	亳州	谯城区、涡阳县、蒙城县、利辛县	4	1	3		75.00
4	池州	贵池区、东至县、石台县、青阳县	4	1	1		25.00
5	滁州	琅琊区、南谯区、凤阳县、天长市、全椒县、来安县、定远县、明光市	8	2	3		37.50
6	阜阳	颍州区、颍东区、颍泉区、太和县、临泉县、阜南县、颍上县、界首市	8	3	4		50.00
7	合肥	瑶海区、庐阳区、蜀山区、包河区、政务区、高新区、滨湖新区、新站区、庐江县、长丰县、肥西县、肥东县、巢湖市	13	8	3		23.08
8	淮北	杜集区、相山区、烈山区、濉溪县	4	3	1		25.00
9	淮南	大通区、田家庵区、谢家集区、八公山区、潘集区、寿县、凤台县	6	4	0		0
10	黄山	屯溪区、黄山区、徽州区、歙县、休宁县、黟县、祁门县	7	3	1		14.29
11	六安	金安区、叶集区、金寨县、霍山县、霍邱县、舒城县	7	3	7	3	100.00
12	马鞍山	花山区、雨山区、博望区、当涂县、含山县、和县	6	3	3		50.00
13	宿州	埇桥区、萧县、泗县、砀山县、灵璧县	5	1	3		60.00
14	铜陵	铜官区、义安区、郊区、枞阳县	4	3	1		25.00
15	宣城	宣州区、宁国市、广德市、泾县、郎溪县、绩溪县、旌德县	7	1	4		57.14
16	芜湖	镜湖区、弋江区、鸠江区、湾沚区、繁昌区、无为市、南陵县	7	5	2		28.57
	合计		107	48	42	3	39.25

（五）质控中的创新措施

1. 举办安徽省首届病案管理知识及编码操作技能竞赛

2023 年 11 月 2—3 日由安徽省卫生健康委员会、安徽省总工会主办，质控中心承办的 2023 年安徽省首届病案管理知识及编码操作技能竞赛在芜湖举行。本次竞赛前质控中心广泛动员，制定竞赛实施方案，16 个地市各级各类医疗机构积极响应，全省总计 63 家医院 95 名参赛选手进入复赛环节，50 名参赛选手进入决赛环节。决赛分病案知识抢答竞赛和编码实践技能操作两部分，并进行了现场直播，访问量达到 15 200 人次。安徽省首届病案管理知识及编码操作技能竞赛的成功举办，进一步加强了全省病案管理人员对病案管理相关知识的掌握及编码操作技能的应用能力，对全面提高安徽省病案管理水平、病案首页数据质量起到积极的促进作用。

2. 病案管理质控指标赋值打分

为更好开展病案管理质控工作，建立可视化的病案管理质量监测系统，结合《全面提升医疗质量行动计划（2023—2025年）》改进目标，利用德尔菲法，质控中心确定安徽省27个病案管理质控指标的权重和赋分规则，最终确定27个指标总分为800分。

三、省级"百佳病案"评选工作总结

为促进医疗机构提升病历内涵质量，充分发挥优秀病案示范作用，规范医务人员病历书写行为，保障医疗质量与安全，根据《全面提升医疗质量行动计划（2023—2025年）》（国卫医政发〔2023〕12号）、《关于开展2023年全国"百佳病案"评选活动的通知》（国卫医政质量便函〔2023〕242号）文件精神和工作要求，质控中心于10月26—29日组织开展全省"百佳病案"评选活动，评选结果总结如下。

（一）评选基本情况

根据国家文件工作要求，本次"百佳病案"参评病案包括住院、日间医疗、门（急）诊，且出院时间/就诊时间在2022年9月1日—2023年8月31日，门（急）诊为初诊病案，住院病案的住院天数≥10天且＜60天。

全省总计有102家医院参加本年度"百佳病案"评选活动，上传病案1414份，其中，成功上传的有98家医院，共1356份病案。详细情况如表6-3所示。

质控中心组织开展全省"百佳病案"现场集中评选活动，分为初评和复评2个环节。本次"百佳病案"评选工作通过HQMS平台进行线上评比，初评住院病案854份、日间医疗病案218份、门（急）诊病案284份。经初评后参加第2轮复评，复评住院病案187份、日间医疗病案107份、门（急）诊病案137份。2轮评选后推选省级"百佳病案"296份，其中30份参加全国"百佳病案"评选活动（表6-4）。

表6-3 各级各类医疗机构参加"百佳病案"病案上传情况

医院类别		医院数量（家）	上传病历数量（份）
三级	综合	60	971
	专科	18	225
二级	综合	16	126
	专科	4	34
总计		98	1356

表6-4 各类病案评选情况

评选环节	住院病案	日间医疗病案	门（急）诊病案	总计
上传数量	934	186	294	1414
初评数量	854	218	284	1356
复评数量	187	107	137	431
省级"百佳病案"	100	98	98	296
其中，全国"百佳病案"	10	10	10	30

（二）评选具体情况

1. 不符合参评条件

（1）出院时间/就诊时间不符。284份参评的门（急）诊病案中有22份就诊时间在非规定时间段内，854份参评住院病案有25份、218份日间医疗病案中有6份不在规定的出院时间段内。

（2）住院天数不符。日间医疗病案参照公立医院绩效考核对日间手术病案的界定，住院时间小于48小时，参评的218份日间医疗病案有3份超过48小时。参评的854份住院病案中有78份的住院天数

小于 10 天，占比 9.03%，不符合国家参评要求。

（3）病案性质不符。参评的门（急）诊病案要求为初诊。284 份参评的门（急）诊病案中有 25 份为复诊，占比 8.8%，不予参评。

2. 上传质量问题

（1）问题病历情况。98 家参评医院中有 26 家医院出现问题病案，总计发现问题病案 59 份，占日间医疗和住院病案总数的 5.5%。其中住院病案 49 份，占参评住院病案总体的 5.74%，日间医疗病案 10 份，占参评日间医疗病案总体的 4.59%。主要问题体现在知情同意书和授权委托书签署不规范或缺失，其中，某县医院 1 份住院病案，知情同意书中患者家属签名同一人前后笔迹明显不同，法律意识淡薄，存在较大医疗隐患。问题病案地区分布见表 6-5。

表 6-5　参评"百佳病案"的问题病案地区分布

地区	病案数量（份）	问题病案数量（份）	占比（%）	地区	病案数量（份）	问题病案数量（份）	占比（%）
省属	187	6	3.21	淮南	20	1	5.00
安庆	49	3	6.12	黄山	26	1	3.85
蚌埠	86	0	0	六安	68	6	8.82
亳州	82	10	12.20	马鞍山	70	8	11.43
池州	15	0	0	宿州	40	0	0
滁州	32	1	3.13	铜陵	39	5	12.82
阜阳	90	7	7.78	芜湖	61	0	0
合肥	127	11	8.66	宣城	25	0	0
淮北	55	0	0	总计	1072	59	5.50

（2）病案书写欠佳。门（急）诊病案书写问题主要表现在既往史过于简单、体检内容不全面、查体一般情况及专科查体记录不全、常规查体有漏项、缺失必要的阴性体征、处理措施记录过于简单等。日间医疗病案主要是缺少相关病程记录，尤其是超过 24 小时的缺首次病程记录，手术患者缺术后首次病程记录。住院病案主要问题集中在知情同意书和授权委托书签署不规范、病情记录少、缺分析（尤其是对一些阳性检查指标的分析不够）、病案复制严重、危重病案讨论不足、四级手术缺乏 MDT 讨论等。

（3）病案内容不完整。参评的 854 份住院病案中，有 13 份病案内容缺失，多数为医嘱单、护理记录单及检查化验单缺失，少数存在病案首页只上传第 1 页，第 2 页手术相关和费用信息缺失，可能与医院对纸质病案电子化处理技术有关，漏拍部分内容从而造成病案重要内容的缺失。

（三）"百佳病案"推选结果

经初评、复评 2 轮评选，推选出 30 份［门（急）诊、住院、日间医疗病案各 10 份］参加全国"百佳病案"评审。

四、"六个一"质量控制工作完成情况

1. 一个专家团队及一名专职人员

安徽省卫生健康委员会于 2023 年 8—9 月开展质控中心遴选工作，经考核评估，质控中心继续挂靠于皖南医学院弋矶山医院。质控中心重新成立专家委员会，成立了 3 个亚专业组开展相关工作。新成立

的专家委员会由1名中心主任、1名常务副主任、3名副主任、17名委员及1名专职秘书，总计23人组成。同时开展16个市级病案质控中心专家委员会的组织建设。

2. 一个会议机制

截至2023年11月10日质控中心共召开4次工作会议，相关会议情况见表6-6。

表6-6 2023年安徽省病案管理医疗质量控制中心工作会议

会议	时间	地点	参加人员	内容
第1次工作会议	2月25日	芜湖市	质控中心专家委员会成员、16个地市病案质控中心主任和秘书、病案专委会副主委	等级医院评审中并发症相关指标的界定、《三级医院评审标准》病案管理专业质控指标征求意见
第2次工作会议	8月3日	线上会议	全省二级以上医院分管院长、医务处（科）或质管处（科）负责人、病案管理科负责人、各地市病案质控中心主任和秘书	传达国家病案管理医疗质量控制中心7月29日会议精神，布置安徽省病案管理质量控制指标现场督查工作安排
第3次工作会议	9月9日	线上会议	质控中心专家委员会成员	病案管理质控指标评价评分标准讨论会、成立质控中心亚专业组
第4次工作会议	9月22日	线上会议	质控中心专家委员会成员、16个地市病案质控中心主任和秘书	通报病历内涵质量自查工作、部署"百佳病案"评选活动、首届病案知识及编码操作技能大赛

3. 一次专题调研

根据《全面提升医疗质量行动计划（2023—2025年）》中的加强病案质量管理工作要求，安徽省于2023年9月初开展安徽省门诊病历管理现状基线调查，从门诊工作量、门诊病历书写与签名方式、门诊病历贮存方式、门诊病历质控工作管理等维度进行专题调研，总计获得235家医疗机构的调研数据（表6-7）。

4. 一份质量报告

质控中心于2023年8月6—15日开展全省二级以上公立医院（中医院除外）病历内涵质量现场评价工作，并形成一份《安徽省2023年病历内涵质量评价结果的通报》。

表6-7 各级各类医疗机构开展门诊病历基线调查数量

医院类别	医疗机构数量
三级综合	77
二级综合	70
一级综合	16
三级专科	22
二级专科	49
一级专科	1
合计	235

五、质量控制工作中存在的问题及下一步工作思考

1. 存在的问题

（1）病历内涵质控工作方面。①病历书写及时性、各项检查记录符合率欠佳。2023年安徽省病案管理质量控制指标现场检查结果显示手术相关记录符合率全省平均为94.5%，CT/MRI检查记录符合率全省平均只有77.49%、抗菌药物使用记录符合率全省平均只有55.29%。手术记录的完整性、准确性直接关系着首页手术编码的正确性，安徽省病历中各类记录的完整性、准确性、可靠性有待提高。②缺乏病历内涵质控标准细则。我国目前国家层面上出台的《病历书写基本规范》还是2010年下发的，当前医疗质量管理面临的新形势和新特点发生了巨大变化，如近年来日间医疗迅猛发展，但日间医疗病历书写尚未统一规范和要求，只是在《医疗机构日间医疗质量管理暂行规定》中的第十三条、第十五条简单提到日间医疗病历应当包括的内容。虽然安徽省于2015年修订出版了《病历书写规范》、2018年下发了《安徽省

病历质量评定标准（试行）》，但在日常检查中仍存在一些不明确、专家意见不统一的地方，病历内涵质控标准需进一步细化统一。

（2）病历首页数据利用方面。省级层面上，对全省病历首页数据管理和利用不足。质控中心虽已搭建官方网站，且具备数据上报功能，但只是对病案管理质量控制指标进行常规监测，对病历首页数据缺乏有效管理途径。质控中心自 2017 年就呼吁并致力于搭建安徽省病历首页数据管理平台，但因外部原因，至今未能促成，质控中心对全省各家医院的病历首页数据的指导是被动的。

（3）缺乏市级质控中心的考核机制。2019 年底安徽省 16 个地市已全面建立市级病案质控中心，在日常的病案质控工作中，仍有部分市级质控中心不重视工作，参与度低。安徽省于 2021 年开始对市级病案质控中心开展年度评比工作，但缺乏标准统一的评价体系。省级层面上的病案三级质控体系（省—市—县 / 医院）已建立，但因缺乏有效管理，三级质控体系的有效联动需进一步完善。

（4）病历内涵质量重视程度不高。2023 年"百佳病案"评选活动，安徽省只有 98 家医疗机构参与，参与度低，且重视程度不够，参评的 1072 份住院 + 日间医疗病案中，总计出现 59 份丙级病历（占比 5.5%），这也从侧面反映了各医疗机构对本次全国"百佳病案"工作的重视度不够。

2. 下一步工作

（1）优化完善病案管理质量控制指标常规监测系统。2023 年质控中心官方网站搭建成功，其数据上报功能逐步开放并上线。目前已开通市级病案质控中心相关数据查看功能，质控中心将利用平台数据对全省各医疗机构进行监测，并有的放矢地开展病历内涵质量的督导检查，重点核查指标数据为 100% 的上报单位，督促上报数据的真实性。

（2）加强病历书写专项培训。过去几年，因公立医院绩效考核和医保支付方式的改革，病案管理的重点多放在病历首页数据质量上，此类数据质量有较大提高，尤其是二级医疗机构。随着医院高质量发展的深入推进，病历内涵质量的不足已逐渐体现。质控中心计划今后的培训侧重于病历书写方面，广覆盖、深层次地加强对全省各级各类医疗机构的病历书写规范化培训。

（3）重点指标内容重点管理和监测。对于国家要求推进的重点指标重点管理、重点监测，如主要诊断编码正确率、主要手术编码正确率、手术相关内容记录完成率、抗菌药物记录符合率等指标。

（4）成立省级病案质控专家组。安徽省 16 个地市分别推选 2 名副主任医师以上的临床专家（内、外科各 1 名），省属 5 家医院各推选 1 名编码专家，总计 37 人，组建省级病案质控专家组。专家组定期召开会议，就病历检查过程中的问题和难点进行讨论并达成共识。专家组需承担安徽省病案质控相关病历质量督查工作和全省病历规范化书写的相关培训。

（5）其他。制定市级病案质控中心工作考核评价指标、组织开展病历书写技能竞赛等。

第七节

福建省病案管理专业
医疗服务与质量安全报告

一、质量控制数据调查情况

（一）医院概况

本次对福建省 9 个地市 1 个综合试验区 200 家医院开展调研，其中三级医院 69 家，二级医院 131 家；公立医院 163 家，民营医院 37 家。二级医院占比 65%，公立医院占比 82%（图 7-1）。福州、泉州、厦门、漳州共有 130 家医院参与调研，占全省参与调研医院数量的 65%（图 7-2）。

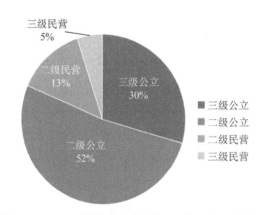

图 7-1　2022 年福建省参与调研的医院总体情况

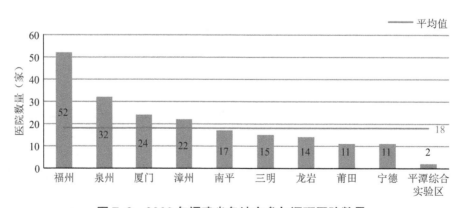

图 7-2　2022 年福建省各地市参与调研医院数量

（二）病案科（室）基本情况

1. 归属情况

参与调研的 200 家医院中，病案科（室）为独立科室的医院有 99 家；病案科（室）为二级独立科室的医院有 101 家，其上级管理部门主要为医务科（65 家）和质控科（22 家）两大部门，占比分别为 64.36% 和 21.78%（表 7-1）。

表 7-1　2022 年福建省各级各类医院病案科（室）归属情况

单位：家

医院类别	医院数量	医务科	质控科	信息科	医保办	门诊部	其他
三级公立	32	20	7	2	–	–	3
二级公立	51	29	14	4	–	1	3
三级民营	5	5	–	–	–	–	–
二级民营	13	11	1	–	1	–	–
总计	101	65	22	6	1	1	6

2. 管理的病案种类

参与调研的医院中，病案科直接管理的病案种类有 4 种。其中，199 家管理住院病案，16 家管理急诊病案，13 家管理门诊病案，1 家管理互联网诊疗病案（表 7-2）。

表 7-2　2022 年福建省各级各类医院病案科（室）管理的病案种类

单位：家

医院类别	管理住院病案	管理急诊病案	管理门诊病案	管理互联网诊疗病案
三级公立	59	5	5	–
二级公立	104	8	7	1
三级民营	10	–	–	–
二级民营	26	3	1	–
总计	199	16	13	1

3. 业务范围

参与调研的医院中，病案科（室）业务范围主要是病案归档（198 家）、病案复印（195 家）、病案整理（190 家）、病案统计（174 家）与病案质控（148 家）。病案科（室）开展病案扫描与科研调阅业务的医院数量较少，主要为公立医院（表 7-3）。

表 7-3　2022 年福建省各级各类医院病案科（室）业务范围

单位：家

医院类别	病案整理	病案归档	病案复印	病案质控	病案统计	病案扫描	科研调阅
三级公立	58	59	58	49	54	35	49
二级公立	97	103	102	70	88	18	47
三级民营	10	10	10	9	8	2	9
二级民营	25	26	25	20	24	8	6
总计	190	198	195	148	174	63	111

（三）病案科（室）人员情况

1. 基本情况

参与调研的医院中，病案科（室）工作人员总数为 1136 人，其中，公立医院人员数量最多（1025人），占比为 90.23%。病案科（室）工作人员与床位比为 1∶98，其中，三级公立医院比值最小（1∶110），二级公立医院比值最大（1∶81）（表 7-4）。

表 7-4　2022 年福建省各级各类医院病案科（室）工作人员基本情况

医院类别	医院数量（家）	工作人员总数（人）	专职质控人数（人）	专职编码人数（人）	开放床位数（张）	床位比（人/张）
三级公立	59	603	121	313	66 078	1∶110
二级公立	104	422	124	177	34 334	1∶81
三级民营	10	55	14	31	5273	1∶96
二级民营	27	56	19	19	5631	1∶101
总计	200	1136	278	540	111 316	1∶98

2. 工作人员专业背景

参与调研的医院中，84.86% 的病案科（室）工作人员具有医学相关专业背景。其中，民营医院病案科（室）工作人员医学相关专业占比高于公立医院，但工作人员数量远低于公立医院（表 7-5）。

表 7-5　2022 年福建省各级各类医院病案科（室）工作人员专业背景

医院类别	医院数量（家）	工作人员数量（人）	医学相关专业占比（%）	非医学相关专业占比（%）
三级公立	59	603	83.75	16.25
二级公立	104	422	84.83	15.17
三级民营	10	55	90.91	9.09
二级民营	27	56	91.07	8.93
总计	200	1136	84.86	15.14

3. 工作人员学历及职称

病案科（室）工作人员本科及以上学历占比为 53.43%，大专及以下学历占比为 46.57%。其中，高学历工作人员主要集中在公立医院，民营医院工作人员主要以专科及以下学历为主。

病案科（室）工作人员副高及以上职称占比为 14.26%，中级及以下职称占比为 85.74%。病案科（室）职称情况表现出高职称人员占比低、中低职称人员占比高的特点（表 7-6）。

表 7-6　2022 年福建省各级各类医院病案科工作人员学历及职称占比

单位：%

医院类别	本科及以上学历	大专及以下学历	副高及以上职称	中级及以下职称
三级公立	67.00	33.00	14.76	85.24
二级公立	40.05	59.95	14.22	85.78
三级民营	36.36	63.64	16.36	83.64
二级民营	25.00	75.00	7.14	92.86
总计	53.43	46.57	14.26	85.74

4. 病案管理人员月均负担出院患者病历数

2022年福建省病案管理人员月均负担出院患者病历数为288份，较2021年（342份）下降54份，2022年各级各类医院病案管理人员月均负担出院患者病历数较2021年均有所下降，其中，三级民营医院下降94份，幅度较大（图7-3）。

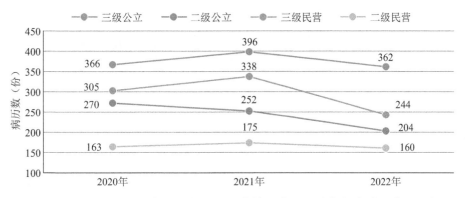

图7-3　2020—2022年福建省医院病案管理人员月均负担出院患者病历数

5. 编码人员月均负担出院患者病历数

2022年福建省编码人员月均负担出院患者病历数为605份，较2021年（609份）基本保持不变。除三级公立医院外，2020—2022年福建省其他医院编码人员月均负担出院患者病历数均有明显变化，其中，二级民营医院逐年增加，2022年较2020年增加229份（图7-4）。

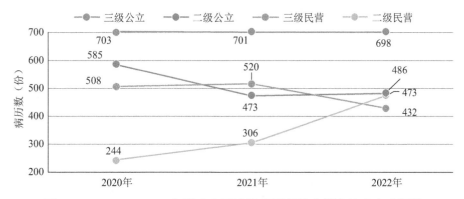

图7-4　2020—2022年福建省医院编码员月均负担出院患者病历数

（四）病案首页数据质量控制

1. 主要诊断编码正确率

（1）参与调研的医院中，2022年主要诊断编码正确率整体较2021年高，二级医院主要诊断编码正确率低于三级医院，二级民营医院主要诊断编码正确率逐年下降（表7-7）。

表7-7　2020—2022年福建省各级各类医院主要诊断编码正确率

单位：%

医院类别	2020 年	2021 年	2022 年
三级公立	92.42	80.46	96.15
二级公立	86.64	83.30	90.79
三级民营	96.96	97.61	96.44
二级民营	94.57	87.39	81.46
总计	91.16	82.56	94.20

（2）参与调研的各地市医院中，2022年平潭综合实验区主要诊断编码正确率最高（100%），南平最低（87.39%）。其中，漳州、宁德、莆田、南平主要诊断编码正确率未达到平均值（94.20%）（图7-5）。

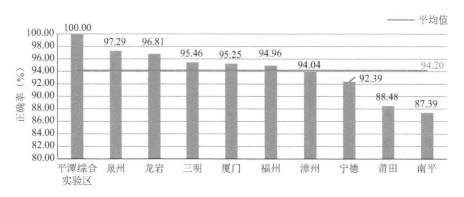

图7-5　2022年福建省各地市主要诊断编码正确率

2. 主要手术编码正确率

（1）参与调研的医院中，2022年主要手术编码总体正确率为95.34%，同比2021年提高3.29%。二级医院主要手术编码正确率整体低于三级医院，整体呈下降趋势（表7-8）。

表7-8　2020—2022年福建省各级各类医院主要手术编码正确率

单位：%

医院类别	2020年	2021年	2022年
三级公立	96.50	95.71	97.40
二级公立	92.74	83.72	87.90
三级民营	97.74	97.34	97.50
二级民营	97.12	78.54	93.90
总计	96.02	92.05	95.34

（2）参与调研的各地市医院中，平潭综合实验区主要手术编码正确率最高（100%），宁德最低（85.44%）。其中，平潭综合实验区、厦门、三明、福州与龙岩主要手术编码正确率大于平均值（图7-6）。

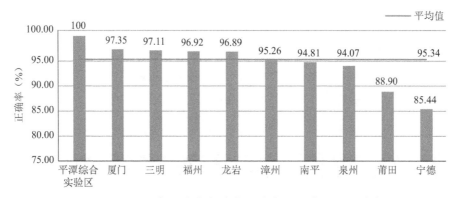

图7-6　2022年福建省各地市医院主要手术编码正确率

3. 手术相关记录符合率

参与调研的医院中，手术相关记录符合率整体呈上升趋势。其中二级公立医院上升最为显著，2022年手术相关记录符合率比2020年提升28.25%，三级民营医院手术相关记录符合率逐年下降（表7-9）。

表 7-9   2020—2022 年福建省各级各类医院手术相关记录符合率

单位：%

医院类别	2020 年	2021 年	2022 年
三级公立	96.89	97.70	96.37
二级公立	70.28	99.46	98.53
三级民营	99.92	98.91	96.17
二级民营	98.43	99.84	97.44

4. 病案首页必填项和逻辑校验项质控方式

参与调研的医院中，有 169 家医院开展首页必填项和 52 个逻辑校验项的质控。质控的主要方式为信息系统与人工结合的质控方式，其中，完全采用信息系统质控的仅有 11 家，均为公立医院，民营医院信息化建设水平低于公立医院（表 7-10）。

表 7-10   2022 年福建省开展首页必填项和逻辑校验项质控的医院数量

单位：家

医院类别	调研医院数	人工质控	信息系统质控	信息 + 人工质控
三级公立	56	10	7	39
二级公立	84	26	4	54
三级民营	9	4	–	5
二级民营	20	9	–	11
总计	169	49	11	109

5. 病案首页内涵质控方式

参与调研的医院中，共有 169 家医院开展病案首页内涵质控。病案首页内涵质控主要以信息系统与人工结合的方式开展，完全采用信息系统质控的仅有 4 家公立医院，福建省病案首页质控信息化水平较低，民营医院信息化发展进程缓慢（表 7-11）。

表 7-11   2022 年福建省开展病案首页内涵质控的医院数量

单位：家

医院类别	调研医院数	人工质控	信息系统质控	信息 + 人工质控
三级公立	56	18	–	38
二级公立	84	36	4	44
三级民营	9	6	–	3
二级民营	20	11	–	9
总计	169	71	4	94

（五）质控工作情况

1. 院级住院病历质控工作实际承担部门

参与调研的医院中，住院病历的质控工作主要由质控科（53.27%）承担，病案科（室）占比为 14.75%。其中，由其他科室负责院级住院病历质控工作的医院占比为 1.01%，均在二级公立医院（表 7-12）。

表 7-12　2022 年福建省医院院级住院病历质控工作实际承担部门

医院类别	调研医院数量（家）	医务科		病案科		质控科		其他	
		医院数量（家）	占比（%）	医院数量（家）	占比（%）	医院数量（家）	占比（%）	医院数量（家）	占比（%）
三级公立	59	13	22.03	7	11.86	39	66.10		
二级公立	104	26	25.00	15	14.42	61	58.65	2	1.92
三级民营	10	5	50.00	2	20.00	3	30.00		
二级民营	26	18	69.23	5	19.23	3	11.54		
总计	199	62	31.16	29	14.57	106	53.27	2	1.01

2. 院级质控工作开展范围

参与调研的 200 家医院中，院级质控的开展范围主要为住院病历质控（92.50%）、运行病历质控（85.00%）、首页专项质控（84.50%）与终末形式质控（81.50%）。其中内涵质控、病案管理指标质控、门诊病历质控开展数量较少，二级医院开展比例较低（表 7-13）。

表 7-13　2022 年福建省医院院级质控工作开展范围

单位：家

医院类别	调研医院数量	住院病历质控	内涵质控	首页专项质控	病案管理指标质控	终末形式质控	运行病历质控	门诊病历质控
三级公立	59	54	49	56	47	58	56	53
二级公立	104	95	63	84	56	81	84	53
三级民营	10	10	8	9	8	10	9	6
二级民营	27	26	11	20	12	14	21	12
总计	200	185	131	169	123	163	170	124

3. 各类质控工作的质控方式

（1）住院病历质控方式。参与调研的医院中，住院病历的质控主要通过人工与信息系统结合（58.70%）的方式开展，完全由信息系统质控的医院占比仅为 1.63%，均为二级公立医院。福建省住院病历质控信息化水平较低（表 7-14）。

表 7-14　2022 年福建省医院住院病历质控方式

医院类别	调研医院数量（家）	人工质控		信息 + 人工质控		信息系统质控	
		医院数量（家）	占比（%）	医院数量（家）	占比（%）	医院数量（家）	占比（%）
三级公立	54	10	18.52	44	81.48		
二级公立	94	43	45.74	48	51.06	3	3.19
三级民营	10	4	40.00	6	60.00		
二级民营	26	16	61.54	10	38.46		
总计	184	73	39.67	108	58.70	3	1.63

（2）病历内涵质控方式。参与调研的医院中，病历内涵质控仅有人工质控（48.85%）、信息系统与人工结合（51.15%）2 种质控方式。没有一家医院通过信息系统开展病历内涵质控，福建省病历内涵信息系统质控尚处于空白（表 7-15）。

表 7-15　2022 年福建省医院病案内涵质控方式

医院类别	调研医院数量（家）	人工质控		信息＋人工质控	
		医院数量（家）	占比（%）	医院数量（家）	占比（%）
三级公立	49	22	44.90	27	55.10
二级公立	63	31	49.21	32	50.79
三级民营	8	4	50.00	4	50.00
二级民营	11	7	63.64	4	36.36
总计	131	64	48.85	67	51.15

4. 质控结果

（1）CT/MRI 检查记录符合率。参与调研的医院中，CT/MRI 检查记录符合率为 95.68%，其中，三级民营医院 CT/MRI 检查记录符合率最低（90.42%），与三级公立医院相差 8.97%（表 7-16）。

表 7-16　2022 年福建省医院 CT/MRI 检查记录符合率

医院类别	调研医院数量（家）	接受 CT/MRI 检查病历数（份）	CT/MRI 检查记录符合数（份）	符合率（%）
三级公立	42	370 048	351 295	94.93
二级公立	35	120 757	120 020	99.39
三级民营	8	33 073	29 903	90.42
二级民营	5	521	501	96.16
总计	90	532 594	501 719	95.68

（2）抗菌药物使用记录符合率。参与调研的医院中，抗菌药物使用记录符合率 93.03%，其中二级公立医院抗菌药物使用记录符合率最低（80.22%），远低于其他类型医院（表 7-17）。

表 7-17　2022 年福建省医院抗菌药物使用记录符合率

医院类别	调研医院数量（家）	抗菌药物使用病历数（份）	抗菌药物使用记录符合数（份）	符合率（%）
三级公立	42	269 860	263 233	97.54
二级公立	39	86 727	69 576	80.22
三级民营	7	18 583	16 055	86.40
二级民营	5	2483	2474	99.64
总计	93	377 653	351 338	93.03

（3）不合理复制病历发生率。参与调研的医院中，不合理复制病历发生率为 6.30%，其中三级民营医院发生率为 21.68%，远高于其他类型医院（表 7-18）。

表 7-18　2022 年福建省医院不合理复制病历发生率

医院类别	调研医院数量（家）	出院患者病历总数（份）	不合理复制病历数（份）	不合理复制病历发生率（%）
三级公立	44	442 345	27 649	6.25
二级公立	47	289 717	9557	3.30
三级民营	8	58 630	12 709	21.68
二级民营	6	5170	259	5.01
总计	105	795 862	50 174	6.30

（4）知情同意书规范签署率。参与调研的医院中，知情同意书规范签署率为 96.62%，其中，三级民营医院规范签署率为 87.02%，远低于其他类型医院（表 7-19）。

表 7-19　2022 年福建省医院知情同意书规范签署率

医院类别	调研医院数（家）	出院患者病历总数（份）	规范签署知情同意书病历数（份）	知情同意书规范签署率（%）
三级公立	45	674 249	653 542	96.93
二级公立	47	251 640	245 173	97.43
三级民营	8	50 166	43 655	87.02
二级民营	7	20 438	20 408	99.85
总计	107	996 493	962 778	96.62

（六）住院病历整理归档及时性
1. 住院病历归档方式

参与调研的医院中，住院病历归档主要以纸质与电子相结合的方式（76.38%），其中，电子病历归档占比仅为 1.51%。公立医院住院病历电子归档情况明显优于民营医院（表 7-20）。

表 7-20　2022 年福建省医院住院病案归档方式

医院类别	调研医院数量（家）	电子病历归档占比（%）	纸质病历归档占比（%）	纸质和电子病历归档占比（%）
三级公立	59	3.39	6.78	89.83
二级公立	104	–	25.00	75.00
三级民营	10	10.00	20.00	70.00
二级民营	26	–	46.15	53.85
总计	199	1.51	22.11	76.38

2. 出院患者纸质病历 2 日归档率

根据 2020—2022 年出院患者纸质病历归档数据分析，2022 年福建省出院患者纸质病历 2 日归档率为 27.65%，同比 2021 年（29.93%）下降 2.28%。除三级公立医院外，其他医院归档率均有所下降，其中，二级民营医院下降幅度最大（图 7-7）。

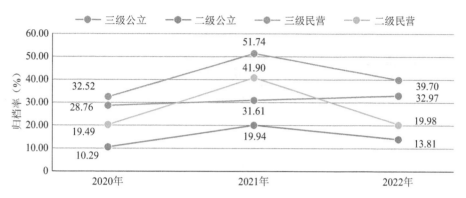

图 7-7　2020—2022 年福建省医院出院患者纸质病历 2 日归档率

3. 出院患者电子病历 2 日归档率

根据 2020—2022 年出院患者电子病历归档数据分析，2022 年福建省医院出院患者电子病历 2 日归档率为 27.40%，同比 2021 年（33.49%）下降 6.08%。所有类型医院归档率均下降，其中，三级民营医院下降 46.46%，下降幅度最大（图 7-8）。

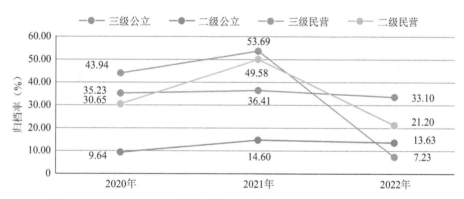

图 7-8　2020—2022 年福建省医院出院患者电子病历 2 日归档率

4. 出院患者病历归档完整率

根据 2020—2022 年出院患者电子病历归档数据分析，2022 年福建省出院患者病历归档完整率为 97.21%，同比 2021 年（95.81%）有所提高，但二级公立医院与三级民营医院归档率逐年下降（图 7-9）。

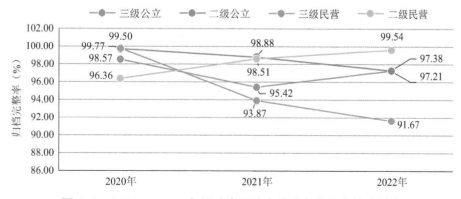

图 7-9　2020—2022 年福建省医院出院患者病历归档完整率

（七）电子病历建设情况

1. 住院病历签名方式

参与调研的医院中，住院病历签名方式主要为全部采用手工签名（60.30%），有27家医院全部采用CA签名，占比为13.57%。其中，民营医院仅6家实现部分采用CA签名，无全部采用CA签名的医院，民营医院住院病历签名电子化进程严重落后于公立医院（表7-21）。

表7-21 2022年福建省医院住院病历签名方式

医院类别	调研医院数量（家）	全部采用手工签名		部分采用CA签名		全部采用CA签名	
		医院数量（家）	占比（%）	医院数量（家）	占比（%）	医院数量（家）	占比（%）
三级公立	59	13	22.03	30	50.85	16	27.12
二级公立	104	77	74.04	16	15.38	11	10.58
三级民营	10	6	60.00	4	40.00	0	
二级民营	26	24	92.31	2	7.69	0	
总计	199	120	60.30	52	26.13	27	13.57

2. 病案贮存方式

参与调研的医院中，病历贮存方式主要以纸质贮存（48.74%）、纸质和电子共同贮存（47.74%）为主，病历电子贮存占比仅为3.52%，福建省病历贮存电子化发展水平较低（表7-22）。

表7-22 2022年福建省医院病历贮存方式

医院类别	调研医院数量（家）	纸质贮存		纸质和电子贮存		电子贮存	
		医院数量（家）	占比（%）	医院数量（家）	占比（%）	医院数量（家）	占比（%）
三级公立	59	13	22.03	44	74.58	2	3.39
二级公立	104	57	54.81	44	42.31	3	2.88
三级民营	10	6	60.00	3	30.00	1	10.00
二级民营	26	21	80.77	4	15.38	1	3.85
总计	199	97	48.74	95	47.74	7	3.52

3. 向患者提供电子病历服务方式

参与调研的医院中，向患者提供电子病历服务的主要方式为病案科打印（90.95%），其中网上查看与自助机打印的方式占比分别为14.57%、19.60%。民营医院向患者提供的电子病历服务方式类型多于公立医院，信息化与自助化服务水平较高（表7-23）。

表7-23 2022年福建省医院向患者提供电子病历服务方式

医院类别	调研医院数（家）	病案科打印（家）	网上查看（家）	自助机打印（家）	其他方式（家）
三级公立	104	92	4	6	14
二级公立	26	23	1	1	3
三级民营	59	58	21	29	8
二级民营	10	8	3	3	3
总计	199	181	29	39	28

4. 历史病案数字化

参与调研的医院中，95 家医院未实现历史病案数字化，占比为 47.74%；实现全部历史病案数字化的医院仅 20 家，占比为 10.05%，其中，三级公立医院历史病案数字化程度较低（表 7-24）。

表 7-24　2022 年福建省医院历史病案数字化程度

医院类别	调研医院数量（家）	未实现		部分实现		全部实现	
		医院数量（家）	占比（%）	医院数量（家）	占比（%）	医院数量（家）	占比（%）
三级公立	59	15	25.42	35	59.32	9	15.25
二级公立	104	60	57.69	37	35.58	7	6.73
三级民营	10	6	60.00	3	30.00	1	10.00
二级民营	26	14	53.85	9	34.62	3	11.54
总计	199	95	47.74	84	42.21	20	10.05

二、病案管理质量控制工作开展情况及特色经验分享

（一）病案管理质控工作开展情况

1. 召开专题工作会议，布置工作任务

福建省病案管理医疗质量控制中心（以下简称"质控中心"）分别于 2023 年 7 月 21 日和 8 月 10 日召开质控中心委员会议，就 2023 年上半年工作进行总结，布置下半年工作任务：要求各地市质控中心继续开展"提高首页主要诊断编码正确率"改进目标，省级、地市级病案质控中心挂靠单位必须率先达到80%，逐年提升，至 2025 年底不低于 90%；将"提升手术相关记录完整率"作为本专业年度改进目标，每半年核查哨点医院，核查结果 2023 年度目标值 ≥ 90%。

2. 举办疾病与手术操作编码线上培训

为提高福建省病案编码人员的整体编码水平，质控中心于 2023 年 6 月举办"国际疾病与手术操作分类应用能力"线上培训班（第一期），全省 18 家医院 43 位病案编码专家参与课程教学工作，共同完成 48个学时的疾病与手术分类课程讲解。本次培训采用云课堂培训平台线上学习的方式，共有 878 人报名参加，根据线上学习时长、课程签到、线上考核答题等完成情况，其中 659 人完成课程学习并通过线上考核。

3. 组织疾病与手术操作编码技能水平考试

为推动福建省病案信息管理标准化建设，提高福建省病案编码人员整体编码技能水平，质控中心于2023 年 7 月 23 日组织"国际疾病和手术操作分类编码技能水平考试"。本次考试共 241 人参加，经中心委员会议讨论，116 人考核合格，通过率为 48.13%。

4. 举办福建公立医院高质量发展培训班

为更好满足按疾病诊断相关分组（DRG）/DIP 付费、公立医院高质量发展等工作需要，质控中心举办福建公立医院高质量发展培训班，邀请国家病案管理医疗质量控制中心王怡主任、北京大学第一医院林箐主任、中日友好医院李庆红主任、福建省立医院郑君婷等专家就病案管理质量指标（2021 年）、门诊病历质量管理、病案编码质控实践、住院病历内涵质量提升、医保结算清单填报等内容进行解读和分享。

5. 举办"吉闽"病案技能大赛

为强化各级各类医院病案专业人员的基本知识和基本技能，提高病案管理专业水平，吉林省病案管理医疗质量控制中心联合我质控中心举办"吉闽"病案技能大赛，全省 9 个地市 55 家医院组成 62 支队伍 248 人参加竞赛，本次竞赛考试成绩合格率为 54.03%。福建省参赛队伍取得佳绩，其中，个人第一名

与团体第一名均为福建省参赛队伍。本次竞赛，起到激励全省病案同人在日后的工作中发扬"比、学、赶、超"精神的作用。

6. 制定2023版病案管理专业质控评价标准

根据《福建省三级医院评审标准实施细则（2022年版）》要求并结合《全面提升医疗质量行动计划（2023—2025年）》中病历内涵质量提升行动方案，质控中心对福建省病案管理评价标准进行修订，重点突出病历内涵质量、病案管理质量控制指标数据、病案信息化等内容，并于2023年10月29日召开线上会议对评价标准进行解读。

7. 开展三级医院病案管理质控评价与重点指标指导核查

为加强医院病历内涵建设，质控中心在2023年11月组织全省编码、临床及病案管理共28名专家，分为7组对全省总共54家三级医院开展病案管理质控评价工作，其中，综合医院40家，专科医院14家，覆盖省属医院及9个地市的主要三级医院，本次检查内容包括病案质量管理制度、病历书写、首页填写等内容，同时本次检查采取现场抽查的方式，由临床专家和编码专家从医院HIS或病案统计系统中抽取2023年第3季度21份同质化住院病案（内容包括甲状腺癌、乳腺癌、肺癌、胃癌、急性心肌梗死5个术式的手术治疗病案各3份，脑梗死、肺部感染、恶性肿瘤化疗3个病种非手术治疗病案各2份），按照《2023年福建省病案管理专业质控评价标准》对CT/MRI检查记录符合率、抗菌药物使用记录符合率、手术相关记录完整率、主要诊断填写正确率、主要诊断编码正确率、主要手术操作填写正确率、主要手术操作编码正确率、不合理复制病历发生率8个指标进行核查，并与各医院自行上报数据进行分析比对，评价各指标执行情况。

（二）特色经验分享

两省结对子，共同促进病案编码水平提高。为强化各级各类医院病案专业人员的基本知识和基本技能，提高病案管理专业水平，吉林省病案管理医疗质量控制中心联合我质控中心举办"吉闽"病案技能大赛与病案编码交流会。本次活动经验分享如下。

（1）两省病案管理人员通过本次比赛，相互学习、交流经验和技能，发现不同省份在病案编码上存在的问题与先进经验，提高自身病案编码能力和水平。

（2）通过明确的竞赛评分标准和要求，推动病案管理的标准化和规范化，提升整体病案质量，推动病案编码标准化。

（3）促进各省不同医疗单位之间的合作与沟通，增强病案编码团队之间的凝聚力和合作精神，加强省间病案编码的交流。

（4）联合组织相关的学术交流和研讨活动，为病案管理提供一个交流的平台，学习借鉴不同省份病案管理方法，提升本省病案管理能力。

（5）通过比赛和相关活动的宣传，提升医务人员对病案管理工作的认知和理解，提升病案行业的整体形象，增强社会对病案工作的认同和尊重。

三、省级"百佳病案"评选工作总结

质控中心依据国家卫生健康委医政司《关于开展2023年全国"百佳病案"评选活动的通知》开展福建省百佳病案评选工作。本次共有51家医院219份日间医疗及住院病案参评，质控中心抽调了全省30名专家（其中，编码专家9名，临床内科专家10名，临床外科专家21名）进行线下集中评审。

首页填写情况：扣除12份无编码的病案，对剩余207份日间医疗及住院病案（133份手术病案）检查后，判定为主要诊断编码错误的病历达32份，主要诊断编码正确率为84.54%；判定为主要手术编码错误的病历8份，主要手术编码正确率为93.98%。病历书写方面存在病例特点未归纳提炼、重点不突出；

四级手术术前无多学科讨论记录；术前小结及术前讨论中使用套话，未针对病例特点较为突出、多见，体现出临床医师在病历书写过程中的通病，需各质控部门加强注意，督促其改正，提高病案质量。

四、"六个一"质量控制工作完成情况

1. 一个专家团队

目前，质控中心委员会已成立3个专业组：①病案管理服务质控专业组组长林孟波主任，成员22名；②病历数据质控专业组，组长周梅主任，成员15名；③病历及电子病历质控专业组组长杨英主任，成员24名。

2. 一名专职人员

质控中心目前有1名专职人员，已上报给国家病案管理医疗质量控制中心。

3. 一个会议机制

质控中心委员会2023年共召开2次专业委员会会议，会议内容主要包括委员会成员调整、转达国家病案管理医疗质量控制中心工作精神、福建省卫生健康委员会工作部署、各地市级病案质控中心工作情况等。

4. 一个改进目标

质控中心目前开展工作的主要改进目标：主要诊断编码正确率，具体开展情况见前文所述。

5. 一次专题调研及一份质量报告

质控评价工作从2023年11月开始，形成一份全省的质控评价报告，具体开展情况详见前文所述。

五、质量控制工作中存在的问题及下一步工作思考

1. 存在的问题

（1）未制定统一的病案质量评定标准。各医院病历内涵质量评价标准不统一，导致自查上报数据失真，无法真实反映各医院病历内涵质量。

（2）病历书写规范未更新。福建省2003年制定的《病历书写规范》中部分内容已不能满足新时代病案管理需求，各医院病历书写要求不一。

（3）病历内涵质量督导力度不足。近年来未组织专家对医院病历内涵书写及首页填写进行督导，部分地市质控中心工作任务开展情况欠佳。

（4）病案质控组织网络建设不完善。2023年县级病案质控中心覆盖率未达到30%目标值，"省—市—县"三级病案质控组织网络不完善。

2. 下一步工作

（1）开展病历内涵质量提升专项行动检查。制定年度省级、地市级病案质控中心年度目标任务清单，要求有培训、有检查、有通报，围绕关键环节病案书写内涵质量、首页主要诊断与手术填写、病案管理质量控制重点监测指标。抽取重点病历（死亡、非医嘱离院、四级手术）进行现场专项检查，分季度、分批次、分地区推进，质控中心实现对三级医院检查全覆盖，地市质控中心年度至少1次对辖区内二级医院进行抽查通报，并组织培训。

（2）制定住院病案质量、住院病案首页评分标准。按照《全面提升医疗质量行动计划（2023—2025年）》中病历内涵质量提升行动方案要求，结合"百佳病案"评选标准，对福建省病案管理评价标准进行修订，重点突出关节环节，对围术期相关记录、病历内涵质量、病案管理质量控制指标数据等内容。

（3）修订福建省病历书写规范。为进一步规范福建省医务人员的病历书写，促进病历内涵质量提升，加强病案管理与质控，根据国家相关法律法规、规章标准、医疗质量安全核心制度要点要求，结合福建

省临床工作实际，组织专家制定福建省病历书写规范，作为当前和今后一定时期福建省病历书写的基本要求与参考模板。

（4）加快建立县级病案质控中心。组建县级病案质控中心成立工作小组，制定县级质控中心推进建立方案，派遣专家委员会委员指导地市病案质控中心开展筹建工作，建立健全"省—市—县"三级病案质控组织网络。

（5）继续开展"百佳病案"评选工作。为进一步提升病历内涵质量，充分发挥"百佳病案"的典型引领示范作用，中心将进一步规范评选流程，明确从医院初选、地市病案质控中心复审到省病案质控中心终审的逐级评审流程。确保每个环节都有明确的责任主体、时间节点和评审细则，确保福建省"百佳病案"评选活动的公平、公正、公开。组织专题培训会、经验分享会等活动，邀请病历书写与管理方面的专家进行授课，分享优秀病案的写作技巧和管理经验，激发医务人员参与评选的热情和动力，引导医院和医务人员进一步提高对病历质量的重视程度，营造"病历质量从我做起"的氛围。

（6）开展病案质量管理培训。邀请省内外医院管理专家和病案管理专家，开展一系列多角度、多维度的交流活动。培训内容将涵盖医疗质量安全核心制度与病历书写、病历内涵管理、DRG 支付管理、疾病与手术编码实操、病案质控指标释义等内容与全省同行进行多角度、多维度的交流。以高标准建设质控体系、高水平推动病案事业创新发展。

第八节

甘肃省病案管理专业 医疗服务与质量安全报告

一、质量控制数据调查情况

（一）医院概况

甘肃省地处中国西北地区，下辖 12 个地级市、2 个自治州。2022 年 "病案专业医疗质量管理与控制情况工作由各医疗机构自主上报，依据国家病案管理医疗质量控制中心提供的甘肃省 138 家二级及以上医院的相关数据进行分析及报告。参与调研的医院数量由 2020 年的 91 家、2021 年的 106 家增加到 2022 年的 138 家，能够较全面地体现甘肃省病案科（室）的建设与病案管理质控服务情况（图 8-1）。138 家医院中，综合医院 119 家，专科医院 19 家。其中，三级公立医院 43 家，三级民营医院 2 家，二级公立医院 90 家，二级民营医院 3 家。

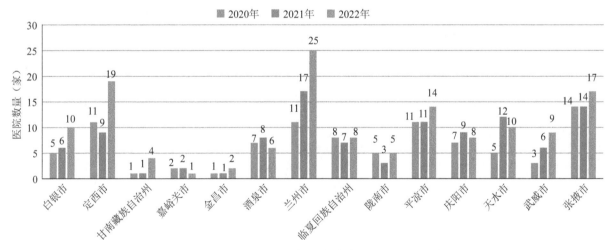

图 8-1　2020—2022 年甘肃省参与调研医院数量

（二）病案科（室）基本情况

138 家参与调研的医院中，76 家（55%）的病案科（室）为医院独立部门；未单独设立病案科（室）的有 62 家，其中，43 家的病案科（室）隶属于医务科，19 家的病案科（室）隶属于质控科。各医院病案科（室）负责的主要业务有病历整理、病历扫描、疾病与手术操作分类、病历质控、科研调阅、病历归档、病历统计、病历复印。分析各医院病案科管理的病案种类，住院病案仍然是目前病案管理的主要类型，93 家（67%）医院只负责管理住院病案。此外，其他医院还负责门（急）诊病案及互联网医疗病案的管理（图 8-2）。

（三）病案科（室）人员情况

1. 专职人员数量

138 家医院病案科（室）共有 781 名工作人员，平均每家医院有 5.7 名工作人员，其中，有 247 名专职质控人员，266 名专职编码人员，268 名兼职或者从事其他工作人员。有 9 家医院病案科（室）工作人员数量最少（均为 1 人），1 家医院病案科（室）有 23 名工作人员，其余医院病案科工作人员数量均在此区间。

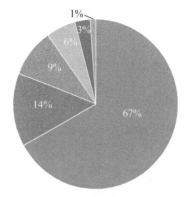

图 8-2　2022 年甘肃省医院病案科（室）管理的病案种类占比

- 住院病案
- 住院病案、急诊病案
- 住院病案、门诊病案、急诊病案
- 住院病案、门诊病案
- 住院病案、互联网诊疗病案
- 住院病案、门诊病案、急诊病案、互联网诊疗病案

2. 专业背景

138 家医院的 781 名病案科（室）工作人员中，专业背景为医学相关专业的有 675 名（86.4%），非医学相关专业的有 106 名（13.6%）。各级各类医院病案科（室）工作人员专业背景均以医学相关专业为主（图 8-3）。

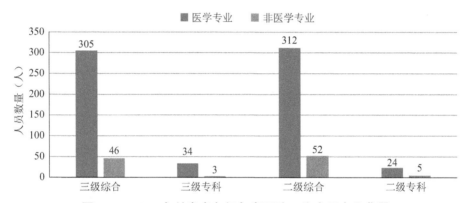

图 8-3　2022 年甘肃省各级各类医院工作人员专业背景

3. 工作人员学历

138 家医院的 781 名病案科（室）工作人员中，中专以下学历有 58 名（7.4%），大专学历有 320 名（41.0%），本科学历有 388 名（49.7%），硕士及以上学历有 15 名（1.9%）。三级综合、三级专科和二级专科医院病案科（室）工作人员学历以本科为主，二级综合医院工作人员学历以大专为主。学历为硕士及以上的工作人员共有 15 名，其中，三级综合医院占比为 53.3%（图 8-4）。

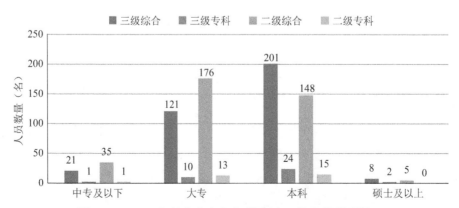

图 8-4　2022 年甘肃省各级各类医院工作人员学历情况

4. 工作人员职称

138 家医院的 781 名病案科（室）工作人员中，初级及其他职称的有 427 名（54.7%），中级职称的有

242 名（31.0%），副高级职称的有 98 名（12.5%），正高级职称的有 14 名（1.8%）。各级各类医院病案科（室）工作人员职称均以初级及其他职称为主，正高级职称工作人员共有 14 名，其中，三级综合医院占比为 71.4%（图 8-5）。

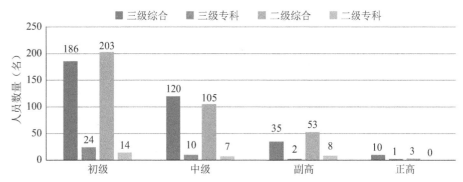

图 8-5 2022 年甘肃省各级各类医院工作人员职称情况

（四）病案管理及质控工作情况

1. 病案数据管理及质控形式

65% 的医院使用国家临床版 2.0 疾病编码库，73% 的医院使用国家临床版 3.0 手术编码库（图 8-6、图 8-7）。疾病和手术操作编码以住院病案编码为主，但部分医院（36.2%）也会涉及门诊病案编码、急诊病案编码和互联网医疗病案编码。

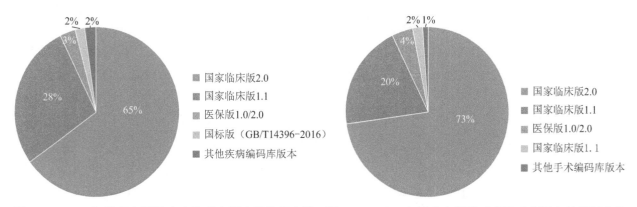

图 8-6 2022 年甘肃省医院疾病编码库版本的使用占比 图 8-7 2022 年甘肃省医院手术编码库版本的使用占比

院级住院病案质控工作主要由质控科、病案科、医务科承担，院级门诊病案质控工作主要由医务科、质控科、门诊部承担，质控内容主要包括住院病历质控、门诊病历质控、病历内涵质控、住院病案首页专项质控、运行病历质控、终末形式质控、病案管理指标质控。就质控方式而言，剔除未报告质控形式的数据，结果显示各类型病案质控均以信息系统质控和人工质控相结合为主，其次是人工质控，开展信息系统质控的医院比例最低，说明我省在病案质控过程中信息化建设有待加强（图 8-8）。

2. 病历书写时效性指标质控结果

综合分析 2020—2022 年病历书写时效性指标，剔除空白值及异常值，结果显示入院记录、手术记录、出院记录、病案首页在 24 小时内完成的病历占比均在 90%

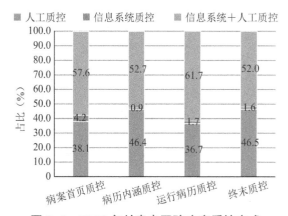

图 8-8 2022 年甘肃省医院病案质控方式

以上且保持稳定，相对而言有较小上下浮动的趋势，可能与每年参评的医院数量及样本的异质性有关（图8-9）。

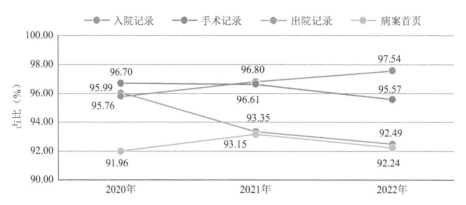

图8-9 2020—2022年甘肃省医院病历书写时效性指标变动趋势

（五）病历归档及电子病历建设情况

1. 病历归档

分析各医院病历的归档方式及归档率，结果显示绝大部分医院（73.9%）以纸质病历归档和电子病历归档为主。纸质病历和电子病历在患者出院后2日归档率分别为36.83%和42.96%。出院患者归档病历内容完整率为96.5%。

2. 电子病历建设情况

对于各医院门诊病历和住院病历的贮存方式，调查结果表明50.7%的医院门诊病历通过电子病历的形式贮存，28.3%的医院门诊病历由患者保管，其余均为纸质贮存和纸质贮存与电子病历相结合的贮存方式。而对于住院病历，大多数医院（56.5%）是纸质贮存和纸质贮存与电子病历相结合的贮存方式，其余医院基本都是纸质贮存。对于历史病案，11.5%的医院已全部实现数字化，但仍有44.9%的医院未实现数字化。绝大多数医院（81.8%）向患者提供电子病案服务的方式为病案科打印，未实现网上查看或预约打印的方式，调查结果表明甘肃省整体的电子病历无纸化程度仍有待提高。

对参评医院门诊及住院病历签名方式进行分析，结果显示2022年三级医院实行CA签名的占比高于二级医院，其中，三级综合医院占比最高，其门诊病历和住院病历实行CA签名（部分采用CA签名/全部采用CA签名）的医院均占比38.5%，这一结果较2021年度有所上升，但整体情况尤其是二级医院仍有较大的进步空间（图8-10）。

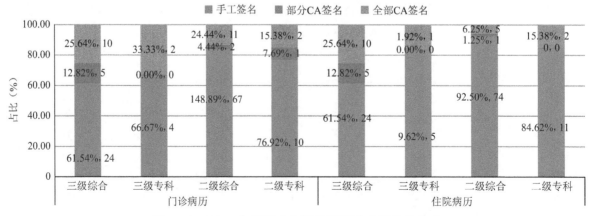

图8-10 2022年甘肃省各级各类医院病历签名方式

二、病案管理质量控制工作开展情况及特色经验分享

2023年国家卫生健康委员会发布的国家医疗质量安全改进目标中病案专业的质控目标是"提高病案首页主要诊断编码正确率""提高手术相关记录完整率"。为响应国家的政策目标，甘肃省病案管理医疗质量控制中心（以下简称"质控中心"）对标27项指标中的指标十四"手术相关记录完整率"、指标二十一"主要诊断填写正确率"、指标二十二"主要诊断编码正确率"开展了一系列专项活动，旨在提升相关指标的完整率及正确率，提高医疗质量，保障患者安全。

（一）手术相关记录完整率横断面调研

纵向分析甘肃省2020—2022年手术相关记录完整率，结果表明该指标完整率3年均稳定在97%以上（图8-11）。但是根据《病历书写基本规范》，术前小结一般应在术前24小时内完成，术前讨论记录应在术前72小时内完成，手术记录应在术后24小时内完成。质控中心于2023年8月7—12日对甘肃省各医院病历手术相关记录完整性开展横断面调研。调研涉及2960份手术病历，结果表明手术记录、术前小结、术前讨论记录在规定时间内完整率相对较低，建议各医院应针对医护人员进行专门的病历书写培训，提高对手术记录、术前小结、术前讨论记录等关键文件重要性的认识，并强化监督和考核，建立对手术相关记录完整性的监督和考核机制，定期对手术病历进行检查和评估，发现问题及时整改，在病历出科前确保手术相关记录的完整性。

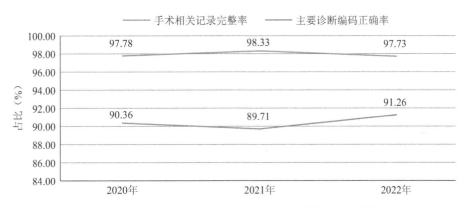

图8-11 2020—2022年甘肃省医院相关指标变动趋势

2023年3月10—12日举办甘肃省病案管理应用培训班。培训班共有学员163人，3天培训中分别进行4部分内容授课及交流：病案数据管理与医院高质量发展评价、规范化编码质控、病案质量控制与数据管理、病案管理相关问题座谈会。2023年10月22—28日举办病案首页数据质量提升暨编码培训班。培训班共有学员148人，分3个专题：病案首页数据填报与质量控制、国际疾病分类（ICD-10）基础、手术操作分类（ICD-9-CM-3）基础。培训结束后对学员进行考核，考核通过的学员予以发放省级编码合格证书。

（二）甘肃省病案管理应用及编码培训班

针对"主要诊断填写正确率""主要诊断编码正确率"指标，甘肃省2020—2022年主要诊断编码正确率保持在90%左右（图8-11）。为进一步落实国家病案管理医疗质量控制中心的"提高病案首页主要诊断编码正确率"改进目标及任务，提升医疗数据规范化，质控中心先后2次对各医院从事病案管理及病案质控的人员展开培训。

三、省级"百佳病案"评选工作总结

根据国家卫生健康委医政司《关于开展2023年全国"百佳病案"评选活动的通知》（国卫医政质量

便函〔2023〕242号）要求，甘肃省卫生健康委员会及质控中心积极组织开展全省"百佳病案"评选活动，旨在发现和推广优秀病案，为医疗机构提供可借鉴的经验和做法，同时鼓励医护人员不断提高病历书写质量。

（一）"百佳病案"参评情况

甘肃省参评病案共357份，涉及102家医院。其中，HQMS系统上传141份，住院病案103份，日间医疗病案12份，门（急）诊病案26份；线下参评病案216份，住院病案126份，日间医疗病案30份，门（急）诊病案90份。

（二）评审结果

质控中心组建"百佳病案"评审专家团队，包括编码专家8位，临床专家8位，于2023年10月28—30日在线下开展甘肃省"百佳病案"评审活动。最终对上传至HQMS系统的141份病案，推荐其中37份为省级"百佳病案"，包括住院病案30份、日间医疗病案1份及门（急）诊病案6份；线下参评的216份病案，推荐其中67份为省级"百佳病案"，包括住院病案37份、日间医疗病案8份及门（急）诊病案22份。经评审专家复审，最终共向国家病案管理医疗质量控制中心推荐17份病案参与国家"百佳病案"的评选工作，其中，住院病案10份，日间医疗病案1份，门（急）诊病案6份。

（三）工作总结

本次评选得到了全省各地医疗机构的积极响应和支持，各级病案质控中心和评审专家认真负责，评选标准统一、公平公正，这为今后的评选工作提供了有益的借鉴。但在评选过程中，我们也发现了一些问题。首先，仍有部分医疗机构对评选工作的重视程度不够，导致参评病案数量不足或质量不高等问题，尤其体现在日间医疗病案和门（急）诊病案，也有部分医院未按要求将参评病案上传至HQMS系统，导致这些医院只能参与线下的省级评审工作。其次，在参评病案中，我们发现部分医疗机构对病案书写的重要性认识不足，导致参评病案存在一些基本错误，以及缺乏规范化的护理记录，影响了整体质量。

未来，为更好地开展"百佳病案"评选工作，我们需要进一步加强宣传和教育，针对此次评选工作过程中发现的问题，及时反思并查漏补缺，提高医疗机构对病案书写重要性的认识，加强医疗机构之间的交流和学习，推广优秀经验和做法，鼓励医护人员不断提高病案书写质量。除了病案评选工作外，还应该定期开展病案质量评估工作，对各医疗机构的病案质量进行监测和分析，针对存在的问题和不足，及时给予反馈和指导，帮助医疗机构改进病案质量。

四、"六个一"质量控制工作完成情况

1. 一个专家团队

为进一步推动质控中心工作，落实国家卫生健康委办公厅《医疗质量控制中心管理规定》（国卫办医政发〔2023〕1号）文件及国家病案管理医疗质量控制中心工作要求，规范质量控制中心的建设与管理，根据文件要求及人员履职情况，经广泛征求各相关医疗机构意见，结合实际工作需要，按照质控中心管理要求，对质控中心人员及设置进一步调整，组织架构见图8-12。

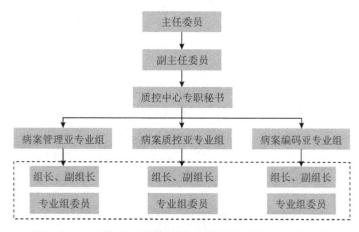

图8-12 甘肃省病案管理医疗质量控制中心组织架构

2. 一个会议机制

定期召开病案质量管理委员会会议，分析病案质量现状和改进方向，针对存在的问题制定整改措施，同时提出下一步病案管理改进的意见和建议。

3. 一个改进目标

以"提高病案首页诊断编码正确率"为改进目标，质控中心对各医院从事病案管理及病案质控的人员展开培训。培训内容涉及规范化编码质控、病案质量控制与数据管理、病案首页数据填报与质量控制、国际疾病分类（ICD-10）基础、手术操作分类（ICD-9-CM-3）基础。

4. 一名专职人员

质控中心已配备1名专职人员负责质控中心日常病案管理和质量控制工作，统筹负责国家质控中心—省级质控中心—地市级质控中心相关工作的沟通与协调。

5. 一次专题调研

为深入了解甘肃省各医院手术相关记录的填写情况，包括术前讨论、术前小结、手术记录等，分析各科室手术相关记录完整率，确保手术相关记录的完整性与一致性，不断提升病历内涵质量，质控中心于2023年8月7—12日对甘肃省各医院病历手术相关记录完整性开展横断面调研。

6. 一份质量报告

撰写甘肃省病案管理服务与质量安全报告，将病案质量情况和改进措施进行汇总和分析，为提升病案质量提供决策依据。

五、质量控制工作中存在的问题及下一步工作思考

1. 存在的问题

甘肃省作为中国西北地区的一部分，在病案管理质量控制方面可能面临一些挑战和问题，这些问题可能与经济发展水平、区域健康资源分配、专业人才培养等因素有关。

（1）区域病案管理质控中心建设不足。部分地州市对病案管理工作重视度不足，未成立区域病案管理质控中心，成立县级质控中心积极性不足，需协调解决。全省三级医疗机构病案科人员设置相对合理，但二级医院病案科人员偏少，编码员缺乏，需进一步加强二级医疗机构病案科的建设及病案专业技术人员的配置和培养。

（2）疾病分类和手术操作分类字典库不统一。部分医院为维持医院院内字典库的稳定未更换国家临床版编码库，但是建立了映射关系，下一步通过甘肃省卫生健康委员会和质控中心督促全省二级及以上医疗机构统一使用国家临床版2.0疾病字典库和国家临床版3.0手术操作字典库，使用院内字典库的医院应及时更新编码库，注意编码映射的准确性。

（3）病案编码及质控队伍能力有待提升。资源配置不均衡，缺乏专业的病案管理及编码人员，省内建立了一定的病案编码、质控师资，也开展了多次培训，但各地州市医院尤其是二级医院的编码质控能力还需进一步提升。

（4）全省医院病案信息化建设滞后。虽然很多地区都在推进医疗信息化，但部分医院的信息系统还不够完善，无法有效地实现电子病案的管理和数据分析。与全国平均水平相比，甘肃省电子病历系统应用水平分级评价级别相对较低。

2. 下一步工作

（1）充分发挥质控中心带头作用。对标国家卫生健康委医政司发布的《全面提升医疗质量行动计划（2023—2025年）》专项行动三，持续提升全省病历内涵质量。利用质控中心的优势和凝聚力，携手病案协会专委会，通过辐射性的质控中心管理网，加强对各地州市病案质控中心的管理、培训。定期召开相

关工作会议，举办各类培训班，开展全省病案质控，指导各地州市质控中心的工作。向全国病案质控中心学习优秀的管理经验，借国家病案专家之力，助推甘肃省病案的全面发展。

（2）加强区域病案管理质控中心及病案编码质控队伍建设。应提高各地州市对病案管理工作的重视程度，加强地州市质控中心的人才队伍建设，明确各质控中心的职责和任务，包括制定病案管理质控标准、定期进行质控检查、组织培训等。促进各质控中心之间的信息共享和经验交流，在此基础上指导县级质控中心的建设，形成国家—省—市—县级质控中心的病案质控网络，密切联动，以便更好地推动全省病案管理质量的提升。

（3）持续推动全省医院病案信息化建设。强化全省医院对信息化建设的重视程度，加快推进电子病案的管理和数据分析，通过甘肃省卫生健康委员会及各医院建立统一规范的病案质控体系，加强全省病案质控队伍建设及能力提升，全面推进常态化病案质控检查，加快全省病案信息化建设，这将有助于提高医疗质量和患者满意度。

第九节

广东省病案管理专业 医疗服务与质量安全报告

2023年广东省病案管理医疗质量控制中心（以下简称"质控中心"）在广东省卫生健康委员会的领导和支持下，继续完善全省病案质控网络及组织体系建设，加强病案学科发展与专业人才培养，持续改进病案首页数据质量及病历内涵质量，推动病案数据的规范化、同质化、信息化管理，进一步提升全省病案专业服务能力及质量。本报告调查数据来源于NCIS全国医疗质量数据抽样调查系统，全省共有541家医疗机构填报相关内容，现就关键指标分析如下。

一、质量控制数据调查情况

（一）病案科（室）人员情况

2022年广东省医院病案科（室）工作人员平均数量为7.04人，同比2021年增长2.77%；病案工作人员月均负担出院患者病历数为229.81份，同比增长1.43%（表9-1）。2022年广东省专职编码人员平均数量为3.00人；病案编码人员月均负担出院患者病历数550.36份，同比2021年增长8.42%（表9-2）。

表 9-1　2020—2022 年广东省病案科（室）工作人员数量及工作负荷

医院类别		病案科（室）工作人员数量（人）			月均负担出院患者病历数（份）		
		2020 年	2021 年	2022 年	2020 年	2021 年	2022 年
综合	三级公立	13.48	13.24	13.78	299.30	319.82	314.63
	三级民营	6.42	6.9	6.36	299.74	388.63	343.74
	二级公立	5.58	5.33	5.06	208.57	220.12	230.13
	二级民营	2.80	2.62	3.07	195.16	184.89	177.37
专科	三级公立	7.98	8.25	8.13	219.90	250.90	249.50
	三级民营	5.00	4.00	3.33	132.62	159.67	83.25
	二级公立	4.01	3.82	3.51	145.33	147.36	160.15
	二级民营	2.06	2.1	2.24	42.03	62.32	50.24
总体		6.88	6.85	7.04	212.06	226.57	229.81

表 9-2　2020—2022 年广东省专职编码人员数及工作负荷

医院类别		专职编码人员数量（人）			月均负担出院患者病历数（份）		
		2020 年	2021 年	2022 年	2020 年	2021 年	2022 年
综合	三级公立	5.74	5.91	5.71	760.59	740.24	760.22
	三级民营	3.33	3.90	3.29	616.64	768.92	723.54
	二级公立	2.52	2.58	2.31	483.44	468.23	502.09
	二级民营	1.41	1.50	1.15	350.39	324.44	417.22
专科	三级公立	3.58	3.79	3.38	506.92	533.51	553.18
	三级民营	2.00	2.00	1.00	331.54	319.33	262.56
	二级公立	1.76	1.65	1.18	376.55	388.76	416.88
	二级民营	1.17	1.20	0.77	66.91	86.90	98.60
总体		3.11	3.24	3.00	509.79	507.64	550.36

（二）病案管理质量控制指标监测结果

2023 年初在国家病案管理医疗质量控制中心指导下，广东省制定了《广东省病案质量提升行动计划（2023 年）》及各项指标的目标值。围绕"主要诊断编码正确率""手术相关记录完整率"两大病案专业质量安全改进目标及 5 个病案质量重点监测指标，包括"主要手术编码正确率""CT/MRI 检查记录符合率""抗菌药物使用记录符合率""不合理复制病历发生率""编码员人月均负担病历数"展开全年质控检查工作和培训，召开全省视频培训，介绍了 2023 年广东省病案质量提升行动目标和方案，部署了"各级医疗机构自查—各地市质控中心抽查—省质控中心现场调研"的工作计划。根据《广东省病案质量提升行动计划（2023 年）》要求，对广东省重点指标情况展开分析（表 9-3～表 9-5）。

表 9-3　2020—2022 年广东省病案专业质量安全改进目标

单位：%

医院类别		主要诊断编码正确率			手术相关记录完整率		
		2020 年	2021 年	2022 年	2020 年	2021 年	2022 年
综合	三级公立	97.15	96.52	95.57	96.82	96.27	94.00
	三级民营	98.64	98.70	96.53	99.81	96.10	93.19
	二级公立	97.09	96.22	96.29	97.82	97.16	97.87
	二级民营	99.03	92.73	97.34	86.31	97.02	98.85
专科	三级公立	98.99	98.88	98.68	98.84	98.23	97.69
	三级民营	100.00	100.00	98.02	100.00	100.00	100.00
	二级公立	96.35	97.43	98.41	94.54	99.96	99.67
	二级民营	91.73	96.34	99.80	100.00	99.71	100.00
总体		97.09	96.58	96.97	96.52	97.00	96.82

表 9-4　2020—2022 年广东省 CT/MRI 检查记录及抗菌药物使用记录符合率

单位：%

医院类别		CT/MRI 检查记录符合率			抗菌药物使用记录符合率		
		2020 年	2021 年	2022 年	2020 年	2021 年	2022 年
综合	三级公立	94.25	93.79	93.01	93.82	92.89	93.26
	三级民营	91.26	85.54	94.45	99.66	91.49	93.57
	二级公立	98.82	98.73	96.85	97.61	97.87	93.00
	二级民营	99.00	98.29	98.43	96.95	96.06	96.38
专科	三级公立	98.17	98.76	94.83	95.36	96.44	95.98
	三级民营	100.00	100.00	100.00	100.00	100.00	100.00
	二级公立	100.00	97.74	98.19	99.72	99.74	99.68
	二级民营	100.00	88.00	100.00	100.00	98.51	88.89
总体		97.17	97.00	95.56	96.60	96.00	94.34

表 9-5　2020—2022 年广东省主要手术编码正确率及不合理复制病历发生率

单位：%

医院类别		主要手术编码正确率			不合理复制病历发生率		
		2020 年	2021 年	2022 年	2020 年	2021 年	2022 年
综合	三级公立	98.15	97.91	95.52	12.83	20.11	12.93
	三级民营	99.16	98.48	96.53	1.59	33.73	26.10
	二级公立	97.40	97.42	95.72	4.68	10.50	10.62
	二级民营	99.82	87.45	97.05	12.68	7.08	28.66
专科	三级公立	99.20	99.40	98.32	8.92	14.93	13.71
	三级民营	100.00	100.00	100.00	0	0	2.71
	二级公立	96.89	96.73	97.64	1.08	2.95	18.63
	二级民营	90.00	91.96	99.21	1.46	8.02	8.96
总体		97.75	96.70	96.38	7.74	13.00	13.62

（三）门诊病案相关指标

根据国家病案管理医疗质量控制中心要求，广东省对门诊病案相关指标开展分析（表 9-6～表 9-8）。

表 9-6　2022 年广东省门诊病案管理部门情况

单位：家

医院类别		医院数量	病案科	医务科	门诊部	质控科	信息科	其他
综合	三级公立	136	14	23	56	25	3	15
	三级民营	14	0	3	9	1	1	0
	二级公立	184	19	54	49	28	8	26
	二级民营	42	7	19	8	2	3	3
专科	三级公立	55	8	9	21	10	1	6
	三级民营	3	2	1	0	0	0	0
	二级公立	69	7	28	14	12	1	7
	二级民营	38	10	16	8	1	0	3
总体		541	67	153	165	79	17	60

表 9-7　2022 年广东省门诊病案贮存方式情况

单位：家

医院类别		医院数量	无纸化（电子病历）	纸质和电子/扫描病历	纸质贮存	患者保管
综合	三级公立	136	61	13	1	61
	三级民营	14	5	3	0	6
	二级公立	184	46	15	11	112
	二级民营	42	11	3	3	25
专科	三级公立	55	18	8	2	27
	三级民营	3	1	0	1	1
	二级公立	69	17	11	12	29
	二级民营	38	9	4	6	19
总体		541	168	57	36	280

表 9-8　2022 年广东省门诊病案质控方式情况

单位：家

医院类别		医院数量	信息系统质控	信息＋人工质控	人工质控	不适用
综合	三级公立	136	0	36	50	50
	三级民营	14	0	5	3	6
	二级公立	184	1	25	74	84
	二级民营	42	0	2	17	23
专科	三级公立	55	0	16	21	18
	三级民营	3	0	2	1	0
	二级公立	69	1	12	16	40
	二级民营	38	0	4	12	22
总体		541	2	102	194	243

二、病案管理质量控制工作开展情况及特色经验分享

（1）质控标准制定与质控网络建设。2023 年质控中心协助广东省卫生健康委员会制定和完善相关管理规范和评审标准，细化《广东省三级医院评审标准（2023）》，补充病案专业质控指标及评分标准；参与讨论、制定《广东省检查检验结果互认管理办法》及质控工作。截至 2023 年底，广东省已建成 17 个地市质控中心（17/21）。2023 年 7 月在广东省卫生健康委员会组织的全省医疗质量控制中心工作会议上，明确提出将病案质控中心定为重点专业，计划推进全省质控体系网络建设目标实现地市级全覆盖并延伸至 50% 县域的目标。

（2）加强行业交流，携手共进创优。2023 年 3 月国家病案管理医疗质量控制中心王怡主任到我质控中心开展主题为"夯实病案质控工作，助力医院高质量发展"交流会。会上就当前病案工作难点、痛点问题展开深入交流，并对国家和广东省下一步质控工作计划做讨论。9 月为落实国家病案管理医疗质量控制中心"牵手—共进—创优行动"，在西藏自治区病案管理医疗质量控制中心"提升病案管理质量培训会议"上顺利完成广东省与西藏自治区病案管理医疗质量控制中心手拉手提升病历内涵质量行动，加强质控中心间的互动与交流。

（3）举办形式多样专业培训，促进学科建设发展。2023 年 6 月质控中心举办"论道病案管理"线上学术沙龙系列活动，组织全省各级机构参与。沙龙第一期主题为"病案与 DRG"，会上多家医院分享了各自关于 DRG 的研究成果与管理经验，累计点击 1.86 万人次。7 月由广东省医学会主办、质控中心承办的"智慧赋能病案＋新时代，引领学科建设新征程"病案管理能力提高班在广州成功举行，来自省内外的300 余名代表参与了本次培训会议。会议内容丰富、实用、前沿，有力提升了参与培训学员的专业技能及管理水平，促进了广东省病案管理学科发展！

（4）强化管理技能，培养青年人才。2023 年 11 月质控中心联合广东省医院协会病案专业委员会举办广东省青年病案技能大赛，共有 200 余名选手参赛。该大赛有力推动了病案学科建设和病案青年人才培养。

三、省级"百佳病案"评选工作总结

为贯彻《全面提升医疗质量行动计划（2023—2025 年）》《病历内涵质量提升行动方案（2023—2025年）》精神，在国家病案管理医疗质量控制中心指导下，由广东省卫生健康委员会主办、质控中心承办的2023 年广东省"百佳病案"评选活动于 2023 年 10 月 31 日圆满落幕。

广东省 21 个地市的近 200 家医疗机构积极参与了本次活动。经过各地市卫生健康委（局）的严格筛选，共有 903 份病案参与了初评。2023 年 10 月 24—27 日质控中心组织了 20 名临床 / 病案专家进行了 4场初评会议，共遴选出 309 份病案进入复评阶段。10 月 31 日复评工作会议在中山大学附属第一医院门诊大楼 17 楼会议室召开，经过与会专家们的认真评审和充分讨论，最终推选出 30 份病案参评全国"百佳病案"评选活动。本次活动有效推动了全省各地区医疗机构病历内涵质量和医疗服务质量的提升。

四、"六个一"质量控制工作完成情况

1. 一个专家团队和一名专职人员

2022 年质控中心已顺利完成专家委员换届工作。目前质控中心挂靠单位为中山大学附属第一医院，刘秋生副院长担任质控中心主任，设副主任 4 名、专家委员 20 名、专职秘书 2 名。

2. 一个会议机制

定期召开质控中心主任会议，形成质控中心联合工作机制。充分讨论和听取各主任单位意见，完善工作计划、分工合作，配合促进各项质控工作落实推进。根据质控工作安排和部署，不定期召开地市质控中心工作会议，通过地市质控中心落实各项质量检查任务。建立了质控中心微信交流群，持续加强与地市质控中心交流与相关信息通知。

3. 一个改进目标与一份质量报告

改进目标及指标情况详见"一、质控数据调查情况"，质控中心每年汇总《病案专业质量报告》报送广东省卫生健康委员会及国家病案管理医疗质量控制中心。

五、质量控制工作中存在的问题及下一步工作思考

1. 存在的问题

（1）质控网络建设有待加强。截至目前，广东省地市级质控网络尚未百分百覆盖，区县级质控网络尚处于起步阶段，不同地市间病案质控工作推进落实情况差异较大。质控中心将继续加强与省、市卫健部门沟通，推进落实质控网络建设。继续加强与各地市质控中心联络交流，贯彻落实国家病案管理医疗质量控制中心工作安排，推进全省各地市病案质量同质化建设。

（2）门（急）诊病案省级质控工作尚未开展。广东省有超过一半的医疗机构门（急）诊病案归患者保管，门急诊病案监管有一定难度。门（急）诊病案管理部门较分散，且病案部门对门（急）诊病案的

管理和质控度较低。其中，由病案科专职管理门诊病案医疗机构仅占比 12.4%，而病案科负责门诊病案质控仅占 6.7%。

（3）各级医疗机构病案质控能力及 NCIS 全国医疗质量数据报送质量有待继续提高。NCIS 结果显示 2022 年广东省主要诊断编码正确率为 96.97%，其中，开展质量控制的医疗机构有 497 家，占比为 91.87%；正确率达 100% 的医疗机构有 140 家，占比为 28.17%；正确率大于等于 95%（不含 100%）的有 281 家，占比为 56.5%。各级医疗机构发现问题能力仍有待提高。经过近年质控中心宣传培训及医疗机构自查工作开展，各项指标质控能力有所提高。尤其是重点监测指标，CT/MRI 检查记录符合率、抗菌药物使用记录符合率等指标有所下降，不合理复制病历发生率有所上升。这说明各级医疗机构对病历的质控能力和要求的提高，从而提高发现问题病历的数量，这有利于病历内涵质量的提高。

2. 下一步工作

（1）继续推动病案数据同质化、规范化，制定广东省病案质控相关专业标准及技术指南。

（2）不断完善病案质控体系，推进各地市级质控网络建设，建成省—市—区（县）多级质控网络，实现地市质控中心全覆盖，加快推进县区级质控网络建设。

（3）进一步加强病案专业人才培养，定期举办病案质控相关专业培训，搭建学科交流平台，促进病案专业发展与学科建设。

（4）持续改进病案首页数据质量，定期开展全省病案首页数据质控分析，以问题为导向推动首页数据质量持续改进，保障首页数据在医疗支付、绩效考核、专科评价等方面发挥基础作用。

（5）继续推进《病历内涵质量提升行动方案（2023—2025 年）》，以病案管理专业质控指标为抓手，通过优秀病案评比，病历督导检查等方式持续提升病历内涵质量。

（6）探索推进门（急）诊病案、电子病案、互联网病案质控标准及方法，摸清省内现状，为下一步工作奠定基础。

广西壮族自治区病案管理专业医疗服务与质量安全报告

广西壮族自治区（以下简称"广西"）病案管理医疗质量控制中心（以下简称"质控中心"）成立于2007年6月，挂靠单位为广西医科大学第一附属医院。2019年重新遴选，挂靠单位未变。目前有27名专家，2名秘书。设2个亚专业组：临床质控组15人，编码质控组15人。2022年自主研发"广西病案督导系统"。截至2022年底，广西14个地市已全部建立地市级质控中心，在柳州、桂林2市共建立2家县级质控中心。

质控中心主要任务：①在广西壮族自治区卫生健康委员会的领导下，根据有关法律、法规、诊疗技术规范、指南等，建立健全各项规章制度，制定广西病案质量控制标准、评价方法。②定期召开质控中心委员会会议，汇总质控工作中的重点和难点问题，指导下级病案质控中心开展工作。③开展病案质量评估和监测，质控中心负责对医疗机构的病案进行评估和监测，确保病案的完整性、准确性和规范性。通过对病案的审核和评估，发现和纠正病案中的错误和不规范之处，提高病案的质量水平。④对广西各医疗机构（首先是三级医院）的病案质量进行检查（抽查病历），及时汇总及反馈病案质量检查情况。⑤对病案质量管理人员和病案管理人员进行培训，组织经验交流，不断提高专业队伍素质。

2022年广西统计信息中心反馈互联互通平台的各级各类医疗机构数956家，其中，二级及以上医疗机构557家，有住院患者的二级及以上医疗机构528家，出院人次数为7 544 579。2022年广西参与NCIS调查的医疗机构数为470家，其中，351家设有病案科（室）。广西编制床位数142 737张，开放床位数166 117张，总出院人次数为6 236 542，手术人次数（病历数）为1 594 978，门诊人次数为118 030 248，急诊人次数为14 701 608，互联网诊疗人次数为1 482 520。广西病案科（室）工作人员总数为1803人，其中，专职从事病历质控人员数为351人，专职从事编码人员数为879人，专职从事门诊病案管理人员数为57人。2022年广西举办培训班3次，各地市共举办各类培训10次，总参会人员4500余人次；组织专家进行现场调研和督导3次，各地市组织专家进行现场调研和督导10次，开展病案首页督导检查、病案内涵检查共6场。

一、质量控制数据调查情况

（一）医院概况

数据来源于NCIS全国医疗质量数据抽样调查系统。2022年广西共有351家设有病案科（室）的医院参与数据上报，其中，公立医院285家，包括三级综合医院52家、三级专科医院24家、二级综合医院122家、二级医院专科87家（表10-1）。

表 10-1　2022 年广西设有病案科（室）的医院分布情况

| 地区 | 医院数量（家） | | | | | | 占比（%） |
	三级综合	三级专科	二级综合	二级专科	民营	总计	
区直	9	8	0	1	0	18	—
南宁	4	4	16	8	8	40	12.01
玉林	6	1	13	8	7	35	10.51
百色	1	1	16	10	5	33	9.91
河池	3	1	10	10	6	30	9.01
柳州	6	1	9	6	7	29	8.71
桂林	1	2	11	11	4	29	8.71
梧州	6	1	6	10	1	24	7.21
贵港	2	1	6	2	12	23	6.91
来宾	2	1	10	3	5	21	6.31
钦州	4	2	7	3	3	19	5.71
贺州	2	1	3	4	5	15	4.50
崇左	1	0	10	4	0	15	4.50
北海	4	0	2	4	3	13	3.90
防城港	1	0	3	3	0	7	2.10
合计	52	24	122	87	66	351	100.00

（二）人力资源配置情况

1. 住院病案管理人员月均负担出院患者病历数

2022 年广西各级各类医院住院病案管理人员月均负担出院患者病历数为 289 份，较 2021 年的 313 份和 2020 年的 359 份相比有所下降，三级综合医院住院病案管理人员月均负担出院患者病历数较为稳定，二级综合医院住院病案管理人员工作负担较 2020 年明显降低。整体来看，广西各级各类医院住院病案管理人员配置较为合理（图 10-1）。

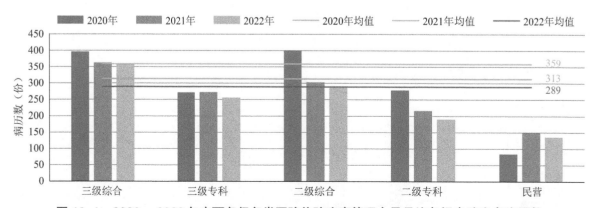

图 10-1　2020—2022 年广西各级各类医院住院病案管理人员月均负担出院患者病历数

从地市层面上看，柳州、钦州和贺州3市住院病案管理人员月均负担出院患者病历数高于3年来的平均水平，北海和防城港2市住院病案管理人员月均负担出院患者病历数较少（图10-2）。

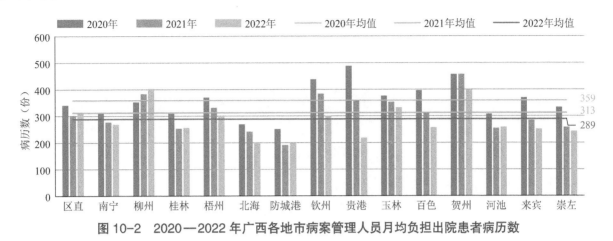

图10-2　2020—2022年广西各地市病案管理人员月均负担出院患者病历数

2. 门诊病案管理人员月均负担门诊患者病历数

目前广西门诊病案的管理主要由计算机管理部门负责，根据统计数据，2021年仅北流市人民医院报病案科专职门诊病案管理人员数15人，其病案科工作人员总数17人；2022年有3家医院报病案科专职门诊病案管理人员数1人，1家报2人。无法计算赋分值，但考虑到国家卫生健康委员会近年均要求上报门（急）诊病案首页，这部分数据的编码质控还需要病案科协助完成，故指标按照病案科总人员来计算，分母按照门诊人次数＋急诊人次数计算，默认未来全体病案科工作人员接手门（急）诊首页数据的管理工作。

2022年广西各级各类医院门诊病案管理人员月均负担门诊患者病历数为6159份，高于2021年的5721份，但低于2020年的6338份。公立医院3年来数据变化不明显，但民营医院2022年病案管理人员需负担的病历数高达12 248份，远超平均值，若将门诊病案归口病案科管理，住院病案管理人员的工作负担将显著增加，建议可以引入新型的管理方法，同时适量增加病案管理人员数量，尤其是民营医院的病案管理人员（图10-3）。

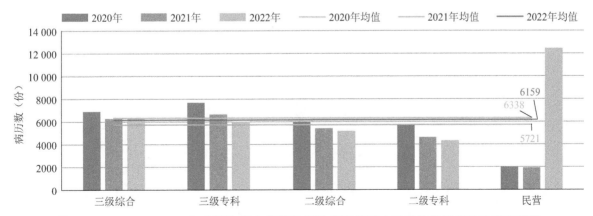

图10-3　2020—2022年广西各级各类医院门诊病案管理人员月均负担门诊患者病历数

从地市层面上看，各地市门诊病案管理人员月均负担门诊患者病历数较为均衡，其中，北海2022年门（急）诊病历数增量异常（图10-4），推测可能与新冠影响相关，故不做进一步分析与讨论。

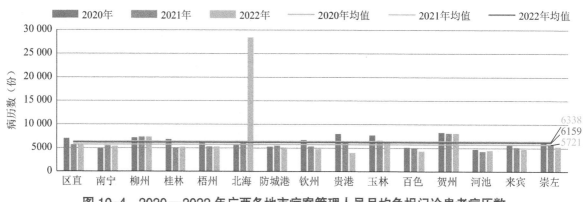

图 10-4　2020—2022 年广西各地市病案管理人员月均负担门诊患者病历数

3. 病案编码人员月均负担出院患者病历数

2022 年广西各级各类医院病案编码人员月均负担出院患者病历数为 592 份，较 2020 年的 723 份有所下降，但相较于 2021 年的 552 份有所上升，随着 DRG 工作在广西全面铺开，人力资源配置向病案管理倾斜，可降低病案科编码和管理人员的工作负担（图 10-5）。

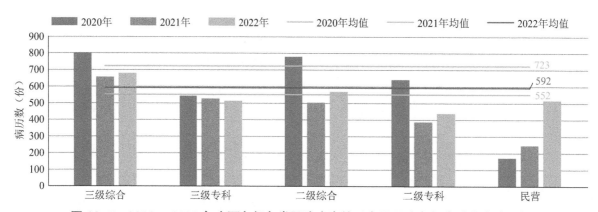

图 10-5　2020—2022 年广西各级各类医院病案编码人员月均负担出院患者病历数

从地市层面上看，桂林、北海、防城港、河池和崇左 5 市住院病案编码人员月均负担出院患者病历数较少（图 10-6）。

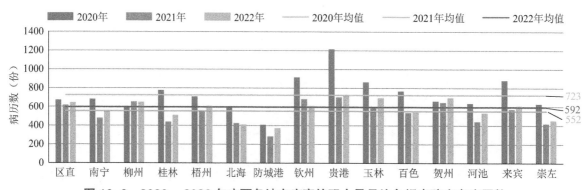

图 10-6　2020—2022 年广西各地市病案编码人员月均负担出院患者病历数

（三）病历书写时效性指标

1. 入院记录 24 小时内完成率

2022 年广西各级各类医院入院记录在患者入院后 24 小时内完成率为 88.69%，较 2021 年（96.52%）下降。其中，三级综合、二级专科和民营医院高于 2022 专平均水平，三级专科和二级综合医院入院记录时效性明显降低（图 10-7）。

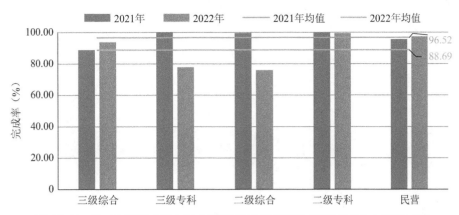

图 10-7　2021 年及 2022 年广西各级各类医院入院记录 24 小时完成率

从地市层面上看，2022 年三级公立医院入院记录在患者入院后 24 小时完成率为 93.25%，与 2021 年持平；最高的是桂林（99.96%），最低的是百色（56.91%）。2022 年二级公立医院平均完成率为 89.72%，较 2021 年（99.22%）明显降低，最高的是钦州（99.97%），最低的是南宁（30.63%）（图 10-8、图 10-9）。

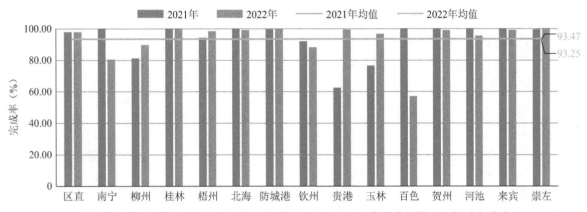

图 10-8　2021 年及 2022 年广西各地市三级公立医院入院记录 24 小时完成率

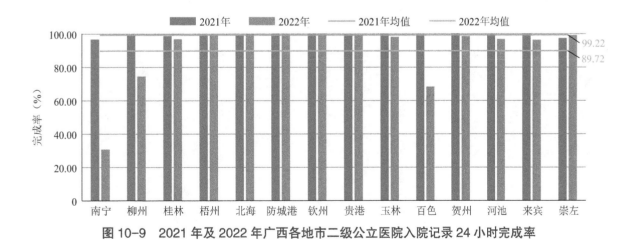

图 10-9　2021 年及 2022 年广西各地市二级公立医院入院记录 24 小时完成率

2. 手术记录术后 24 小时完成率

2022 年广西各级各类医院手术记录术后 24 小时内完成率为 80.80%，低于 2021 年（98.57%）。其中，三级综合和民营医院高于 2022 年平均水平，三级专科、二级综合和二级专科医院手术记录时效性较 2021 年明显下降（图 10-10）。

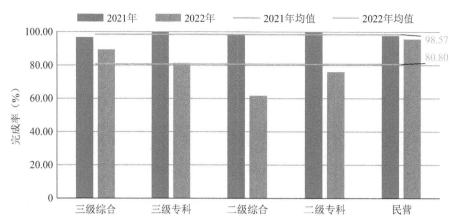

图 10-10 2021 年及 2022 年广西各级各类医院手术记录术后 24 小时完成率

从地市层面上看，2022 年三级公立医院手术记录术后 24 小时完成率为 87.33%，略低于 2021 年（89.44%）；柳州、钦州、百色、贺州的三级公立医院低于平均水平，其中，百色的三级公立医院较 2021 年降幅最大（图 10-11）。2022 年二级公立医院手术记录术后 24 小时完成率为 84.25%，较 2021 年（98.65%）降低，其中，南宁、贵港、玉林的二级公立医院低于平均水平（图 10-12）。

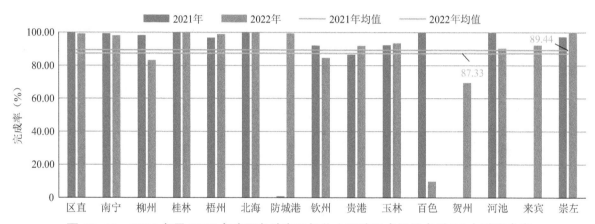

图 10-11 2021 年及 2022 年广西各地市三级公立医院手术记录术后 24 小时完成率

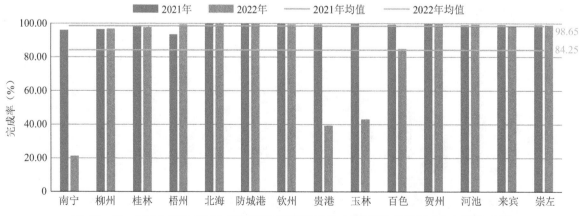

图 10-12 2021 年及 2022 年广西各地市二级公立医院手术记录 24 小时完成率

3. 出院记录在患者出院后 24 小时内完成率

2022 年广西各级各类医院出院记录在患者出院后 24 小时内完成率为 96.38%，低于 2021 年（98.57%）。其中，二级综合医院出院记录时效性明显下降，其余医院与 2021 年基本持平（图 10-13）。

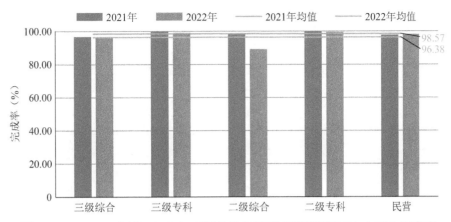

图 10-13　2021 年及 2022 年广西各级各类医院出院记录 24 小时内完成率

从地市层面上看，2022 年三级公立医院出院记录在患者出院后 24 小时内完成率为 97.52%，柳州、梧州、钦州、百色的三级公立医院低于平均水平（图 10-14）。2022 年二级公立医院出院记录 24 小时内完成率为 93.73%，其中，柳州、桂林、贵港、河池的二级公立医院低于平均水平（图 10-15）。

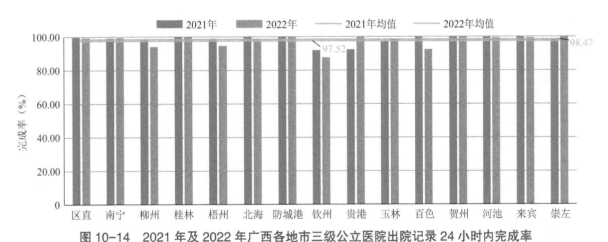

图 10-14　2021 年及 2022 年广西各地市三级公立医院出院记录 24 小时内完成率

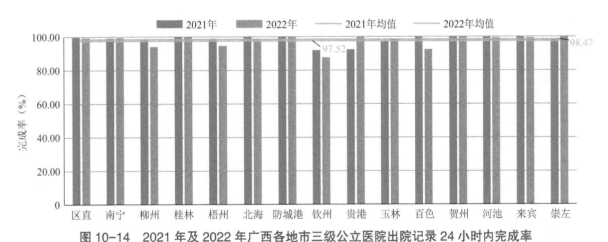

图 10-15　2021 年及 2022 年广西各地市二级公立医院出院记录 24 小时内完成率

4. 病案首页在患者出院后 24 小时内完成率

2022 年广西各级各类医院病案首页在患者出院后 24 小时内完成率为 74.40%，低于 2021 年（91.28%）。二级专科和民营医院高于 2022 年平均水平，三级综合、三级专科及二级综合医院低于平均水平（图 10-16）。

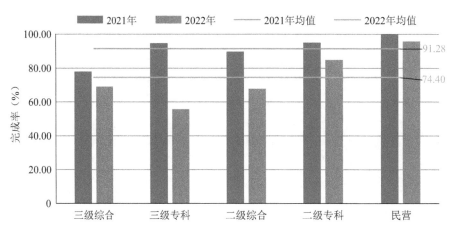

图 10-16　2021 年及 2022 年广西各级各类医院病案首页 24 小时内完成率

从地市层面上看，2022 年三级公立医院病案首页在患者出院 24 小时内完成率为 64.02%，其中，南宁、北海、钦州、玉林、贺州、河池、来宾、崇左的三级公立医院低于平均水平（图 10-17）。2022 年二级公立医院病案首页在患者出院后 24 小时内完成率为 76.29%，其中，南宁、柳州、贵港、百色、河池的二级公立医院低于平均水平（图 10-18）。

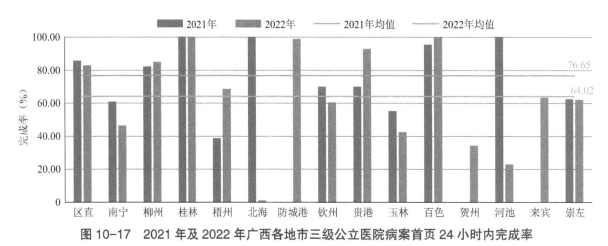

图 10-17　2021 年及 2022 年广西各地市三级公立医院病案首页 24 小时内完成率

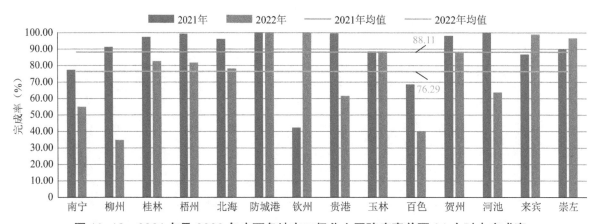

图 10-18　2021 年及 2022 年广西各地市二级公立医院病案首页 24 小时内完成率

（四）重大检查记录符合率

1. CT/MRI 检查记录符合率

2022 年广西各级各类家医院 CT/MRI 检查记录符合率平均值为 99.19%，较 2021 年（95.48%）明显上升（图 10-19）。

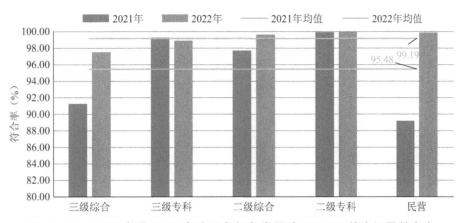

图 10-19　2021 年及 2022 年广西各级各类医院 CT/MRI 检查记录符合率

从地市层面上看，2021 年和 2022 年公立医院 CT/MRI 检查记录符合率平均值分别为 90.51% 和 98.66%，2022 年同比增加 8.15%；2022 年北海和贺州的 CT/MRI 检查记录符合率达到 100%，最低的是防城港（92.90%）（图 10-20）。

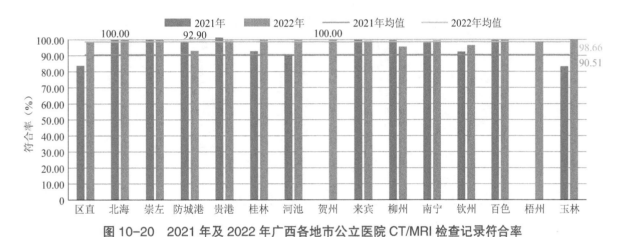

图 10-20　2021 年及 2022 年广西各地市公立医院 CT/MRI 检查记录符合率

2. 病理检查记录符合率

2022 年广西各级各类医院病理检查记录符合率平均值为 98.24%，较 2021 年（97.20%）有所上升（图 10-21）。

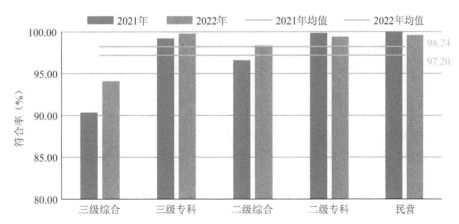

图 10-21　2021 年及 2022 年广西各级各类医院病理检查记录符合率

从地市层面上看，2021 年和 2022 年公立医院出院患者病理检查记录符合率平均值分别为 96.91% 和 96.89%，两者相差不大；2022 年钦州病理检查记录符合率较 2021 年（49.83%）有较大上升（图 10-22）。

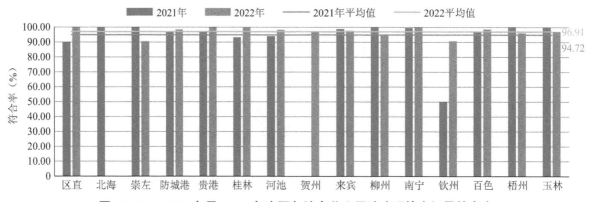

图 10-22　2021 年及 2022 年广西各地市公立医院病理检查记录符合率

3. 细菌培养检查记录符合率

2022 年广西各级各类医院细菌培养检查记录符合率为 98.91%，较 2021 年（99.18%）有少许下降（图 10-23）。

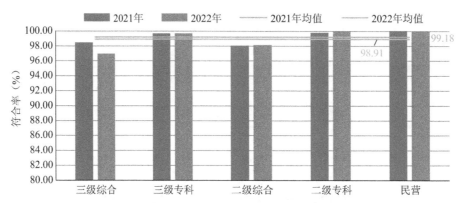

图 10-23　2021 年及 2022 年广西各级各类医院细菌培养检查记录符合率

从地市层面上看，2021 年和 2022 年公立医院出院患者细菌培养检查记录符合率平均值分别为 97.57% 和 97.02%，两者相差不大；2022 年贵港细菌培养检查记录符合率最高，为 99.90%（图 10-24）。

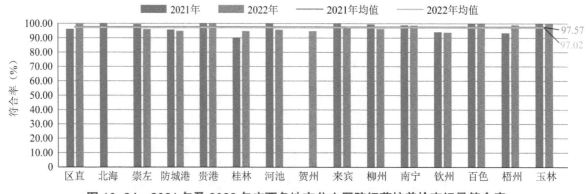

图 10-24　2021 年及 2022 年广西各地市公立医院细菌培养检查记录符合率

（五）诊疗行为记录符合率

1. 抗菌药物使用记录符合率

剔除不合规的调查数据，2022 年共有 147 家医院数据纳入数据分析，较 2021 年增加 53 家。其中，三级综合医院 30 家，三级专科医院 11 家，二级综合医院 50 家，二级专科医院 34 家，民营医院 22 家。抗菌药物使用记录符合率最大值均为 100%；最小值分别为 62.56%、89.99%、57.36%、63.84% 和 66.66%；

平均值分别为 95.52%、98.68%、98.00%、98.79% 和 98.30%。

2022 年仅二级综合医院的抗菌药物使用记录符合率平均值较 2021 年有所上升，上升 3.16 个百分点；其他都呈下降趋势，分别下降 1.53、0.01、0.18、1.70 个百分点，考虑是疫情导致；但 2022 年总体平均值较 2021 年有所上升，上升 0.8 个百分点（图 10-25）。

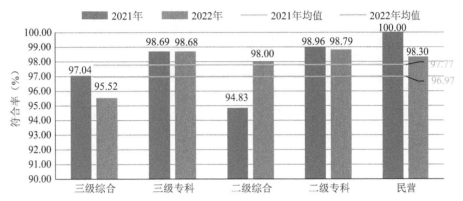

图 10-25   2021 年及 2022 年广西各级各类医院抗菌药物使用记录符合率

2. 恶性肿瘤化学治疗记录符合率

剔除不合规的调查数据，2022 年共有 77 家医院数据纳入数据分析，较 2021 年增加 20 家。其中，三级综合医院 29 家，三级专科医院 9 家，二级综合医院 32 家，二级专科医院 3 家，民营医院 4 家。恶性肿瘤化学治疗记录符合率最大值均为 100%；最小值分别为 93.08%、99.89%、97.22%、100% 和 100%；平均值分别为 98.98%、99.99%、99.91%、100% 和 100%。

2022 年三级综合、三级专科和二级综合医院的恶性肿瘤化学治疗记录符合率平均值较 2021 年有所上升，分别上升 0.14、0.12 和 0.83 个百分点；二级专科医院和民营医院与上年持平；2022 年总体平均值较 2021 年有所上升，上升 0.44 个百分点（图 10-26）。

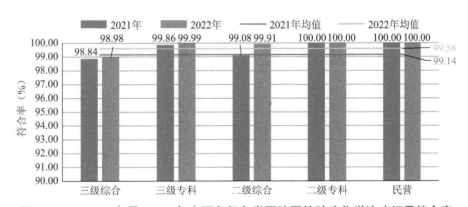

图 10-26   2021 年及 2022 年广西各级各类医院恶性肿瘤化学治疗记录符合率

3. 恶性肿瘤放射治疗记录符合率

剔除不合规的调查数据，2022 年共有 31 家医院数据纳入数据分析，较 2021 年增加 10 家。其中，三级综合医院 24 家，三级专科医院 4 家，二级综合医院 2 家，二级专科医院 1 家。恶性肿瘤放射治疗记录符合率最大值均为 100%；最小值分别为 83.52%、66.67%、100% 和 100%；平均值分别为 98.67%、91.67%、100% 和 100%。

2022 年三级综合医院恶性肿瘤放射治疗记录符合率平均值较 2021 年有所上升，上升 0.82 个百分点；三级专科医院呈下降趋势，下降 8.33 个百分点；二级综合医院和上年持平；2022 年总体平均值较 2021 年有所下降，下降 0.26 个百分点（图 10-27）。

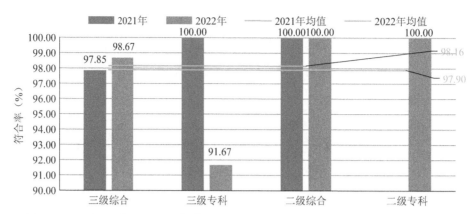

图 10-27　2021 年及 2022 年广西各级各类医院恶性肿瘤放射治疗记录符合率

（六）病历归档质量指标

1. 出院患者纸质病历 2 日归档率

2022 年广西各级各类医院出院患者纸质病历 2 日归档率为 21.76%，较 2021 年（19.98%）和 2020 年（15.78%）有所上升，其中，三级专科医院最高，其次是三级综合医院，出院患者纸质病历 2 日归档率总体水平不高（图 10-28）。

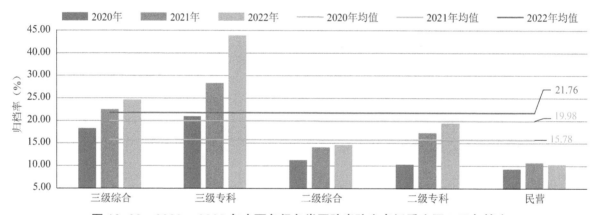

图 10-28　2020—2022 年广西各级各类医院出院患者纸质病历 2 日归档率

2. 出院患者电子病历 2 日归档率

2022 年有 226 家医院数据纳入分析，出院患者电子病历 2 日归档率为 28.46%，较 2021 年（23.66%）和 2020 年（18.57%）呈上升趋势，其中，三级综合医院出院患者电子病历 2 日归档率最高（图 10-29）。

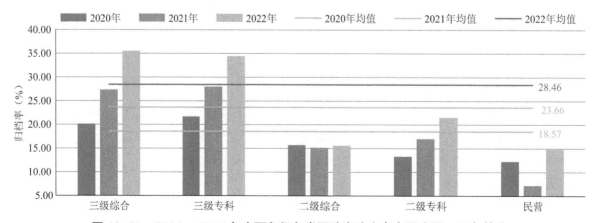

图 10-29　2020—2022 年广西各级各类医院出院患者电子病历 2 日归档率

3. 出院患者病历归档完整率

2022 年广西各级各类医院出院患者病历归档完整率均值为 98.82%，较 2021 年（98.76%）呈上升的趋势，二级综合医院最高，民营医院 2022 年比 2021 年低 5.24%（图 10-30）。

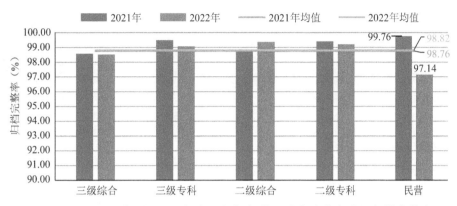

图 10-30 2021 年及 2022 年广西各级各类医院出院患者病历归档完整率

从地市层面上看，2021 年和 2022 年三级公立医院出院患者病历归档完整率均值分别为 98.72% 和 98.57%，波动幅度不大；2022 年来宾和崇左出院患者病历归档完整率达到 100%，最低的是防城港（89.74%）（图 10-31）。2022 年二级公立医院出院患者病历归档完整率均值为 99.33%，较 2021 年（98.82%）有所上升，最高的是柳州（99.94%），最低的是梧州（94.95%）（图 10-32）。

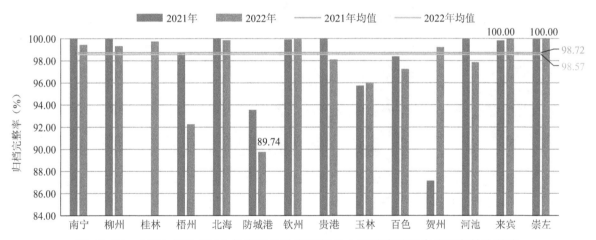

图 10-31 2021 年及 2022 年广西各地市三级公立医院出院患者病历归档完整率

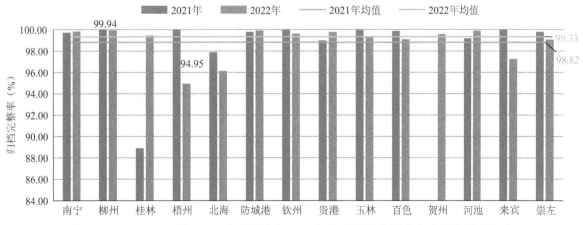

图 10-32 2021 年及 2022 年广西各地市二级公立医院出院患者病历归档完整率

（七）主要诊断编码正确率

1. 住院病案首页编码质控方式

2022年住院病案首页编码质控方式共分成三大类，分别为人工质控（204例，占比为58.3%）、信息系统质控＋人工质控（141例，占比为40.3%）、信息系统质控（有非常成熟的质控系统对病历内容进行自动逻辑校验，5例，占比为1.4%）。总体来说，广西在病案首页编码质控方式上的信息化水平还有待提高（图10-33）。

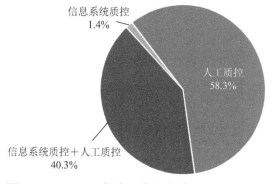

图10-33　2022年广西各级各类医院住院病案首页编码质控方式

2. 主要诊断编码正确率

2022年广西各级各类医院主要诊断编码正确率均值为92.17%，较2021年（85.53%）呈上升趋势，2020年均值为95.12%，不排除存在填报数据虚高的可能性。综合来看，二级综合医院主要诊断编码正确率稍低（图10-34）。

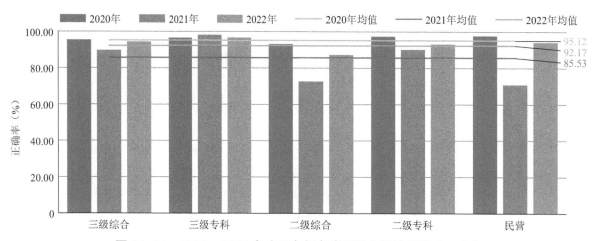

图10-34　2020—2022年广西各级各类医院主要诊断编码正确率

从地市层面上看，2022年三级公立医院主要诊断编码正确率均值为94.77%，较2021年（91.08%）有所上升，最高是贵港（99.55%），最低是防城港（88.79%）（图10-35）。二级公立医院主要诊断编码正确率均值为88.52%，较2021年（93.37%）有所下降，最高是梧州（98.61%），最低是崇左（69.59%）（图10-36）。

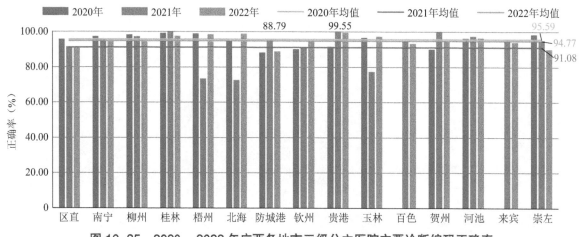

图10-35　2020—2022年广西各地市三级公立医院主要诊断编码正确率

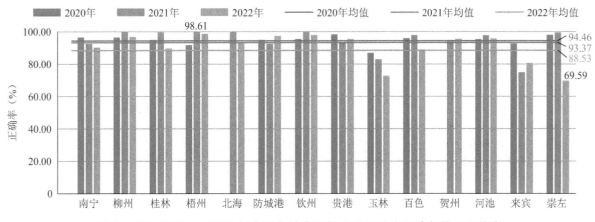

图 10-36　2020—2022 年广西各地市二级公立医院主要诊断编码正确率

3. 主要手术编码正确率

2022 年广西各级各类医院主要手术编码正确率均值为 93.73%，较 2021 年（92.59%）呈上升趋势，2020 年主要手术编码正确率为 95.67%，不排除存在填报数据虚高的可能性。综合来看，民营医院主要手术编码正确率最高，达到 97.37%，二级综合医院最低（87.31%）（图 10-37）。

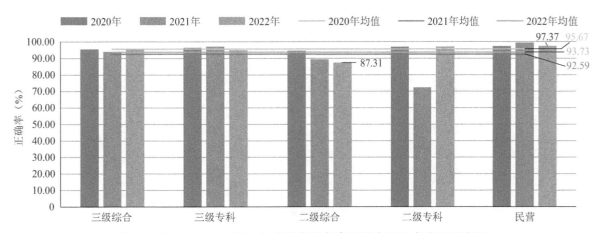

图 10-37　2020—2022 年广西各级各类医院主要手术编码正确率

从地市层面看，2022 年三级公立医院主要手术编码正确率均值为 95.48%，较 2021 年（94.43%）略有上升，最高是贵港（99.47%），最低是崇左（87.99%）（图 10-38）。二级公立医院主要手术编码正确率均值为 89.54%，较 2021 年（88.16%）略有上升，最高是梧州（98.44%），最低是河池（60.36%）（图 10-39）。

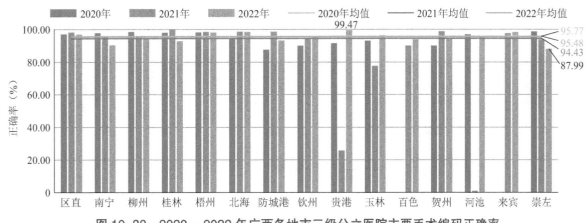

图 10-38　2020—2022 年广西各地市三级公立医院主要手术编码正确率

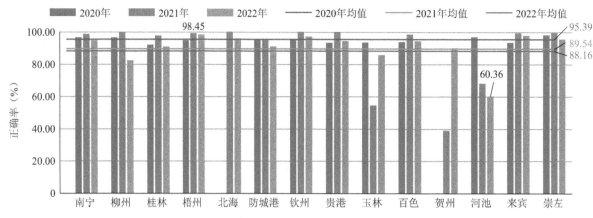

图 10-39　2020—2022 年广西各地市二级公立医院主要手术编码正确率

（八）不合理复制病历发生率

2022 年广西各级各类医院不合理复制病历发生率均值为 10.02%，较 2021 年（20.38%）下降明显。2021 年及 2022 年三级专科、二级专科及民营医院不合理复制病历发生率均呈上升趋势，其中，二级专科医院 2 年均处于较高水平（图 10-40）。

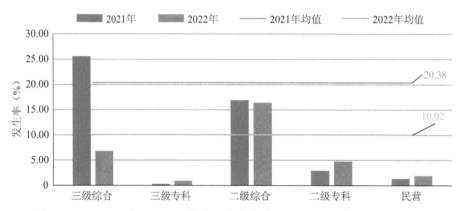

图 10-40　2021 年及 2022 年广西各级各类医院不合理复制病历发生率

从地市层面来看，2021 年不合理复制病历发生率最高的是贺州（92.23%），最低的是北海（0.06%）。2022 年不合理复制病历发生率最高的是百色（30.73%），最低的仍为北海（0.00%）。2021 年及 2022 年各地市不合理复制病历发生率差异较大（图 10-41）。

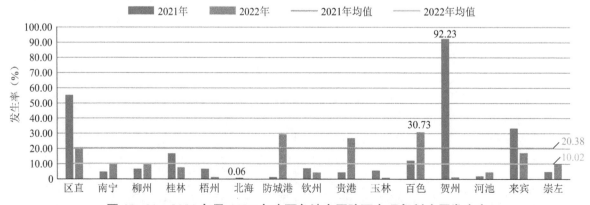

图 10-41　2021 年及 2022 年广西各地市医院不合理复制病历发生率

（九）知情同意书规范签署率

2022 年广西各级各类医院知情同意书规范签署率为 98.32%（图 10-42）。

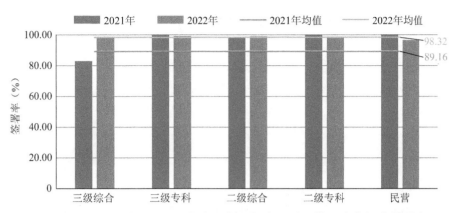

图 10-42　2021 年及 2022 年广西各级各类医院知情同意书规范签署率

从地市层面看，2022 年医院知情同意书规范签署率最高的是北海（100.00%），最低的是钦州（94.91%）（图 10-43）。

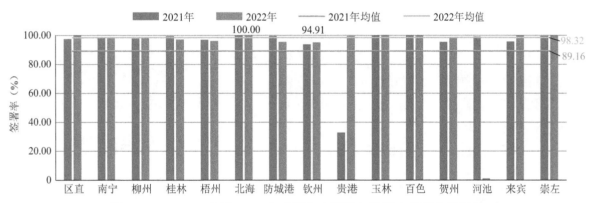

图 10-43　2021 年及 2022 年广西各市医院知情同意书规范签署率

（十）甲级病历率

2022 年广西各级各类医院甲级病历率均值为 93.27%，较 2021 年（97.61%）有所下降（图 10-44）。

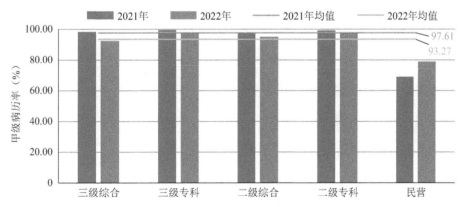

图 10-44　2021-2022 年广西各级各类医院甲级病历率

二、质量控制工作中存在的问题及下一步工作思考

1. 加强地市县病案质控中心体系建设

（1）充分发挥协调功能，加强和地市质控中心的沟通联系，推动各地市质控中心建立市级哨点医院，覆盖到各县级医疗机构，开展对县级哨点医院的病案督导检查工作。

（2）进一步完善病案质控流程、标准和计划，并负责质控工作的实施，对医疗机构病案质量进行指导、检查和评价，积极主动研究、摸索质控工作方式，切实加强标准规范制定、确定质控指标等重点工作，积极开展基线调查，为卫生健康部门决策提供政策和数据依据。

（3）建立由医疗机构自查和质控专家组督导检查的质控模式。进一步完善全区质控体系，建立督导检查常态化机制。

（4）将质控中心建设成为技术交流、业务培训、信息共享的发展平台，促进自治区病案质量工作水平和效能提升。

2. 加强病历内涵建设

（1）抓好质控中心制度建设，细化病案质控管理流程，构建全方位、多层次的质控体系，加强人才队伍建设，逐步实现病案管理标准化、规范化、制度化、信息化、同质化，发挥质控中心的作用，保障医疗安全。

（2）组建好专家队伍，加强质控标准体系研究，制定本专业的质控程序、标准，并负责质控工作的实施。搭建好学术交流平台，推动病案管理信息化建设，切实做好医疗机构病案管理质量控制工作，保障患者安全。

（3）定期组织专家开展对医疗机构病案管理工作的检查、指导和评价工作，不断提升病案质量管理的科学化、精细化水平和病历内涵质量。

（4）加强对医疗机构的培训和指导，加强指标收集、分析和反馈，指导医疗机构持续改进病案管理质量，促进病案质量控制中心建设与发展。

（5）开展省级、地市级甚至县级病案督导检查、病历内涵质控工作，引导各级各类医疗机构关注内涵质控建设，制定校验规则，开展信息智能质控。

3. 开展多项会议及培训工作

推广国内、外病案质量管理新信息、新动态、新方法，组织病历质量学术研讨会，开展相关学术活动，围绕 DRG 支付改革下病案首页填写质量管理实践及新形势下病案管理的思路和方向，开展省级疾病编码培训、病案首页数据专项培训，提高病案管理人员整体素质。

第十一节

贵州省病案管理专业
医疗服务与质量安全报告

一、质量控制数据调查情况

（一）医院概况

数据来源于 2022 年 NCIS 全国医疗质量数据抽样调查系统，涉及贵州省 292 家医院病案科（室）的人员结构、业务情况等。其中，二级公立医院 150 家，三级公立医院 52 家，二级民营医院 84 家，三级民营医院 6 家（图 11-1、图 11-2）。

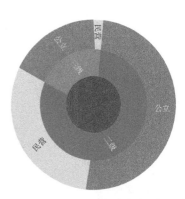

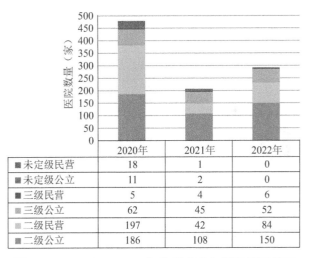

	2020年	2021年	2022年
■ 未定级民营	18	1	0
■ 未定级公立	11	2	0
■ 三级民营	5	4	6
三级公立	62	45	52
二级民营	197	42	84
■ 二级公立	186	108	150

图 11-1　2022 年贵州省参与调查医院情况　　图 11-2　2020—2022 年贵州省参与调查医院情况

（二）病案科（室）基本情况

1. 归属情况

纳入分析的 292 家医院中，三级医院中病案科（室）独立归属的有 26 家，归属于质控科的有 3 家，归属于医务科的有 26 家，归属于医保办的有 1 家，归属于信息科的有 1 家，其他归属的有 1 家。二级医院中病案科（室）独立归属的有 116 家，归属于质控科的有 7 家，归属于医务科的有 93 家，归属于医保办的有 13 家，归属于信息科的有 2 家，其他归属的有 3 家（图 11-3）。

病案科（室）独立归属占比由 2021 年的 49.50% 下降到 2022 年的 48.63%。2022 年病案科（室）归属于医务科的有 119 家，占 40.75%；归属于医保办的有 14 家，占 4.79%；归属于质控科的有 10 家，占 3.42%；还有归属于信息科及其他科室的 7 家，占 2.40%（图 11-4）。

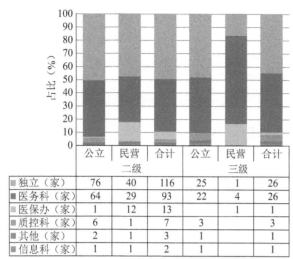

	公立二级	民营二级	合计二级	公立三级	民营三级	合计三级
■ 独立（家）	76	40	116	25	1	26
■ 医务科（家）	64	29	93	22	4	26
■ 医保办（家）	1	12	13		1	1
■ 质控科（家）	6	1	7	3		3
■ 其他（家）	2	1	3	1		1
■ 信息科（家）	1	1	2	1		1

图 11-3　2022 年病案科（室）归属情况

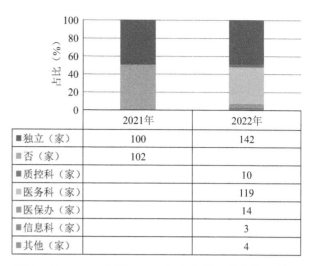

	2021年	2022年
■ 独立（家）	100	142
■ 否（家）	102	
■ 质控科（家）		10
■ 医务科（家）		119
■ 医保办（家）		14
■ 信息科（家）		3
■ 其他（家）		4

图 11-4　2021 年及 2022 年病案科（室）归属情况

2. 管理病案的种类

2022 年贵州省医院管理各种类病案共 434 项，平均每家医院承担量约 1.49 项，较 2021 年的均值 1.01 项有所增加。2022 年新增互联网诊疗病案选项，有 5 家医院填报（图 11-5）。

3. 业务范围

2022 年贵州省医院病案科（室）业务范围共计 1860 项，平均每家医院承担量约 6.37 项，较 2021 年的均值 6.84 项有所降低。较 2021 年业务数量下降的有科研调阅及其他项（图 11-6）。

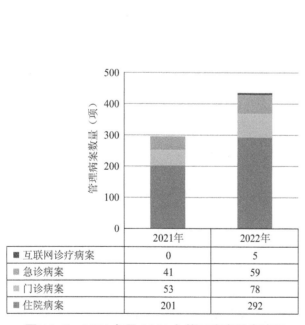

	2021年	2022年
■ 互联网诊疗病案	0	5
■ 急诊病案	41	59
■ 门诊病案	53	78
■ 住院病案	201	292

图 11-5　2021 年及 2022 年管理病案种类情况

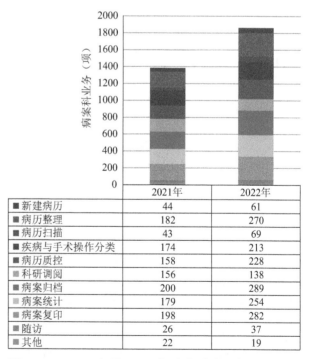

	2021年	2022年
■ 新建病历	44	61
■ 病历整理	182	270
■ 病历扫描	43	69
■ 疾病与手术操作分类	174	213
■ 病历质控	158	228
■ 科研调阅	156	138
■ 病案归档	200	289
■ 病案统计	179	254
■ 病案复印	198	282
■ 随访	26	37
■ 其他	22	19

图 11-6　2021 年及 2022 年病案科（室）业务范围

（三）病案科（室）专职人员情况

1. 人员数量

2022 年贵州省医院工作人员数量共 1378 人，平均每家医院 4.72 人，较 2021 年 5.12 人有所下降。二级医院 841 人，同比增长 47.80%；三级医院 537 人，同比增长 18.54%；公立医院 1123 人，同比增长 25.33%；民营医院 255 人，同比增长 91.73%（图 11-7）。

2. 人员专业情况

贵州省医院病案科（室）工作人员医学相关专业占比由 2021 年的 74.34% 提升至 2022 年的 83.31%（图 11-8）。

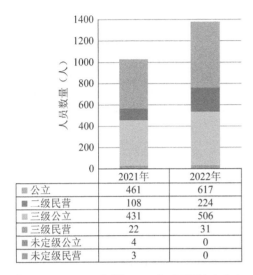

	2021年	2022年
■公立	461	617
■二级民营	108	224
■三级公立	431	506
■三级民营	22	31
■未定级公立	4	0
■未定级民营	3	0

图 11-7　2021 年及 2022 年病案科（室）
工作人员数量

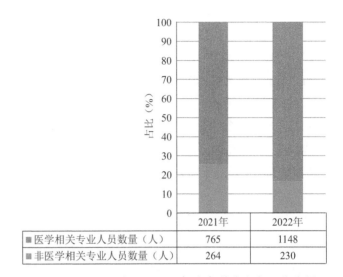

	2021年	2022年
■医学相关专业人员数量（人）	765	1148
■非医学相关专业人员数量（人）	264	230

图 11-8　2021 年及 2022 年病案科（室）工作人员
专业情况

3. 人员学历情况

贵州省医院病案科（室）工作人员学历占比，中专及以下学历由 2021 年的 8.45% 下降至 2022 年的 7.04%，本科学历由 2021 年的 59.09% 提升至 2022 年的 60.67%，硕士及以上学历由 2021 年的 2.43% 下降至 2022 年的 2.03%，大专学历占比 2022 年（30.26%）较 2021 年相比变化不大（图 11-9）。

4. 人员职称情况

2022 年贵州省医院病案科（室）工作人员职称情况，初级及其他职称数量为 839 人，较 2021 年增长 34.67%；中级职称数量为 344 人，较 2021 年增长 35.97%；副高级职称为 178 人，较 2021 年增长 26.24%；正高级职称 17 人，较 2021 年增长 41.67%（图 11-10）。

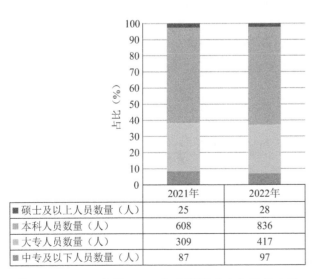

	2021年	2022年
■硕士及以上人员数量（人）	25	28
■本科人员数量（人）	608	836
■大专人员数量（人）	309	417
■中专及以下人员数量（人）	87	97

图 11-9　2021 年及 2022 年病案科（室）工作人员
学历情况

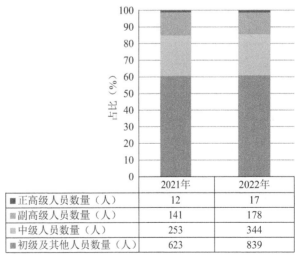

	2021年	2022年
■正高级人员数量（人）	12	17
■副高级人员数量（人）	141	178
■中级人员数量（人）	253	344
■初级及其他人员数量（人）	623	839

图 11-10　2021 年及 2022 年病案科（室）工作
人员职称情况

5. 人员专职情况

2022年贵州省医院病案科（室）工作人员专职工作情况，专职编码人员有574人，较2021年增长17.86%；专职门诊病案管理人员有69人，较2021年增长35.29%；其他工作人员有406人；2022年新增专职质控人员329人（图11-11）。

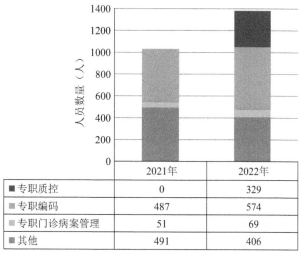

	2021年	2022年
■ 专职质控	0	329
■ 专职编码	487	574
■ 专职门诊病案管理	51	69
■ 其他	491	406

图 11-11　2021年及2022年病案科（室）专职人员情况

6. 人员月均负担出院患者病历数

对所调查的数据进行分析，2022年贵州省医院病案科（室）工作人员月均负担出院患者病历数约262.78例，较2021年下降约15.44%，编码人员月均负担出院患者病数为630.86例，较2021年下降约15.44%。

（四）病案首页数据质量控制

1. 主要诊断编码正确率

2022年贵州省医院主要诊断编码正确率为88.16%，较2021年的87.65%有所提升。其中，二级医院由2021年的91.36%下降到81.51%，三级医院由2021年的83.89%上升到94.26%，公立医院和民营医院整体变化不大（图11-12）。

2. 主要手术编码正确率

2022年贵州省医院主要手术编码正确率为88.76%，较2021年的98.93%相比有所下降。其中，二级医院由2021年的100%下降到85.64%，三级医院由2021年的86.08%上升到92.19%（图11-13）。

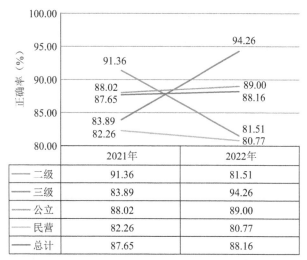

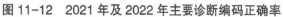

	2021年	2022年
二级	91.36	81.51
三级	83.89	94.26
公立	88.02	89.00
民营	82.26	80.77
总计	87.65	88.16

图 11-12　2021年及2022年主要诊断编码正确率

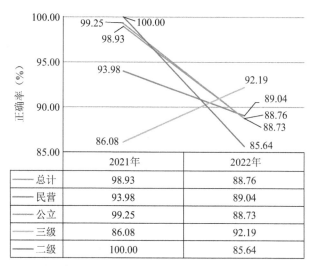

	2021年	2022年
总计	98.93	88.76
民营	93.98	89.04
公立	99.25	88.73
三级	86.08	92.19
二级	100.00	85.64

图 11-13　2021年及2022年主要手术操作编码正确率

3. 编码库版本

2022年贵州省医院端采用的疾病编码库版本方面，有14家采用国标版（GB/T14396-2016），占4.79%；有60家采用国家临床版1.1，占20.55%；有183家采用国家临床版2.0，占62.67%；有5家采用其他疾病编码库版本，占1.71%；有30家采用医保版1.0/2.0，占10.27%（图11-14）。手术编码库版本方面，有8家采用国家临床版1.1，占2.74%；有72家采用国家临床版2.0，占24.66%；有169家采用国家临床版3.0，占57.87%；有10家采用其他手术编码库版本，占3.42%；有33家采用医保版1.0/2.0，占11.30%（图11-15）。

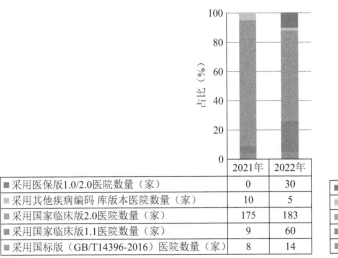

	2021年	2022年
■ 采用医保版1.0/2.0医院数量（家）	0	30
■ 采用其他疾病编码 库版本医院数量（家）	10	5
■ 采用国家临床版2.0医院数量（家）	175	183
■ 采用国家临床版1.1医院数量（家）	9	60
■ 采用国标版（GB/T14396-2016）医院数量（家）	8	14

图 11-14　2021 年及 2022 年医院端疾病编码库版本情况

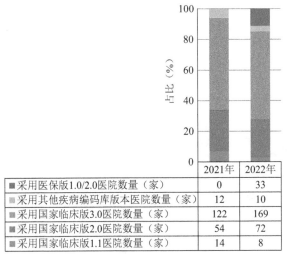

	2021年	2022年
■ 采用医保版1.0/2.0医院数量（家）	0	33
■ 采用其他疾病编码库版本医院数量（家）	12	10
■ 采用国家临床版3.0医院数量（家）	122	169
■ 采用国家临床版2.0医院数量（家）	54	72
■ 采用国家临床版1.1医院数量（家）	14	8

图 11-15　2021 年及 2022 年医院端手术操作编码库版本情况

4. 首页内涵质控

2022 年贵州省医院首页内涵质控方式情况，采用人工质控的有 119 家，占 40.75%；采用信息系统质控（有非常成熟的质控系统对病历内容进行自动逻辑校验）的有 5 家，占 1.71%；采用信息系统质控＋人工质控（2022 年新加选项）的有 105 家，占 35.96%；未填的有 63 家，占 21.58%（图 11-16、图 11-17）。

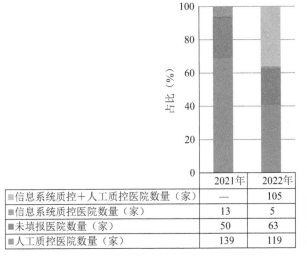

	2021年	2022年
■ 信息系统质控＋人工质控医院数量（家）	—	105
■ 信息系统质控医院数量（家）	13	5
■ 未填报医院数量（家）	50	63
■ 人工质控医院数量（家）	139	119

图 11-16　2021 年及 2022 年首页内涵质控方式情况

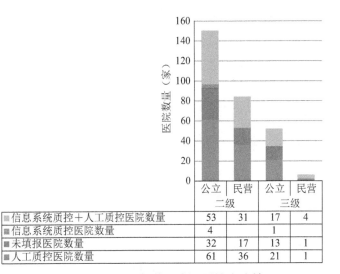

	公立 二级	民营 二级	公立 三级	民营 三级
■ 信息系统质控＋人工质控医院数量（家）	53	31	17	4
■ 信息系统质控医院数量（家）	4		1	
■ 未填报医院数量（家）	32	17	13	1
■ 人工质控医院数量（家）	61	36	21	1

图 11-17　2022 年首页内涵质控方式情况

（五）质控工作情况

1. 院级质控承担部门

2022 年贵州省医院院级住院病案质控承担部门情况：由病案科（室）承担的为 83 家，由信息科承担的为 1 家，由医务科承担的为 129 家，由质控科承担的为 73 家，其他情况的为 6 家；院级门诊病案质控承担部门情况：由病案科（室）承担的为 36 家，由门诊部承担的为 55 家，由医务科承担的为 127 家，由质控科承担的为 55 家，其他情况的为 19 家。院级质控承担部门分布情况见图 11-18 及图 11-19。

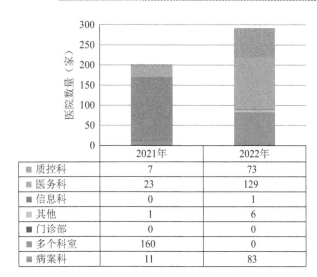

	2021年	2022年
■ 质控科	7	73
■ 医务科	23	129
■ 信息科	0	1
■ 其他	1	6
■ 门诊部	0	0
■ 多个科室	160	0
■ 病案科	11	83

图 11-18　2021 年及 2022 年院级住院病案质控承担部门情况

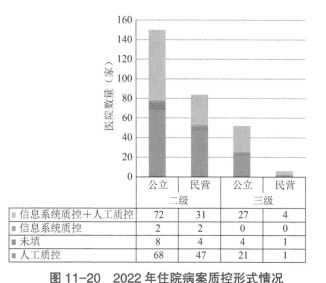

	二级 公立	二级 民营	三级 公立	三级 民营
■ 质控科	28	10	16	1
■ 医务科	70	41	15	1
■ 其他	12	4	2	1
■ 门诊部	22	16	16	1
■ 病案科	18	13	3	2

图 11-19　2022 年院级门诊病案质控承担部门情况

2. 院级质控开展范围

2022 年贵州省开展住院病历质控的医院有 275 家，开展病历内涵质控的有 168 家，开展运行病历质控的有 239 家，开展门诊病历质控的有 164 家，开展住院病案首页专项质控的有 229 家。

3. 质控工作的质控方式

2022 年贵州省采取人工质控的医院有 137 家，占 46.92%；采取信息系统质控的有 4 家，占 1.37%；采取系统＋人工质控的有 134 家，占 45.89%；未填报的有 17 家，占 5.82%（图 11-20）。

（六）住院病历归档及时性

1. 出院患者病历 2 日归档率

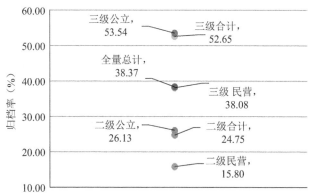

	二级 公立	二级 民营	三级 公立	三级 民营
■ 信息系统质控＋人工质控	72	31	27	4
■ 信息系统质控	2	2	0	0
■ 未填	8	4	4	1
■ 人工质控	68	47	21	1

图 11-20　2022 年住院病案质控形式情况

2022 年贵州省医院住院病历 2 日归档率为 38.37%，较 2021 年 35.69% 有所增加（图 11-21）。其中，三级公立医院 2 日归档率约为 53.54%，三级民营医院约为 38.08%，三级医院总体约为 52.65%；二级公立医院约为 26.13%，二级民营医院约为 15.80%，二级医院总体约为 24.75%（图 11-22）。

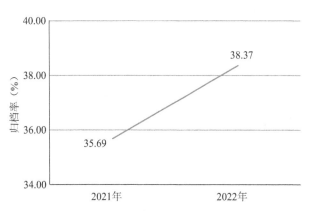

图 11-21　2021 年及 2022 年病历 2 日归档率

图 11-22　2022 年病历 2 日归档率

2. 出院患者归档病历内容完整率

2022年贵州省医院归档病历内容完整率约为95.01%，较2021年的89.56%有所增加（图11-23）。其中，三级公立医院为94.75%，三级民营医院为97.14%，三级医院总体为94.81%；二级公立医院为94.67%，二级民营医院为98.92%，二级医院总体为95.16%（图11-24）。

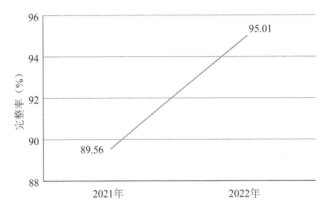

图11-23　2021年及2022年归档病历内容完整率

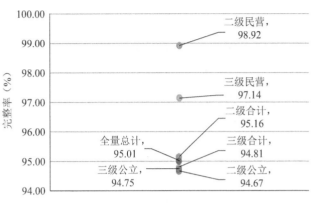

图11-24　2022年归档病历内容完整率

（七）其他质控指标

1. 手术相关记录完整率

2022年贵州省医院手术相关记录完整率为91.59%，其中，三级公立医院为93.68%，三级民营医院为94.49%，三级医院总体为93.68%；二级公立医院为88.64%，二级民营医院为99.32%，二级医院总体为90.12%（图11-25）。

2. 甲级病历率

2022年贵州省医院甲级病历率为93.84%，其中，三级公立医院为93.48%，三级民营医院为99.09%，三级医院总体为93.84%；二级公立医院为93.36%，二级民营医院为89.24%，二级医院总体为92.75%（图11-26）。

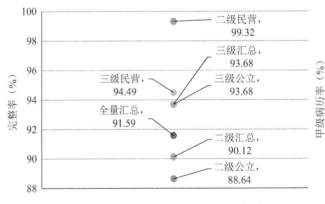
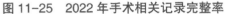

图11-25　2022年手术相关记录完整率

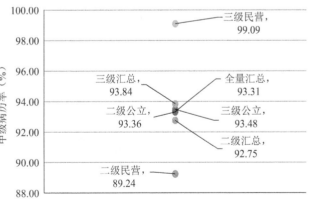

图11-26　2022年甲级病历率

二、病案管理质量控制工作开展情况及特色经验分享

1. 举办全省疾病分类（ICD-10）应用能力培训班

为贯彻《全面提升医疗质量行动计划（2023—2025年）》要求，充分发挥病案首页数据在医疗服务高质量发展、公立医院绩效考核及医保付费方式改革等各项工作中的重要基础性支撑作用，国家病案管理医疗质量控制中心为落实"协和—贵州"帮扶共建任务中全面提升贵州省病案编码人员疾病编码能力

和专业技术水平的目标，在贵州省卫生健康委员会统筹部署下，贵州省病案管理医疗质量控制中心（以下简称"质控中心"）在国家病案管理医疗质量控制中心帮扶下于 2023 年 11 月 11—14 日召开了"贵州省国际疾病分类（ICD-10）应用能力培训班"。

2. 开展贵州省疑难编码讨论活动

组织贵州省医院开展疑难编码讨论活动，制定《贵州省疑难编码讨论活动方案》，安排日程，确定汇报医院及点评医院，每季度以线上形式轮流组织疑难编码讨论活动。

3. 开展质控工作培训及督导检查

2023 年 4—9 月组织质控中心专家委员到遵义市、毕节市威宁县、黔东南苗族侗族自治州、铜仁市德江县及安顺市开展病案质控病历质量内涵、编码质控及培训工作，按照改进目标要求开展督导检查工作。

4. 质控联动机制

贵州省市州级病案质控中心组建率为 100%，县级质控中心截至 2023 年 11 月底组建率为 7%。

三、省级"百佳病案"评选工作

2023 年 9 月 14 日质控中心以线上会议形式讨论和制定省级"百佳病案"评选方案及工作要求，并上报贵州省卫生健康委员会，由贵州省卫生健康委员会下文后积极组建专家团队开展我省"百佳病案"评选活动，通过初评、省级复评共计 217 份病案获得省级"百佳病案"称号[住院 98 份、门（急）诊 88 份、日间医疗 31 份]，另选出 30 份病案参加国家"百佳病案"的评选。

四、"六个一"质量控制工作完成情况

1. 一个专家团队、一名专职人员及一个会议机制

质控中心设立主任 1 名、副主任 2 名、专职人员 1 名、委员 12 人，主要由各市州级质控中心挂靠单位病案科（室）负责人组成，分为 3 个亚专业组。明确质控中心的工作职责，以及质控中心主任、副主任、专家委员的工作职责及会议制度。

制定了《贵州省病案质控中心工作实施方案》《贵州省病历内涵质量检查表》《贵州省病案首页编码检查表》，通过线上形式开展全省的解读及培训，逐步完善贵州省病案质控体系。

按照贵州省卫生健康委员会要求，制定了《贵州省病案管理市级医疗质量控制中心设置参考》《贵州省病案管理县级医疗质量控制中心设置参考》。

2. 一次专项调研及一份质量报告

围绕病案人员情况、归属、管理内容，对病案管理、编码人员情况开展全省基线调研，完成基线报告。

在国家病案管理医疗质量控制中心帮扶下，通过现场调研、汇报、分析现状、哨点医院的建设、制定提高贵州省病案主要诊断编码正确率措施，围绕重点帮扶计划（学科建设、人才培养、质控网络建设、质控工作开展、质控信息化建设等），完成贵州省病案管理专业调研报告的撰写。

3. 一个改进目标

结合调研数据，2022 年全省手术相关记录完整率为 91.59%，2023 年将提升手术相关记录完整率作为改进目标，全省手术相关记录完整率为 94%，较 2022 年有所提升。

五、质量控制工作中存在的问题及下一步工作思考

1. 存在的问题

（1）多数医院未开展病历内涵质控及病案首页专项质控，难以保证病历内涵和首页书写质量。

（2）专职编码人员学历、职称层次不高，难以满足国家对医院首页编码质量的要求。

（3）开展病案质控的方式多以人工为主，信息化质控方式基本未利用。

（4）疾病和手术编码库使用版本未统一。

2. 下一步工作

（1）积极推进县级质控中心的建立，形成国家—省市—县—医院质控联动机制。

（2）积极推进贵州省《病历内涵质量提升专项行动计划（2023—2025年）》活动。

（3）拟搭建贵州省病案智能化信息质控系统。

（4）组织开展专职编码和病案质控人员培训。

（5）继续做好贵州省疑难编码讨论会相关工作，将汇报医院的范围逐步扩大。

（6）汲取其他省级质控中心经验，开展贵州省病案知识竞赛。

（7）继续做好贵州省卫生健康委员会和国家病案管理医疗质量控制中心交办的各项工作。

海南省病案管理专业医疗服务与质量安全报告

一、质量控制数据调查情况

（一）医院概况

2020—2022 年海南省参与 NCIS 全国医疗质量数据抽样调查系统填报的医院分别为 50、51 及 49 家，总体无太大波动。其中，有 32 家医院 3 年均参与填报，占比为 50.79%（图 12-1）。2022 年参与填报的医院中，民营医院 12 家，公立医院 37 家；综合医院 33 家，专科医院 16 家（表 12-1）。

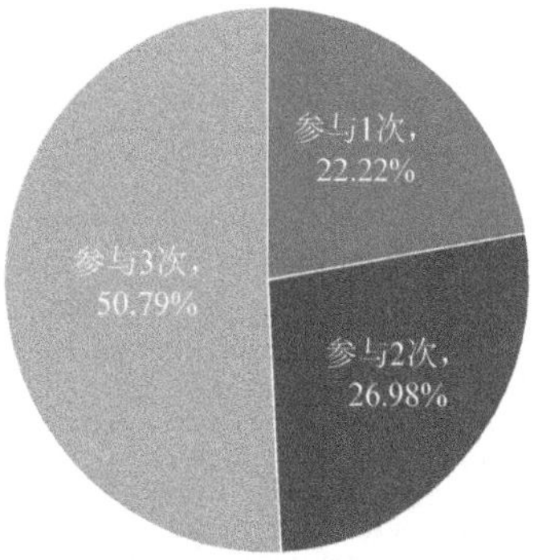

表 12-1　2022 年海南省参加调查的医院概况

医院			数量（家）
综合	三级	公立	14
		民营	2
	小计		16
	二级	公立	15
		民营	2
	小计		17
	总计		33
专科	三级	公立	4
		民营	4
	小计		8
	二级	公立	4
		民营	4
	小计		8
	总计		16

图 12-1　2020—2022 年海南省医院参加调查的频次情况

（二）病案科（室）基本情况

1. 归属情况

2022 年参与调查的医院中，病案科（室）作为独立部门的有 30 家，较 2021 年的 28 家增加了 2 家。具体情况如表 12-2 所示。

表 12-2　2022 年海南省医院病案科（室）作为独立部门的情况

医院			数量（家）	占比（%）
综合	三级	公立	13	92.86
		民营	2	100.00
	小计		15	93.75
	二级	公立	6	40.00
	小计		6	35.29
	总计		21	63.64
专科	三级	公立	1	25.00
		民营	3	75.00
	小计		4	50.00
	二级	公立	2	50.00
		民营	3	75.00
	小计		5	62.50
	总计		9	56.25

2. 管理的病案种类

2022 年海南省医院病案科（室）直接管理的病案种类主要是住院病案，仅管理住院病案的医院有 39 家，占 79.59%。同时管理住院和门诊病案的有 8 家，同时管理住院和急诊病案的有 1 家，同时管理住院、急诊和门诊病案的仅有 1 家（表 12-3）。

表 12-3　2022 年海南省医院病案科（室）直接管理的病案种类情况

病案种类	医院数量（家）							
	综合				专科			
	三级		二级		三级		二级	
	公立	民营	公立	民营	公立	民营	公立	民营
住院	13	—	14	1	3	3	3	2
住院 + 门诊	1	2	—	1	—	1	1	2
住院 + 急诊	—	—	1	—	—	—	—	—
住院 + 门诊 + 急诊	—	—	—	—	—	1	—	—

3. 业务范围

2022 年海南省医院病案科（室）开展业务情况如表 12-4 所示。

表 12-4　2022 年海南省医院病案科（室）开展业务情况

医院级别	业务范围	医院数量（家）	业务种类（种）
三级	病历整理，病历扫描，疾病与手术操作分类，病历质控，科研调阅，病案归档，病案统计，病案复印	6	8
	病历整理，疾病与手术操作分类，病案归档，病案统计，病案复印	4	5
	病历整理，病历扫描，疾病与手术操作分类，病历质控，科研调阅，病案归档，病案复印，其他业务	1	8

医院级别	业务范围	医院数量（家）	业务种类（种）
三级	病历整理，疾病与手术操作分类，病历质控，病案归档，病案统计，病案复印	2	6
	病历整理，疾病与手术操作分类，病历质控，科研调阅，病案归档，病案统计，病案复印	1	7
	新建病历（患者信息采集），病历整理，病历扫描，疾病与手术操作分类，病历质控，科研调阅，病案归档，病案统计，病案复印	3	9
	病历整理，病历扫描，疾病与手术操作分类，病历质控，科研调阅，病案归档，病案统计，病案复印，其他业务	1	9
	疾病与手术操作分类，科研调阅，病案归档，病案统计，病案复印	1	5
	病历整理，病历质控，科研调阅，病案归档，病案统计，病案复印	1	6
	病历整理，疾病与手术操作分类，病历质控，病案归档，病案复印	1	5
	病历扫描，疾病与手术操作分类，病历质控，科研调阅，病案归档，病案统计，病案复印	1	7
	新建病历（患者信息采集），病历整理，病历扫描，疾病与手术操作分类，病历质控，科研调阅，病案归档，病案统计，病案复印，随访	2	10
二级	病历整理，病历质控，病案归档，病案复印	1	4
	病历整理，病历质控，病案归档，病案统计，病案复印	1	5
	病历整理，病案归档，病案统计，病案复印	3	4
	病历整理，病历扫描，疾病与手术操作分类，病历质控，科研调阅，病案归档，病案统计，病案复印	2	8
	病历整理，病历扫描，疾病与手术操作分类，科研调阅，病案归档，病案统计，病案复印	1	7
	病历整理，疾病与手术操作分类，病案归档，病案统计，病案复印	2	5
	病历整理，疾病与手术操作分类，病历质控，科研调阅，病案归档，病案统计，病案复印	4	7
	病历整理，病历扫描，疾病与手术操作分类，病历质控，科研调阅，病案归档，病案统计，病案复印，其他业务	1	9
	疾病与手术操作分类，科研调阅，病案归档，病案统计，病案复印	1	5
	病历整理，病历扫描，病案归档，病案统计，病案复印	1	5
	病历整理，疾病与手术操作分类，病历质控，病案归档，病案复印	1	5
	病历整理，病历扫描，疾病与手术操作分类，病案归档，病案统计，病案复印	3	6
	病历整理，病历扫描，疾病与手术操作分类，病历质控，科研调阅，病案归档，病案复印	1	7
	疾病与手术操作分类，病案归档，病案统计，病案复印	1	4
	新建病历（患者信息采集），病历整理，病历扫描，病历质控，科研调阅，病案归档，病案统计，病案复印	1	8
	病历整理，病历扫描，病历质控，病案归档，病案复印	1	5

（三）病案科（室）人员情况

1. 科室专职人员

（1）人员数量及工作负荷

2022 年海南省医院病案科（室）共有专职人员 369 人。其中，三级公立综合医院有 196 人，二级公立综合医院有 83 人，民营医院共有 53 人（表 12-5）。以病案科（室）工作人员月均处理住院病案数量考察工作负荷，2022 年三级民营综合医院病案科（室）工作人员月均负担出院患者病历数最多，为 615.56 份；二级民营综合医院病案科（室）工作人员月均负担出院患者病历数最少，为 54.83 份（表 12-5）。

表 12-5　2022 年海南省病案科（室）工作人员数量及工作负荷

医院			工作人员数量（人）	出院患者数量（人次）	工作人员月均负担出院患者病历数量（份）
综合	三级	公立	196	662 382	281.63
		民营	6	44 320	615.56
	二级	公立	83	216 589	217.46
		民营	3	5108	141.89
专科	三级	公立	26	66 062	211.74
		民营	35	61 000	145.24
	二级	公立	11	26 110	197.80
		民营	9	5922	54.83

（2）人员专业

2022 年海南省医院病案科（室）具有医学相关专业人员数量占比均在 70% 以上，其中，三级公立综合医院占比最低，为 73.08%，三级民营综合、二级民营综合及二级公立专科医院占比均达 100%（表 12-6）。

表 12-6　2022 年海南省医院病案科（室）工作人员专业情况

医院			工作人员数量（人）	医学相关专业人员数量（人）	占比（%）
综合	三级	公立	196	156	79.59
		民营	6	6	100.00
	二级	公立	83	62	74.70
		民营	3	3	100.00
专科	三级	公立	26	19	73.08
		民营	35	28	80.00
	二级	公立	11	11	100.00
		民营	9	7	77.78

（3）人员学历

2022 年海南省三级公立专科、三级民营专科及二级民营综合医院中病案科（室）工作人员拥有本科及以上学历的人数占比较高，均在 80.00% 以上；三级公立综合、二级公立综合及二级公立专科医院占比较低，分别为 56.77%、47.95%、54.55%（图 12-2）。

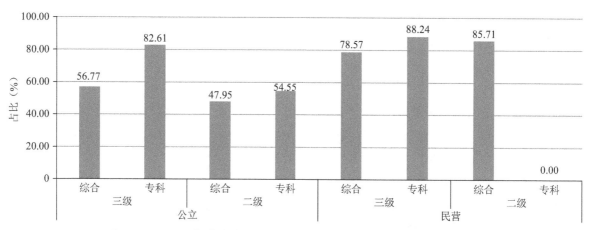

图 12-2　2022 年海南省医院病案科（室）本科及以上学历人员情况

（4）人员技术职称

2022 年海南省公立综合医院病案科（室）工作人员主要以初级及中级技术职称为主，副高级及以上技术职称人员占比较少，具体情况如表 12-7 所示。

表 12-7　2022 年海南省医院病案科（室）工作人员技术职称情况

医院			人员数量（人）			
			初级技术职称及其他	中级技术职称	副高级技术职称	正高级技术职称
综合	三级	公立	118	54	15	1
		民营	2	2	2	0
	二级	公立	59	15	6	1
		民营	3	0	0	0
专科	三级	公立	14	10	1	1
		民营	27	3	2	3
	二级	公立	5	4	2	0
		民营	8	0	1	0

2. 专职编码人员情况

2022 年海南省医院病案科（室）共有专职编码人员 146 人，其中，三级公立综合医院有 76 人，明显高于二级公立综合医院（37 人），而二级民营综合医院无专职编码人员（表 12-8）。以 2022 年海南省医院病案科（室）专职编码人员月均负担出院患者病历数，三级民营综合医院最多，为 1846.67 份；三级公立专科医院次之，为 786.45 份（表 12-8）。

表 12-8　2022 年海南省医院病案科（室）专职编码人员数量及工作负荷

医院			编码人员数量（人）	出院患者数量（人次）	编码人员月均负担出院患者病历数（份）
综合	三级	公立	76	662 382	726.30
		民营	2	44 320	1846.67
	二级	公立	37	216 589	487.81
		民营	0	5108	0
专科	三级	公立	7	66 062	786.45
		民营	14	61 000	363.10
	二级	公立	4	26 110	543.96
		民营	6	5922	82.25

（四）病案首页数据质控情况

1. 主要诊断/手术编码正确率

因有部分医院未填写该项数据（2022年有44家医院填写），故以下分析对象仅为填报医院。2020—2022年海南省医院主要诊断编码正确率分别为93.99%、93.46%、90.37%，均大于90%，但整体呈下降趋势；主要手术编码正确率分别为75.57%、85.33%、89.63%，呈上升趋势（图12-3）。

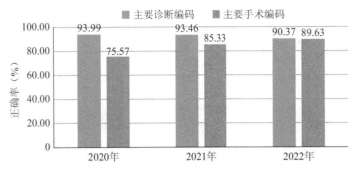

图12-3 2020—2022年海南省医院主要诊断编码及主要手术编码正确率

各级各类医院主要诊断编码正确率及主要手术编码正确率情况如图12-4所示。

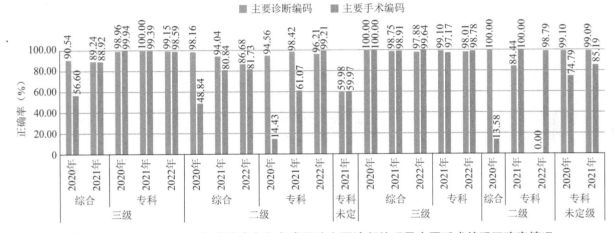

图12-4 2020—2022年海南省各级各类医院主要诊断编码及主要手术编码正确率情况

2. 疾病和手术编码的病案类型

2022年海南省医院病案科（室）疾病和手术编码的病案类型情况如表12-9所示。

表12-9 2022年海南省医院病案科（室）疾病和手术编码的病案类型

医院			编码的病案类型	医院数量（家）
综合	三级	公立	住院病案	12
			住院病案，门诊病案	2
		民营	住院病案，门诊病案	2
	二级	公立	住院病案	14
			住院病案，门诊病案	1
		民营	住院病案	2
专科	三级	公立	住院病案	3
			住院病案，门诊病案	1
		民营	住院病案	2
			住院病案，门诊病案	1
			住院病案，门诊病案，急诊病历	1
	二级	公立	住院病案	3
			住院病案，门诊病案	1
		民营	住院病案	2
			住院病案，门诊病案	2

（五）院级病历质控工作情况

1. 院级病案质控归属

2022年海南省医院院级病案质控工作实际承担部门情况如表12-10所示。

表12-10　2022年海南省医院院级住院病案质控工作实际承担部门情况

医院			实际承担部门	医院数量（家）
综合	三级	公立	病案科	8
			医务科	2
			质控科	4
		民营	质控科	2
	二级	公立	病案科	4
			医务科	5
			质控科	6
		民营	病案科	1
			医务科	1
专科	三级	公立	医务科	2
			质控科	2
		民营	病案科	4
	二级	公立	病案科	2
			医务科	1
			质控科	1
		民营	病案科	3
			质控科	1

2. 开展范围

2022年海南省医院院级病历质控工作开展范围如表12-11所示。

表12-11　2022年海南省医院院级病案质控工作开展范围

医院		院级病案质控开展范围	医院数量（家）
三级	公立	运行病历，门诊病历，首页，急诊病历，改进目标，终末质控，内涵质控	5
		运行病历，首页，终末质控，内涵质控	1
		首页，终末质控，内涵质控	1
		运行病历，门诊病历，首页，改进目标，终末质控，内涵质控	3
		运行病历，门诊病历，首页，终末质控，内涵质控	1
		运行病历，首页，改进目标，终末质控，内涵质控	2
		首页，改进目标	1
		首页，改进目标，终末质控，内涵质控	2
		运行病历，门诊病历，首页，急诊病历，终末质控，内涵质控	1
		运行病历，首页，终末质控	1
	民营	首页，终末质控，内涵质控	1
		运行病历，终末质控，内涵质控	2
		运行病历，门诊病历，首页，改进目标，终末质控，内涵质控	2
		运行病历，门诊病历，首页，终末质控，内涵质控	1

续表

医院		院级病案质控开展范围	医院数量（家）
二级	公立	运行病历，门诊病历，首页，急诊病历，改进目标，终末质控，内涵质控	1
		运行病历，首页，终末质控，内涵质控	4
		首页，终末质控，内涵质控	1
		运行病历，门诊病历，急诊病历，终末质控，内涵质控	1
		运行病历，门诊病历，首页，改进目标，终末质控，内涵质控	1
		首页	3
		运行病历，门诊病历，首页，终末质控，内涵质控	1
		运行病历，门诊病历，首页，急诊病历，终末质控，内涵质控	1
		运行病历，首页，终末质控	2
		运行病历，门诊病历，终末质控	1
		门诊病历	1
		首页，终末质控	1
		运行病历，首页	1
	民营	运行病历，首页，终末质控，内涵质控	1
		运行病历，门诊病历，首页，改进目标，终末质控，内涵质控	1
		首页	1
		运行病历，首页，改进目标，终末质控，内涵质控	1
		首页，终末质控	1
		终末质控	1

3. 病历质控方式

2022 年海南省医院院级病历质控方式情况如图 12-5 所示。

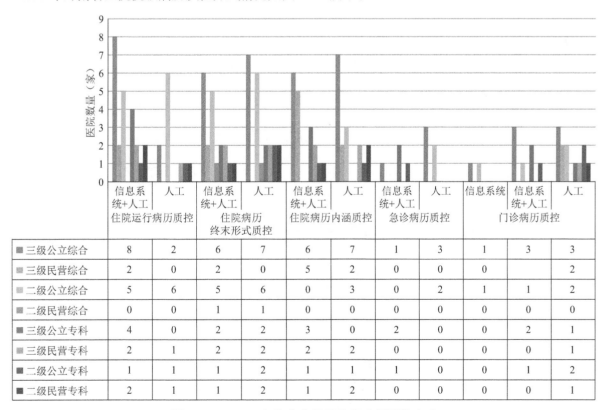

	信息系统+人工（住院运行病历质控）	人工（住院运行病历质控）	信息系统+人工（住院病历终末形式质控）	人工（住院病历终末形式质控）	信息系统+人工（住院病历内涵质控）	人工（住院病历内涵质控）	信息系统+人工（急诊病历质控）	人工（急诊病历质控）	信息系统（门诊病历质控）	信息系统+人工（门诊病历质控）	人工（门诊病历质控）
三级公立综合	8	2	6	7	6	7	1	3	1	3	3
三级民营综合	2	0	2	0	5	2	0	0	0		2
二级公立综合	5	6	5	6	0	3	0	2	1	1	2
二级民营综合	0	0	1	1	0	0	0	0	0	0	0
三级公立专科	4	0	2	2	3	0	2	0	0	2	1
三级民营专科	2	1	2	2	2	2	0	0	0	0	1
二级公立专科	1	1	1	2	1	1	1	0	0	1	2
二级民营专科	2	1	1	2	1	2	0	0	0	0	1

图 12-5　2022 年海南省医院院级病历质控方式

4.质控结果

2021年及2022年海南省医院病案质控指标情况如图12-6所示。

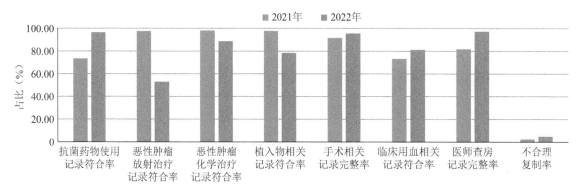

图12-6　2021年及2022年海南省病案质控指标情况

（六）住院病案整理归档及时性

2022年海南省医院住院病案归档方式、归档时间及归档完整率如表12-12~表12-14所示。

表 12-12　2022 年海南省医院住院病案归档方式

归档方式	医院			数量（家）
仅纸质病历归档	综合	三级	公立	8
			民营	2
		二级	公立	8
			民营	1
	专科	三级	民营	2
		二级	公立	2
			民营	3
有纸质病历和电子病历归档	综合	三级	公立	6
		二级	公立	7
			民营	1
	专科	三级	公立	4
			民营	2
		二级	公立	2
			民营	1

表 12-13　2022 年海南省医院住院病案归档时间情况

医院			纸质2日归档率（%）	纸质3日归档率（%）	纸质7日归档率（%）
综合	三级	公立	32.43	24.36	29.60
		民营	0.00	100.00	0.00
	二级	公立	14.53	38.85	50.49
		民营	2.84	0.72	96.44
专科	三级	公立	62.81	5.60	33.02
		民营	54.23	40.45	5.29
	二级	公立	2.59	90.69	6.72
		民营	52.79	23.07	22.26

表 12-14　2022 年海南省医院住院病案归档完整率

医院			归档完整率（%）
综合	三级	公立	98.09
	二级	公立	97.98
专科	三级	公立	96.10
		民营	88.10
	二级	公立	99.19
		民营	100.00

（七）电子病历建设情况

1. 病历签名方式

2022 年海南省医院中，有 37 家医院病历为手工签名，有 4 家医院病历全部电子签名（表 12-15）。

2. 病案贮存方式

2022 年海南省医院中，有 28 家医院均采取纸质贮存方式；其余为纸质和电子 / 扫描方式（表 12-16）。

表 12-15　2022 年海南省医院病历签名方式

签名方式	医院		数量（家）
全部电子签名	综合 三级	公立	3
	综合 二级	公立	1
手工签名	综合 三级	公立	7
		民营	2
	综合 二级	公立	12
		民营	2
	专科 三级	公立	3
		民营	4
	专科 二级	公立	4
		民营	3
部分电子签名	综合 三级	公立	4
	综合 二级	公立	2
	专科 三级	公立	1
	专科 二级	民营	1

表 12-16　2022 年海南省医院病案贮存方式

贮存方式	医院		数量（家）
纸质	综合 三级	公立	8
		民营	2
	综合 二级	公立	9
		民营	2
	专科 三级	民营	1
	专科 二级	公立	3
		民营	3
纸质和电子 / 扫描	综合 三级	公立	6
	综合 二级	公立	6
	专科 三级	公立	4
		民营	3
	专科 二级	公立	1
		民营	1

二、病案管理质量控制工作开展情况及特色经验分享

海南省病案管理医疗质量控制中心（以下简称"质控中心"）近年重点关注主要诊断编码正确率、主要手术编码正确率及病历内涵相关指标，并采取了一系列的措施。

首先，加强医务人员的培训和学习，提高对临床编码规范的理解和掌握程度。其次，质控中心积极引进病案管理质控软件，以期通过自动化的方式进行编码准确性的检查，逐步提高工作效率和准确率。同时，为提高病历内涵质量，质控中心逐步统一海南省病案质控相关标准，如根据《病历书写基本规范详解》《医疗质量安全核心制度》及海南省实际情况制定了《海南省住院病历质量考核评价标准（2023版）》，其中涉及 300 多条项目考核评价。且制定了质控中心质量控制指标检查标准和评分标准，实现全

省数据可排名，以数据为导向，推进病案质量持续有效改进。同时，开展了病案质控联合检查，完成了对全省34家医院的督导检查。

在病案管理质量控制工作中，质控中心形成了一些特色经验：一是定期开展病案质量教育活动，让医务人员深入理解质量控制的重要性，提高他们自觉遵守编码规范的意识；二是加强与临床科室的协作，促进信息共享，从而提高数据的准确性和完整性；三是充分发挥质控软件的优势，提高工作效率和准确率；四是注重持续改进，不断优化工作流程和质控指标体系，以适应不断变化的需求和政策。

总体来说，通过不懈努力和积极探索，海南省病案管理质量控制工作取得了显著的成效，主要诊断编码正确率、主要手术编码正确率及病历内涵相关指标得到了有效提高。

三、省级"百佳病案"评选工作

质控中心接到上级文件后积极响应，发送文件至各二级以上医院，通知符合要求的医院必须按国家文件积极准备参加评选。以下是对这一活动的工作总结。

（1）协助组织筹备工作。在活动开始前，根据国家要求，质控中心对接每家参加"百佳病案"评选活动的医院，对提出的问题进行解答并督促各医院按时保质保量上传病案。质控中心认真审查每份上传病案，对不符合要求的病案积极沟通所属医院。严格审核各医院上报"百佳病案"评审的专家资质，筛选出一批经验丰富的评审组成最优评审组，确保活动的顺利进行。

（2）提供技术支持。质控中心挂靠海南医科大学第一附属医院，经过与信息科对接，根据国家要求，由质控中心提供评审场地及电脑，信息科负责技术支持，安装堡垒机，以便评审专家进行评审。

（3）协调评审专家。在评审过程中，质控中心负责与评审专家进行沟通协调，确保在规定的时间内完成评审工作，并保证评审结果的准确性和及时性。

（4）组织初审、复审。根据初审结果，评审专家现场开短会，针对海南省病案情况各抒己见，对复审病案严格把关，力求选出全省最优病案。

（5）反馈和改进。在活动结束后，评审专家再次开会进行反馈和讨论，根据国家病案标准，总结经验教训，并提出改进和优化的建议。结合专家所在医院病案情况，把国家标准带回医院，加以参考总结，以便在平时工作中更好地发挥作用。

四、"六个一"质量控制工作完成情况

1. 一个专家团队及一名专职人员

海南医科大学第一附属医院2023年在质控中心换届选举中连任挂靠单位。质控中心挂牌后，经组委会层层筛选，最终选取主任委员1名，副主任委员3名，委员21名，秘书2名（其中1名为专职秘书）。后经专业区分，分别成立病案质控组、编码质控组和病案管理组，各专业组充分履职，开展工作。

2. 一个会议机制

质控中心建立了3个重要会议机制，包括月调度会、疑难编码讨论会和病历内涵质量讨论会，统一了海南省的病案质控标准及首页质控标准，通过线上、线下会议各个途径加强质控工作的协调和沟通。

3. 一个改进目标

根据国家病案管理医疗质量控制中心要求，质控中心确定了2个改进目标，分别是主要诊断编码正确率和手术相关记录符合率，2023年质控中心通过督导各医院持续开展质控工作，将不断提高这2项指标的水平。

4. 一次专题调研

质控中心进行了 1 次专题调研，调查门诊病案质量管理的现状，为进一步改进门诊病案质控工作提供了依据和方向。

5. 一份质量报告

质控中心撰写了《病案管理专业医疗质量安全报告》，反映病案管理工作的质量和安全情况，并提出了改进建议。

五、质量控制工作中存在的问题及下一步工作思考

1. 存在的问题

（1）病案科（室）高学历人员配置不足。海南省医院病案科（室）仍存在缺乏高学历、高职称人才等问题，三级公立综合和二级公立医院病案科（室）仅有一半的本科或硕士学历工作人员，二级公立综合医院仅有不足三成的本科或硕士学历编码人员，此现状的人员构成难以满足对病历深层数据挖掘的需求，在一定程度上会影响医疗科研的发展和进度。此外，三级公立医院病案科（室）人均病历负担量较大，编码人员病历负担量也较大。因此，病案科（室）需要增加高学历的人才，如引进高学历专业对口的人才、本科室学历较低的人员可通过函授或者自考等方式提升学历水平和专业背景，这将进一步提高医院病案科整个队伍的学历和专业配置。

（2）编码人员配置不足。海南省医院病案科（室）中编码人员整体数量不足，人均负担工作量较大，目前难以满足病案管理专业的需求及 DIP/DRG 的工作开展，应当引进和培养高质量、高水平的专业人才来推进海南省医院编码工作的发展。

2. 下一步工作

病案管理是一门涉及多学科的边缘科学，病案管理不仅需要病案人员的努力，同时也离不开医师和护士等相关工作者的努力。病案管理人员不仅需要掌握全面的医学科学、管理科学和电子计算机知识，还要能够对病案信息进行加工汇编，积极配合科研的需求，开发各类病种资料的编研，从而达到高效开发和利用病案资源的目的。此外，病案管理人员除了需要掌握自身专业技能外，同时也需要与临床工作者进行有效的沟通，共同完善病案管理的体系建设和推动医院高质量发展。因此，海南省针对现状做出以下大体计划。

（1）开展"提高病案首页主要诊断编码正确率"培训班，通过考核和不定时抽查的方式检验培训成果。

（2）定期举办线上或线下病案学术讨论会议。

（3）开展全省医院病案质控大检查，完善病案质控标准，对首页数据督导表进行细化。

（4）组织培训班及学习交流活动，进行 DIP/DRG 的推广和培训。

（5）积极完成国家病案管理医疗质量控制中心布置的相关任务。

（6）推进海南省病案信息化建设，包括通过对接三医联动系统，获取全省病案数据，同时采购病案质控系统，采用信息系统质控与人工质控相结合、线上与线下相结合等多种形式进行监管。

第十三节

河北省病案管理专业 医疗服务与质量安全报告

一、质量控制数据调查情况

河北省 11 个地市均已建立市级病案管理医疗质量控制中心。根据 NCIS 全国医疗质量数据抽样调查系统要求，对二级以上医院病案科（室）业务开展情况等进行摸底调查，调查范围涉及河北省 11 个地市 452 家医院。

（一）医院概况

本次调查纳入 412 家医院，其中，综合医院 324 家，占 78.64%，相比 2021 年上涨 0.71%；专科医院 88 家，占 21.36%，相比 2021 年下降 0.71%。数据填报完整度为 100%，但数据填报总体有效率为 91.15%（图 13-1、表 13-1）。

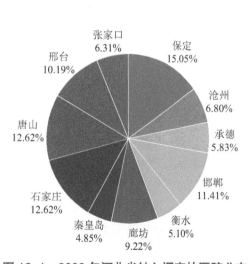

图 13-1　2022 年河北省纳入调查的医院分布

表 13-1　2022 年河北省各级各类医院数据填报完整度

医院	数量（家）	完整度（%）
三级公立综合	50	100
二级公立综合	205	100
三级民营综合	4	100
二级民营综合	65	100
三级公立专科	12	100
二级公立专科	62	100
三级民营专科	2	100
二级民营专科	12	100
总计	412	100

（二）病案科（室）基本情况

1. 归属情况

有效数据中，河北省病案科（室）为绩效考核独立核算部门（以下简称"独立部门"）的医院有 230 家，占 55.83%，相比 2021 年上涨 0.20%。三级公立综合医院占比最高，为 76.00%；二级民营专科医院占比最低，为 33.33%。从行政区域划分看，唐山占比最高，为 67.31%；石家庄最低，为 36.54%（图 13-2、图 13-3）。

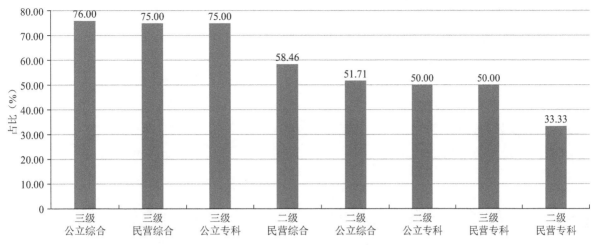

图 13-2　2022 年河北省各级各类医院病案科（室）作为独立部门的占比

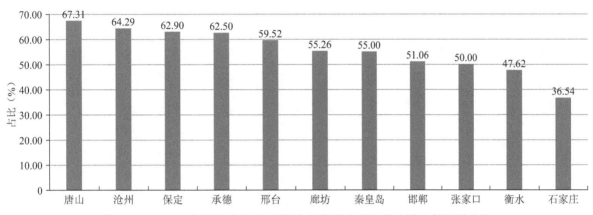

图 13-3　2022 年河北省各地市医院病案科（室）作为独立部门的占比

2. 管理的病案种类

河北省病案科（室）管理的病案种类有住院病案、门诊病案、急诊病案、互联网诊疗病案。其中，仅管理住院病案的医院有 264 家，占 64.08%，相比 2021 年上涨 0.93%；管理住院病案及急诊病案的医院有 75 家，占 18.20%，相比 2021 年下降 1.75%；同时管理住院病案、门诊病案及急诊病案的医院有 37 家，占 8.98%，相比 2021 年下降 1.11%；管理住院病案及门诊病案的医院有 33 家，占 8.01%，相比 2021 年上涨 1.67%。

3. 业务范围

河北省病案科（室）开展病历复印、病历归档、病历整理、病历质控、病历统计、疾病与手术操作分类、科研调阅、病历扫描、新建病历（患者信息采集）、随访等业务的医院占比依次为 98.54%、97.82%、88.59%、81.80%、77.91%、70.63%、47.57%、35.19%、14.32%、7.04%。

（三）病案首页数据质控情况

1. 主要诊断编码正确率

2022 年河北省有 391 家医院上报该指标数据，数据总体有效率为 86.50%。其中，综合医院 308 家，占 78.77%；专科医院 83 家，占 21.23%。

2022 年河北省主要诊断编码正确率为 94.58%，与 2021 年相比下降 1.59%，与 2020 年相比上涨 11.01%。3 年涨幅最大的是二级民营综合医院，自 2020 年的 44.91% 上升至 2022 年的 93.11%；3 年连续上涨的有二级民营综合、三级民营专科及二级民营专科医院，反映了编码员编码水平与编码核查能力均逐步提升；先上涨后下降的有三级公立综合、二级公立综合、三级民营综合、三级公立专科及二级公立专科医院，可能与医院先注重提升编码质量后加大编码核查力度有关。从行政区域划分看，3年涨幅最大的是邯郸，自2020年的66.71%上升至2022年的92.56%；3年连续上涨的有张家口及石家庄；先上涨后下降的有保定、沧州、承德、邯郸、衡水、廊坊、秦皇岛、唐山及邢台。

2022年综合医院中三级公立综合医院主要诊断编码正确率最高，为96.23%；二级民营综合医院最低，为87.09%。专科医院中二级民营专科医院主要诊断编码正确率最高，为99.91%，二级公立专科医院最低，为92.88%。从行政区域划分看，衡水主要诊断编码正确率最高，为97.65%；秦皇岛最低，为89.62%。

具体情况见表13-2及表13-3。

表13-2　2022年河北省各级各类医院主要诊断编码正确率

单位：%

医院	2020年	2021年	2022年	与2020年比较	与2021年比较
三级公立综合	91.33	97.40	96.23	4.90	-1.17
二级公立综合	82.59	95.33	93.56	10.97	-1.77
三级民营综合	65.76	97.66	87.09	21.33	-10.57
二级民营综合	44.91	88.87	93.11	48.20	4.24
三级公立专科	95.77	99.25	98.75	2.98	-0.50
二级公立专科	71.60	98.34	92.88	21.28	-5.46
三级民营专科	87.57	97.07	97.93	10.36	0.86
二级民营专科	99.19	99.80	99.91	0.72	0.11
总体	83.57	96.17	94.58	11.01	-1.59

表13-3　2022年河北省各地市医院主要诊断编码正确率

单位：%

地市	2020年	2021年	2022年	与2020年比较	与2021年比较
保定	77.33	98.16	96.20	18.87	-1.96
沧州	94.26	97.25	95.81	1.55	-1.44
承德	82.76	97.06	93.50	10.74	-3.56
邯郸	66.71	96.06	92.56	25.85	-3.50
衡水	84.66	98.25	97.65	12.99	-0.60
廊坊	79.62	98.14	96.58	16.96	-1.56
秦皇岛	70.05	97.02	89.62	19.57	-7.340
石家庄	86.75	94.07	95.88	9.13	1.81
唐山	97.39	98.42	95.43	-1.96	-2.99
邢台	78.44	94.01	91.96	13.52	-2.05
张家口	81.98	90.25	94.38	12.40	4.13

2. 主要手术编码正确率

2022年河北省主要手术编码正确率为93.72%，与2021年相比上涨1.91%，与2020年相比上涨3.70%。

3 年涨幅最大的是三级公立专科医院，自 2020 年的 70.32% 上升至 2022 年的 95.54%；3 年连续上涨的均为二级医院，反映了二级医院编码员编码水平与编码核查能力均逐步提升；先下降后上涨的是三级公立综合医院，可能与先注重加大编码核查力度后提升编码质量有关；先上涨后下降的有三级民营综合、三级公立专科及三级民营专科医院，可能与先注重提升编码质量后加大编码核查力度有关（表 13-4）。

表 13-4　2022 年河北省各级各类医院主要手术编码正确率

单位：%

医院	2020 年	2021 年	2022 年	与 2020 年比较	与 2021 年比较
三级公立综合	97.04	92.69	96.20	−0.84	3.51
二级公立综合	87.15	90.11	92.33	5.18	2.22
三级民营综合	98.99	99.22	85.39	−13.60	−13.83
二级民营综合	64.71	84.61	87.75	23.04	3.14
三级公立专科	70.32	98.68	95.54	25.22	−3.14
二级公立专科	89.71	90.01	91.07	1.36	1.06
三级民营专科	100.00	—	98.84	−1.16	—
二级民营专科	93.39	94.32	100	6.61	5.68
总体	90.02	91.81	93.72	3.70	1.91

从行政区域划分看，河北省大部分市级医院主要手术编码正确率相比 2020 年均明显提高，其中，3 年涨幅最大的是邢台，自 2020 年的 83.59% 上升至 2022 年的 93.29%；3 年连续上涨的有保定、廊坊、唐山及邢台；先下降后上涨的有石家庄、衡水及张家口；先上涨后下降的有沧州、邯郸及秦皇岛（表 13-5）。

表 13-5　2022 年河北省各地市医院主要手术编码正确率

单位：%

地市	2020 年	2021 年	2022 年	与 2020 年比较	与 2021 年比较
保定	93.00	93.47	93.61	0.61	0.14
沧州	87.82	95.51	95.14	7.32	−0.37
承德	98.84	97.77	94.27	−4.57	−3.50
邯郸	88.53	97.07	95.11	6.58	−1.96
衡水	97.07	78.68	96.49	−0.58	17.81
廊坊	89.10	93.62	95.78	6.68	2.16
秦皇岛	94.66	95.34	89.92	−4.74	−5.42
石家庄	93.71	92.74	93.99	0.28	1.25
唐山	85.46	86.08	92.97	7.51	6.89
邢台	83.59	87.20	93.29	9.70	6.09
张家口	85.58	84.19	94.93	9.35	10.74

2022 年综合医院中三级公立综合医院主要手术编码正确率最高，为 96.20%；三级民营综合医院最低，为 85.39%。专科医院中二级民营专科医院主要手术编码正确率最高，为 100%，二级公立专科医院最低，为 91.07%。从行政区域划分看，衡水主要编码正确率最高，为 96.49%，秦皇岛最低，为 89.92%。

3. 编码库版本

目前公立医院绩效考核对编码库使用有统一规范要求。2022年河北省疾病编码库采用国家临床版2.0的占比为56.80%，相比2021年下降25.83%；手术编码库采用国家临床版3.0的占比为70.87%，相比2021年上涨6.32%。新增加医保版1.0/2.0疾病和手术编码库，应用占比分别为5.10%和4.85%。调查提示编码库的统一工作仍需进一步推进，新增医保版编码库的使用可能与河北省推动DIP有关。

4. 进行编码的病案类型

河北省对住院病案编码的医院占100%，相比2021年上涨0.23%；对门诊病案编码的医院占22.82%，相比2021年上涨3.33%；对互联网诊疗病案编码的医院占0.73%，相比2021年下降0.21%。新增急诊病案编码，对急诊病案编码的医院占14.81%。

5. 病案首页必填项和52个逻辑校验项的质控方式

2022年河北省新增利用信息系统质控结合人工质控，且采用此质控方式的医院最多，占46.36%；完全利用信息系统质控的医院最少，占5.83%；单纯通过人工质控的医院占29.13%，相比2021年下降26.51%。调查提示医院更加重视病案首页质控，目前质控方式以信息系统质控和人工质控相结合为主。

6. 病案首页的内涵质控方式

2022年河北省新增利用信息系统质控结合人工质控，采用此质控方式的医院占31.31%；利用人工质控的医院最多，占47.09%，相比2021年下降23.57%；完全利用信息系统质控的医院最少，占2.91%。调查提示对病案首页内涵质控仍以人工为主，逐步过渡为信息系统质控。

（四）院级病历质控工作情况

1. 实际承担部门

（1）住院病历质控工作实际承担部门：2022年河北省各级各类医院参与院级住院病历质控工作管理的科室中，医务科占49.04%，病案科占33.49%，质控科占14.59%，信息科占0.48%，其他科室（如护理部、医保科、临床科室等）占2.39%（表13-6），河北省各地市医院参与院级住院病历质控工作管理的科室见表13-7。

表13-6　2022年河北省各级各类医院院级住院病历质控工作实际承担部门

医院	调研医院（家）	医务科		病案科		质控科		信息科		其他	
		医院数量（家）	占比（%）	医院数量（家）	占比（%）	医院数量（家）	占比（%）	医院数量（家）	占比（%）	医院数量（家）	占比（%）
三级公立综合	50	15	30.00	28	56.00	6	12.00	0	0	1	2.00
二级公立综合	206	101	49.03	58	28.16	42	20.39	2	0.97	3	1.46
三级民营综合	4	1	25.00	2	50.00	1	25.00	0	0	0	0
二级民营综合	66	33	50.00	24	36.36	8	12.12	0	0	1	1.52
三级公立专科	12	6	50.00	6	50.00	0	0	0	0	0	0
二级公立专科	64	40	62.50	17	26.56	4	6.25	0	0	3	4.69
三级民营专科	2	1	50.00	1	50.00	0	0.	0	0	0	0
二级民营专科	14	8	57.14	4	28.57	0	0.	0	0	2	14.29
总体	418	205	49.04	140	33.49	61	14.59	2	0.48	10	2.39

表 13-7 2022 年河北省各地市医院院级住院病历质控工作实际承担部门

地市	调研医院（家）	医务科		病案科		质控科		信息科		其他	
		医院数量（家）	占比（%）	医院数量（家）	占比（%）	医院数量（家）	占比（%）	医院数量（家）	占比（%）	医院数量（家）	占比（%）
保定	64	39	60.94	14	21.88	8	12.50	0	0	3	4.69
沧州	29	16	55.17	13	44.83	0	0	0	0	0	0
承德	24	16	66.67	3	12.50	4	16.67	0	0	1	4.17
邯郸	48	20	41.67	24	50.00	3	6.25	0	0	1	2.08
衡水	21	12	57.14	6	28.57	2	9.52	0	0	1	4.76
廊坊	39	15	38.46	19	48.72	5	12.82	0	0	0	0
秦皇岛	20	7	35.00	8	40.00	5	25.00	0	0	0	0
石家庄	52	30	57.69	14	26.92	7	13.46	0	0	1	1.92
唐山	52	26	50.00	14	26.92	11	21.15	0	0	1	1.92
邢台	43	15	34.88	15	34.88	11	25.58	0	0	2	4.65
张家口	26	9	34.62	10	38.46	5	19.23	2	7.69	0	0

（2）门诊病历质控工作实际承担部门：2022 年河北省各级各类医院参与院级门诊住院病历质控工作管理的科室中，医务科占 44.98%，门诊部占 33.01%，病案科占 7.18%，质控科占 5.74%，信息科占 0.96%，其他科室（如护理部、医保科、临床科室等）占 8.13%（表 13-8），河北省各地市医院参与院级门诊住院病历质控工作管理见表 13-9。

表 13-8 2022 年河北省各级各类医院院级门诊病历质控工作实际承担部门

医院	调研医院（家）	医务科		门诊部		病案科		质控科		信息科		其他	
		医院数量（家）	占比（%）	医院数量（家）	占比（%）	医院数量（家）	占比（%）	医院数量（家）	占比（%）	医院数量（家）	占比（%）	医院数量（家）	占比（%）
三级公立综合	50	9	18.00	38	76.00	2	4.00	0	0	0	0	1	2.00
二级公立综合	206	90	43.69	69	33.50	10	4.85	18	8.74	4	1.94	15	7.28
三级民营综合	4	0	0	4	100.00	0	0	0	0	0	0	0	0
二级民营综合	66	30	45.45	17	25.76	9	13.64	3	4.55	0	0	7	10.61
三级公立专科	12	10	83.33	1	8.33	0	0	0	0	0	0	1	8.33
二级公立专科	64	40	62.50	7	10.94	6	9.38	3	4.69	0	0	8	12.50
三级民营专科	2	2	100.00	0	0	0	0	0	0	0	0	0	0
二级民营专科	14	7	50.00	2	14.29	3	21.43	0	0	0	0	2	14.29
总计	418	188	44.98	138	33.01	30	7.18	24	5.74	4	0.96	34	8.13

表 13-9　2022 年河北省各市医院院级门诊病历质控工作实际承担部门

城市	调研医院（家）	医务科参与		门诊部参与		病案科参与		质控科参与		信息科参与		其他参与	
		医院数量（家）	占比（%）	医院数量（家）	占比（%）	医院数量（家）	占比（%）	医院数量（家）	占比（%）	医院数量（家）	占比（%）	医院数量（家）	占比（%）
保定	64	32	50.00	22	34.38	3	4.69	2	3.13	0	0	5	7.81
沧州	29	12	41.38	15	51.72	1	3.45	0	0.	0	0	1	3.45
承德	24	15	62.50	3	12.50	0	0	3	12.50	0	0	3	12.50
邯郸	48	22	45.83	13	27.08	8	16.67	2	4.17	1	2.08	2	4.17
衡水	21	8	38.10	9	42.86	1	4.76	1	4.76	0	0	2	9.52
廊坊	39	12	30.77	13	33.33	6	15.38	4	10.26	1	2.56	3	7.69
秦皇岛	20	8	40.00	6	30.00	0	0	2	10.00	0	0	4	20.00
石家庄	52	24	46.15	22	42.31	2	3.85	3	5.77	0	0	1	1.92
唐山	52	29	55.77	14	26.92	1	1.92	1	1.92	0	0	7	13.46
邢台	43	19	44.19	12	27.91	3	6.98	4	9.30	0	0	5	11.63
张家口	26	7	26.92	9	34.62	5	19.23	2	7.69	2	7.69	1	3.85

2. 开展范围

2022 年河北省各级各类医院中 91.15% 的医院开展住院病历质控，87.56% 的医院开展终末形式质控，70.81% 的医院开展病历内涵质控，80.62% 的医院开展运行病历质控，80.86% 的医院开展住院病案首页专项质控，46.89% 的医院开展病案管理指标质控，46.41% 的医院开展门诊病历质控，30.38% 的医院开展急诊病历质控，3.11% 的医院开展互联网诊疗病历质控（表 13-10），2022 年河北省各地市医院开展住院病历质控范围见表 13-11。

表 13-10　2022 年河北省各级各类医院院级病历质控开展范围

医院	调研医院（家）	住院病历质控		终末形式质控		病历内涵质控		运行病历质控		首页专项质控		管理指标质控		门诊病历质控		急诊病历质控		互联网病历质控	
		医院数量（家）	占比（%）	医院数量（家）	占比（%）	医院数量（家）	占比（%）	医院数量（家）	占比（%）	医院数量（家）	占比（%）	医院数量（家）	占比（%）	医院数量（家）	占比（%）	医院数量（家）	占比（%）	医院数量（家）	占比（%）
三级公立综合	50	46	92.00	50	100	45	90.00	42	84.00	43	86.00	30	60.00	25	50.00	21	42.00	3	6.00
二级公立综合	206	185	89.81	184	89.32	150	72.82	167	81.07	175	84.95	103	50.00	91	44.17	68	33.01	4	1.94
三级民营综合	4	3	75.00	2	50.00	2	50.00	2	50.00	1	25.00	1	25.00	2	50.00	1	25.00	0	0
二级民营综合	66	60	90.91	57	86.36	42	63.64	57	86.36	47	71.21	25	37.88	27	40.91	21	31.82	4	6.06
三级公立专科	12	12	100.00	11	91.67	12	100.00	12	100.00	12	100.00	11	91.67	10	83.33	6	50.00	1	8.33
二级公立专科	64	59	92.19	50	78.13	35	54.69	43	67.19	49	76.56	21	32.81	28	43.75	7	10.94	1	1.56
三级民营专科	2	2	100.00	2	100.00	2	100.00	2	100.00	2	100.00	1	50.00	1	50.00	1	50.00	0	0
二级民营专科	14	14	100.00	10	71.43	8	57.14	12	85.71	9	64.29	4	28.57	10	71.43	2	14.29	0	0
总体	418	381	91.15	366	87.56	296	70.81	337	80.62	338	80.86	196	46.89	194	46.41	127	30.38	13	3.11

表 13-11 2022 年河北省各地市医院院级病历质控开展范围

地市	调研医院（家）	住院病历质控		终末形式质控		病历内涵质控		运行病历质控		首页专项质控		管理指标质控		门诊病历质控		急诊病历质控		互联网病历质控	
		医院数量（家）	占比（%）	医院数量（家）	占比（%）	医院数量（家）	占比（%）	医院数量（家）	占比（%）	医院数量（家）	占比（%）	医院数量（家）	占比（%）	医院数量（家）	占比（%）	医院数量（家）	占比（%）	医院数量（家）	占比（%）
保定	64	57	89.06	61	95.31	49	76.56	49	76.56	54	84.38	29	45.31	36	56.25	23	35.94	1	1.56
沧州	29	23	79.31	29	100	21	72.41	25	86.21	25	86.21	19	65.52	11	37.93	9	31.03	3	10.34
承德	24	23	95.83	22	91.67	19	79.17	20	83.33	20	83.33	16	66.67	15	62.50	10	41.67	2	8.33
邯郸	48	46	95.83	40	83.33	25	52.08	37	77.08	34	70.83	13	27.08	15	31.25	7	14.58	0	0
衡水	21	19	90.48	19	90.48	14	66.67	19	90.48	18	85.71	11	52.38	10	47.62	9	42.86	0	0
廊坊	39	35	89.74	34	87.18	26	66.67	30	76.92	30	76.92	16	41.03	18	46.15	5	12.82	0	0
秦皇岛	20	16	80.00	18	90.00	13	65.00	12	60.00	14	70.00	9	45.00	6	30.00	5	25.00	0	0
石家庄	52	52	100.00	42	80.77	43	82.69	46	88.46	45	86.54	24	46.15	30	57.69	20	38.46	1	1.92
唐山	52	48	92.31	45	86.54	35	67.31	43	82.69	40	76.92	27	51.92	22	42.31	15	28.85	4	7.69
邢台	43	39	90.70	35	81.40	31	72.09	37	86.05	35	81.40	20	46.51	20	46.51	16	37.21	2	4.65
张家口	26	23	88.46	21	80.77	20	76.92	19	73.08	23	88.46	12	46.15	11	42.31	8	30.77	0	0

3. 质控方式

2022 年河北省有 51.91% 的医院住院病历质控依靠人工，信息系统质控结合人工质控的医院占 38.52%；56.70% 的医院终末形式质控依靠人工，信息系统质控结合人工质控的医院占 30.38%；55.74% 的医院病历内涵质控依靠人工，信息系统质控结合人工质控的医院占 28.95%；29.19% 的医院病案首页必填项和 52 个逻辑校验项质控依靠人工，信息系统质控结合人工质控的医院占 46.17%；31.34% 的医院病案首页内涵质控依靠信息系统结合人工。42.58% 的医院运行病历质控依靠人工，信息系统质控结合人工质控的医院占 36.60%；28.23% 的医院门诊病历质控依靠人工，信息系统质控结合人工质控的医院占 15.79%；20.57% 的医院急诊病历质控依靠人工，信息系统质控结合人工质控的医院占 8.37%；1.20% 的医院互联网诊疗病历质控依靠人工，信息系统质控结合人工质控的医院占 1.67%。

河北省 8.85% 的医院暂未填报住院病历质控方式；12.44% 的医院暂未填报终末形式质控方式；28.95% 的医院暂未填报病历内涵质控方式；19.14% 的医院暂未填报运行病历质控方式；53.59% 的医院暂未填报门诊病历质控方式；69.38% 的医院暂未填报急诊病历质控方式；96.95% 的医院暂未填报互联网诊疗病历质控方式。

4. 质控结果

（1）病历书写时效性：河北省各级各类医院入院记录 24 小时内完成率为 93.98%，手术记录 24 小时内完成率为 91.47%，出院记录 24 小时内完成率为 84.82%，病案首页 24 小时内完成率为 78.87%（表 13-12），2022 年河北省各地市医院病历书写时效性见表 13-13。

表 13-12 2022 年河北省各级各类医院病历书写时效性指标

单位：%

医院	入院记录 24 小时内完成率	手术记录 24 小时内完成率	出院记录 24 小时内完成率	病案首页 24 小时内完成率
三级公立综合	95.17	89.28	75.58	61.28
二级公立综合	94.45	93.04	92.05	88.25
三级民营综合	99.81	58.71	76.26	30.44
二级民营综合	92.98	97.82	88.72	94.18
三级公立专科	81.06	95.33	80.24	72.90
二级公立专科	84.80	79.51	84.21	82.11
三级民营专科	99.33	100	95.04	93.37
二级民营专科	99.60	100	99.96	99.96
总体	93.98	91.47	84.82	78.87

表 13-13 2022 年河北省各地市医院病历书写时效性指标

单位：%

地市	入院记录 24 小时内完成率	手术记录 24 小时内完成率	出院记录 24 小时内完成率	病案首页 24 小时内完成率
保定	97.67	98.51	90.69	88.51
沧州	89.39	98.01	81.85	91.45
承德	98.77	97.36	98.06	95.93
邯郸	83.94	86.29	81.70	71.24
衡水	88.30	84.47	82.77	67.21
廊坊	94.32	88.93	84.01	70.59
秦皇岛	82.47	87.70	98.69	63.64
石家庄	97.28	92.03	81.12	67.34
唐山	96.81	98.97	86.28	73.12
邢台	95.80	92.66	85.23	96.42
张家口	98.98	51.32	67.56	66.17

（2）重大检查记录符合率：河北省各级各类医院 CT/MRI 检查记录符合率 96.88%，病理检查记录符合率 96.15%，细菌培养检查记录符合率 96.96%（表 13-14），2022 年河北省各地市医院重大检查记录符合率见表 13-15。

表 13-14 2022 年河北省各级各类医院重大检查记录符合率

单位：%

医院	CT/MRI 检查记录符合率	病理检查记录符合率	细菌培养检查记录符合率
三级公立综合	97.41	98.59	97.42
二级公立综合	97.62	94.25	96.11
三级民营综合	90.00	100.00	100.00
二级民营综合	98.68	99.84	99.48
三级公立专科	98.92	98.31	97.76
二级公立专科	100.00	100.00	100.00
三级民营专科	98.94	97.78	98.77
二级民营专科	—	100.00	—
总体	96.88	96.15	96.96

表 13-15　2022 年河北省各地市医院重大检查记录符合率

单位：%

地市	CT/MRI 检查记录符合率	病理检查记录符合率	细菌培养检查记录符合率
保定	91.49	98.56	96.84
沧州	99.33	98.30	99.38
承德	99.24	97.73	99.39
邯郸	97.91	99.64	99.87
衡水	99.44	98.73	97.48
廊坊	97.27	99.63	98.80
秦皇岛	100.00	93.63	100.00
石家庄	98.32	99.18	97.96
唐山	97.00	98.21	98.51
邢台	93.46	91.92	87.06
张家口	99.95	80.39	93.10

（3）诊疗行为记录符合率：河北省各级各类医院抗菌药物使用记录符合率为 98.12%，恶性肿瘤化学治疗记录符合率为 99.20%，恶性肿瘤放射治疗记录符合率为 98.88%，手术相关记录完整率 97.47%，植入物相关记录符合率为 98.27%，临床用血相关记录符合率为 97.21%，医师查房记录完整率为 95.43%，患者抢救记录及时完成率为 85.68%（表 13-16），2022 年河北省各地市医院诊疗行为记录符合率见表 13-17。

表 13-16　2022 年河北省各级各类医院诊疗行为记录符合率

单位：%

医院	抗菌药物使用记录符合率	恶性肿瘤化学治疗记录符合率	恶性肿瘤放射治疗记录符合率	手术相关记录完整率	植入物相关记录符合率	临床用血相关记录符合率	医师查房记录完整率	患者抢救记录及时完成率
三级公立综合	98.01	99.37	99.09	97.10	95.23	95.02	89.35	66.26
二级公立综合	98.15	98.78	98.34	96.92	98.90	97.17	98.29	98.81
三级民营综合	90.00	100.00	99.41	100.00	100.00	100.00	95.00	99.78
二级民营综合	97.90	99.95	100.00	98.93	99.31	100.00	98.84	99.62
三级公立专科	99.86	100.00	100.00	99.60	100.00	98.88	99.88	83.51
二级公立专科	100.00	100.00	100.00	100.00	—	100.00	100.00	99.23
三级民营专科	97.69	98.95	99.02	100.00	—	97.25	99.29	100.00
二级民营专科	100.00	—	—	100.00	—	100.00	100.00	100.00
总体	98.12	99.20	98.88	97.47	98.27	97.21	95.43	85.68

表 13-17　2022 年河北省各地市医院诊疗行为记录符合率

单位：%

城市	抗菌药物使用记录符合率	恶性肿瘤化学治疗记录符合率	恶性肿瘤放射治疗记录符合率	手术相关记录完整率	植入物相关记录符合率	临床用血相关记录符合率	医师查房记录完整率	患者抢救记录及时完成率
保定	94.17	95.64	98.06	98.33	99.25	98.34	94.27	94.42
沧州	99.73	99.87	100.00	99.51	99.66	99.53	98.22	96.80
承德	98.94	99.74	100.00	99.62	100.00	98.30	98.91	99.50
邯郸	99.38	100.00	100.00	96.09	99.56	99.42	99.81	99.32

续表

城市	抗菌药物使用记录符合率	恶性肿瘤化学治疗记录符合率	恶性肿瘤放射治疗记录符合率	手术相关记录完整率	植入物相关记录符合率	临床用血相关记录符合率	医师查房记录完整率	患者抢救记录及时完成率
衡水	99.28	99.77	100.00	88.24	99.30	97.75	64.28	99.92
廊坊	92.52	100.00	100.00	84.63	99.25	82.54	97.62	99.79
秦皇岛	100.00	100.00	100.00	99.80	100.00	98.97	98.30	100.00
石家庄	99.52	99.87	98.73	98.68	98.88	96.72	99.44	83.09
唐山	98.86	99.98	100.00	99.50	99.99	99.34	98.50	63.93
邢台	92.69	99.52	98.47	96.35	88.42	91.77	97.21	92.97
张家口	99.68	82.61	96.45	99.84	100.00	100.00	98.24	98.51

（4）病历归档质量：河北省各级各类医院不合理复制病历发生率为2.32%，知情同意书规范签署率为97.73%，甲级病历率为95.30%（表13-18），2022年河北省各地市医院病历归档质量指标情况见表13-19。

表 13-18　2022 年河北省各级各类医院病历归档质量指标

单位：%

医院	不合理复制病历发生率	知情同意书规范签署率	甲级病历率
三级公立综合	2.73	98.03	96.43
二级公立综合	2.62	98.07	94.52
三级民营综合	0.01	90.00	99.58
二级民营综合	1.41	99.89	91.20
三级公立专科	0.28	94.35	99.55
二级公立专科	1.10	99.91	93.18
三级民营专科	1.98	98.96	95.32
二级民营专科	—	100	91.84
总计	2.32	97.73	95.30

表 13-19　2022 年河北省各地市医院病历归档质量指标

单位：%

地市	不合理复制病历发生率	知情同意书规范签署率	甲级病历率
保定	1.01	94.08	95.86
沧州	0.79	99.74	95.87
承德	2.37	96.25	94.60
邯郸	1.57	98.28	93.86
衡水	2.49	95.88	96.33
廊坊	3.50	99.03	95.88
秦皇岛	0.01	99.99	98.49
石家庄	0.77	98.29	94.39
唐山	5.08	96.34	96.06
邢台	2.71	98.23	94.27
张家口	0.11	99.98	93.75

（五）住院病案整理归档及时性

1. 住院病案归档方式

2022 年河北省 246 家医院实行纸质病历和电子病历归档，占 59.71%，相比 2021 年上涨 4.31%；154 家医院仅实行纸质病历归档，占 37.38%，相比 2021 年下降 5.34%；12 家医院仅实行电子病历归档，占 2.91%，相比 2021 年上涨 1.03%。结果显示河北省各级各类医院电子病历归档信息化建设在逐步提升。

2. 出院患者纸质病历 2 日归档率

2022 年河北省各级各类医院出院患者纸质病历 2 日归档率为 36.22%，与 2021 年相比上涨 2.35%，与 2020 年相比下降 1.46%。3 年涨幅最大的是二级民营综合医院，自 2020 年的 22.93% 上升至 2022 年的 30.10%；3 年连续上涨的有二级民营综合和二级公立专科医院；先上涨后下降的有二级公立综合、三级公立专科和二级民营专科医院；先下降后上涨的有三级公立综合和三级民营专科医院。河北省各级各类医院连续 3 年归档情况波动较大，考虑与新型冠状病毒感染疫情有关。2022 年三级公立综合医院纸质病历 2 日归档率最高，为 51.77%；二级民营专科医院最低，为 6.19%。从行政区域划分看，张家口纸质病历 2 日归档率最高，为 52.68%；承德最低，为 21.26%（表 13-20、表 13-21）。

表 13-20 2022 年河北省各级各类医院出院患者纸质病历 2 日归档率

单位：%

医院	2020 年	2021 年	2022 年	与 2020 年比较	与 2021 年比较
三级公立综合	54.23	44.16	51.77	−2.46	7.61
二级公立综合	26.66	26.70	25.80	−0.86	−0.90
三级民营综合	58.88	49.63	35.10	−23.78	14.53
二级民营综合	22.93	29.21	30.10	7.17	0.89
三级公立专科	34.41	38.99	34.73	0.32	−4.26
二级公立专科	11.16	12.91	17.11	5.95	4.20
三级民营专科	49.50	0.00	21.28	−28.22	21.28
二级民营专科	29.71	37.30	6.19	−23.52	31.11
总体	37.68	33.87	36.22	−1.46	2.35

表 13-21 2022 年河北省各地市出院患者纸质病历 2 日归档率

单位：%

地市	2020 年	2021 年	2022 年	与 2020 年比较	与 2021 年比较
保定	36.85	29.02	37.27	0.42	8.25
沧州	42.26	29.33	50.68	8.42	21.35
承德	36.42	43.65	21.26	−15.16	22.39
邯郸	39.95	39.37	30.92	−9.03	−8.45
衡水	32.11	41.15	32.69	0.58	−8.46
廊坊	30.03	32.76	23.72	−6.31	−9.04
秦皇岛	39.64	21.82	33.86	−5.78	12.04
石家庄	32.41	26.13	28.76	−3.65	2.63
唐山	35.90	39.67	35.23	−0.67	−4.44
邢台	47.58	39.83	42.43	−5.15	2.60
张家口	44.68	40.72	52.68	8.00	11.96

3. 出院患者电子病历 2 日归档率

2022 年河北省各级各医院出院患者电子病历 2 日归档率为 37.98%，与 2021 年相比上涨 3.07%，与 2020 年相比上涨 0.31%。结果表明河北省电子病历 2 日归档率呈逐步上升趋势。3 年来先上涨后下降的有二级民营综合医院；先下降后上涨的有三级公立综合、三级民营综合、三级公立专科和二级公立专科医院。河北省各级各类医院出院患者电子病历 2 日归档率连续 3 年波动较大，考虑与新型冠状病毒感染疫情有关。2022 年三级民营综合医院电子病历 2 日归档率最高，为 49.93%；二级民营专科医院最低，为 0。从行政区域划分看，沧州电子病历 2 日归档率最高，为 58.06%；廊坊最低，为 14.85%（表 13-22、表 13-23）。

表 13-22　2022 年河北省各级各类医院出院患者电子病历 2 日归档率

单位：%

医院	2020 年	2021 年	2022 年	与 2020 年比较	与 2021 年比较
三级公立综合	48.51	43.62	48.18	−0.33	4.56
二级公立综合	31.31	30.80	30.32	−0.99	−0.48
三级民营综合	58.88	28.67	49.93	−8.95	21.26
二级民营综合	27.58	34.59	29.76	2.18	−4.83
三级公立专科	27.94	27.17	27.52	−0.42	0.35
二级公立专科	16.06	11.70	18.74	2.68	7.04
三级民营专科	48.79	—	21.28	−27.51	—
二级民营专科	53.89	31.75	0	−53.89	−31.75
总体	37.67	34.91	37.98	0.31	3.07

表 13-23　2022 年河北省各地市出院患者电子病历 2 日归档率

单位：%

地市	2020 年	2021 年	2022 年	与 2020 年比较	与 2021 年比较
保定	38.80	26.20	32.81	−5.99	6.61
沧州	40.36	41.41	58.06	17.70	16.65
承德	54.37	47.69	47.92	−6.45	0.23
邯郸	36.92	39.79	38.11	1.19	−1.68
衡水	33.71	39.28	42.60	8.89	3.32
廊坊	36.06	10.59	14.85	−21.21	4.26
秦皇岛	38.15	33.27	30.96	−7.19	−2.31
石家庄	31.83	27.06	31.96	0.13	4.90
唐山	29.93	32.26	39.12	9.19	6.86
邢台	42.54	56.10	36.92	−5.62	19.18
张家口	51.39	20.58	17.46	−33.93	−3.12

4. 出院病历归档完整率

2022 年河北省各级各类医院病历归档完整率为 97.60%，与 2021 年相比上涨 0.04%，与 2020 年相比上涨 2.74%。结果表明河北省电子病历归档完整率呈逐步上升趋势。3 年涨幅最大的是三级公立综合医院，自 2020 年的 93.73% 上升至 2022 年的 98.76%；3 年连续上涨的是三级公立综合医院；先上涨后下降的有二级公立综合、三级民营综合、二级民营综合及三级公立专科医院，可能与各医院逐步加大了出院归档病历完整性的质控力度有关。2022 年二级民营专科医院病历归档完整率最高，为 100.00%；三级民营综合医院最低，为 90.58%。从行政区域划分看，张家口病历归档完整率最高，为 99.89%；保定最低，为 94.16%（表 13-24、表 13-25）。

表 13-24　2022 年河北省各级各类医院出院病历归档完整率

单位：%

医院	2020 年	2021 年	2022 年	与 2020 年比较	与 2021 年比较
三级公立综合	93.73	96.84	98.76	5.03	1.92
二级公立综合	95.74	98.11	96.84	1.10	-1.27
三级民营综合	96.29	100.00	90.58	-5.71	-9.42
二级民营综合	98.05	99.32	96.46	-1.59	-2.86
三级公立专科	94.12	97.64	96.46	2.34	-1.18
二级公立专科	98.31	96.97	98.28	-0.03	1.31
三级民营专科	99.72	—	99.79	0.07	—
二级民营专科	100.00	100.00	100.00	0	0
总体	94.86	97.56	97.60	2.74	0.04

表 13-25　2022 年河北省各地市医院出院病历归档完整率

单位：%

地市	2020 年	2021 年	2022 年	与 2020 年比较	与 2021 年比较
保定	95.39	98.38	94.16	-1.23	-4.22
沧州	86.28	90.11	98.01	11.73	7.9
承德	99.72	98.84	98.85	-0.87	0.01
邯郸	99.96	99.19	98.53	-1.43	-0.66
衡水	99.65	99.89	98.57	-1.08	-1.32
廊坊	97.24	99.65	95.84	-1.40	-3.81
秦皇岛	89.57	97.64	98.75	9.18	1.11
石家庄	94.35	96.38	98.16	3.81	1.78
唐山	95.54	99.48	98.2	2.66	-1.28
邢台	96.75	97.29	97.78	1.03	0.49
张家口	97.38	99.59	99.89	2.51	0.30

（六）电子病历建设情况

1. 病历签名方式

2022 年河北省各级各类医院门诊病历签名方式主要有 3 类，采用手工签名占 78.16%，全部采用 CA 签名占 14.32%，部分采用 CA 签名占 7.52%。2022 年河北省各级医院住院病历签名方式主要有 3 类，采用手工签名占 76.46%，全部采用 CA 签名占 12.38%，部分采用 CA 签名占 11.17%。结果显示各级各类医院病历仍以手工签名占比最高，需加快推进电子签名信息化建设工作。

2. 病历贮存方式

2022 年河北省各级各类医院门诊病历贮存方式主要有 4 类，无纸化（电子病历）贮存占 43.20%，患者保管占 33.50%，纸质贮存占 15.78%，纸质贮存和电子／扫描病历占 7.52%；住院病历贮存方式主要有 4 类，纸质贮存占 53.88%，贮存纸质和电子／扫描病历占 43.69%，无纸化（电子病历）贮存占 2.43%。结果显示各级各类医院住院病历以纸质贮存占比最高，需加快推进电子病历无纸化建设工作。

3. 向患者提供电子病历服务方式

2022 年河北省各级各类医院向患者提供电子病历服务方式主要有 3 类，病案科打印占 94.17%，网上查看（包括 PC 端或手机 APP）占 3.16%，医院自助机查看或打印占 2.67%。

二、病案管理质量控制工作开展情况及特色经验分享

河北省病案管理医疗质量控制中心（以下简称"质控中心"）自 2003 年成立以来，按照病案管理与质控的要求，以医疗质量与安全为引导，加强以病案管理为主体的组织架构建设，按照提升病案管理水平、规范病历书写、强化病历质控的要求开展工作。

（一）夯实基础，提升病案管理水平

注重病案管理人员的培养。将病案专业的病历书写与质控、病案信息统计、ICD 编码和病案管理 4 个内容作为病案专业发展的重点，培养专业带头人，以点带面，提升河北省病案管理水平。2020 年在首届全国病案专业技能大赛中，河北省代表队荣获省级排位赛全国第一名的好成绩，且有 3 家医院进入全国医院平行赛前 30 名。

（1）质控中心与病案管理专业委员会紧密协作，推动人才建设，目前已经拥有国家级编码教师 5 人，病案质控讲师 1 人。2023 年在石家庄、邢台及承德举办了 4 期编码员培训班，培训学员 418 名，此项工作自 2013 年启动，每年在河北省组织 ICD 编码培训班，累计为河北省培养了 3000 余名编码人员，有效地规范了病案编码工作。同时推动编码与临床专业深度融合，结合临床实际工作，提升疑难编码质量，2023 年质控中心与河北省卫生健康委医政医管处、医评中心联合举办河北省公立医院高质量发展之病案质量提升系列公益培训，由病历质量管理、各临床专业专家就病历书写、规范诊断与手术操作名称及编码、病案首页填写及相关案例分享等方面开展培训，包括 19 个专业，共进行了 20 场培训，有 670 余家二级及以上医疗机构参加培训，线上人数达到 32 万余人次，取得了明显的效果。

（2）组织病案相关培训与经验交流。质控中心建立了对河北省各个地市进行病案与医疗质量巡讲的工作机制，通过对标先进典型案例，学习先进管理经验，不断提升病案管理能力。2023 年质控中心核心专家组织参与了 11 个地市及部门医院关于病案质量控制、管理的相关会议，同时加强与医保部门沟通，多名专家在 DRG/DIP 管理中担任省、市医保付费管理组中的专家，并组织多场医保与病案相关培训工作。

（3）加强各地市病案质控中心建设。目前河北省 11 个地市病案质控中心已经全部正常开展工作，部分地市病案质控中心建设已经延伸到各个县域，建立了省—市—县—医疗机构病案管理体系，有效提高了区域病案管理能力。

（4）做好病案首页数据上传工作。在河北省卫生健康委医政医管处的统一领导下，医政医管处与医评评价指导中心共同完成公立医院绩效考核病案首页数据质量与上传工作，通过病案首页数据上传培训、监管、评价工作，保障首页数据上传进度及质量。河北省卫生健康委员会自 2020 年起组织河北省二级、三级公立医院绩效考核培训会议，2023 年在河北省公立医院绩效考核推进会上针对病案首页数据进行了专项培训，同时针对病案首页数据上传工作中存在的问题指导相关医院进行问题整理、分析，进行数据质量培训和指导，不断提高首页数据上传质量。

（二）完善规范，建立病案相关标准

（1）自病案质控中心成立以来，依托国家规定及河北省实际情况，2004 年组织河北省专家编纂了《河北省病历书写规范及示例》，指导河北省病历书写，使河北省病历书写步入规范管理轨道，同时根据管理要求及新形势下医院情况，结合国家病历书写规范，颁布实施了《河北省病历书写规范细则（2013版）》《河北省病历书写质控标准》等规范性文件。2018 年制定了《河北省电子病历应用管理规范实施细

则（试行）》，同时根据全国统一要求，发布了《河北省卫计委办公室关于统一疾病和手术操作分类与编码的通知》，统一了河北省疾病和手术操作分类与编码，按照国家临床版规范建立了编码持续维护机制。2023 年为进一步推进"四统一"工作，完成了《河北省常用临床医学名词（2023 年版）》制定实施工作，并进行了系列培训活动。

（2）为进一步做好公立医院绩效考核工作，保障病案首页数据上传质量，组织河北省专家统一制定了疾病与手术操作映射表，建立了医院与国家手术操作和疾病编码版本定期更新的流程。同时，组织专家对微创手术目录、四级手术目录进行了制定，并将其用作省级绩效考核指标。

（三）强化质控，全面提升病案质量

建立定期病历评价机制，提高病案质控水平。自 2008 年起，河北省每年进行病历书写质量评比活动，病历书写质量取得了持续改进的效果。

（1）不断更新质控重点。2011 年起质控中心不断完善内涵质控体系及专项质控，特别是 2015 年开始的病案首页与编码质量的质控活动极大地提高了病案首页数据质量。针对新形势、新要求、新挑战，质控中心关注内涵质量控制、单病种专业质量控制，组织相关专家完成了河北省首批单病种病案质量控制检查标准，有效地打好标准统一和质量提升的基础。同时，根据国家内涵质量控制的要求，细化量化河北省病历内涵质量控制自查标准及上报流程，制定了河北省开展病历内涵质量自查及数据上报工作的文件，有效地提升了医疗机构的自查工作。针对自查标准、自查要求在河北省进行培训，对持续提升病案内涵质量进行了工作部署，并在河北省举办了相关工作的培训会议。

（2）注重信息化评价手段的应用。2017 年质控中心就病历抽取和评价工作与软件公司合作开发了病历质控评价系统，通过标准化数据的录入与分析，降低了人为因素对病历评价的影响，同时对河北省各个医院的缺陷率进行分析，使医院可以有的放矢地开展培训与管理，从而提高病历质量。2023 年建立了质控中心网站，维护了河北省各医疗机构信息，自 9 月正式上线后，河北省病历内涵质量自查结果通过该网站上传，建立了医院、地市病案质控中心、省级质控中心相应权限，目前上传网站的质控自查信息有 5 万余条，并根据国家病历内涵质控指标进行标准化管理，可提供智能化图表信息统计功能。

三、省级"百佳病案"评选工作总结

2023 年按照省直医院、各地市病案质控中心自评推优的原则，共有 129 家医疗机构推荐 1304 份病案［住院病案、日间医疗病案、门（急）诊病历］参与评选。质控中心组织专家根据评审标准及要求进行初审和复审，评选出河北省"百佳病案"并提交国家病案管理医疗质量控制中心，再从省级"百佳病案"中评选出门（急）诊病案、住院病案、日间医疗病案各 10 份参加全国"百佳病案"评选。本次评审从以下部分进行评分：主诉、现病史、体格检查、首次病程、病程记录、查房记录、会诊记录、围手术期记录（手术科室）、出院记录、死亡病例讨论记录、核心制度落实情况、首页填报准确和加分情况及其他缺陷（不计分）。

1. 住院病案及日间医疗病案情况

129 家医疗机构推荐病案（住院病案、日间医疗病案）共计 1084 份，按照国家病案管理医疗质量控制中心评价标准（总分 110 分）进行评价。其中，平均评分超过 100 分的医院包括保定市第五医院（1 份病案、105.0 分）、首都医科大学附属北京儿童医院保定医院（4 份病案、102.5 分）、保定第二中心医院（13 份病案、101.7 分）、五矿邯邢职工总医院（3 份病案、101.7 分）、保定市第二医院（4 份病案、101.5 分）、邢台市第九医院（2 份病案、101.5 分）、河北医科大学第二医院（17 份病案、101.4 分）、容城县人民医院（2 份病案、101 分）、河北省人民医院（26 份病案、100.3 分）、河北省望都县医院（1 份病案、100 分）、石家庄市藁城人民医院（1 份病案、100.0 分）。

（1）各病案类型的情况分析。1084 份病案中包括住院病案 1008 份，其中，非手术科室病案 254 份，平均得分为 95.0 分；手术科室病案 754 份，平均得分为 95.1 分；日间医疗病案 76 份（日间医疗病案均为手术科室），平均得分为 97.9 分，高于住院病案得分。各病案类型的情况分析结果见表 13-26。

表 13-26　各病案类型的情况

病案类型	非手术科室		手术科室		总计	
	份数（份）	平均分（分）	份数（份）	平均分（分）	份数（份）	平均分（分）
日间诊疗			76	97.9	76	97.9
住院病案	254	95.0	754	95.1	1008	95.1
总计	254	95.0	830	95.3	1084	95.3

1）手术科室病案缺陷情况。手术科室病案共计扣 4819 分，平均每份病案扣 5.8 分，其中，扣分较多的部分分别为围手术期记录（扣 1084.5 分、占 22.5%）、首页填报准确（扣 805 分、占 16.7%）、查房记录（扣 737.5 分、占 15.3%）、首次病程（扣 685 分、占 14.2%）。手术科室病案各部分扣分情况分析结果见表 13-27。

2）非手术科室病案缺陷情况。非手术科室共计扣 1463 分，平均每份病案扣 5.8 分，其中，扣分较多的部分分别为首页填报准确（扣 302.5 分、占 20.7%）、查房记录（扣 299 分、占 20.4%）、首次病程（扣 246.5 分、占 16.8%）、病程记录（扣 174.5 分、占 11.9%）。非手术科室病案各部分扣分情况分析结果见表 13-28。

表 13-27　手术科室病案各部分扣分情况

评分表类型	手术科室扣分（分）	占比（%）	累计占比（%）
围手术期记录	1084.5	22.5	22.5
首页填报准确	805	16.7	39.2
查房记录	737.5	15.3	54.5
首次病程	685	14.2	68.7
出院记录	455	9.4	78.2
病程记录	275.5	5.7	83.9
现病史	264	5.5	89.4
体格检查	205.5	4.3	93.6
核心制度落实情况	123.5	2.6	96.2
主诉	123	2.6	98.7
会诊记录	56.5	1.2	99.9
死亡病例讨论记录	4	0.1	100.0

表 13-28　非手术科室病案各部分扣分情况

评分表类型	非手术科室扣分（分）	占比（%）	累计占比（%）
首页填报准确	302.5	20.7	20.7
查房记录	299	20.4	41.1
首次病程	246.5	16.8	58.0
病程记录	174.5	11.9	69.9
出院记录	174	11.9	81.8
现病史	83.5	5.7	87.5
体格检查	58.5	4.0	91.5
主诉	49.5	3.4	94.9
核心制度落实情况	39	2.7	97.5
会诊记录	31	2.1	99.7
死亡病例讨论记录	5	0.3	100.0

（2）病案各部分主要问题分项分析。包括手术科室病案分析、非手术科室病案分析、其他缺陷（不计分）。

1）手术科室病案分析。手术科室病案选取扣分较多的前 4 位主要问题进行分项分析，分别是围手术期记录、首页填报准确、查房记录和首次病程。①围手术期记录中扣分较高的项目为术前小结、讨论记录不符合要求（扣 385.5 分、占 33.1%）和术后记录缺陷（扣 353 分、占 32.5%）。具体扣分情况见表 13-29。②首页填报中扣分较高的项目为其他填写项目不符合要求（扣 462 分、占 57.4%）、主要诊断填写错误（扣 121 分、占 15.0%）和主要诊断编码错误（扣 106 分、占 13.2%）。具体扣分情况见表 13-30。③查房记录中扣分较高的项目为首次查房记录缺陷（扣 408 分、占 55.3%）和日常查房记录缺陷（扣 279.5 分、占 37.9%）。具体扣分情况见表 13-31。④首次病程记录中扣分较高的项目为病例特点缺陷（扣 386.5 分、占 56.4%）和拟诊讨论缺陷（扣 168 分、占 24.5%）。具体扣分情况见表 13-32。

表 13-29　手术科室围手术期记录错误

评分表类型	扣分（分）	占比（%）
术前小结、讨论记录	358.5	33.1
术后记录	353	32.5
术前评估	140	12.9
四级手术术前多学科讨论记录	136	12.5
手术记录：详细记录手术经过，术中情况和处理	37.5	3.5
麻醉记录	33	3.0
手术记录：记录病理标本情况	11	1.0
手术记录：完整记录术中输血	8.5	0.8
手术记录：植入物相关记录符合要求	7	0.6

表 13-30　手术科室首页填报情况

评分表类型	扣分（分）	占比（%）
其他填写符合要求	462	57.4
主要诊断填写	121	15.0
主要诊断编码	106	13.2
主要手术编码	60	7.5
主要手术填写	56	7.0

表 13-31　手术科室查房记录情况

评分表类型	扣分（分）	占比（%）
首次查房记录	408	55.3
日常查房记录	279.5	37.9
疑难危重讨论及多学科讨论记录	50	6.8

表 13-32　手术科室首次病程记录情况

评分表类型	扣分（分）	占比（%）
病例特点	386.5	56.4
拟诊讨论	168	24.5
诊疗计划	130.5	19.1

2）非手术科室病案分析。对非手术科室病案选取扣分较多的前 4 位主要问题进行分项分析，分别是首页填报准确、查房记录、首次病程和病程记录。

①首页填报中扣分较高的项目为其他填写项目不符合要求（扣 184.5 分、占 61.0%）、主要诊断编码错误（扣 52 分、占 17.2%）和主要诊断填写错误（扣 42 分、占 13.9%）。具体扣分情况见表 13-33。②查房记录中扣分较高的项目为日常查房记录缺陷（扣 143 分、占 47.8%）和首次查房记录缺陷（扣 133 分、占 44.5%）。具体扣分情况见表 13-34。③首次病程记录中扣分较高的项目为病例特点缺陷（扣 115.5 分、占 46.9%）和拟诊讨论缺陷（扣 95 分、占 38.5%）。具体扣分情况见表 13-35。④病程记录中扣分较高的项目为对患者异常检查结果有分析和处理错误（扣 47 分、占 26.9%）、不符合三级医师查房要求（扣 43 分、占 24.6%）和对患者的病情有分析和处理错误（扣 38 分、占 21.8%）。具体扣分情况见表 13-36。

表 13-33　非手术科室首页填报情况

评分表类型	扣分（分）	占比（%）
其他填写符合要求	184.5	61.0
主要诊断编码	52	17.2
主要诊断填写	42	13.9
主要手术填写	13	4.3
主要手术编码	11	3.6

表 13-34　非手术科室查房记录情况

评分表类型	扣分（分）	占比（%）
日常查房记录	143	47.8
首次查房记录	133	44.5
疑难危重讨论及多学科讨论记录	23	7.7

表 13-35　非手术科室首次病程记录情况

评分表类型	扣分（分）	占比（%）
病例特点	115.5	46.9
拟诊讨论	95	38.5
诊疗计划	36	14.6

表 13-36　非手术科室病程记录情况

评分表类型	扣分（分）	占比（%）
对患者异常检查结果有分析和处理	47	26.9
符合三级医师查房要求	43	24.6
对患者的病情有分析和处理	38	21.8
详细记录患者症状、体征	18.5	10.6
CT/MRI 检查记录符合要求	13	7.4
细菌培养检查记录符合要求	6	3.4
其他辅助检查记录符合要求	5	2.9
病理检查记录符合要求	2	1.1
恶性肿瘤化学治疗记录符合要求	2	1.1

3）其他缺陷（不计分）情况分析。病案其他缺陷中扣分较多的前 3 位主要问题分别是知情同意书签署不规范（扣 234 分、占 57.8%）、存在不合理复制病历（扣 82 分、占 20.2%）、归档出院患者病历不完整（扣 73 分、占 18.0%）。具体扣分情况见表 13-37。

表 13-37　其他缺陷（不计分）情况

评分表类型	手术科室		非手术科室		总　计	
	扣分（分）	占比（%）	扣分（分）	占比（%）	扣分（分）	占比（%）
知情同意书签署不规范	170	56.9	64	60.4	234	57.8
存在不合理复制病历	61	20.4	21	19.8	82	20.2
归档出院患者病历不完整	59	19.7	14	13.2	73	18.0
入院记录 24 小时内未完成	4	1.3	5	4.7	9	2.2
手术记录 24 小时内未完成	2	0.7	0	0	2	0.5
出院记录 24 小时内未完成	2	0.7	1	0.9	3	0.7
病案首页出院后 24 小时未完成	1	0.3	1	0.9	2	0.5

2. 门（急）诊病案情况

河北省共有 52 家医院参与了门诊病案评选工作，推送了 220 份门诊病案，参照《门诊病历内涵质量检查要点及评分分值（初诊）》标准进行质控，大于 95 分的病案有 128 份，占所有推送门诊病案数的 79.01%；大于 90 分、小于等于 95 分的病历有 17 份，占所有推送门诊病案数的 10.49%；小于等于 90 分的病历有 17 份，占所有推送门诊病案数的 10.49%。主要缺陷分为三类：第一类，在大于 95 分的病历中，主要缺陷集中于未完整记录所开具的各种化验及影像学检查项目和未详细记录对患者交代的重要注意事项；第二类，大于 90 分小于 95 分的病历，存在查体、处理、诊断和医师签名四项的缺失；第三类，在小于 90 分的病历中，缺陷多为书写内容潦草，且对于患者的病情描述、检查内容较为简略，诊断不符合书写规范。另有多份病案因上传过于模糊或手写病历字迹无法辨识，从而无法进行评审，遂给予不评分处理。

3. 河北省"百佳病案"情况

推荐入选河北省"百佳病案"的住院病案及日间医疗病案共计 118 份，其中入选最多的前 5 家医院分别为河北医科大学第二医院（15 份病历，平均 104.1 分）、河北医科大学第四医院（9 份病历，平均 108.1

分）、河北省人民医院（7份病历，平均104.4分）、邢台市人民医院（7份病历，平均108.1分）、石家庄市人民医院（6份病历，平均99.0分）。评选为河北省"百佳病案"的主要依据为病历书写符合相关规范和标准，病程记录全面和病情记录翔实、完整。

推荐入选河北省"百佳病案"的门（急）诊病案共计62份，安新县医院、河北省眼科医院、石家庄市第四医院、邢台市第三医院、石家庄市藁城人民医院入选病历数量最多，每家医院入选3份。

4. 全国"百佳病案"情况

推荐入选全国"百佳病案"的住院、日间诊疗及门（急）诊病案各10份，共计30份，具体入选的医院分布情况见表13-38及表13-39。评选为全国"百佳病案"理由主要为病情记录翔实、完整、病案书写符合规范，核心制度体现完备。

表 13-38　推荐全国"百佳病案"的住院和日间医疗病案情况

医院名称	份数（份）	平均得分（分）
河北医科大学第二医院	3	104
河北医科大学第一医院	2	104
邢台市人民医院	2	108
定州市人民医院	1	110
邯郸市第一医院	1	110
华北理工大学附属医院	1	110
河北省人民医院	1	109
河北医科大学第四医院	1	109
河北省胸科医院	1	106
衡水市人民医院	1	108
河北省眼科医院	1	98
秦皇岛市第一医院	1	110
石家庄市人民医院	1	100
沧州市中心医院	1	103
保定市第二医院	1	102
河北医科大学第三医院	1	103
总计	20	105.7

表 13-39　推荐全国"百佳病案"的门（急）诊病案情况

医院名称	份数（份）	平均得分（分）
邯郸市中心医院	1	99
衡水市第四人民医院	1	100
衡水市第五人民医院	1	100
邢台市第三医院	1	100
石家庄市第四医院	1	100
保定市第一医院	1	100
邢台医学高等专科学校第二附属医院	1	100
河北省精神卫生中心（河北省第六人民医院）	1	100
河北北方学院第一医院	1	100
唐山市工人医院	1	100
总计	10	99.9

四、"六个一"质量控制工作完成情况

1. 一个专家团队及一名专职人员

质控中心自2021年人员改选后，更新了专家组，包括编码审核专家组、病案质控专家组，承担河北省编码维护、培训、质控工作。病案质控专家组包括病案管理、质控、医务、临床及编码专业人员，承担河北省病历评价、单病种质控标准制定实施、内涵质控等工作。病案质控中心有专职秘书3名。

2. 一个会议机制及一份质量报告

会议制度持续坚持质控中心全体会议每年至少举办1次，形成了省、市病案质控中心年终述职制度，省和各地市病案质控中心年终工作总结及工作计划定期汇总报告制度。定期组织相关专业会议制度，包括编码质控、培训机制，病历书写培训沟通机制，指导各地病案质控中心工作机制，病案评价机制等。

3. 一个改进目标及一次专题调研

根据河北省病历内涵质控要求，质控中心建立了河北省病案质控中心网站，覆盖了河北省二级综合医院及部分中医、妇幼医院，收集汇总各医疗机构病案管理科基本情况，完成了各医疗机构门诊病案现状调研工作，对河北省编码诊断正确率和手术记录符合率等全部指标进行了自查结果汇总分析，并逐步改善。

五、质量控制工作中存在的问题及下一步工作思考

1. 存在的问题

（1）病案质控标准统一及质控水平同质化问题。

（2）编码质控能力有待提高。

（3）不同级别医疗机构病案质控水平差距较大。

（4）信息化质控及管理水平较差。

（5）懂编码、会质控、知临床的复合型质控人员匮乏。

2. 下一步工作

（1）规范病案管理专业设置、人员配备等基础工作，制定河北省病案管理科设置标准及工作制度要求。

（2）加快智能编码、首页质控软件的完善工作。

（3）加强"四统一"工作落实，以河北省临床标准术语集推行为契机，加强医院数据标准化建设。

（4）继续加大编码及质控队伍培训工作。

（5）继续病历书写制度的修改工作。

河南省病案管理专业医疗服务与质量安全报告

一、质量控制数据调查情况

本报告数据来源于 NCIS 全国医疗质量数据抽样调查系统。2023 年河南省共有 527 家二级及以上医疗机构设置有病案管理专业并完成了 2022 年的数据提交工作。根据数据填报的完整度、逻辑性等原则进行数据清洗，最终各指标纳入分析的医疗机构数量有所不同。各指标分析中均存在数据缺失或逻辑错误的情况，导致医疗机构的入选概率不等或在某些重要参数上分布不均，对总体的计算结果可能有影响。本报告分析的 NCIS 指标根据德尔菲法由河南省病案管理医疗质量控制中心（以下简称"质控中心"）专家委员投票选出。

1. 住院病案管理人员月均负担出院患者病历数

2022 年河南省共有 523 家医院的数据纳入分析。不同医院住院病案管理人员月均负担出院患者病历数呈偏态分布（$S-W$=0.95，$P<0.001$），全省均值为 284.61 份。从医院级别和类别看，三级公立综合医院最高，为 348.42 份；二级民营专科医院最低，为 82.96 份（表 14-1）。非参数检验显示 2022 年河南省综合医院住院病案管理人员月均负担出院患者病历数高于专科医院（$P<0.001$），三级医院高于二级医院（$P<0.001$）（表 14-2）。Spearman 相关分析显示医院编制床位数与住院病案管理人员月均负担出院患者病历数之间呈正相关（rs=0.5810，$P<0.001$）。

表 14-1　2022 年河南省各级各类医院住院病案管理人员月均负担出院患者病历数

医院		医院数量【家（%）】	住院病案管理平均人员数（人）	月均负担出院患者病历数（份）
综合	三级公立	89（17.02）	1211.00	348.42
	二级公立	199（38.05）	1211.00	271.44
	三级民营	7（1.34）	69.00	341.99
	二级民营	80（15.30）	317.00	284.78
	小计	375（71.70）	2808.00	307.88
专科	三级公立	23（4.40）	237.00	267.78
	二级公立	99（18.93）	350.00	139.84
	二级民营	26（4.97）	53.00	82.96
	小计	148（28.30）	640.00	182.51
总体		523（100.00）	3448.00	284.61

表 14-2　2022 年河南省住院病案管理人员月均负担出院患者病历数的影响因素分析

影响因素	M（IQR）	Z	P
所有制形式			
公立	234.27（189.16）	−0.283	0.7769
民营	263.47（249.50）		
医院类型			
综合	274.74（189.08）	−8.546	<0.001
专科	136.17（126.76）		
医院级别			
三级	274.73（211.16）	4.227	<0.001
二级	216.36（189.59）		

注：M（IQR）指住院病案管理人员月均负担出院患者病历数的中位数（四分位数间距）。

2022 年河南省各医院住院病案管理人员月均负担出院患者病历数从行政区域划分看，驻马店最高，为 351.71 份；开封最低，为 196.19 份（图 14-1）。

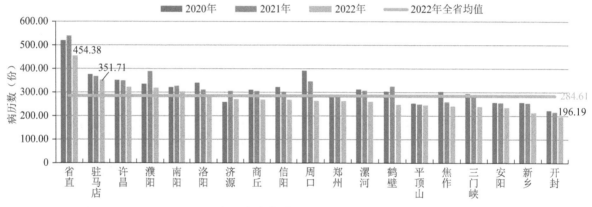

图 14-1　2020—2022 年河南省各地市医院住院病案管理人员月均负担情况

2. 病案专职编码人员月均负担出院患者病历数

2022 年河南省共有 425 家医院的数据纳入分析。不同医院病案专职编码人员月均负担出院患者病历数呈偏态分布（$S–W=0.88$，$P<0.001$），全省均值为 792.58 份。从医院类别看，三级民营综合医院最高，为 1123.69 份；二级民营专科医院最低，为 185.22 份（表 14-3）。非参数检验显示，2022 年河南省综合医院病案专职编码人员月均负担出院患者病历数高于专科医院（$P<0.001$），三级医院高于二级医院（$P<0.001$）（表 14-4）。Spearman 相关分析显示医院编制床位数与病案人员配比同病案专职编码人员月均负担出院病历数之间呈正相关（$rs=0.3784$，$P<0.001$）。

表 14-3　2022 年河南省各级各类医院病案专职编码人员月均负担出院患者病历数

医院		医院数量【家（%）】	平均专职编码人员数（人）	月均负担出院患者病历数（份）
综合	三级公立	84.00（19.76）	436.00	940.66
	二级公立	163.00（38.35）	399.00	757.24
	三级民营	7.00（1.65）	21.00	1123.69
	二级民营	60.00（14.12）	105.00	747.35
	小计	314.00（73.88）	961.00	847.39

医院		医院数量【家（%）】	平均专职编码人员数（人）	月均负担出院患者病历数（份）
专科	三级公立	23.00（5.41）	86.00	737.96
	二级公立	74.00（17.41）	102.00	411.55
	二级民营	14.00（3.29）	15.00	185.22
	小计	111.00（26.12）	203.00	533.11
总计		425.00（100.00）	1164.00	792.58

表 14-4　2022 年河南省住院病案专职编码人员月均负担出院患者病历数的影响因素分析

影响因素	M（IQR）	Z	P
所有制形式			
公立	645.00（599.07）	0.893	0.3719
民营	635.72（708.52）		
医院类型			
综合	736.30（577.19）	−8.068	<0.001
专科	391.58（363.22）		
医院级别			
三级	748.44（564.60）	4.038	<0.001
二级	585.50（587.25）		

注：M（IQR）指住院病案专职编码人员月均负担出院患者病历数的中位数（四分位数间距）。

2022 年河南省各医院病案专职编码人员月均负担出院患者病历数从行政区域划分看，驻马店最高，为 954.88 份；开封最低，为 552.65 份（图 14-2）。

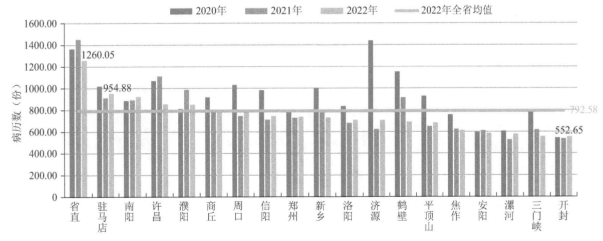

图 14-2　2020—2022 年河南省各地市医院住院病案专职编码人员月均负担情况

3. 出院患者病历 2 日归档率

2022 年河南省有 363 家和 265 家医院的数据分别纳入"出院患者纸质病历 2 日归档率""出院患者电子病历 2 日归档率"分析。出院患者纸质病历和电子病历 2 日归档率均值分别为 39.86% 和 44.80%，各级各类医院分析结果见表 14-5。2020—2022 年医院出院患者病历 2 日归档率变化情况见图 14-3。

表 14-5　2022 年河南省各级各类医院出院患者病历 2 日归档率

医院		纸质病历		电子病历	
		医院数量【家（%）】	2 日归档率（%）	医疗机构数【家（%）】	2 日归档率（%）
综合	三级公立	72（19.83）	45.23	61（23.02）	48.41
	二级公立	124（34.16）	29.63	93（35.09）	37.16
	三级民营	5（1.38）	62.40	5（1.89）	71.10
	二级民营	60（16.53）	40.41	38（14.34）	49.95
	小计	261（71.90）	39.68	197（74.34）	45.72
专科	三级公立	16（4.41）	49.76	12（4.53）	43.60
	二级公立	67（18.46）	27.00	50（18.87）	30.37
	二级民营	19（5.23）	57.19	6（2.26）	39.23
	小计	102（28.10）	41.19	68（25.66）	38.25
总计		363（100.00）	39.86	265（100.00）	44.80

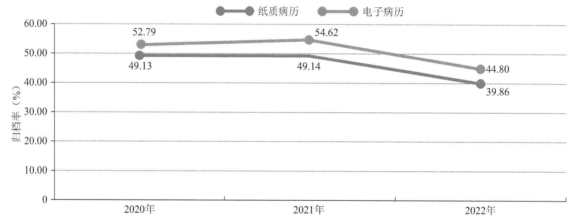

图 14-3　2020—2022 年河南省医院出院患者病历 2 日归档率变化

4. 主要诊断编码正确率

2022 年河南省共有 470 家医院的数据纳入分析。不同医院主要诊断编码正确率呈偏态分布（$S-W=0.62$，$P<0.001$），全省平均水平为 92.34%。从医院级别和类别看，二级民营专科医院最高，为 98.53%；二级公立综合医院最低，为 91.15%（表 14-6）。

表 14-6　2022 年河南省主要诊断编码正确率

医院		医院数量【家（%）】	主要诊断编码正确病历数（份）	同期质控的病历数（份）	主要诊断编码正确率（%）
综合	三级公立	86（18.30）	3 371 086	3 662 319	92.05
	二级公立	171（36.38）	2 825 473	3 099 651	91.15
	三级民营	6（1.28）	256 848	280 429	91.59
	二级民营	70（14.89）	732 449	777 368	94.22
	小计	333（70.85）	7 185 856	7 819 767	91.89
专科	三级公立	23（4.89）	551 326	575 160	95.86
	二级公立	90（19.15）	460 086	484 873	94.89
	二级民营	24（5.11）	41 072	41 685	98.53
	小计	137（29.15）	1 052 484	1 101 718	95.53
总计		470（100.00）	8 238 340	8 921 485	92.34

2022年河南省各医疗机构主要诊断编码正确率从行政区域划分看，安阳最高，为98.15%；周口最低，为88.36%（图14-4）。采用非参数检验探讨所有制性质、机构类别、医疗机构级别因素对主要诊断编码正确率的影响，具体结果见表14-7。采用Spearman相关性分析，病案专职编码人员月均负担出院患者病历数与主要诊断编码正确率呈负相关（rs=-0.2196，P<0.001）。

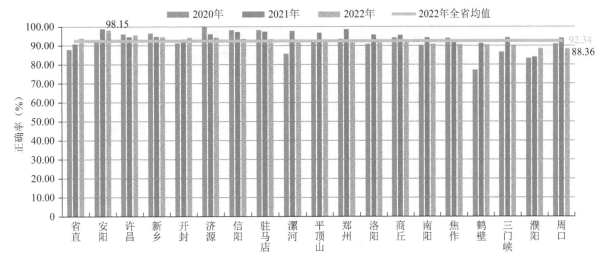

图14-4 2020—2022年河南省各市医疗机构主要诊断编码正确率情况

表14-7 2022年河南省主要诊断编码正确率的影响因素分析

影响因素	M（IQR）	Z	P
所有制形式			
公立	96.62（10.00）	-2.919	0.0035
民营	99.47（6.96）		
医院类型			
综合	96.00（10.00）	3.996	<0.001
专科	99.45（5.02）		
医院级别			
二级	98.41（9.00）	-3.645	0.0003
三级	95.00（9.00）		

注：M（IQR）指主要诊断编码正确率的中位数（四分位数间距）。

二、病案管理质量控制工作开展情况及特色经验分享

1. 完善组织架构，成立亚专业组

为进一步健全河南省病案质量控制体系，充分发挥病案质量控制领域专家的作用，优化整合资源，加强指导，规范管理，质控中心成立了病历及电子病历质控、病历数据质控和病案管理服务质控3个亚专业组，形成了层次清晰的病案质控管理队伍。

2. 围绕改进目标，提升质控成效

2023年质控中心围绕"提高住院病案首页主要诊断编码正确率""提高手术相关记录完整率"改进目标，积极开展形式多样的质控活动。一是开展病案管理专业质控工作改进目标自查工作，全省有470余家医疗机构参加；二是开展两轮病案质量评价工作，涉及病案首页及病历内涵质量评价，优化规范流程；三是开展系列培训活动，包括组织开展全省病案质控培训、国际疾病分类和手术操作分类培训等，帮助各级医院明确主要诊断的选择原则和规范标准；四是开展重点帮扶指导，对于在病案质量评价工作中不

达标的医院和公立医院绩效考核上报数据质量较差的医院，由省级专家提供一对一现场帮扶指导；五是实施病案质控工作月调度会议制度，及时掌握全省各级质控组织贯彻落实病案管理专业质控工作改进目标的动态变化，有序推进全省病案管理质量持续改进。

3. 加强人才队伍建设，举办病案技能竞赛

为激发全省病案管理人员学习病案管理知识的热情、提升理论与技能水平、增强病案专业的核心竞争力，质控中心举办2023年河南省病案专业技能大赛，全省共22个代表队参赛，通过比赛实现以赛促学，进一步提高了全省医疗机构病案管理岗位专业技能，有效提升病案管理专业人员能力。

4. 完善平台建设，数字赋能质控

一是建立全省病案质控平台和DRG平台，进行病案数据采集、审核、病案质量评价等工作；二是定期分析全省数据质量并公布质控结果，各医疗机构每月向平台上传病案首页数据，质控中心对全省病案首页数据质控分析后，撰写、发布全省DRG及病案首页数据质量报告。

5. 借助"杠杆"力量，撬动信息化建设

质控中心积极参与全省电子病历分级评价工作，借助电子病历分级评价撬动医院的信息化建设，统筹推动河南省智慧医院、病案首页、DRG数据质量的综合提升，进一步提升全省的病案质量。2023年质控中心配合河南省卫生健康委员会先后开展医疗机构电子病历升级意愿调研、专项指导培训等工作。

6. 持续提升，质控成效显著

2021—2023年质控中心每年组织哨点医院开展病案质量评价工作。其中，全省"主要诊断编码正确率"逐年提高，且每年均达到国家目标值，具体结果见图14-5。

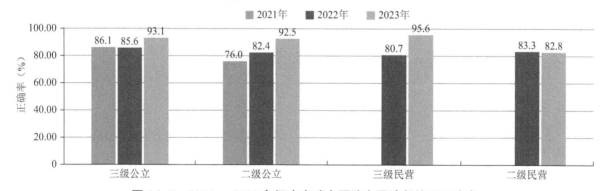

图14-5　2021—2023年河南省哨点医院主要诊断编码正确率

为强化病案首页及病历内涵质量管理，提升医疗质量，保障医疗安全，2022—2023年质控中心对54所哨点医院病历内涵质量进行第一轮质量监测。

2023年哨点医院手术相关记录完整率平均值为74.4%。其中，三级民营医院最高，为80.8%；二级民营医院最低，为65.9%（图14-6）。

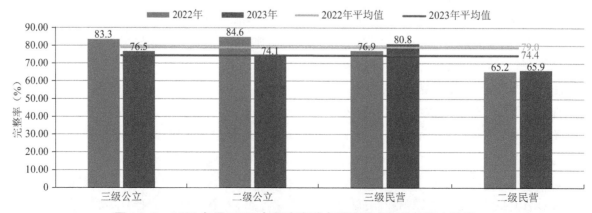

图14-6　2022年及2023年河南省哨点医院手术相关记录完整率

2023 年哨点医院 CT/MRI 检查记录符合率平均值为 72.9%。其中,三级民营医院最高,为 79.8%;二级公立医院最低,为 65.0%(图 14-7)。

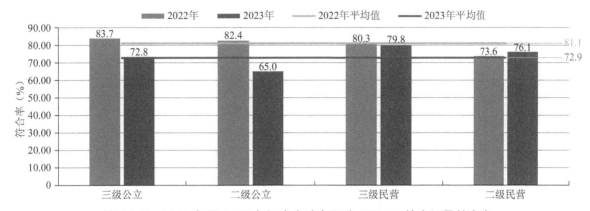

图 14-7 2022 年及 2023 年河南省哨点医院 CT/MRI 检查记录符合率

2023 年哨点医院抗菌药物使用记录符合率平均值为 58.4%。其中,三级民营医院最高,为 75.6%;三级公立医院最低,为 56.3%(图 14-8)。

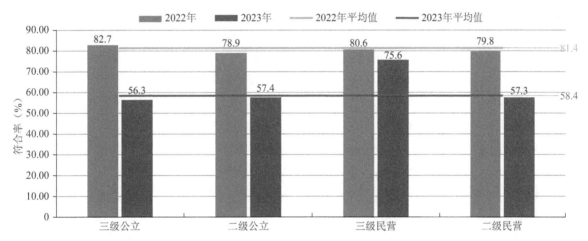

图 14-8 2022 年及 2023 年河南省哨点医院抗菌药物使用记录符合率

2023 年哨点医院主要手术编码正确率平均值为 95.0%。其中,三级公立医院最高,为 96.0%;二级公立医院最低,为 91.9%(图 14-9)。

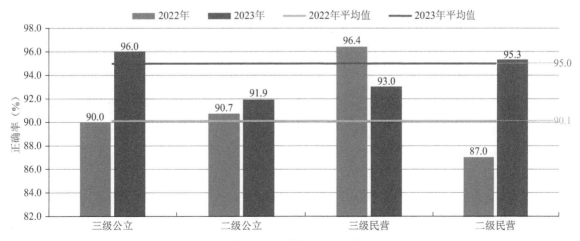

图 14-9 2022 年及 2023 年河南省哨点医院主要手术编码正确率

2023年哨点医院不合理复制病历发生率平均值为17.1%。其中，三级民营医院最低，为13.8%，二级民营医院最高，为21.8%（图14-10）。

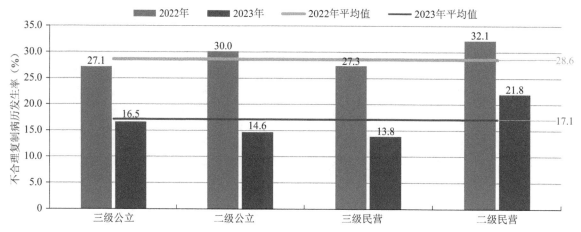

图14-10　2022年及2023年河南省哨点医院不合理复制病历发生率

三、省级"百佳病案"评选工作总结

国家卫生健康委员会于2023年开展全国"百佳病案"评选活动，根据相关工作安排，河南省卫生健康委员会印发了《2023年河南省"百佳病案"评选活动实施方案》，委托质控中心具体组织实施。

河南省"百佳病案"评选分为医疗机构自评自选、市级评选和省级评选3个阶段。市级评选阶段共推选出678份优秀病案，并通过国家HQMS平台进行病案上传。2023年10月23日质控中心组织召开河南省"百佳病案"省级评选工作启动会，河南省卫生健康委医政医管处一级调研员钮正春、郑州大学第一附属医院副院长苟建军等出席了会议，会议由质控中心主任、郑州大学第一附属医院病案管理科主任刘新奎主持。会上，刘新奎主任对省级评选阶段上报病案情况、"百佳病案"评分原则及相关注意事项进行详细讲解。专家依据国家病案管理医疗质量控制中心下发的《优秀门诊病案遴选评价要点（初诊）》《优秀住院（含日间）病案遴选评分要点》，对各省辖市和省直医疗机构报送的678份优秀病案进行省级初评。在病案质量评审过程中，各位专家认真负责，细致审阅病案，严格依据评分标准进行公平公正评分。10月30日质控中心组织河南省"百佳病案"省级复评，对初评产生的优秀病案进行逐一打分，最终评选出10份优秀住院病案、10份优秀门诊病案和10份优秀日间医疗病案报送国家病案管理医疗质量控制中心，参加全国"百佳病案"评选。

本次"百佳病案"评选活动通过以评促改，在全省范围内营造了"病历质量从我做起"的良好氛围。

四、"六个一"质量控制工作完成情况

1. 一个专家团队及一名专职人员

2014年质控中心成立，2016年质控中心成立专家委员会，并设置1名专职秘书负责日常工作。2023年9月根据国家病案管理医疗质量控制中心工作安排，质控中心成立了病历及电子病历质控、病历数据质控和病案管理服务质控3个亚专业组。

2. 一个会议机制

质控中心定期组织召开工作会议，每年召开专家委员会会议2次、质控工作会议1次，每月召开月调度会议，不定期召开质控工作讨论会。

3. 一个改进目标

质控中心以"提高主要诊断编码正确率""提高手术相关记录完整率"为改进目标，以"CT/MRI检查记录符合率""抗菌药物使用记录符合率""手术编码正确率""不合理复制病历发生率"为内涵质控指标，积极开展各项质控工作，努力提河南省医疗机构病案管理质量。

4. 一次专题调研

2023年质控中心组织全省470余家医疗机构开展病案管理专业质控工作改进目标自查，推动全省病案管理专业持续改进。

5. 一份质量报告

2023年质控中心配合河南省卫生健康委员会完成《2021年河南省医疗服务与质量安全报告》的撰写工作，负责病案专业、医院运行管理类、静脉血栓栓塞症（VTE）预防及医疗质量安全不良事件等内容的撰写工作。

五、质量控制工作中存在的问题及下一步工作思考

通过"百佳病案"评选活动，发现医疗机构门（急）诊病案信息化程度较低，多数医院的门诊病案结构化程度有待提高，数据无法完整导出，病历内涵质量缺乏质控。

（1）组织建设和人才队伍建设。河南省已实现地市级病案质控中心全覆盖，县级病案质控中心建设率达30%。为健全病案质控网络体系，组织建设工作重点将为建立健全县级病案质控中心，形成国家—省—市—县四级病案管理质量控制联动机制。定期组织召开质控中心全体委员会议，商讨病案质量持续改进方法，交流病案质量管理经验，推广先进方法，解决实际问题。

（2）推进病历内涵质量提升。质控中心将针对国家发布的病案管理专业改进目标及病历内涵质量指标制定工作计划，开展培训、督导和调研工作，全面提升河南省各级医疗机构病历内涵质量。举办全省病历内涵质量相关培训，加强有关病历书写规范与相关法律法规、核心医疗制度的培训，建立质控体系。组织开展病历质量评价工作，对哨点医院病历质量进行评价，以点带面推进全省病案内涵质量提升。

（3）推进病案质控信息化建设。质控中心将配合河南省卫生健康委员会做好全省病案首页质量控制工作，完善河南省二级以上医疗机构病案首页信息化监测平台、DRG评价平台和河南省病案质控平台建设。在省级、省辖市、县级三级监测网点及三级质控体系的基础上，提高信息平台的业务功能水平、信息安全水平、系统运维水平等。充分利用质控信息数据，指导各医疗机构及时发现质控问题，查漏补缺，提出针对性的整改措施。

（4）电子病历分级评价工作。医疗机构电子病历应用水平评级是病案质控工作的重要内容，是建设智慧医院和提高医疗机构信息化的重要抓手。质控中心将继续积极配合河南省卫生健康委员会的工作安排，积极组织专家培训、材料审核和现场评审等工作，推进全省质控信息化发展。

（5）公立医院绩效考核工作。为积极配合国家病案管理医疗质量控制中心、河南省卫生健康委员会等做好公立医院绩效考核工作，质控中心将对二级、三级公立医院绩效考核中与病案首页相关的7项考核指标及其他相关指标进行针对性的重点培训，提高全省病案数据质量。

（6）其他工作。质控中心以国家病案管理医疗质量控制中心、河南省卫生健康委员会文件为指导，制定河南省病案质控指标和方案，并采取相应质控措施。坚持强化监督检查、提升执行力度、认真开展督导检查工作。推动病案质量控制的学术研究工作，从工作实际出发，聚焦热点、难点和痛点，积极申报课题，收集真实且有代表性的数据，形成科研成果，为全省乃至全国提高医疗质量管理水平提供参考依据。

第十五节

黑龙江省病案管理专业 医疗服务与质量安全报告

一、质量控制数据调查情况

2022 年黑龙江省有病案专业且参与数据调查的医疗机构共计 214 家，通过数据清洗，最终纳入 183 家医疗机构的数据进行分析，其中，三级公立医院 63 家，占比为 34.43%；二级公立医院 101 家，占比为 55.19%；三级民营医院 6 家，占比为 3.28%；二级民营医院 13 家，占比为 7.10%。

分析 2020—2022 年调查数据，依据提升病历内涵质量专项行动中的重点关注指标，结合黑龙江省开展病案质量管理相关工作情况，本报告着重分析以下 2 个指标：主要诊断编码正确率、主要手术编码正确率。

1. 主要诊断编码正确率

2020—2022 年黑龙江省各级各类医院的主要诊断编码正确率从 2020 年的 44.10%，实现跨越式提升，2022 年达到 87.88%。其中，三级公立医院 3 年总体为 68.68%，二级公立医院 3 年总体为 81.62%，三级民营医院 3 年总体为 79.60%，二级民营医院 3 年总体为 91.19%。详细数据见表 15-1～表 15-4。

表 15-1 2020—2022 年黑龙江省三级公立医院主要诊断编码情况

年份	全省出院患者数量（人次）	主要诊断编码正确病历数（份）	正确率（%）
2020 年	1 166 498	450 779	38.64
2021 年	1 411 455	1 176 385	83.35
2022 年	1 887 526	1 639 914	86.88
总体	4 465 479	3 067 078	68.68

表 15-2 2020—2022 年黑龙江省二级公立医院主要诊断编码情况

年份	全省出院患者数量（人次）	主要诊断编码正确病历数（份）	正确率（%）
2020 年	202 342	118 187	58.41
2021 年	171 903	149 381	86.90
2022 年	484 025	432 928	89.44
总体	858 270	700 496	81.62

表 15-3 2020—2022 年黑龙江省三级民营医院主要诊断编码情况

年份	全省出院患者数量（人次）	主要诊断编码正确病历数（份）	正确率（%）
2020 年	118 017	78 173	66.24
2021 年	141 968	113 689	80.08
2022 年	123 514	113 393	91.81
总体	383 499	305 255	79.60

表 15-4 2020—2022 年黑龙江省二级民营医院主要诊断编码情况

年份	全省出院患者数量（人次）	主要诊断编码正确病历数（份）	正确率（%）
2020 年	28 065	20 927	74.57
2021 年	9190	9117	99.21
2022 年	46 839	46 644	99.58
总体	84 094	76 688	91.19

2. 主要手术编码正确率

2020—2022 年黑龙江省三级公立医院主要手术编码正确率总体为 94.13%，呈逐年上升趋势，二级公立医院总体为 89.24%，三级民营医院总体为 92.37%，二级民营医院总体为 70.10%，详细数据见表 15-5～表 15-8。

表 15-5 2020—2022 年黑龙江省三级公立医院主要手术编码情况

年份	全省手术及操作数量（人次）	主要手术编码正确病历数（份）	正确率（%）
2020 年	169 455	153 169	90.39
2021 年	391 509	365 772	93.43
2022 年	631 472	603 496	95.57
总体	1 192 436	1 122 437	94.13

表 15-6 2020—2022 年黑龙江省二级公立医院主要手术编码情况

年份	全省手术及操作数量（人次）	主要手术编码正确病历数（份）	正确率（%）
2020 年	40 644	29 920	73.61
2021 年	28 407	27 828	97.96
2022 年	93 764	87 541	93.36
总计	162 815	145 289	89.24

表 15-7 2020—2022 年黑龙江省三级民营医院主要手术编码情况

年份	全省手术及操作数量（人次）	主要手术编码正确病历数（份）	正确率（%）
2020 年	43 713	41 532	95.01
2021 年	38 153	33 767	88.50
2022 年	26 569	24 859	93.56
总计	108 435	100 158	92.37

表 15-8 2020—2022 年黑龙江省二级民营医院主要手术编码情况

年份	全省手术及操作数量（人次）	主要手术编码正确病历数（份）	正确率（%）
2020 年	3934	3890	98.88
2021 年	891	886	99.44
2022 年	23 269	14 917	64.11
总计	28 094	19 693	70.10

二、病案管理质量控制工作开展情况及特色经验分享

根据国家《全面提升医疗质量行动计划（2023—2025 年）》相关要求，黑龙江省制定了《黑龙江省提升病历内涵质量专项行动计划（2023—2025 年）实施方案》，旨在全面提升黑龙江省病历内涵质量。

首先对当前病历内涵质量情况进行梳理，明确存在主要问题的病历质量控制指标项目，而后针对重点问题进行纠正、促进病历内涵质量持续改进和提升，经过近1年的持续改进，2023年黑龙江省病历质量控制指标显著提升，数据分析详见表15-9～表15-18。

表15-9　2023年黑龙江省CT/MRI检查记录符合率情况

医院	核查病历数（份）	符合病历数（份）	符合率（%）
三级公立	10 903	10 171	93.29
二级公立	3542	3253	91.84
三级民营	3117	2699	86.59
二级民营	407	397	97.54
总计	17 969	16 520	91.94

表15-10　2023年黑龙江省细菌培养检查记录符合率情况

医院	核查病历数（份）	符合病历数（份）	符合率（%）
三级公立	3421	3151	92.11
二级公立	876	785	89.61
三级民营	410	366	89.27
二级民营	5	5	100.00
总计	4712	4307	91.40

表15-11　2023年黑龙江省抗菌药物使用记录符合率情况

医院	核查病历数（份）	符合病历数（份）	符合率（%）
三级公立	7408	6527	88.11
二级公立	2440	1991	81.60
三级民营	3144	2976	94.66
二级民营	102	82	80.39
总计	13 094	11 576	88.41

表15-12　2023年黑龙江省手术相关记录完整率情况

医院	核查病历数（份）	手术相关记录完整病历数（份）	手术相关记录完整率（%）
三级公立	7903	7337	92.84
二级公立	1613	1550	96.09
三级民营	660	631	95.61
二级民营	59	55	93.22
总计	10 235	9573	93.53

表15-13　2023年黑龙江省恶性肿瘤化学治疗记录符合率情况

医院	核查病历数（份）	符合病历数（份）	符合率（%）
三级公立	3000	2896	96.53
二级公立	139	16	11.51
三级民营	420	420	100.00
总计	3559	3332	93.62

表15-14　2023年黑龙江省恶性肿瘤放射治疗记录符合率情况

医院	核查病历数（份）	符合病历数（份）	符合率（%）
三级公立	3443	3377	98.08
二级公立	70	1	1.43
三级民营	260	260	100.00
总计	3773	3638	96.42

表 15-15 2023 年黑龙江省不合理复制病案发生率情况

医院	核查病历数（份）	不合理复制病历数（份）	不合理复制病历发生率（%）
三级公立	14 086	1359	9.65
二级公立	2908	1975	67.92
三级民营	3330	391	11.74
二级民营	135	11	8.15
总计	20 459	3736	18.26

表 15-16 2023 年黑龙江省植入物相关记录符合率情况

医院	核查病历数（份）	相关记录符合病历数（份）	符合率（%）
三级公立	2724	2622	96.26
二级公立	261	190	72.80
三级民营	395	338	85.60
总计	3380	3150	93.20

表 15-17 2023 年黑龙江省病理检查记录符合率情况

医院	核查病历数（份）	符合病历数（份）	符合率（%）
三级公立	4202	3936	93.67
二级公立	962	911	94.70
三级民营	240	235	97.92
二级民营	77	75	97.40
总计	5481	5157	94.09

表 15-18 2023 年黑龙江省临床用血相关记录符合率情况

医院	核查病历数（份）	符合病历数（份）	符合率（%）
三级公立	2218	2058	92.79
二级公立	682	539	79.03
三级民营	410	385	93.90
总计	3310	2982	90.09

三、省级"百佳病案"评选工作总结

黑龙江省病案管理医疗质量控制中心（以下简称"质控中心"）接收到国家卫生健康委医政司关于开展 2023 年全国"百佳病案"评选活动的通知后，于 2023 年 9 月 23 日组织开展黑龙江省"百佳病案"评选活动动员会，要求各医疗机构根据文件标准遴选优秀病案，推荐至质控中心参加省级"百佳病案"评选活动。推选范围包括门（急）诊病案、住院病案、日间医疗病案 3 种类型。排除上传文件格式不符合要求的病案后，共接收各医疗机构上传病案 528 份。

质控中心组织黑龙江省"百佳病案"专家组 20 人（编码专家 5 人，临床专家 15 人）签署《黑龙江"百佳病案"活动保密承诺书》，严格禁止病案信息外泄。各组专家到指定地点开展"百佳病案"评审工作，分成 5 个小组同时进行，每个小组由 1 名编码专家与 4 名临床专家组成，1 名专家任组长，负责组织协调本组整体评审工作。评审标准严格按照 2023 年 10 月 18 日国家病案管理医疗质量控制中心组织的"百佳病案"评选评审专家培训会中的评审标准执行。

经过 1 周的评审工作后，专家组从 528 份上传病案中评选 62 份符合推荐标准的病案成为黑龙江省"百佳病案"，其中，门（急）诊病案 14 份、日间医疗病案 10 份、住院病案 38 份。而后组织省级专家分别从 3 种类型病案中根据评分各遴选出 10 份病案（共 30 份）推荐至国家"百佳病案"评选活动。

四、"六个一"质量控制工作完成情况

1. 一个专家团队及一名专职人员

质控中心设有专家委员会及病案管理、病案编码、病案质控 3 个亚专业委员会，并按国家病案管理医疗质量控制中心要求设置了 1 名专职人员。

2. 一个会议机制

质控中心设立例会制度及工作考核制度，相关专家每月按时参加月调度会及疑难编码讨论会。

3. 一个改进目标

截至 2025 年底，全省住院病案首页诊断编码正确率提升至≥90%、住院病案抗菌药物使用记录符合率提升至≥85%、恶性肿瘤化学治疗/放射治疗记录符合率提升至≥85%、手术相关记录完整率提升至≥95%、植入物相关记录符合率提升至≥85%、临床用血相关记录符合率提升至≥80%、医师查房记录完整率提升至≥80%、患者抢救记录及时完成率提升至≥80%。

4. 一次专题调研

质控中心组织本省质控及编码专家开展黑龙江省提升病历内涵质量专项行动，深入各地市各医疗机构进行现场调研质控，除进行病案抽查质控调研外，同时开展"门诊病案管理""病案管理评价"抽查。其中，门诊病案管理检查的方式为打印纸质表格，由检查专家到医疗机构门诊现场进行调研，对各家医疗机构的门诊病案管理现状（签名方式、贮存方式、管理部门、管理人员）、门诊病案质控工作开展情况（有无质控、质控责任部门、质控范围、质控方式）、互联网门诊病案及质控等方面进行调研。

5. 一份质量报告

完成《黑龙江省病案管理专业医疗服务与质量安全报告》的撰写工作。

五、质量控制工作中存在的问题及下一步工作思考

1. 存在的问题

（1）主要诊断、主要手术操作填写错误。医师出现主要诊断选择错误、手术操作漏填或错填等情况，编码员难以充分理解、准确分析病案，最终造成高编、低编、漏编等编码错误的情况。为了提高医师主要诊断、主要手术及操作选择内容的正确率，黑龙江省开展多次培训和考核（质控中心培训地市和县级质控中心主任及专家、地市级病案质控中心和县级病案质控中心培训辖区内相关人员）；对于医疗机构主要采取以下措施：①要求医疗机构建立适合本机构的病历质控管理体系，设立专门的病历质控及编码专员，每月针对负责科室的病历质量问题进行质控、反馈并巡讲，质控结果纳入绩效；②每年对新入职的医师进行病历书写规范化培训和考核，持续提升医师病历书写水平。

（2）主要诊断编码、主要手术及操作编码错误。黑龙江省的病案编码员缺失和能力不足，在黑龙江省卫生健康委医政处的支持下，采取了以下措施：①省内选拔编码员培训师资，候选人通过理论和实践考试合格后获得编码员培训师资；②将在省内开展编码员培训（基础班和高级班），地毯式的培训，覆盖每家医疗机构，整体提高全省编码人员能力和素质；③开展编码竞赛，遴选优秀选手参加国家比赛；④每个季度开展 1 次疑难编码讨论会；⑤每个季度邀请临床专家讲解常见病的诊断和治疗，拓展病案人员专业知识，更好地提升病历内涵质控和编码水平。

（3）病历内涵质控方式的完善，需要信息化支撑。医院电子病历内涵质控需要信息化支撑，需要信息主管人员及系统架构人员充分学习、理解病历书写规范及相关法律法规。合理设计电子病历信息化体系，按照自临床向管理的方式设计一套科学、有序、协同的医院电子病历信息系统，系统功能的设计应尽可能嵌入原有业务系统，通过系统开发设计的复杂性来降低使用的复杂性，从而保证使用的便捷高效。

任何电子病历信息系统都需要使用人员的全面掌握，灵活运用，因此对全员的培训是必不可少的，应采取全方位、多层次、多循环的系统培训，做到人人知晓、熟练掌握，从而助力医院高质量发展。保证病历内涵质量，需要医师严格按照病历书写规范进行书写，同时也需要强有力的质控制度。

（4）建立医院病历质控体系，严格落实病案管理制度。制定全省统一的病历质量管控体系和制度，要求各级医疗机构建立"四级"病历质量控制体系并定期开展工作。一级质控由经治主管医师对病案质量负直接责任；二级质控由病房质控医师对病案的内涵及格式有再抽查的责任；三级质控由医务科综合质量管理，主要在于运行环节，是病案质量管理的重点；四级质控由病案室对终末病历质量管理，是病案质量管理的保障。通过"四级"病历质控体系的建立，严抓严管，确保病案质量。

2. 下一步工作

（1）全省持续开展规范化病历书写、主要诊断、手术及操作的选择培训，各医疗机构内部开展由医务部及病案室联合举办的病历书写及编码知识系列讲座。

（2）分地市地毯式培训各级医疗机构编码人员。

（3）组织专家在省内定期开展病历质量专项检查工作，采取同级医疗机构互查模式，根据互查结果建立整改台账，制定整改措施及完成时限。

（4）全省大力发展电子病历信息化建设，初步实现电子病历的结构化质控，在此基础上利用 AI 技术进一步实现电子病历内涵质控。

（5）明确全省各级医疗机构病案管理人员配备、职责和实际工作，从而制定合理的人员培养、人员配备计划，满足本省病案管理发展的需求。

（6）为本省病案管理人员提供实地学习及规范化培训的平台，开展 ICD-10、ICD-9-CM-3 编码业务咨询和指导，不断提高病案人员的能力和水平。

（7）加强与兄弟省病案管理医疗质量控制中心及卫生行政部门之间的沟通与交流，以进一步提高质控中心的管理能力。

（8）加强病案管理人员对病历书写规范、临床医学知识、相关法律法规、医疗核心制度的培训，从而对医疗文书质量和核心医疗制度在病历中的体现等方面进行督查、指导、反馈、评价。

（9）组织编写《黑龙江省病历书写规范》。

第十六节

湖北省病案管理专业医疗服务与质量安全报告

一、质量控制数据调查情况

数据来源于 NCIS 全国医疗质量数据抽样调查系统，湖北省有 190 家医疗机构数据纳入分析，覆盖全省 17 个市（州），其中，综合医院 141 家，专科医院 49 家；三级医院 103 家（含民营医院 10 家），二级医院 87 家（含民营医院 12 家）。

1. 病历书写时效性指标完成率

2022 年湖北省各级各类医院的入院、手术及出院记录 24 小时完成率基本均在 90% 以上，专科医院的完成率达到 98% 以上。但病案首页的 24 小时完成率相对较低，三级专科医院仅 38.33%（图 16-1）。

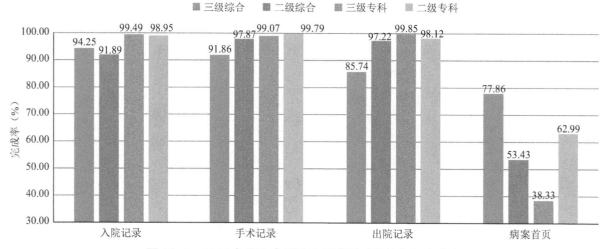

图 16-1　2022 年湖北省医院病历书写时效性指标完成率

2. 重大检查记录符合率

2022 年湖北省各级各类医院的 CT/MRI 及病理检查记录符合率均在 92% 以上，其中，专科医院的表现更佳。就细菌培养检查记录符合率而言，二级综合、二级专科及三级专科医院均在 94% 以上，三级综合医院相对较低（图 16-2）。

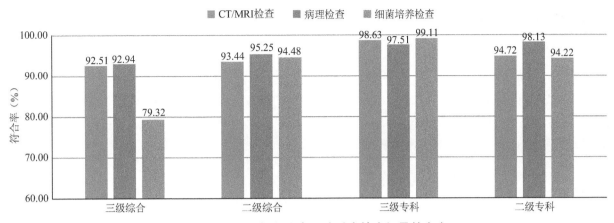

图 16-2　2022 年湖北省医院重大检查记录符合率

3. 诊疗行为记录指标情况

2022 年湖北省各级各类医院的诊疗行为记录各项指标符合率和完整率多在 90% 以上。其中，手术相关记录、临床用血相关记录、医师查房记录、患者抢救记录这几项指标的符合率均在 95% 以上（图 16-3）。

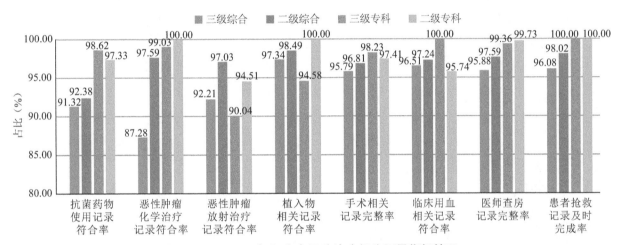

图 16-3　2022 年湖北省医院诊疗行为记录指标情况

4. 病历归档质量指标

2022 年湖北省各类型二级及以上医院的出院患者病历归档完整率及知情同意书规范签署率均在 95% 以上。三级专科医院出院患者病历 2 日归档率较高，其次为三级综合和二级综合医院（图 16-4）。不合理复制病历发生率在三级综合医院中最高，其次为二级综合医院（图 16-5）。

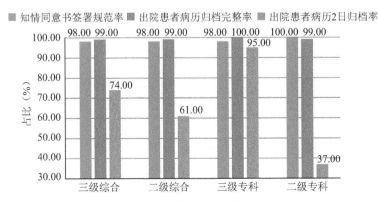

图 16-4　2022 年湖北省医院病历归档质量指标情况

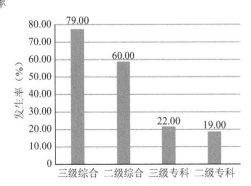

图 16-5　2022 年湖北省医院不合理复制病历发生率

二、病案管理质量控制工作开展情况及特色经验分享

1. 织网行动 – 完善病案质控网络

为织密病案质控网络，进一步扩大质控工作覆盖范围，提高质控工作的规范化、科学化、专业化水平，截至目前，湖北省成立了17个市（州）级病案质控中心，实现了市（州）级质控网络全覆盖；成立了45个县级病案质控中心（图16-6），县级质控覆盖率为82%，形成了自上而下、三级联动的质控网络，为全省病案质控工作的开展奠定了网络基础。

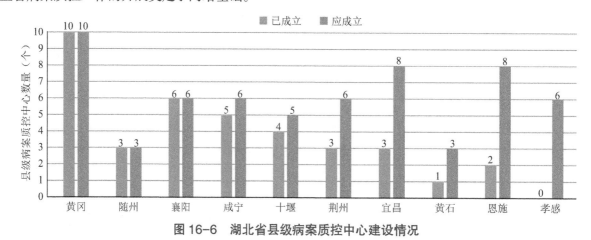

图16-6 湖北省县级病案质控中心建设情况

2. 人员培训 – 夯实病案数据基础

（1）基础编码培训。质控中心克服重重困难，不断创新培训班举办模式，线上线下相结合，2023年举办大型公益编码培训班，培训学员1000余名，举办2次编码考试，为医疗机构培训了许多优秀的编码人员，夯实了全省医疗机构的病案首页数据基础。

（2）疑难编码培训。建立了覆盖全省医疗机构的疑难编码咨询群，设置轮值专家，累计解答编码问题5000余条。质控中心组织专家按章节分系统对编码轮值答疑过程中常见、疑难编码问题进行总结培训，已连续举办三期线上疑难编码培训班，解决了基层医院编码人员基础差、底子薄的问题，提升了编码员的整体能力。

（3）病历内涵质量专项培训。开展病历质量月，以活动促提升。2023年6月在全省范围内启动病历质量月活动，以此为契机，引导医疗机构落实国家病历书写、管理和应用的相关规定，扎实推进病案首页数据与内涵质量的双提升。加强医师病历内涵质量培训，从源头抓质量。2023年7月7日开展线上临床医师专项培训，培训人员1000余人，契合了现阶段临床医师培训需求，加强其在病历书写、主要诊断、主要手术操作选择等方面的培训，同时提高医务人员对病历内涵质量的重视程度。

3. 教学竞赛 – 提升人员专业素养

连续三届的湖北省ICD编码教学竞赛，不仅为年轻人提供了展示个人才华和教学能力的舞台，壮大了湖北省编码教学师资队伍，也激发了大家探索、创新的潜力，营造了浓厚的学习氛围，提升了编码人员整体专业素养，赢得了省内外同行的一致好评。

4. 督导检查 – 推进质量持续改进

（1）统一标准 – 检查指标标准化。将《病案管理质量控制指标（2021年）》中与书写相关的21个指标细化，形成可量化、可比较、可操作的具体检查指标，纳入日常病历内涵质量检查范畴，形成标准化、精细化、常态化的内涵质量检查机制。

（2）三级联动 – 检查机制常态化。省—市—县三级联动的质控机制，日常检查和专家督查相结合，医疗机构每月上报检查结果，持续观察改进成效。每家医院每月自查病历≥100份，将自查结果上报至湖

北省病历质控平台，平台可动态监控各医疗机构自查和专家检查情况。通过督导检查，围绕国家医疗质量安全改进目标，聚焦病案质量关键环节，运用 PDCA 质量管理理念形成闭环管理，以查促改、以改促进，持续提升了湖北省的病案质量。

5. 制定标准规范

（1）标准规范。更新了湖北版疾病 / 手术字典库、制定湖北省住院病案附页数据填写规范、统一修订住院病案首页、参与制定门（急）诊病案首页、制定湖北省日间医疗病案书写规范（专家共识）。

（2）评价指标。制定湖北省《病案内涵质控指标体系》《湖北省病案重点专科评分标准》《病历内涵质量检查表》等病案质量评价量表。

6. 信息化探索－提升管理效能

建立湖北省病历质控平台，从医疗机构自查自纠到专家督导检查，均在该平台上做到有迹可循、动态监管和持续追踪。建立了首页数据全流程质控机制，实行三级质控管理；开发了具有自主知识产权的病案首页数据质控系统；探索智能化手段，提升病案内涵质量，大大提升了病案管理效能。

三、省级"百佳病案"评选工作总结

树立先进模范，凝聚榜样力量。通过"百佳病案"评审系列活动，不仅要表彰优秀、树立模范，更好地调动广大医务人员的积极性、主动性和创造性；更要发现问题，精准施策，为下一阶段质控工作的开展提供依据，持续推进全省病案质控工作有的放矢地开展。

1. 全省医疗机构参加"百佳病案"评选总体情况

湖北省参加"百佳病案"评审的医疗机构有 334 家（其中，三级医院 116 家，二级医院 159 家，中医医院 57 家），共 4271 份病历参选。

2."百佳病案"评选问题分析

基于省级"百佳病案"评选的扣分项目，可以发现质控工作中存在的一些问题。住院病案扣分较多的依次为首次病程、查房记录、首页填报准确、病程记录、围手术期记录和出院记录（图 16-7）。日间医疗病案扣分较多的依次为围手术期记录、首次病程、查房记录、首页填报准确、病程记录、核心制度落实情况（图 16-8）。门（急）诊病案扣分较多的依次为处理、现病史、查体、既往史和其他病史、诊断和主诉（图 16-9）。

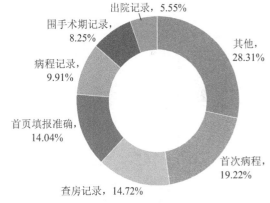

图 16-7　湖北省住院病案的扣分项占比

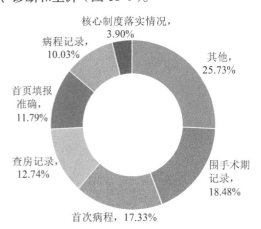

图 16-8　湖北省日间医疗病案的扣分项占比

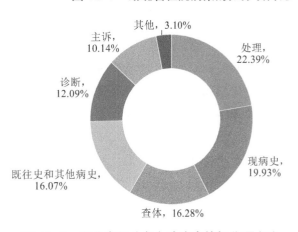

图 16-9　湖北省门（急）诊病案的扣分项占比

四、"六个一"质量控制工作完成情况

1. 一个专家团队

按照国家病案管理医疗质量控制中心专家组设置的要求，湖北省分别成立了病历质控、编码和病案管理服务专家组，各组成员均在40人以上，覆盖全省17个市（州）的100余家医疗机构。

2. 一个会议机制

2023年召开的相关会议及培训项目见表16-1。

表16-1　2023年湖北省病案管理医疗质量控制中心开展的项目

序号	开展项目	次数
1	专项培训：基础编码、疑难编码、内涵质量、首页填报、质量月专项培训	5
2	督导检查："百佳病案"初评、"百佳病案"复评、内涵质量专项检查	3
3	专题会议：质控工作研讨会、推进会，日间医疗/住院病历书写规范讨论会，年终质控中心专家委员会	4
4	特色活动：ICD编码教学初审、复赛、决赛	3
5	基层调研：枝江市、宜昌市	2

3. 一个改进目标

围绕提升主要诊断编码正确率和主要手术操作编码正确率改进目标，湖北省医疗机构自查正确率全年度呈现逐步上升趋势。总体来讲，主要诊断编码正确率二级医院优于三级医院，主要手术操作编码正确率三级医院优于二级医院（图16-10、图16-11）。

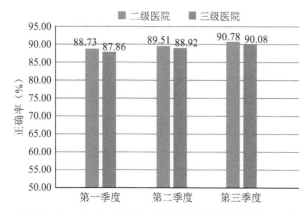

图16-10　2023年湖北省医院主要诊断编码正确率

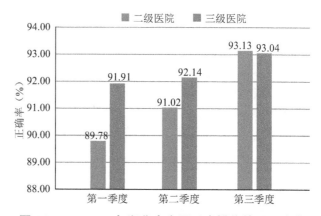

图16-11　2023年湖北省主要手术操作编码正确率

4. 一个专职人员

质控中心配有专职秘书1名，负责各项工作的推进。

5. 一次专题调研

2023年8月16—19日质控中心组织专家赴宜昌市、枝江市进行调研，围绕国家医疗质量安全改进目标及20项病案管理质控指标进行调研摸底、座谈访谈、指导检查和专题培训。

6. 一份质量报告

撰写了《2023年湖北省病案管理服务与质量安全报告》。

五、质量控制工作中存在的问题及下一步工作思考

1. 存在的问题

（1）病历内涵质量形势严峻。电子病历中结构化病历、记录模板等内容的标化为医师书写病历带来便捷的同时，也使得病历中复制粘贴的问题越来越凸显，病历中关键环节（如首次病程记录、首次医师查房记录、阶段小结、转科记录、出院记录等）的记录质量堪忧，特别是相关记录中缺少对患者评估、病情分析和诊疗方案调整的记录，不能体现医务人员对相关病情变化的分析及思考。这是目前存在的共性问题，提升病历内涵质量任重而道远。

（2）病案首页数据仍需加强。随着绩效考核的持续推进，医保支付改革进入深水区，医院、专科评审深入人心，医疗机构越来越意识到病案的重要性，尤其是住院病案首页数据中诊断和手术的重要意义。但是，个别医疗机构为了提高 DRG 入组权重，增加了一些没必要的其他诊断，如一些症状、体征、影像学 / 实验室检查结果，本是主要诊断的临床表现和依据，但却作为其他诊断被罗列在病案首页上，造成了诊断冗余。另外，过高编码、分解手术现象依然存在，这些都需要进行正确的引导和纠正，确保病案首页数据客观、真实、规范，能准确反映住院期间的诊疗信息。

2. 下一步工作

（1）加强基础管理，夯实结构质量。健全病案质量管理体系，完善病案质量管理制度，优化病案质量监管机制。

（2）强化过程管理，提高过程质量。以临床诊疗为主线，强化病案质量过程管理，提升病案内容书写过程质量。

（3）聚焦重点环节，保障改进成效。聚焦首次病程、上级医师查房、手术记录、阶段小结、出院小结等反映诊疗计划和关键过程的病历内容等重点环节，保障改进成效。

（4）利用信息化手段，提高管理效率。推进电子病历全流程智能化监管，提高病历书写质量；拓展病历应用范围，提高病历支撑作用。

第十七节

湖南省病案管理专业
医疗服务与质量安全报告

一、质量控制数据调查情况

（一）医院概况

数据来源于 2020—2022 年 NCIS 全国医疗质量数据抽样调查系统，重点分析设有病案专业且提交成功的二级、三级公立医院数据。详细情况如表 17-1 及图 17-1 所示。

表 17-1　2020—2022 年湖南省调查医院基本情况统计

单位：家

年份	二级专科	二级综合	三级专科	三级综合	合计
2020 年	62	132	25	62	281
2021 年	20	35	6	32	93
2022 年	49	79	18	51	197

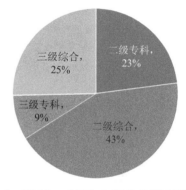

图 17-1　2020—2022 年湖南省调查医院分布

（二）病案科（室）人员情况

2022 年湖南省二级、三级医院病案科（室）工作人员总数中位数为 5 人，其中，二级公立医院中位数为 3 人，三级公立医院中位数为 10 人；住院病案管理人员月均负担出院患者病历数为 250 份，其中，二级公立医院为 211 份，三级公立医院为 332 份。纵向分析可知，病案科（室）工作人员配备有所增加，住院病案管理人员工作负荷有所减轻（表 17-2）。

2022 年湖南省医院病案科（室）专职编码人员中位数为 2 人，其中，二级公立医院中位数为 1 人，三级公立医院中位数为 4 人。病案编码人员月均负担出院患者病历数为 597 份，其中，二级公立医院为 490 份，三级公立医院为 738 份。结果显示三级公立医院虽然专职编码员人数较多，但编码工作量也更大。纵向分析可知，编码员负荷有所减轻（表 17-2）。

表 17-2 2020—2022 年湖南省二级、三级公立医院病案人员工作负荷统计（中位数）

医院	年份	病案科工作人员总数（人）	住院病案管理人员月均负担出院患者病历数（份）	在病案科专职从事编码人员数（人）	病案编码人员月均负担出院患者病历数（份）
二级	2020 年	3	332	1	579
	2021 年	4	242	2	474
	2022 年	3	211	1	490
三级	2020 年	7	414	4	777
	2021 年	10	382	5	731
	2022 年	10	332	4	738
合计	2020 年	4	354	2	678
	2021 年	5	313	3	599
	2022 年	5	250	2	597

（三）病案首页数据质量控制

2022 年湖南省医院主要诊断编码正确率中位数为 97.47%，均数为 94.50%；主要手术编码正确率中位数为 96.41%，均数为 92.87%。通过数据质控发现因检查标准不统一，各医院填写的自查结果可能并不能反映各医院编码正确率的真实水平（表 17-3）。

表 17-3 2020—2022 年湖南省二级、三级公立医院主要诊断编码正确率及主要手术编码正确率

单位：%

医院	年份	主要诊断编码正确率		主要手术编码正确率	
		中位数	均数	中位数	均数
二级	2020 年	98.31	89.82	96.50	82.54
	2021 年	100.00	96.26	100.00	91.43
	2022 年	98.00	93.68	96.22	91.94
三级	2020 年	98.00	91.86	98.98	92.12
	2021 年	99.25	94.96	97.27	90.03
	2022 年	96.31	95.97	96.41	94.43
合计	2020 年	98.30	90.52	98.00	86.09
	2021 年	100.00	95.71	98.80	90.77
	2022 年	97.47	94.50	96.41	92.87

（四）编码库版本

湖南省各医院疾病编码库 88.83% 使用的是国家临床版，手术编码库 91.37% 使用的是国家临床版（表 17-4、图 17-2）。结果提示在国家病案管理医疗质量控制中心的大力推动下，"四统一"工作不断完善，编码逐步实现统一。

表 17-4 2020—2022 年湖南省二级、三级公立医院编码库版本使用情况

单位：家

年份	疾病编码库				手术编码库			总计
	国标版	国家临床版	医保版	其他版本	国家临床版	医保版	其他版本	
2020 年	18	235	0	28	249	0	32	281
2021 年	5	87	0	1	91	0	2	93
2022 年	7	175	14	1	180	13	4	197

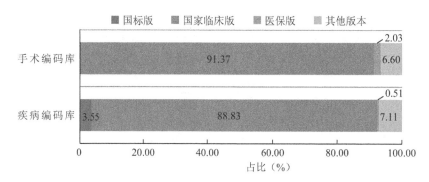

图 17-2   2022 年湖南省调查医院编码库版本分布情况

二、病案管理质量控制工作开展情况及特色经验分享

2023 年湖南省病案管理医疗质量控制中心（以下简称"质控中心"）严格按照国家卫生健康委员会、国家病案管理医疗质量控制中心的安排部署，在湖南省卫生健康委员会和湖南省医管中心的领导下，以公立医院绩效考核、DRG/DIP 支付方式改革和三级医院评审等工作为契机，围绕《全面提升医疗质量行动计划（2023—2025 年）》这一重要主题，开展了一系列工作。

1. 加强学习培训，提升病案队伍能力建设

（1）编码培训班。联合湖南省医院协会病案（信息）管理专业委员会在株洲、怀化、湘西等地举办了 3 期"国际疾病分类（ICD-10）与手术操作分类（ICD-9-CM-3）基础培训班"。

（2）首页专题培训班。受湖南省卫生健康委医政医管处和医管中心的委托，质控中心于 2023 年 7 月 29 日在长沙举办了全省二级公立医院绩效考核病案首页专题培训班，全省 162 家医疗机构共 320 余人参与了此次培训。

（3）外培内修。先后赴怀化、衡阳、娄底等地开展现场培训指导，并接受省内外病案管理同行进修学习。

2. 开展重点手术病历质量检查，提升手术相关记录完整率

国家病案管理医疗质量控制中心拟定了病历内涵质量提升专项行动 2023 年任务，"提升手术相关记录完整率"被列为本专业年度改进目标。质控中心于 2023 年 7 月 7—8 日开展了全省重点手术病历质量检查工作，选取肺癌手术、髋关节置换术和甲状腺癌手术等 3 个术种的病历，重点检查手术相关记录完整率、主要诊断选择正确率、主要诊断编码正确率、主要手术及操作选择正确率和主要手术操作编码正确率等内容。通过检查发现各医院手术相关记录完整率参差不齐，最高到达 100%，最低的仅为 0%，全省检查的 18 家医院手术相关记录完整率详见图 17-3。

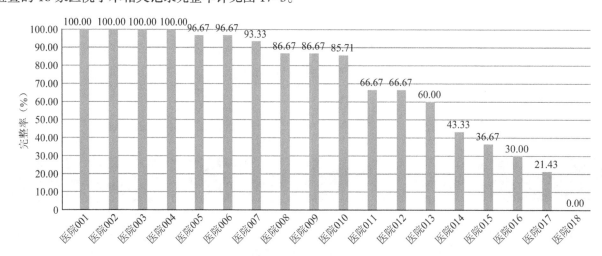

图 17-3   湖南省 18 家医院重点手术病历手术相关记录完整率

检查结果显示手术相关记录主要缺陷为术者术前一天查房记录缺失或不完整，缺陷率为14.77%；其次为术前小结缺失或不完整，缺陷率为12.50%；术前讨论缺失或不完整，缺陷率为9.47%（表17-5）。

表17-5　湖南省18家医院重点手术相关记录缺陷情况

检查内容	完整性（份）			总计（份）	缺陷率（%）
	缺失	有，但不完整	有，且完整		
术者术前一天查房记录	62	16	450	528	14.77
术前小结	6	60	462	528	12.50
术前讨论	6	44	478	528	9.47
手术同意书	2	47	479	528	9.28
术后首次病程记录	3	44	481	528	8.90
手术风险评估表	33	9	486	528	7.95
手术记录	1	28	499	528	5.49
麻醉记录	4	17	507	528	3.98
麻醉访视记录	4	16	508	528	3.79
手术安全核查记录	2	8	518	528	1.89
手术清点记录	6	4	518	528	1.89

3. 以死亡病例个案质控为突破口，狠抓死亡病例个案质量

为进一步强化医疗质量控制与安全管理，狠抓住院死亡个案质控，根据住院死亡个案评审的有关要求，湖南省卫生健康委员会要求对2022年所有住院死亡患者（含放弃治疗自动出院但仍在院内死亡的患者，不含孕产妇、5岁以下儿童和新生儿）病历进行质控分析。全省各医疗机构以死亡病例个案质控全覆盖为突破口，持续强化病历内涵质量和患者安全意识，进一步规范了死亡病例个案质控管理制度。

4. 以三级医院评审为契机，对病案管理专业医疗质量控制指标进行核查

质控中心配合湖南省卫生健康委医政医管处和医管中心完成了三级医院评审细则和数据核查办法的制定，并抽调专家参与了三级医院评审数据核查工作，对27项病案管理专业医疗质量控制指标进行了数据核查。通过数据核查，对湖南省病案管理专业质控相关指标进行了调研，掌握了指标填报、数据采集的一手资料，并对指标理解存在的一些疑惑进行了解答。

5. 通过知识竞赛等多种形式，提升首页及病历内涵质量

岳阳市中心医院于2023年7月举办了首届病案首页填写暨知识抢答竞赛。益阳市中心医院于2023年8月举办了第二届住院病历书写质量竞赛。各地市（州）病案质控中心通过病历评比、知识竞赛等多种形式提高医务人员重视度，提升首页数据及病历内涵质量。

6. 充分发挥市（州）病案质控中心作用，开展基层帮扶指导

怀化市病案质控中心接受怀化市卫生健康委、怀化市医保局授牌，成为怀化市病案首页编码培训基地，在怀化市范围内开展病案首页编码培训，旨在提升怀化市各医疗保障定点医疗机构病案首页编码人员的综合能力，深入推进怀化市区域点数法总额预算和按病种分值付费支付方式的改革工作。受湘潭市医疗保障局委托，湘潭市病案质控中心举办全市基层病案人员编码培训班，并赴基层医疗机构驻点指导DRG工作，为各基层医院带去DRG付费实施经验，助力基层医疗机构DRG支付改革顺利实施。郴州市病案质控中心对临武县病历质控开展帮扶指导。益阳市病案质控中心配合益阳市医保局，指派编码员对益阳市沅江、南县等基层医疗机构开展病案编码现场指导培训。

三、省级"百佳病案"评选工作总结

湖南省卫生健康委员会委托质控中心在全省二级及以上医疗机构组织开展了全省"百佳病案"评选活动，采取院级自评、市级评审、省级终审的三级评审原则，推选 122 家医疗机构共 537 份病案（住院 258 份，日间医疗 122 份，门急诊 157 份）参与省级终审。2023 年 10 月 27 日湖南省"百佳病案"省级评选活动在中南大学湘雅医院举行。湖南省卫生健康委医政医管处副处长卢秀兰、中南大学湘雅医院副院长钱招昕出席活动并讲话，质控中心主任、中南大学湘雅医院病案管理与信息统计中心主任金敏主持评选活动。省级评审组由质控中心成员单位及各市（州）病案质控中心挂靠单位推荐的资深临床、编码专家组成。评审过程中，专家们严格按照《住院病案推选原则》《优秀住院（含日间）病历遴选评分要点》《门诊病案内涵质量检查要点（初诊）》等评价标准，从主诉、现病史、体格检查、首次病程、病程记录、查房记录、围手术期记录、出院记录等方面进行评选打分。经过评审组严谨细致的评选，最终评选出"百佳病案"196 份，其中住院病案 100 份，日间医疗病案 38 份，门急诊病案 58 份。同时，根据评审专家的综合评价 3 组各推选 10 份参加全国"百佳病案"评选。

四、"六个一"质量控制工作完成情况

1. 一个专家团队及一名专职人员

2022 年 3 月湖南省卫生健康委员会发布《关于调整省级医疗质量控制中心成员名单的通知》（湘卫医发〔2022〕8 号），质控中心顺利完成换届工作，成员全部更换为质控、病案和编码专家，组成新的专家团队，但目前尚无专职人员。

2. 一个会议机制

质控中心每半年至少组织召开 1 次工作会议，研究推进质控工作，每年度组织召开 1 次全省质控工作会议，总结年度质控工作，研究部署下年度质控工作计划。

3. 一个改进目标

2023 年以"提高手术相关记录完整率"为目标，开展了重点手术病历质量检查工作。

4. 一次专题调研

以三级医院评审为契机，开展了病案管理专业医疗质量控制指标的调研工作。

5. 一份质量报告

利用 2020—2022 年的 NCIS 数据，对湖南省调查医疗机构病案专业的相关情况进行了分析。

五、质量控制工作中存在的问题及下一步工作思考

1. 存在的问题

（1）缺乏专职人员。质控中心成员均为各医院兼职人员，无法全心全力参与质控中心工作。

（2）沟通渠道不畅。各市（州）质控中心虽已成立，但部分市（州）尚未开展实质性的质控工作，且市（州）质控中心成员变动较大影响工作的连续性，造成沟通不畅。

2. 下一步工作

（1）近年来，国家病案管理医疗质量控制中心科学谋划、前瞻部署了提高主要诊断编码正确率、病历内涵质量提升行动等多项改进目标和活动，质控中心将严格按照国家病案管理医疗质量控制中心的要求，努力完成好各项工作任务。

（2）2023 年湖南省未完成县级病案质控中心建立率达到 30% 的工作目标。为加强病案质量管理，完善病案质量管理与控制体系，质控中心将督促各市（州）病案质控中心应发挥专业作用，指导辖区内县级病案质控中心的设置，力争尽早完成县级病案质控中心建立率达到 30% 的工作目标。

（3）进一步扩大工作覆盖范围，提高质控中心工作的规范化、科学化、专业化水平。前期，质控中心围绕公立医院绩效考核、DRG/DIP 支付方式改革和三级医院评审等工作针对住院病案首页质量、编码质量开展了相关培训和督导检查工作。下一步，质控中心将严格落实《全面提升医疗质量行动计划（2023—2025 年）》文件精神，充分利用病案管理指标开展质量管理工作，不断提升病历内涵质量。

第十八节

吉林省病案管理专业 医疗服务与质量安全报告

一、质量控制数据调查情况

（一）医院概况

吉林省参与 NCIS 全国医疗质量数据抽样调查系统 2022 年数据填报工作的医院共 225 家，其中，公立医院 146 家，民营医院 79 家。范围覆盖吉林省 9 个市（州），长春市作为省会城市，在医院总数、公立医院数量、民营医院数量上都占有绝对优势，医院总数位于第 2 位的是吉林市和四平市（表 18-1）。按照医院类别分，综合医院 146 家、专科医院 79 家；三级医院 47 家、二级医院 178 家（图 18-1）。

表 18-1　2022 年吉林省参与调查的医院所属地域

地域	公立医院（家）	民营医院（家）	总计（家）	构成比（%）
长春市	31	38	69	30.67
吉林市	21	5	26	11.56
四平市	17	9	26	11.56
通化市	20	4	24	10.67
延边朝鲜族自治州	18	3	21	9.33
松原市	7	10	17	7.56
白城市	14	1	15	6.67
辽源市	10	5	15	6.67
白山市	8	4	12	5.33
总计	146	79	225	100.00

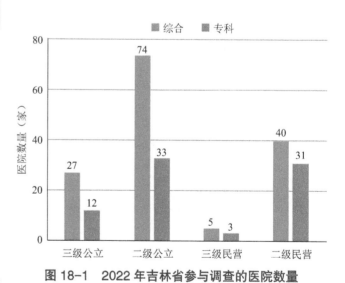

图 18-1　2022 年吉林省参与调查的医院数量

（二）病案科（室）归属

专科医院中，46.84% 的医院病案科（室）是独立部门，53.16% 的医院病案科（室）隶属其他科室；在综合医院中，56.85% 的医院病案科（室）是独立部门，43.15% 的医院病案科（室）隶属其他科室。总体上看，53.33% 的医院病案科（室）是独立部门（表 18-2、图 18-2）。

专科医院中，85.71% 的病案科（室）隶属医务科、9.52% 隶属质控科、4.76% 隶属医保办；综合医院中，76.19% 的病案科（室）隶属医务科、12.70% 隶属质控科、11.11% 隶属医保办。总体上，80.00% 的非独立部门的病案科（室）隶属医务科、11.43% 隶属质控科、8.57% 隶属医保办（表 18-2、图 18-3）。

表 18-2　2022 年吉林省参与调查的医院病案科（室）归属情况

医院		独立部门	非独立部门（隶属）			
			医务科	质控科	医保办	合计
专科	二级公立（家）	15	16	2	0	18
	二级民营（家）	18	10	1	2	13
	三级公立（家）	4	7	1	0	8
	三级民营（家）	0	3	0	0	3
	小计（家）	37	36	4	2	42
综合	二级公立	43	26	5	0	31
	二级民营	20	12	1	7	20
	三级公立	16	9	2	0	11
	三级民营	4	1	0	0	1
	小计	83	48	8	7	63
总计		120	84	12	9	105

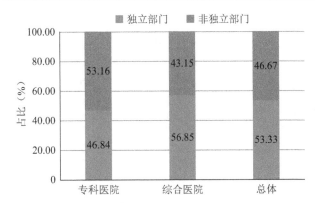

图 18-2　2022 年吉林省医院病案科（室）
为医院独立部门的占比

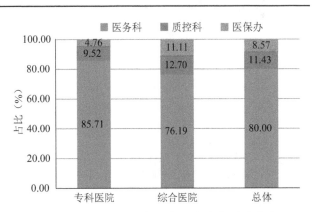

图 18-3　2022 年吉林省医院病案科（室）
隶属部门占比

（三）病案首页数据质控情况

1. 主要诊断编码正确率

2022 年吉林省有 193 家医院此项数据填报有效。专科医院主要诊断编码正确率为 94.17%、综合医院主要诊断编码正确率为 92.71%。专科医院中，二级公立医院的主要诊断编码正确率最高，为 97.85%；综合医院中，二级民营医院最高，为 99.45%。总体上，193 家医院主要诊断编码正确率达到 92.91%（表 18-3）。

表 18-3　2022 年吉林省参与调查的医院主要诊断编码正确率

医院		同期质控的病案首页病历数（份）	其中主要诊断编码正确病历数（份）	主要诊断编码正确率（%）
专科	二级公立	66 095	64 673	97.85
	二级民营	32 478	30 022	92.44
	三级公立	124 174	115 135	92.72
	三级民营	10 666	9976	93.53
	小计	233 413	219 806	94.17

续表

医院		同期质控的病案首页病历数（份）	其中主要诊断编码正确病历数（份）	主要诊断编码正确率（%）
综合	二级公立	483 163	440 046	91.08
	二级民营	86 617	86 143	99.45
	三级公立	920 744	856 599	93.03
	三级民营	38 980	35 266	90.47
	小计	1 529 504	1 418 054	92.71
总计		1 762 917	1 637 860	92.91

2. 主要手术操作编码正确率

2022年吉林省有152家医院此项数据填报有效。专科医院主要手术操作编码正确率为88.91%、综合医院的主要手术操作编码正确率为93.03%。专科医院中，二级公立医院最高，为97.37%；综合医院中，二级民营医院最高，为99.65%。总体上，152家医院主要手术操作编码正确率达到92.35%（表18-4）。

表18-4 2022年吉林省参与调查的医院主要手术操作编码正确率

医院		同期质控的病案首页病历数（份）	其中主要手术操作编码正确病历数（份）	主要手术操作编码正确率（%）
专科	二级公立	13 874	13 509	97.37
	二级民营	10 336	7921	76.64
	三级公立	93 546	82 724	88.43
	三级民营	7206	6952	96.48
	小计	124 962	111 106	88.91
综合	二级公立	122 104	111 019	90.92
	二级民营	35 232	35 107	99.65
	三级公立	453 012	420 536	92.83
	三级民营	22 200	21 808	98.23
	小计	632 548	588 470	93.03
总计		757 510	699 576	92.35

（四）重点监测指标

1. 手术记录24小时内完成率

2022年吉林省有102家医院此项数据填报有效。总体上，手术记录24小时内完成率为93.67%，专科医院为98.89%、综合医院为92.98%（表18-5）。

表18-5 2022年吉林省参与调查的医院手术记录24小时内完成率

医院		同期质控的住院手术患者病历总数（份）	手术记录在24小时内完成的住院患者病历数（份）	手术记录24小时内完成率（%）
专科	二级公立	6994	6799	97.21
	二级民营	5055	5050	99.90
	三级公立	12 028	11 881	98.78
	三级民营	7206	7206	100.00
	小计	31 283	30 936	98.89

续表

	医院	同期质控的住院手术患者病历总数（份）	手术记录在 24 小时内完成的住院患者病历数（份）	手术记录 24 小时内完成率（%）
综合	二级公立	73 418	57 785	78.71
	二级民营	15 013	15 013	100.00
	三级公立	142 283	141 196	99.24
	三级民营	7529	7524	99.93
	小计	238 243	221 518	92.98
	总计	269 526	252 454	93.67

2. CT/MRI 检查记录符合率

2022 年吉林省有 53 家医院此项数据填报有效。总体上，CT/MRI 检查记录符合率为 92.61%，专科医院为 99.19%、综合医院为 92.06%（表 18-6）。

表 18-6 2022 年吉林省参与调查的医院 CT/MRI 检查记录符合率

	医院	同期质控的接受 CT/MRI 检查的住院患者病历总数（份）	其中 CT/MRI 检查的医嘱、报告单、病程记录相对应的住院患者病历数（份）	CT/MRI 检查记录符合率（%）
专科	二级公立	7183	7002	97.48
	二级民营	6296	6276	99.68
	三级公立	9258	9254	99.96
	三级民营	2652	2652	100.00
	小计	25 389	25 184	99.19
综合	二级公立	98 660	94 809	96.10
	二级民营	18 677	18 677	100.00
	三级公立	186 647	166 351	89.13
	三级民营	291	276	94.85
	小计	304 275	280 113	92.06
	总计	329 664	305 297	92.61

3. 抗菌药物使用记录符合率

2022 年吉林省有 60 家医院此项数据填报有效。总体上，抗菌药物使用记录符合率为 97.31%，专科医院为 99.60%、综合医院为 96.99%（表 18-7）。

表 18-7 2022 年吉林省参与调查的医院抗菌药物使用记录符合率

	医院	同期质控的使用抗菌药物的住院患者病历总数（份）	其中抗菌药物使用记录符合住院患者病历数（份）	抗菌药物使用记录符合率（%）
专科	二级公立	4099	3999	97.56
	二级民营	3817	3817	100.00
	三级公立	12 524	12 524	100.00
	三级民营	4266	4266	100.00
	小计	24 706	24 606	99.60

续表

	医院	同期质控的使用抗菌药物的住院患者病历总数（份）	其中抗菌药物使用记录符合住院患者病历数（份）	抗菌药物使用记录符合率（%）
综合	二级公立	39 290	36 074	91.81
	二级民营	15 443	15 244	98.71
	三级公立	117 986	116 172	98.46
	三级民营	723	723	100.00
	小计	173 442	168 213	96.99
总计		198 148	192 819	97.31

4. 手术相关记录完整率

2022 年吉林省有 62 家医院此项数据填报有效。总体上，手术相关记录完整率为 99.31%，专科医院为 97.27%、综合医院为 99.63%（表 18-8）。

表 18-8 2022 年吉林省参与调查的医院手术相关记录完整率

	医院	同期质控的住院手术患者病历总数（份）	其中手术相关记录完整的住院手术患者病历数（份）	手术相关记录完整率（%）
专科	二级公立	4400	3588	81.55
	二级民营	3725	3725	100.00
	三级公立	14 611	14 607	99.97
	三级民营	7162	7162	100.00
	小计	29 898	29 082	97.27
综合	二级公立	27 080	27 073	99.97
	二级民营	9610	9610	100.00
	三级公立	146 866	146 200	99.55
	三级民营	2520	2512	99.68
	小计	186 076	185 395	99.63
总计		215 974	214 477	99.31

5. 不合理复制病历发生率

2022 年吉林省有 66 家医院此项数据填报有效。总体上，不合理复制病历发生率为 6.28%，专科医院为 14.36%、综合医院为 5.27%（表 18-9）。

表 18-9 2022 年吉林省参与调查的医院不合理复制病历发生率

	医院	同期质控的出院患者病历总数（份）	其中出现不合理复制病历内容的出院患者病历数（份）	不合理复制病历发生率（%）
专科	二级公立	16 999	118	0.69
	二级民营	10 999	4334	39.40
	三级公立	20 846	3909	18.75
	三级民营	9386	0	0
	小计	58 230	8361	14.36

续表

医院		同期质控的出院患者病历总数（份）	其中出现不合理复制病历内容的出院患者病历数（份）	不合理复制病历发生率（%）
综合	二级公立	100 564	23 900	23.77
	二级民营	24 398	32	0.13
	三级公立	337 232	547	0.16
	三级民营	2355	16	0.68
	小计	464 549	24 495	5.27
总计		522 779	32 856	6.28

二、病案管理质量控制工作开展情况及特色经验分享

（一）主要诊断与主要手术编码正确率考核工作

1. 中管、省直、省管三级公立医院主要诊断和主要手术编码正确率考核

为进一步落实《吉林省2023年提高主要诊断和主要手术编码正确率改进目标工作方案》的工作要求，经吉林省卫生健康委医政医管处同意，吉林省病案管理医疗质量控制中心（以下简称"质控中心"）于2023年5月20日开展了全省中管、省直、省管三级公立医院主要诊断和主要手术编码正确率考核工作，此次考核对象有15家，其中，综合医院11家、专科医院4家。每家考核医院抽取病历50份，共计抽取病历750份。考核采用专家组集中考核的形式，专家组对750份病历的主要诊断编码和其中375份外科病历的主要手术编码进行了核查，部分医院的介入手术病历也按照外科病历进行核查。总体上，主要诊断编码平均正确率为82.13%；医师填写平均正确率为91.07%；编码员编码平均正确率为82.13%；系统传送平均正确率为100%。主要手术编码平均正确率为84.53%；医师填写平均正确率为90.93%；编码员编码平均正确率为85.33%；系统传送平均正确率为98.40%。在考核后，质控中心发布红头文件通报考核结果，并向每家目标医院反馈翔实的质控报告。后续受检医院均向质控中心提交了经病案负责人签名确认的整改方案。

2. 市属三级公立综合医院主要诊断和主要手术编码正确率考核

2023年8月25日质控中心对吉林省17家市属三级公立综合医院开展了主要诊断和主要手术编码正确率考核工作，每家考核医院抽取住院病历50份，共计抽取病历850份。此次考核采用专家组集中考核的形式，专家组对850份病历的主要诊断编码和其中425份外科病历的主要手术编码进行了核查。总体上，主要诊断编码平均正确率为77.76%；医师填写平均正确率为88.59%；编码员编码平均正确率为77.88%；系统传送平均正确率为99.88%。主要手术编码平均正确率为77.65%；医师填写平均正确率为90.82%；编码员编码平均正确率为77.65%；系统传送平均正确率为100%。在考核后，质控中心发布红头文件通报考核结果，并向每家目标医院反馈翔实的质控报告。后续受检医院均向质控中心提交了经病案负责人签名确认的整改方案。

3. 三级公立专科医院、三级民营医院主要诊断和主要手术编码正确率考核

2023年10月27日质控中心对省内12家三级公立专科医院和三级民营医院开展了主要诊断和主要手术编码正确率考核工作，其中，三级公立专科医院8家、三级民营医院4家，每家考核医院抽取住院病历50份，共计抽取病历600份。本次考核采用专家组集中考核的形式，专家组对600份病历的主要诊断编码和其中275份外科病历的主要手术编码进行了核查，由于长春市第六医院无手术病历，因此其只参加了主要诊断编码的正确率考核。总体上，主要诊断编码平均正确率为81.33%；医师填写平均正确率

为 93.17%；编码员编码平均正确率为 81.33%；系统传送平均正确率为 100%。主要手术编码平均正确率为 80.00%；医师填写平均正确率为 90.55%；编码员编码平均正确率为 80.00%；系统传送平均正确率为 100%。在考核后，质控中心发布红头文件通报考核结果，并向每家目标医院反馈翔实的质控报告。后续受检医院均向质控中心提交了经病案负责人签名确认的整改方案。

4. 2021—2023 年主要诊断与主要手术编码正确率考核结果对比

2021 年质控中心组织考核专家组分别于 2021 年 5 月和 12 月对全省 12 家医院进行了两轮主要诊断和主要手术编码正确率专项考核工作。这 12 家哨点医院分别是质控中心和市（州）级病案质控中心的挂靠单位，共计考核了 1199 份住院病历的主要诊断编码和其中 300 份外科病历的主要手术编码。2022 年质控中心分别于 7 月、9 月和 12 月组织考核专家组对全省 46 家医院进行了"住院病案首页主要诊断与主要手术编码正确率"专项考核工作，其中，41 家三级公立医院、1 家二级公立医院、4 家三级民营医院。考核专家组共计考核了 2300 份病历的主要诊断编码和其中 1122 份外科病历的主要手术编码。2023 年质控中心分别于 5 月、8 月和 10 月组织考核专家组对全省 44 家三级医院进行了"住院病案首页主要诊断与主要手术编码正确率"专项考核工作，其中，40 家三级公立医院、4 家三级民营医院。考核专家组共计考核了 2200 份病历的主要诊断编码和其中 1075 份外科病历的主要手术编码。2021—2023 年考核结果如表 18-10 和表 18-11 所示。

表 18-10　2021—2023 年目标医院主要诊断编码正确率考核结果

年份	抽查病历数（份）	主要诊断编码		医师填写		编码员编码		系统传送	
		正确病历数（份）	正确率（%）	正确病历数（份）	正确率（%）	正确病历数（份）	正确率（%）	正确病历数（份）	正确率（%）
2021 年	1199	858	71.56	882	73.56	886	73.89	1152	96.08
2022 年	2300	1594	69.30	2021	87.87	1661	72.22	2204	95.83
2023 年	2200	1765	80.23	1995	90.68	1766	80.27	2199	99.95

表 18-11　2021—2023 年目标医院主要手术编码正确率考核结果

年份	抽查病历数（份）	主要手术编码		医师填写		编码员编码		系统传送	
		正确病历数（份）	正确率（%）	正确病历数（份）	正确率（%）	正确病历数（份）	正确率（%）	正确病历数（份）	正确率（%）
2021 年	300	217	72.33	268	89.33	241	80.33	277	92.33
2022 年	1122	711	63.37	988	88.06	771	68.72	1031	91.89
2023 年	1075	867	80.65	976	90.79	870	80.93	1069	99.44

2021—2023 年主要诊断编码正确率与主要手术编码正确率的指标，除医师填写主要诊断正确率以外，其余指标 2022 年较 2021 年有所下降、到 2023 年再上升（图 18-4、图 18-5）。分析在 2022 年各项指标出现"波谷"的原因为 2021 年所考核的 12 家目标医院均为省级和市（州）级病案质控中心的挂靠单位，但是到 2022 年考核的目标医院除了包括 2021 年的目标医院外，还包括省内其他所有的三级医疗机构，这些医疗机构相比省级和市（州）级病案质控中心的挂靠单位来说，编码员的编码技能略弱，因此才会出现波谷。

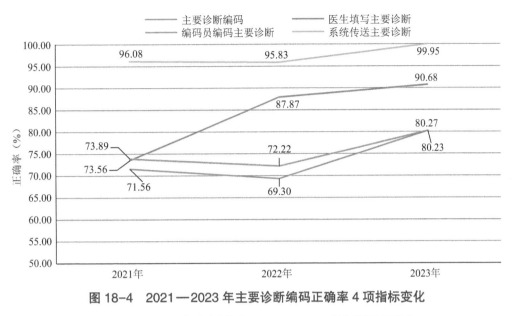

图 18-4　2021—2023 年主要诊断编码正确率 4 项指标变化

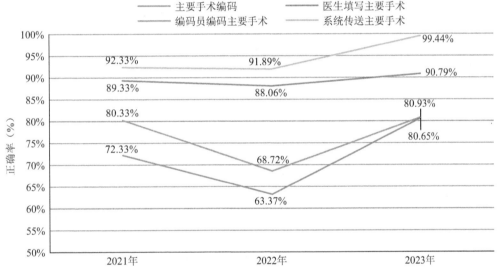

图 18-5　2021—2023 年主要手术编码正确率 4 项指标变化

　　分析错误病历的原因：一是临床医师病案首页填写错误，临床医师未掌握病案首页主要诊断和主要手术选择的原则，导致主要诊断和主要手术填写错误；临床医师填写手术操作名称不规范，导致主要手术编码错误。二是编码员编码错误，编码员未掌握编码原则，主要诊断编码或主要手术编码错误，如编码笼统，使用以"00"为结尾的编码或者"未特指"的编码；编码员对手术操作过程不了解，缺乏相应的临床知识，而导致主要手术编码错误。三是系统传送数据存在问题，目标医院未使用国家临床版 2.0 代码库中的诊断名称和编码。

　　质控中心根据考核结果对目标医院提出整改意见：一是提高编码人员专业技能水平，各公立医院院领导牵头抓好病案质量精细化管理工作，助力医院提升"国考"排名，推进医院的可持续高质量发展；对于民营医院，住院病案首页主要诊断与主要手术的编码质量是决定病历是否能正确入医保 DRG/DIP 分组的关键，因此，各医疗机构应严格要求编码人员参加继续教育或者开展针对编码员的医学知识培训，不断丰富编码人员的临床知识储备，提高编码技能，持续提高主要诊断和主要手术编码正确率。二是加强临床医师病案首页填写重要性认识，三级医院要设立对临床医师病案首页填写正确率"红黑榜"，制定有效的奖惩措施，定期开展病案首页填写的相关培训，强调病案首页填写和病案数据的重要性，提高临床医师填写病案首页的责任心。三是建立编码员与临床医师沟通渠道，对有争议的病案，编码员应及时与临床医师探讨,避免因临床知识匮乏而编码错误的现象发生;编码员根据编码原则选择主要诊断与主要手术后,要及时与临床医师沟通并告知其进行修正,从而确保临床医师填写的主要诊断及主要手术与编码员编码的一致性。四是确保信息系统上传数据信息的准确性,医院要认真核实医院所使用的疾病诊断和手术操作代码库为国家和省病案质控中心要求统一使用的标准代码库,避免因系统上传错误影响疾病诊断与手术操作编码报送的准确性。

(二)"吉闽"病案技能大赛

为进一步加强质控中心的交流合作,强化各级各类医疗机构病案专业人员的基本知识和基本技能,提高病案管理专业水平,吉林省病案质控中心联合福建省病案质控中心举办了2023年"吉闽"病案技能大赛。2023年7月质控中心号召全省41家三级公立医院和4家三级民营医院开始编制此次大赛的题库,命题范围涉及《病案信息学(第3版)》《病案信息技术》《住院病案首页部分项目填写说明》《住院病案首页数据填写质量规范(暂行)》《国家医疗保障按病种分值付费(DIP)技术规范》《国家医疗保障疾病诊断相关分组(CHS-DRG)分组方案(1.1版)》《医疗保障基金结算清单填写规范》等相关内容。吉林省病案质控中心组织审题组对所有命题进行审核,最终定制了共计约1500道的题库,内容涉及疾病和手术操作ICD编码、病案管理、DRG、DIP、病案统计、医保结算清单与病案首页数据填报、病案管理法律法规、病案随访、医疗保险等基础知识和技能,所有题目均为单项选择题,每道题有5个备选项。8月两省质控中心联合组织了参赛人员的报名工作,共计444人(111支参赛队)报名参赛,其中,吉林省196人(49支参赛队)、福建省248人(62支参赛队)。8月30日"吉闽"病案技能大赛正式开赛,此次大赛采用线上APP答题方式进行比赛,答题完毕提交即出成绩。两省质控中心分别对考试成绩优异的个人和团队进行了表彰,吉林省质控中心对省内个人成绩排名前30位、医院代表队总体成绩前8位、地区代表队总体成绩前3位进行了表彰。

(三)优秀市(州)级病案质控中心和目标医院的评选工作

为提高病案首页编码正确率,提升病案首页数据质量,质控中心在2022年初制定了全省二级、三级公立医院提高主要诊断编码正确率改进目标工作方案和任务清单。2023年1月质控中心结合各市(州)级病案质控中心落实工作方案和任务清单的完成情况、督导检查结果和年度目标任务完成情况,对全省工作任务落实好、完成质量高的4家市(州)级病案质控中心和11家目标医院进行了通报表彰。质控中心通过优秀市(州)级病案质控中心和优秀目标医院的评选工作,充分发挥示范和引领作用,进一步提升编码质控能力,促进目标医院数据质量不断提升。其他市(州)级病案质控中心和目标医院以优秀模范为榜样,认真梳理省病案质控中心制定的提高主要诊断编码正确率和主要手术编码正确率目标工作任务,为全省公立医院绩效考核、高质量发展和按DRG/DIP改革打下了坚实的数据基础。

(四)省目标医院疑难编码轮值答疑工作

为进一步落实《吉林省2023年提高主要诊断和主要手术编码正确率改进目标工作方案》,解决全省目标医院病案编码员在编码工作中遇到的疑难、复杂的编码问题,质控中心于2023年4月1日开展全省目标医院疑难编码轮值答疑工作,由吉林大学白求恩第一医院、吉林大学白求恩第二医院、吉林大学白求恩第三医院(中日联谊医院)和吉林省人民医院轮换负责全省150家目标医院疑难编码问题的答疑工作,每家轮值单位负责周期为1个月。全省目标医院在微信群"吉林省病案质控中心工作群"中提出关于病案编码相关问题。为提高答疑工作效率,目标医院在隐去患者基本信息的前提下尽量提供编码所需要的完整病案资料,如住院病案首页、出院记录、死亡记录、死亡讨论记录、手术操作记录、病理报告等。自答疑工作开展以来,每个工作日平均有10余份疑难编码病历的提问,轮值单位细心解答,并无遗漏。至目前,累计解答2000余份疑难编码病历,全省目标医院充分利用此答疑平台,解决日常编码工作疑惑,提升编码质量。

（五）助力"提升全省住院病案首页数据填写质量"专项行动

为进一步做好2023年全省各级病案质控中心及目标医院病案质控工作，质控中心于2023年2月3日召开了2022年病案质控工作总结暨2023年工作部署会议。质控中心和各市（州）级病案质控中心主任、副主任、秘书及全省三级医院病案科主任、负责人参会。会上，质控中心主任徐长妍对2022年质控中心工作进行了总结，并对2023年的工作进行了精确部署，将"提升住院病案首页数据填写质量"工作作为2023年质控中心工作重点。3月10日质控中心基于三级公立医院绩效考核省级考核结果，对全省三级公立医院召开培训会。会上，徐长妍主任对公立医院绩效考核中病案首页相关信息进行了详细的解读，并提出如何提升住院病案首页数据质量助力公立绩效考核的有效措施。8月11日为落实国家卫生健康委员会关于二级公立医院绩效考核病案首页考核情况通报精神，强化2022年度二级公立医院绩效考核病案首页数据质量，召开了2022年度二级公立医院绩效考核病案首页数据填报视频培训会议。会上，徐长妍主任对2022年度全省二级公立医院绩效考核病案首页数据质控中发现的问题进行培训，并提出工作要求。9月27日为加强民营医院内涵建设，规范执业行为，进一步推进"民营医院质量提升行动"，吉林省卫生健康委员会召开了民营医院质量提升培训会议。会上，徐长妍主任就病案管理进行了培训，并重点讲解如何提升住院病案首页数据质量。

三、省级"百佳病案"评选工作总结

吉林省卫生健康委医政医管处组织全省二级及以上医疗机构参加2023年全国"百佳病案"评优活动院内自评推优工作，委托质控中心开展省级"百佳病案"评选活动。吉林省各地市级卫生健康行政部门负责组织辖区各医疗机构自评，从2022年9月1日至2023年8月31日归档的病案中遴选优秀病案，推荐至质控中心参加省级"百佳病案"评优活动。三级医疗机构推优16份病案，其中，门（急）诊病案3份、日间医疗病案3份、住院病案10份（含手术病案5份、非手术病案5份）；二级医疗机构推优8份病案，其中，门（急）诊病案2份、日间医疗病案2份、住院病案4份（含手术病案2份、非手术病案2份）。

10月23—29日质控中心组织省级"百佳病案"评审专家对全省84家二级及以上医疗机构推选的640份优秀病案进行了评审，其中，住院病案484份、门（急）诊病案96份、日间医疗病案60份。省级"百佳病案"评审专家共计20位，其中，临床专家16位、编码专家4位。每份门（急）诊病案分别经过来自不同医疗机构的3位临床专家进行评分，每份日间医疗病案和住院病案分别经过来自不同医疗机构的3位临床专家和2位编码专家进行评分，取平均分后，按照最终得分进行排名。

住院病案最终得分在96分及以上的、门（急）诊病案和日间医疗病案最终得分在90分及以上的，并结合国家卫生健康委员会规定的住院病案推选原则及评审专家的推选意见，评选出省级"百佳病案"。最终来自46家医疗机构的共计170份优秀病案获得省级"百佳病案"称号，其中，住院病案102份、门（急）诊病案39份、日间医疗病案29份。按照国家卫生健康委员会要求，将省级"百佳病案"中按照住院病案、门（急）诊病案、日间医疗病案3种病案类别分别进行排名，将分数排名前10位的病案推送至国家病案管理医疗质量控制中心，最终来自15家医疗机构的30份优秀病案代表吉林省参加全国"百佳病案"评选。

四、"六个一"质量控制工作完成情况

1. 一个专家团队和一名专职人员

2023年9月吉林省卫生健康委员会对质控中心的专家委员名单进行了调整，调整后质控中心专家委员会由主任委员1人、副主任委员2人、委员16人、秘书1人构成。10月经吉林省卫生健康委医政医管处同意，质控中心成立了病历数据质控亚专业组、病历及电子病历质控亚专业组、病案管理服务亚专业

组。病历数据质控亚专业组纳入中管、省直、省管三级医疗机构病案编码相关人员13人，市属三级医疗机构病案编码相关人员17人，二级医疗机构病案编码相关人员3人，秘书1人。病历及电子病历质控亚专业组纳入中管、省直、省管三级医疗机构病案质控相关人员12人，市属三级医疗机构病案质控相关人员16人，二级医疗机构病案质控相关人员3人，秘书1人。病案管理服务质控亚专业组纳入中管、省直、省管三级医疗机构病案管理相关人员12人，市属三级医疗机构病案管理相关人员13人，二级医疗机构病案管理相关人员5人，秘书1人。质控中心制定了3个亚专业组的主要职责、专家组管理与工作要求。

2. 一个改进目标

按照《吉林省2023年提高主要诊断和主要手术编码正确率改进目标工作方案》的工作要求，整体提升全省主要诊断和主要手术编码正确率，以满足按病种付费、临床路径管理、临床重点专科建设、等级医院评审等相关医政工作的需求，质控中心分别于2023年6月14日和10月20日举办了2次全省编码讨论线上会。6月14日线上会的参会人员为省直三级公立医院病案科主任、市属三级医院病案科主任、各市（州）级病案质控中心主任、各医院编码人员，共计260余人。会议由质控中心主任徐长妍主持，徐主任分别针对主要诊断编码和主要手术操作编码易错点进行实例详细讲解，为实现国家卫健委关于病历内涵质量提升行动中"到2025年末，病案首页主要诊断编码正确率不低于90%"的目标值打下坚实的基础。10月20日线上会的参会人员为"吉闽"两省的各级医疗机构病案科主任或负责人及各医疗机构的编码人员，共计760余人。会议由徐长妍主任主持，徐主任根据既往对省内目标医院主要诊断与主要手术编码审核过程中发现的主要诊断与主要手术编码错误的典型实例，进行了详细讲解。此次会议，不仅加强了两省质控中心的合作，同时提升了全省主要诊断和主要手术编码正确率，助力医院高质量发展。

3. 门诊病案管理现状调研

《关于开展全面提升医疗质量行动（2023—2025年）的通知》中提出"推行门（急）诊结构化病历，提高门（急）诊病历记录规范性和完整性，提高门（急）诊电子病历使用比例"。为了解吉林省三级医院门诊病历管理现状，经省卫生健康委医政医管处同意，质控中心对全省45家三级医院开展了门诊病历管理现状调查工作，其中三级公立医院40家、三级民营医院4家，全部医院均填报了调查问卷，问卷回收率为100%；经核查，不存在无效问卷，问卷有效率为100%。

此次调研共有3个方面的内容，一是医院概况，包括医院名称、在院员工数、编制床位数、2022年门诊人次数和出院患者数；二是门诊病历管理现状，包括医师门诊病历书写与签名方式、门诊病历贮存方式、专职门诊病案管理部门与专职门诊病案管理人数；三是门诊病历质控工作开展情况，包括是否开展门诊病历质控、院级门诊病历质控工作承担部门、开展范围与质控方式。

（1）门诊人次。详细情况如表18-12所示。

（2）门诊病历医师书写与签名方式。详细情况如表18-13所示。

（3）门诊病历贮存方式。详细情况如表18-14所示。

（4）专职门诊病案管理部门。此项调查指标为多选，详细情况如表18-15所示。

（5）是否开展门诊病历质控。34家医院开展了门诊病历质控，其占比为75.56%；11家医院没有开展门诊病历质控，其占比为24.44%。

（6）院级门诊病历质控工作实际承担部门。此项调查指标为多选，详细情况如表18-16所示。

表18-12 2022年吉林省45家三级医院门诊人次分段概况

门诊人次分段（人）	医院数量（家）	占比（%）
300万以上	1	2.22
200万～300万	1	2.22
100万～200万	1	2.22
50万～100万	14	31.11
10万～50万	22	48.89
10万以下	6	13.33
合计	45	100.00

表 18-13　2022 年吉林省 45 家三级医院门诊病历医师书写与签名方式占比

门诊病历医师书写与签名方式	医院数量（家）	占比（%）
电子病历书写 +CA 签名	23	51.11
电子病历书写 + 手工签名	15	33.33
纸质病历书写 + 手工签名	15	33.33
其他	2	4.44

表 18-14　2022 年吉林省 45 家三级医院门诊病历贮存方式构成比

门诊病历贮存方式	医院数量（家）	占比（%）
无纸化	14	31.11
纸质 + 电子 / 扫描病历	9	20.00
纸质贮存	2	4.44
患者保管	20	44.44

表 18-15　2022 年吉林省 45 家三级医院专职门诊病案管理部门占比

专职门诊病案管理部门	医院数量（家）	占比（%）
门诊部	28	62.22
医务科	19	42.22
病案科	6	13.33
质控科	3	6.67
信息科	11	24.44
其他部门	2	4.44
无	8	17.78

表 18-16　2022 年吉林省 45 家三级医院院级门诊病历质控工作实际承担部门占比

院级门诊病历质控工作实际承担部门	医院数量（家）	占比（%）
门诊部	28	62.22
医务科	30	66.67
病案科	10	22.22
质控科	10	22.22
信息科	4	8.89
其他	11	24.44

（7）院级门诊病历质控开展范围。此项调查指标为多选，详细情况如表 18-17 所示。

（8）门诊病历质控方式。此项调查指标为多选，详细情况如表 18-18 所示。

表 18-17　2022 年吉林省 45 家三级医院院级门诊病历质控开展范围占比

院级门诊病历质控开展范围	医院数量（家）	占比（%）
门诊病历质控	39	86.67
互联网诊疗门诊病历质控	4	8.89
其他病历质控	10	22.22

表 18-18　2022 年吉林省 45 家三级医院门诊病历质控方式占比

门诊病历质控方式	医院数量（家）	占比（%）
信息系统质控	9	20.00
人工质控	42	93.33

4. 民营医院病案首页数据填写质量调研

2023 年 8 月 8—18 日按照吉林省卫生健康委员会要求，质控中心同吉林省卫生健康信息中心到长春市部分民营医院开展现场调研工作。此次调研工作的重点为住院病案首页数据填写质量，调研对象为长春市 11 家二级及以上的民营医院，每家医疗机构现场查看 3～5 份住院病案。调研时发现，11 家调研的医疗机构均有住院病案首页数据项填写的错误或者遗漏，质控中心在现场给予工作指导，并提出整改建议。

五、质量控制工作中存在的问题及下一步工作思考

1. 存在的问题

（1）吉林省部分医疗机构尚不能实现住院病案首页信息录入和医保结算清单录入双系统。目前，部分实现 DRG/DIP 的医疗机构尚缺少医保结算清单录入系统，导致这些医疗机构只能将住院病案首页与医保结算清单混为一谈，不得已将医保结算清单的主要诊断和主要手术操作的选择原则作为住院病案首页的主要诊断和主要手术操作的选择原则，严重影响住院病案首页的数据质量。同时，部分医疗机构在信

息系统中缺少对病案首页信息填写过程的校验规则，加之病案首页录入信息的项目、数据采集环节、参与录入人员多样化，并且容易受其他因素干扰，导致信息差错、录入失误等情况，进而导致病案首页数据、医保结算清单数据上传存在问题，从而影响公立医院绩效考核和DRG/DIP医保付费结果。这也是导致个别医疗机构在质控中心组织的全省主要诊断和主要手术操作编码正确率检查工作中正确率下降的一个很重要的原因。

（2）吉林省大多医疗机构尚缺少病历内涵质控智能化系统。电子病历给工作带来方便快捷的同时，也存在快中出错的现象，有的病历常出现多字、漏字或语言表达不清。部分病历对返回的异常辅助检查结果仅做简单的记录，未做具体的分析；有的对患者新出现的症状、体征分析少或无分析，使得病历内容过于简单；有的反复复制粘贴使得病程记录内容几乎一样，仅结尾稍作修改；更有甚者，内容几乎一模一样，根本不能反映患者病情的变化，导致病历失去了临床、教学、科研的价值。若想解决上述问题，则需要大量的人工质控来解决，但是人工核查病历质量工作耗时费力、覆盖率低，再加上质控人员的技术能力不同，很难同质化，因此病历内涵质控智能化系统的应用急需普及。

2. 下一步工作

（1）病案质控工作总体方案。①依托全省三级质控网络和亚专业组开展全省目标医院不同层面的病案质控相关工作。②继续以提升病案首页主要诊断和主要手术操作编码正确率为全省病案质控工作重点。③开展全省目标医院病历内涵质量提升专项行动。④在全省范围内推进病历质控信息化、智能化。

（2）病案专业重点质控指标目标值。①主要诊断编码正确率≥85%，省及市（州）级病案质控中心主任挂靠单位≥85%。②主要手术操作编码正确率≥85%，省及市（州）级病案质控中心主任挂靠单位≥85%。③CT/MRI检查记录符合率≥85%。④抗菌药物使用记录符合率≥85%。⑤手术相关记录完整率≥85%。⑥不合理复制病历发生率≤5%。

（3）病案质控工作方案推进措施。质控中心依托全省三级质控网络和3个亚专业组，制定质控工作方案和任务清单，并按方案和清单要求稳步推进全省150家目标医院病案质控相关工作。

为保证督导检查工作的同质化，质控中心将组织专家对全省44家三级医疗机构的编码质量进行检查，市（州）级病案质控中心负责检查所辖区域106家二级医疗机构的编码质量。省及市（州）级病案质控中心对每次的编码质量检查结果进行汇总分析，形成的质控报告在全省和市（州）范围内进行通报，并给每家受检的目标医院下发针对每份质量缺陷病历的详实质控报告。同时，省及市（州）级病案质控中心每季度组织全省目标医院对编码质量进行院内互检自查，持续改进编码质量。要求全省三级医院每季度自查200份病历的主要诊断编码正确率，100份病历的主要手术操作编码正确率；二级医院每季度自查100份病历的主要诊断编码正确率，50份病历的主要手术操作编码正确率。三级医院自查结果直接上报质控中心，二级医院自查结果上报至市（州）级病案质控中心后，由市（州）级病案质控中心上报至质控中心。质控中心统一汇总后，每半年对目标医院自查结果进行汇总、点评，在全省范围内进行通报。继续坚持以质控中心主任、副主任挂靠单位优秀编码员为主体的轮值答疑工作，快速、高效解决全省目标医院编码员的实际工作困惑，通过多措并举，抓实中心重点工作。

在全省范围内开展以病案管理质量控制指标为导向的病历内涵质量提升专项行动，并按照国家病案管理医疗质量控制中心的要求，将手术相关记录完整率作为专项行动重点。要求全省目标医院每季度自查6项指标，并将结果上报至省及市（州）级病案质控中心；质控中心每半年对全省哨点医院重点指标进行核查，并对核查结果在全省范围内通报。

质控中心借助"吉林省医院质量管理与绩效评价平台"，在全省范围内进一步推进病历质控信息化、智能化，弥补人工质控的盲点和难点，从完整性、逻辑性、合理性、规范性等多角度持续改进病案首页的填写质量，有效降低病案首页缺陷，从而提高病案首页数据质量。

第十九节

江苏省病案管理专业
医疗服务与质量安全报告

一、质量控制数据调查情况

（一）医院概况

数据来源于 NCIS 全国医疗质量数据抽样调查系统，江苏省有 327 家医院参与 2022 年数据分析，其中，公立医院 247 家、民营医院 80 家；专科医院 104 家、综合医院 223 家；二级医院 177 家、三级医院 150 家。2020 年数据来自 579 家医院，2021 年数据来自 220 家医院。

（二）病案科（室）基本情况

参与调查的 327 家医院均设有病案管理专业，其中病案科（室）为医院独立部门的有 112 家，占 34.25%，较往年略有下降。由病案科（室）直接管理的病案种类包括住院病案、急诊病案、门诊病案等，有 1 家医院（民营专科口腔医院）仅管理门诊病案；326 家医院管理住院病案，其中，有 237 家医院仅管理住院病案，51 家医院管理住院及急诊病案，17 家医院管理住院、门诊及急诊病案，13 家医院管理住院及门诊病案，4 家医院管理住院、门诊、急诊及互联网诊疗病案，2 家医院管理住院及互联网诊疗病案，1 家医院管理住院、门诊及互联网诊疗病案，1 家管理住院、急诊及互联网诊疗病案。

（三）病案科（室）人员情况

1. 科室专职人员

2020 年参与调查的 579 家医院病案科（室）工作人员共 1566 人，每家医院平均 2.7 人。2021 年参与调查的 220 家医院病案科（室）工作人员共 1342 人，每家医院平均 6.1 人。2022 年参与调查的 327 家医院共有病案科（室）工作人员 1869 人，每家医院平均 5.7 人，三级医院平均 8.9 人，二级医院平均 2.9 人。2021 年和 2022 年病案科（室）平均工作人员数明显高于 2020 年。

2020 年病案科（室）有医学相关专业（包括临床、护理、医学信息、公共卫生等专业）背景的工作人员共 973 人，占病案科（室）总人数的 62.13%；2021 年病案科（室）有医学相关专业背景的工作人员共 857 人，占病案科（室）总人数的 63.85%。2022 年病案科（室）有医学相关专业背景的工作人员共 1441 人，占病案科（室）人员总数的 77.10%。2022 年病案科（室）具有医学相关专业背景的工作人员数量较前 2 年明显增加，表明病案工作越来越重视人才队伍的专业性。

2020 年病案科（室）本科及以上人数为 1012 人，占病案科（室）总人数的 64.62%，2021 年本科及以上人数占病案科（室）总人数的 69.75%。2022 年病案科（室）中专及以下人员 99 人，大专 431 人，本科 1205 人，硕士及以上 134 人，占比分别为 5.29%、23.06%、64.47%、7.17%，本科及以上人数占总人数的 71.64%。2020—2022 年病案科（室）人员学历结构不断调整，本科及以上人员占比不断提高。

江苏省2020年新设置病案高级职称序列，2022年全省病案人员高级职称占比为17.38%，较前2年略有增长。职称为初级及其他级别的人员有888人，中级有656人，副高级有274人，正高级有51人。占比分别为47.51%、35.09%、14.66%、2.73%。

2022年病案管理人员月均负担出院患者病历数为374.30份，三级公立综合医院最高，达477.20份；三级民营综合医院月均超过300份；二级公立专科医院月均不超过100份。从3年整体来看，三级综合医院的病案管理人员月均负担患者病历数要高于其他医院。分析原因是三级医院的规模和医疗水平较高，就诊患者人次较多（图19-1）。

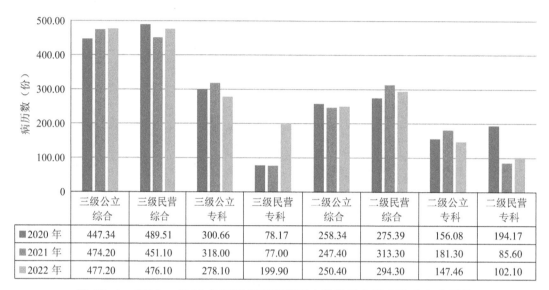

图 19-1　2020—2022年江苏省病案管理人员月均负担出院患者病历数

	三级公立综合	三级民营综合	三级公立专科	三级民营专科	二级公立综合	二级民营综合	二级公立专科	二级民营专科
2020年	447.34	489.51	300.66	78.17	258.34	275.39	156.08	194.17
2021年	474.20	451.10	318.00	77.00	247.40	313.30	181.30	85.60
2022年	477.20	476.10	278.10	199.90	250.40	294.30	147.46	102.10

2. 专职编码人员

2022年江苏省医院病案科（室）专职编码员共967人，占病案科（室）人员总数的51.74%。专职编码人员月均负担出院患者病历数为728.00份，三级公立综合医院最高，超过800份；二级公立专科医院最少，为356.36份，专科医院月均负担低于综合医院。2020年江苏省医院病案科（室）专职编码人员共777人，月均负担出院患者病历数为727.10份。2021年专职编码人员734人，月均负担出院患者病历数为721.70份。2020—2022年三级综合医院专职编码人员月均负担出院患者病历数高于其他类型医院（图19-2）。

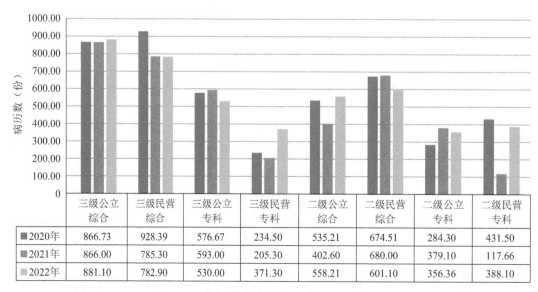

图 19-2　2020—2022年江苏省专职编码人员月均负担出院患者病历数

	三级公立综合	三级民营综合	三级公立专科	三级民营专科	二级公立综合	二级民营综合	二级公立专科	二级民营专科
2020年	866.73	928.39	576.67	234.50	535.21	674.51	284.30	431.50
2021年	866.00	785.30	593.00	205.30	402.60	680.00	379.10	117.66
2022年	881.10	782.90	530.00	371.30	558.21	601.10	356.36	388.10

3. 专职质控人员

2020年专职从事病历质控人员数为506人，占病案科（室）人员总数的32.31%。2021年专职从事病历质控人员数为511人，占病案科（室）人员总数的38.08%。2022年专职从事病历质控人员数共计446人，占病案科（室）人员总数的23.86%。

（四）病案首页数据质量控制

江苏省病案首页质控为全信息化质控，依托江苏省医疗服务监管平台对全省的病案首页质量进行监管。各家医疗机构可通过系统随时查询病案首页质量，对问题进行追踪及持续改进。江苏省内成立督导专家组，通过省市两级质控网络对全省的病案首页质量进行督导检查。

1. 提高主要诊断编码正确率

2020年579家医院共上报的质控病历总数为420.89万份，主要诊断编码正确病历数为329.86万份，主要诊断编码正确率为78.37%；2021年220家医院上报质控病历总数为315.18万份，主要诊断编码正确病历数为289.13万份，主要诊断编码正确率为91.73%；2022年327家医院上报质控病历总数为642.86万份，主要诊断编码正确病历数为597.43万份，主要诊断编码正确率为92.93%。总体来看，主要诊断编码正确率整体呈逐年上升的趋势（图19-3）。

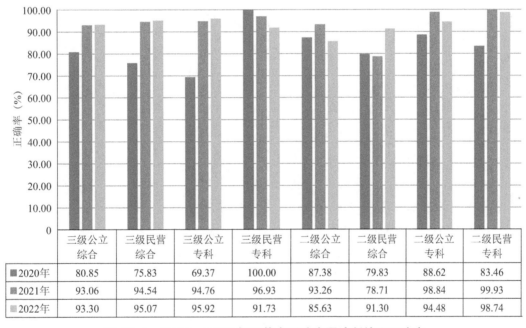

	三级公立综合	三级民营综合	三级公立专科	三级民营专科	二级公立综合	二级民营综合	二级公立专科	二级民营专科
2020年	80.85	75.83	69.37	100.00	87.38	79.83	88.62	83.46
2021年	93.06	94.54	94.76	96.93	93.26	78.71	98.84	99.93
2022年	93.30	95.07	95.92	91.73	85.63	91.30	94.48	98.74

图 19-3 2020—2022 年江苏省医院主要诊断编码正确率

2. 主要手术编码正确率

2020年579家医院质控手术病历总数为154.71万份，主要手术编码正确病历数为132.20万份，主要手术编码正确率为85.45%；2021年220家医院质控手术病历总数为125.84万份，主要手术编码正确病历数为121.62万份，主要手术编码正确率为96.65%；2022年327家医院质控手术病历总数为326.35万份，主要手术编码正确的病历数为298.17万份，主要手术编码正确率为91.37%。三级医院2021年和2022年质控病历主要手术编码正确率均高于90%（图19-4）。

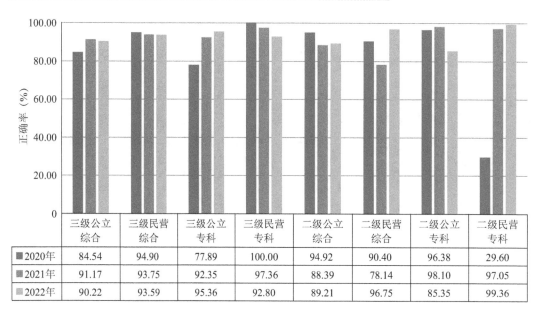

图 19-4　2020—2022 年江苏省医院主要手术编码正确率

3. 编码库版本

2022 年江苏省医院疾病编码库版本，采用国标版（GB/T 14396-2016）的有 8 家，采用国家临床版 1.1 的有 49 家，采用国家临床版 2.0 的有 199 家，采用医保版 1.0/2.0 的有 61 家，采用其他疾病编码库版本的有 10 家，分别占总数的 2.45%、14.98%、60.86%、18.65%、3.06%。

2022 年江苏省医院手术编码库版本，采用国家临床版 1.1 的有 3 家，采用国家临床版 2.0 的有 28 家，采用国家临床版 3.0 的有 222 家，采用医保版 1.0/2.0 的有 60 家，采用其他手术编码库版本的有 14 家，分别占总数的 0.92%、8.56%、67.89%、18.35%、4.28%。

4. 进行疾病和手术编码的病案类型

2022 年参与调查的 327 家医院中，有 2 家医院（南京民营医院妇科、口腔专科）仅做门诊病案编码，占总数的 0.61%。325 家医院做住院病案编码，其中，201 家仅做住院病案编码、60 家医院做住院病案编码＋门诊病案编码＋急诊病案编码、33 家医院做住院病案编码＋门诊病案编码、25 家医院做住院病案编码＋门诊病案编码＋急诊病案编码＋互联网诊疗病案编码、5 家医院做住院病案编码＋急诊病案编码、1 家医院做住院病案编码＋互联网诊疗病案编码，分别占总数的 61.85%、18.46%、10.15%、7.69%、1.54%、0.31%。

5. 病案首页必填项和 52 个逻辑校验项的质控方式

2020 年 579 家医院的病案首页必填项和 52 个逻辑校验项的质控方式，采用人工质控的有 163 家，采用信息系统质控的有 81 家，未填写的有 335 家，分别占总数的 28.15%、13.99%、57.86%。

2021 年 220 家医院的病案首页必填项和 52 个逻辑校验项的质控方式，采用人工质控的有 100 家，采用信息系统质控的有 93 家，未填写的有 27 家，分别占总数的 45.45%、42.27%、12.27%。

2022 年 327 家医院的病案首页必填项和 52 个逻辑校验项的质控方式，采用人工质控有 62 家，采用信息系统质控＋人工质控的有 209 家，采用信息系统质控的有 28 家，未填写的有 28 家，分别占总数的 18.96%、63.91%、8.56%、8.56%。采用信息系统质控＋人工质控的医疗机构占比呈逐年上升趋势。

6. 病案首页的内涵质控方式

2020 年 579 家医院病案首页的内涵质控方式，采用人工质控有 216 家，采用信息系统质控的有 28 家，未填写的有 335 家，分别占总数的 37.31%、4.84%、57.86%。

2021 年 220 家医院病案首页的内涵质控方式，采用人工质控有 172 家，采用信息系统质控的有 21 家，未填写的有 27 家，分别占总数的 78.18%、9.55%、12.27%。

2022 年 327 家医院病案首页的内涵质控方式，采用人工质控有 117 家，采用信息系统质控 + 人工质控的有 176 家，采用信息系统质控的有 6 家，未填写的有 28 家，分别占总数的 35.78%、53.82%、1.83%、8.56%。采用信息系统质控 + 人工质控的医疗机构占比呈逐年上升趋势。

（五）质控工作情况

1. 院级病历质控工作实际承担部门

2022 年 327 家医院的院级住院病历质控工作实际承担部门，由医务科质控的有 222 家，由质控科质控的有 68 家，由病案科质控的有 37 家，分别占总数的 67.89%、20.80%、11.31%。327 家医院的院级门诊病历质控工作，实际承担部门是医务科的有 172 家，是质控科的有 40 家，是信息科的有 2 家，是门诊部的有 93 家，是病案科的有 6 家，是其他职能部门的有 14 家，分别占总数的 52.60%、12.23%、0.61%、28.44%、1.83%、4.28%。

2. 各类质控工作的质控方式

2022 年江苏省医院各类质控工作的质控方式如表 19-1 所示。

表 19-1　2022 年江苏省医院各类质控工作的质控方式

单位：家

	住院病历	运行病历	终末形式	病历内涵	门诊病历	互联网诊疗病历	急诊病历
人工质控	117	103	127	150	121	11	88
信息系统质控	1	7	1	2	7	7	3
信息系统质控 + 人工质控	195	179	151	113	103	19	78
未填写	14	38	45	62	91	290	158
不适用	/	/	3	/	5	/	/

3. 质控结果

2022 年江苏省 327 家医院其他主要质控指标统计分析如表 19-2 所示。

表 19-2　2022 年江苏省医院其他主要质控指标

单位：%

指标	指标名称	2020 年	2021 年	2022 年
指标四	入院记录 24 小时内完成率	91.33	90.28	93.13
指标五	手术记录 24 小时内完成率	95.83	91.53	89.79
指标六	出院记录 24 小时内完成率	95.22	81.45	96.69
指标七	病案首页 24 小时内完成率	98.97	77.72	79.07
指标八	★ CT/MRI 检查记录符合率	86.20	83.27	91.13
指标九	病理检查记录符合率	74.30	77.83	89.04
指标十	细菌培养检查记录符合率	75.83	82.80	98.30
指标十一	抗菌药物使用记录符合率	83.62	87.00	83.33
指标十二	恶性肿瘤化学治疗记录符合率	79.50	84.84	97.69
指标十三	恶性肿瘤放射治疗记录符合率	87.42	87.99	91.29
指标十四	★ 手术相关记录完整率	96.95	99.01	96.90
指标十五	植入物相关记录符合率	94.78	75.16	95.08
指标十六	临床用血相关记录符合率	78.42	92.28	95.08
指标十七	医师查房记录完整率	81.72	89.17	91.16

续表

指标	指标名称	2020 年	2021 年	2022 年
指标十八	患者抢救记录及时完成率	69.59	96.20	83.87
指标二十五	★不合理复制病历发生率	5.24	7.56	6.52
指标二十六	知情同意书规范签署率	95.18	99.12	99.11
指标二十七	甲级病历率	92.11	97.47	95.98

注：★为重点监测指标。

（六）住院病历整理归档及时性

1. 住院病历归档方式

2020 年仅纸质病历归档有 113 家，有纸质病历和电子病历归档的有 182 家，空白未填写的有 284 家，分别占总数的 19.52%、31.43%、49.05%。2021 年仅有纸质病历归档有 79 家，有纸质病历和电子病历归档有 141 家，分别占总数 35.91%、64.09%。2022 年 327 家医院的住院病历归档方式，仅电子病历归档的有 2 家，仅纸质病历归档的有 98 家，有纸质病历和电子病历归档的有 227 家，分别占总数的 0.61%、29.97%、69.42%。电子病历归档占比越来越高，表明各家医院对于电子病历信息化建设越来越重视。

2. 出院患者病历 2 日归档率和出院患者病历归档完整率

2020—2022 年江苏省医院出院患者病历 2 日归档率和出院患者病历归档完整率如表 19-3 所示。

表 19-3　2020—2022 年江苏省医院出院患者病历 2 日归档率和出院患者病历归档完整率

单位：%

机构类型	纸质病历 2 日归档率			电子病历 2 日归档率			出院病历归档完整率		
	2020 年	2021 年	2022 年	2020 年	2021 年	2022 年	2020 年	2021 年	2022 年
三级公立综合	47.00	50.41	54.76	46.31	39.42	46.45	93.70	94.92	98.44
三级民营综合	44.80	52.81	47.55	22.28	40.54	27.16	98.56	99.71	97.30
三级公立专科	36.50	41.68	44.17	29.29	36.55	52.00	98.80	96.76	97.78
三级民营专科	66.00	59.50	66.61	/	46.91	66.61	/	95.82	99.68
二级公立综合	40.72	47.40	46.72	48.35	59.31	44.01	98.31	99.50	97.78
二级民营综合	37.90	17.28	29.27	35.36	28.97	37.38	99.80	97.76	86.35
二级公立专科	40.03	64.99	17.56	46.14	72.50	26.37	98.47	98.90	99.50
二级民营专科	9.30	58.93	23.59	11.49	4.55	21.60	98.87	99.30	99.43

（七）电子病历建设情况

1. 病历签名方式

2022 年 327 家医院的门诊病历签名方式，采用手工签名的有 192 家，采用部分 CA 签名的有 48 家，采用全部 CA 签名的有 87 家，分别占总数的 58.72%、14.68%、26.61%。住院病历签名方式，采用手工签名的有 213 家，采用部分 CA 签名的有 59 家，采用全部 CA 签名的有 55 家，分别占总数的 65.14%、18.04%、16.82%。

2. 病历贮存方式

2022 年 327 家医院的门诊病历贮存方式，采用患者保管的有 132 家，采用无纸化（电子病历）的有 140 家，采用纸质贮存的有 17 家，采用纸质贮存和电子 / 扫描病历的有 38 家，分别占总数的 40.37%、42.81%、5.20%、11.62%。住院病历贮存方式，采用无纸化（电子病历）的有 4 家，采用纸质贮存的有

140 家，采用纸质贮存和电子 / 扫描病历的有 183 家，分别占总数的 1.22%、42.81%、55.96%。

3. 历史病案是否实现数字化

2022 年 327 家医院在历史病案实现数字化方面，全部实现数字化的有 37 家，部分实现数字化的有 162 家，未实现数字化的有 128 家，分别占总数的 11.31%、49.54%、39.14%。2020 年在历史病案实现数字化方面，实现数字化的有 80 家，未实现数字化的有 216 家，未填写的有 284 家。2021 年有 68 家医院实现历史病案数字化，152 家医院未实现历史病案数字化。

二、病案管理质量控制工作开展情况及特色经验分享

1. 质控组织网络的建设

江苏省 13 个市全部成立市级病案质控中心，县区级病案质控中心建设初见成效，2023 年 9 月统计已成立县区级病案质控中心 35 个。

2. 质控指标的应用

将病案质控指标纳入《江苏省三级综合医院评审标准实施细则》中，制定了指标的标准值，并于今年的等级医院评审中予以应用。标准值的制定，有利于各家医院对标找差，持续改进病案质量管理工作。

3. 质控培训工作

2023 年 6 月 25 日—7 月 2 日举办全省病案统计管理培训班，提高全省病案统计从业人员的编码能力和管理水平，推进临床诊疗数据规范化管理，提高病案统计数据上报质量。

4. 质控报告工作

江苏省病案管理医疗质量控制中心（以下简称"质控中心"）每季度收集全省所有三级医院病案质控数据并形成报告，围绕年度重点改进目标"出院病历 2 日归档率"，定期公布各家医院目标完成情况。第 2 季度完成了所有 27 项质控指标数据的收集，对各项指标的全省均值、综合医院均值、专科医院均值及最高值和最低值情况进行了分析，总结了全省病案质量管理工作中存在的问题，并制定了整改措施。

三、省级"百佳病案"评选工作总结

根据国家卫生健康委医政司《关于开展 2023 年全国"百佳病案"评选活动的通知》（国卫医政质量便函〔2023〕242 号）及《关于开展 2023 年全省"百佳病案"评选活动的通知》（苏卫医政便函〔2023〕53 号）文件要求，在江苏省卫生健康委医政医管处、江苏省医疗质量控制中心管理办公室的指导下，质控中心于 2023 年 9 月开始组织开展全省"百佳病案"评选工作，现将评选活动总结汇报如下。

（一）"百佳病案"HQMS 平台上传情况

各省管医院及各市级单位在"百佳病案"HQMS 平台上传病案 812 份，其中，住院病案 401 份、日间医疗病案 202 份、门（急）诊病案 209 份。

（二）"百佳病案"专家组

经过江苏省卫生健康委医政处和省质控办遴选的 16 位临床专家和 4 位编码专家参加现场评审活动。专家组分住院病案、日间医疗病案、门（急）诊病案 3 个检查组，并各设置组长 1 名。

（三）省级评选总体情况

经过专家组初评与复评，现场讨论，最终评选出省级"百佳病案"共计 164 份，其中住院病案 57 份（手术病案 21 份、非手术病案 36 份），日间医疗病案 55 份、门（急）诊病案 52 份，推荐参评全国"百佳病案"共计 30 份，3 种类型病案各 10 份。

（1）住院病案 401 份：推荐为省"百佳病案"的有 57 份，其中推荐参评全国"百佳病案"的有 10 份；剩余未达标病案有 344 份。

（2）日间医疗病案 202 份：推荐为省"百佳病案"的有 55 份，其中推荐参评全国"百佳病案"的有 10 份；剩余未达标病案有 147 份。

（3）门（急）诊病案 209 份，推荐为省"百佳病案"的有 52 份，其中推荐参评全国"百佳病案"的有 10 份；剩余未达标病案有 157 份。

（四）存在问题

1. 组织评选方面

（1）要求各市初选后评选优秀病案 50 份、省管单位评选的优秀病案不超过 20 份提交省质量控制中心办公室邮箱，个别市级病案质控中心和省管单位对"百佳病案"工作重视程度不足，13 个市级质控中心有 3 个质控中心选送份数不达标，15 个省管单位有 3 家单位选送份数低于 15 份。

（2）各市及有关单位在推选住院病案时未能严格掌握推选原则，推选病历中未满足住院天数 ≥ 10 天且 < 60 天；对评审要点与标准掌握不准，推选至省里的病历内涵质量一般。

2. 病案质量方面

（1）较多医疗机构没有建立独立的日间医疗病案，与普通病案共用一个电子病历模板。

（2）大多数医院日间手术的手术级别还停留在二级手术，手术难度大的日间手术开展相对较少。

（3）日间手术病理报告回归均为患者出院后，有的医院退档再写，有的医院手工填写。

（4）省内各医院入院记录模板不统一，部分入院记录无"专科记录"模块。部分医院病历版面凌乱，不能一目了然，部分病历受模板的限制不能准确表达病情。

（5）部分病历主诉冗长，不够精练，字数超过 20 个字，少数病历主诉不能导出第一诊断，特别是外科及肿瘤科的病历。

（6）部分病历现病史不能反映本次疾病起始、演变、诊疗过程；缺乏对症状的性质及伴随症状的描述；急诊缺乏时间点，如胸痛病历急诊心电图缺时间记录；缺少必需的鉴别诊断资料及一般情况记录。

（7）少数病历诊断不规范、不准确，未明确诊断的未写待查，并未在待查下面写出考虑可能性大的诊断。

（8）首次病程记录病例特点归纳总结存在复制粘贴入院记录的现象；鉴别诊断为"诊断明确，无须鉴别"，分析不够，未体现医师思考过程，缺乏临床思维。

（9）上级医师查房对病（危）重患者缺乏对检查阳性结果及病情变化内容补充；病程记录中有大量实验数据、检查结果的罗列，复制粘贴现象较多，重点不突出，缺乏具体性分析，治疗方案缺乏个性化。

（10）入院、出院时病情评估重视不够，入院时有评估但无记录，甚至在诊疗计划中写"病情评估"四个字；出院时病情评估不足，记录为"患者要求出院"。

（11）替代治疗方案不够具体翔实，大部分写的是采取其他治疗。

（12）对住院过程病情加重、诊断不明确、基础病较多、年龄较大的患者缺疑难病例讨论，特别是手术科室问题比较突出，且四级手术多学科讨论与 MDT 讨论落实较差。

（13）个别病历反映了临床诊疗中存在不足，如术前等待时间过长、术后抗菌药物使用不规范等问题；个别病历反映核心制度落实不足，如手术安全核查表中麻醉医师未签名；三级医师架构不全，病程中存在"主任医师或副主任医师代主治医师查房记录"等。

（14）首页和病程记录中三级医师不对应。

（15）首页主要诊断与主要手术、操作不对应，应对地方 DRG 和 DIP，不符合病历质量规范。首页主要诊断与主要手术不正确，如口底恶性肿瘤患者，选择的是颈部区域性淋巴清扫作为主要手术操作，应该是口底病损切除术为主要手术操作；心脏瓣膜病行瓣膜成形术，诊断选择笼统没有特异性，需要细化到具体瓣膜。主要手术操作选择错误，与主要诊断不一致。

（16）病理结果出来明确肿瘤的性质，诊断未修正错误。

3.病案质量亮点

（1）手术科室能够落实各级术前讨论、手术标识、核查制度，围手术管理记录翔实。

（2）及时详细的记录病情变化，危急值、输血、疑难病例讨论、会诊记录落实好。

（3）体现高技术水平的四级手术、联合手术，有术前多学科会诊讨论记录，病历内容丰富，图文翔实。

（4）多份疑难重症病历的病程记录能够反映临床诊疗思维和临床救治能力。疑难危重病例和复杂手术病例占比高，各级医师临床思维清晰、逻辑性强，能体现通过多学科协作而明确诊断的诊疗过程；有明确的教学查房内容，具有教学意识。

（5）病案首页填写完整、规范，主要诊断、主要手术选择准确性较高，漏诊情况较少，为三级公立医院绩效考核和医保 DRG 付费打下坚实基础。

（6）日间手术病案均根据病历书写规范要求进行术前讨论。出院医嘱书写详细，并体现相关注意事项。

（7）门（急）诊病案架构清晰、简洁、一目了然；主诉重点突出、简明扼要；现病史详细，有鉴别诊断描述；既往史完整；处理措施及注意事项清晰、准确；专科记录较为详细。

四、"六个一"质量控制工作完成情况

江苏省卫生健康委员会于 2023 年 10 月 27 日下发《关于公布风湿免疫等 10 个专业省级医疗质量控制中心名单的通知》（苏卫办医政〔2023〕35 号），确认南通大学附属医院为质控中心挂靠单位，中心主任由医院党委书记施炜担任。医院于 9 月下旬与上任质控中心秘书进行工作交接，在未接到省卫健委正式发文挂靠单位时，医院根据国家病案管理医疗质量控制中心工作部署及要求，提前进入质控中心工作模式，履行工作职责，在江苏省卫生健康委医政医管处、江苏省医疗质量控制中心管理办公室的指导下，于 2023 年 9 月开始组织开展全省"百佳病案"评选工作，初步草拟质控中心组建方案、质控中心成员、亚专业组成员（编码组、病历内涵组、病案管理组名单）、工作计划、省/国家哨点医院名单及各市级质控中心成员名单等。2023 年质控中心成员共计 28 位，设主任委员 1 名、副主任委员 6 名、委员 20 名、秘书 2 名。

质控中心建立定期例会机制，根据有关法律、法规、规章等，在江苏省卫生健康委员会领导下和省医疗管理服务指导中心的指导下，制定本行政区域病历质控程序和标准，负责指导全省病历质量管理与控制。质控中心总体目标是促进医院通过提升病案内涵质量全面加强医疗质量管理，进一步提高病案质量，满足医疗管理工作的需要，不断提升医疗质量水平。2023—2025 年的改进目标是住院病历病案首页主要诊断编码正确率不低于 95%。为进一步规范全省医疗机构病案管理工作，充分掌握病案管理基本情况，2024 年计划开展全省范围病案质控督查，并对病案管理基本情况进行调研。2023 年 11 月下旬完成 2022 年江苏省病案质量控制报告。

五、质量控制工作中存在的问题及下一步工作思考

1.存在的问题

（1）在实际病案质量监控管理中，现存的监控管理方法取得效果并不是很理想，存在薄弱环节和短板，需不断改进创新病案质量管理办法。

（2）病历内涵质量有待进一步提升，需不断强化病历内涵意识，提升病历客观、真实、准确、及时、完整、规范水平，更好地体现临床诊疗思维和过程。

（3）病案首页主要诊断填写/编码正确率、主要手术填写/编码正确率有待提升，利用信息化手段加强首页质控工作，加强首页数据信息挖掘和利用，提升病案首页质量，为 DRG 付费提供准确的数据支撑。

（4）质控数据信息上报及质控反馈方式有待提升，需建立全省三级医院病案质控信息网络，充分利用网络信息系统加快质控信息传递和反馈，并在规定范围内使用数据资源。

（5）部分医疗机构质控工作比较薄弱，省市级质控中心需围绕病案质控工作开展相关知识培训、交流质控工作经验，持续改进全省病案质量管理工作与能力。

2. 下一步工作

（1）织密组织网络，完善工作机制。实施"1+13+N"扁平化管理模式，质控中心对接13个设区市的市级质控中心，市级质控中心质控区域内病案质量，确保质控点全覆盖、无遗漏。健全完善病案质控中心管理办法，明确职责分工。提高质控组织的管理能力水平，建立具备专业病案质量管理工作的质控人才队伍。制定科学、合理的激励考核机制，发挥省、市质控中心的主观能动性。

（2）构建质控指标体系，开发信息化平台，实现"数据＋管理"同质化。建立并完善全省三级医院病案质控信息网络，搭建病案质控数据管理系统，充分利用网络信息系统加快质量信息传递和反馈，在规定范围内使用数据资源。通过提升病历内涵质量全面加强管理，不断提升医疗技术能力和医疗质量水平，需构建一套科学完善的病案管理质控指标体系，质控指标体系包含结构指标、过程指标、结果指标。

（3）全面动态开展质控督查工作。质控是质量管理的核心环节，根据医疗质量形成特点，坚持多层级质控，内容全涵盖，包括基础质控、环节质控、终末质控，科学设置质控点，通过病案质控管理切实提升医疗质量与医疗安全。在督查前、中、后组织开展多层次、多形式的督查专家培训工作，保障病案质量同质化与质控督查质量。

（4）强化系统培训，加强交流和宣传。加强质控中心人员的系统培训，组织质控中心成员学习病案质控相关方针政策，法规以及病案数据在医院评审、专科能力评价与绩效考核中的应用等，营造学习氛围，提升质控能力，促进同质化发展。

（5）加强质控数据运用，持续质量改进。收集质控指标数据进行综合分析，运用PDCA质量持续改进理念，全面掌握病案质量问题，开展现场纠偏，调查问题发生原因，针对各级各类医疗机构质控工作薄弱环节和问题，研究提出建议和措施，持续改进全省病案质量管理工作。建立全省病案数据库共享机制，为推进健康中国战略实现进行有益的探索。

（6）利用信息化手段加强质控工作。建立信息资料数据库，加强数据信息挖掘和利用，推动质控工作信息化、精细化、科学化。建立并完善病案质控网络，指导各市（地）、县级医院病案质控机构开展工作；针对各级各类医疗机构质控工作薄弱环节和问题，研究提出建议和措施，促进全省病案同质化管理。

第二十节

江西省病案管理专业医疗服务与质量安全报告

2023年江西省病案管理医疗质量控制中心（以下简称"质控中心"）在江西省卫生健康委员会的领导下，围绕国家病案管理医疗质量控制中心的系列工作目标和要求，开展了调研、督导、检查、培训、"百佳病案"评选及信息化平台建设等质控工作，提升了江西省各级各类医疗机构病案首页数据及病历内涵质量，为国家公立医院绩效考核、医保支付方式改革等重要工作提供了良好的数据支撑。

一、质量控制数据调查情况

（一）医院概况

2022年分析数据来源于NCIS全国医疗质量数据抽样调查系统，经核查，江西省共有309家医院的数据纳入分析，相较于2021年新增98家。其中，三级公立综合医院60家，三级公立专科医院28家，二级公立综合医院117家，二级公立专科医院48家，三级民营综合医院1家，二级民营综合医院39家，二级民营专科医院16家。

（二）重点指标分析

1. 出院患者病历3日归档率

结合等级医院评审标准要求，对纳入分析的医院出院患者纸质病历和电子病历3日归档率进行整理，结果如图20-1所示。

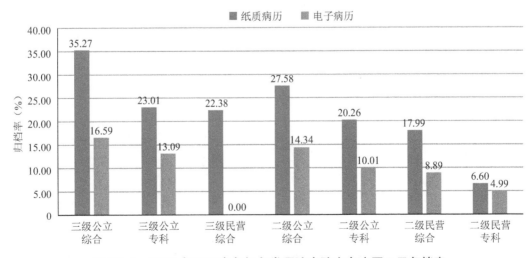

图 20-1　2022 年江西省各级各类医院出院患者病历 3 日归档率

2. 甲级病历率

2022 年江西省各级各类医院甲级病历率均值为 90.77%，具体情况如图 20-2 所示。

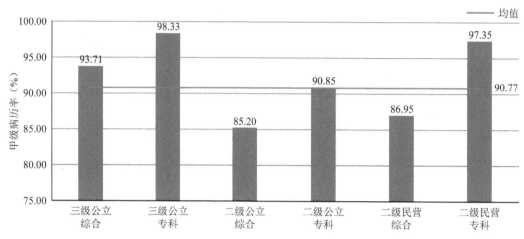

图 20-2　2022 年江西省各级各类医院出院患者甲级病历率

3. 主要诊断编码正确率

对纳入分析的医院统计显示，2022 年江西省各级各类医院病案首页主要诊断编码正确率均值为 91.29%。从地市维度来看，新余病案首页主要诊断编码正确率最高，为 99.13%；吉安最低，为 76.69%。详见图 20-3 及图 20-4。

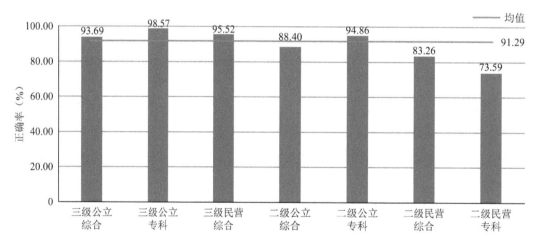

图 20-3　2022 年江西省各级各类医院病案首页主要诊断编码正确率

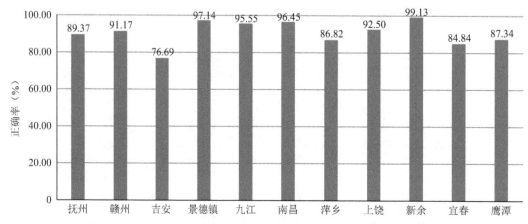

图 20-4　2022 年江西省各地市医院病案首页主要诊断编码正确率

4. 主要手术编码正确率

2022 年江西省各级各类医院病案首页主要手术编码正确率均值为 89.84%。从地市维度来看，抚州正确率最高，为 99.32%；宜春最低，为 69.98%。详见图 20-5 及图 20-6。

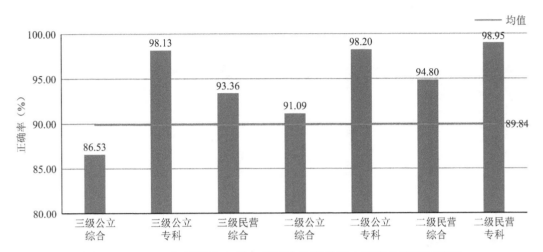

图 20-5 2022 年江西省各级各类医院病案首页主要手术编码正确率

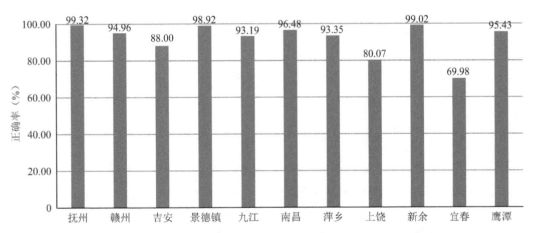

图 20-6 2022 年江西省各地市医院病案首页主要手术编码正确率

5. 手术相关记录完整率

2022 年江西省各级各类医院手术相关记录完整率均值为 96.60%，具体情况如图 20-7 所示。

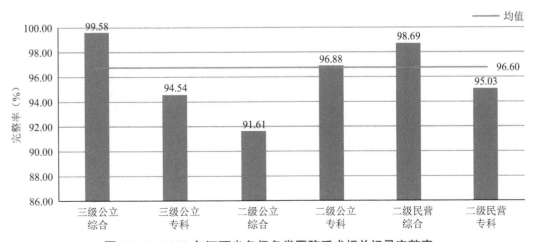

图 20-7 2022 年江西省各级各类医院手术相关记录完整率

6. CT/MRI 检查记录符合率

2022 年江西省各级各类医院 CT/MRI 检查记录符合率均值为 95.34%，具体情况如图 20-8 所示。

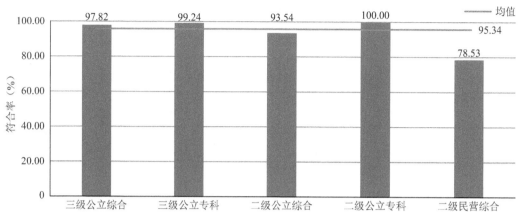

图 20-8　2022 年江西省各级各类医院 CT/MRI 检查记录符合率

7. 不合理复制病历发生率

2022 年江西省各级各类医院不合理复制病历发生率均值为 8.72%，具体情况如图 20-9 所示。

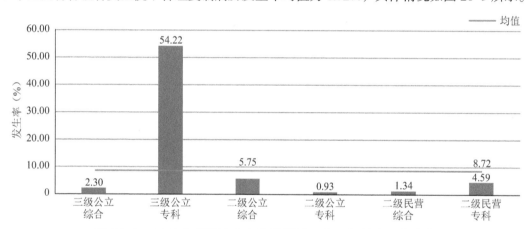

图 20-9　2022 年江西省各级各类医院不合理复制病历发生率

二、病案质量控制工作开展情况及特色经验分享

1. 持续完善组织建设，健全病案质控网络

在江西省、各地市卫生行政部门及质控中心的督促下，2023 年江西省实现了市级病案质控中心建设全覆盖。

2. 不断修订质控标准，全力深耕病历内涵

质控中心定期组织召开工作会议，讨论省医院管理综合绩效评价平台病案首页数据采集接口标准、住院病案首页数据标准和应用规范、死亡病案评分标准、住院病案评分标准等，规范了病案首页 811 个字段的填报标准，以百分制细化 22 条定量评分制定《江西省住院病案评分标准》，促进江西省住院病案首页及病历内涵标准化、规范化、同质化管理。

3. 织密各类培训网络，竭力提升专业水平

2022 年质控中心以线上线下的形式完成了江西省各级各类医疗机构 1000 余人次病案管理的专业培训，培训内容丰富、形式多样，提升了我省病案管理人员的专业水平。质控中心遵循分级负责、逐级推动、以点带面、全面覆盖的培训方针，在全省范围内组建了 88 人的病案质量提升培训师资库，覆盖全省 11 个地市，以满足对全省二级及以上医疗机构医务人员开展病案质量提升培训的需求，实现更好的培训效果。

4. 推进病案信息化建设，创新质控监测模式

搭建全省病案质控平台，实现江西省二级及以上医疗机构病案首页数据信息化监控，从病案首页数据完整性、规范性、合理性等方面进行分析反馈、督促整改，2023年监测江西省病案首页数据 5 793 424 例，筛查问题数据 1 782 249 例，抽查 350 份全病案进行首页数据复核，以通报、反馈、督导整改等形式筑牢江西省各级各类医疗机构数据质量底线，持续提升病案首页数据质量。

三、省级"百佳病案"评选工作总结

1. "百佳病案"评选工作概况及评选结果

按照国家卫生健康委医政司《关于开展 2023 年全国"百佳病案"评选活动的通知》（国卫医政质量便函〔2023〕242 号）及《关于印发江西省病案质量点评暨"百佳病案"评比活动方案的函》（赣卫医便函〔2023〕75 号）等文件精神及工作部署，质控中心为做好 2023 年度"百佳病案"评比工作，抽调 20 名专家（临床专家 10 名、病案编码专家 10 名）于 2023 年 10 月 28—29 日对各设区市病案管理质控中心推荐的 1273 份优秀病案开展点评，推选出 277 份省级优秀病案。其中门诊病案 100 份，日间医疗病案 77 份，住院病案 100 份（图 20-10～图 20-12）。

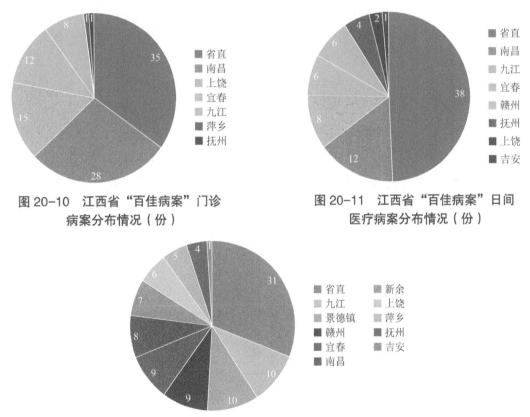

图 20-10　江西省"百佳病案"门诊
病案分布情况（份）

图 20-11　江西省"百佳病案"日间
医疗病案分布情况（份）

图 20-12　江西省"百佳病案"住院病案分布情况（份）

2. 存在的问题

（1）部分医疗机构对"百佳病案"评选工作认识不足，重视程度不够，选送的病历在住院天数、出院时间等总体原则方面不符合要求。

（2）总体病历内涵质量不够：存在复制粘贴等问题，病历书写未体现临床诊疗思维，未体现核心制度的落实。

（3）病案信息化建设有待进一步加强，部分医疗机构未实现电子签名，纸质审签未加强，导致病历漏签名的现象普遍。

四、"六个一"质量控制工作完成情况

质控中心坚持以国家政策为引领,以体系建设为基础,以质控指标为标准,以督导检查为手段,以质量提升为目标,以病案评比为抓手,以智慧服务为动力,有序开展江西省病案质控工作,推动各级各类医疗机构病历书写规范化、首页数据同质化、过程管理信息化,全面落实国家病案管理医疗质量控制中心"六个一"。一是持续完善组织建设,健全病案质控网络。中心由主任委员统筹协调,3位副主任委员分别牵头成立病历及电子病历质控、病历数据质控、病案管理服务质控3个亚专业组,压实责任,精准管理,设置1名专职秘书。二是搭建全省病案质控平台,将首页诊断编码正确率和关键诊疗行为记录符合率作为江西省病案质控改进目标,实时监测二级以上医疗机构指标数据,不断督促整改,持续改进。三是严格落实国家病案管理医疗质量控制中心月调度会、月病历质量交流会和月疑难编码讨论会等会议制度,组织江西省各地市级病案质控中心及各级各类医疗机构参会,加强培训交流。

五、质量控制工作中存在的问题及下一步工作思考

1.存在的问题

(1)出院患者病历3个工作日内归档率有待提高。江西省各级各类医疗机构出院患者病历3个工作日内归档率整体较低,需以等级医院评审为契机,进一步优化病历归档管理流程,提高各医疗机构出院患者病历归档效率。

(2)病案首页主要诊断及主要手术编码正确率有待提高。目前,疾病诊断和手术操作编码库版本较多,要求上报的渠道多,且标准未完全统一,给医院实际工作带来困难。建议国家从顶层设计层面统一卫健委和医保局疾病诊断和手术操作标准编码库,加强临床数据标准化、规范化、同质化管理。

(3)临床医师对于病案首页的规范化填写培训有待加强。江西省各级各类医疗机构书写病历的临床医师流动性大,规培生、进修生、研究生写病历较为普遍,医院未建立完善的培训及考核机制,三级医师负责制落实不到位,导致病案首页填写及病历内涵质量不高。

(4)需加强病案科(室)编码人员队伍建设。江西省各级各类医疗机构编码员短缺现象较为普遍,编码人员整体学历偏低,部分编码人员未取得资质,需进一步加强病案科(室)编码人员队伍建设,提高病案首页主要诊断和主要手术编码正确率。

(5)信息化建设水平有待提高。部分医疗机构,尤其是二级医院,病案信息化水平不高,没有利用信息智能化对病案首页及病历内涵质量进行逻辑校验,导致各类低级错误的发生。需加大信息化投入,提高信息化建设水平,提升病案首页及病历内涵质量。

2.下一步工作

(1)按照《病案管理质量控制指标(2021年版)》,对全省二级及以上医疗机构住院病案内涵质量进行督导检查。

(2)认真贯彻落实"百佳病案"评选相关文件精神,提前规划,提高思想认识,以评促改,通过"百佳病案"评选活动提升江西省病历内涵质量。

(3)制订培训计划,建立考核体系,开展江西省病案质量提升培训。

(4)定期召开质控中心工作会议,总结工作经验,制定工作目标,按时间节点完成工作计划。

(5)完善省—市—县—医疗机构四级病案质控网络体系,重点推进县级病案质量控制中心的建设。

(6)完成国家病案管理医疗质量控制中心及江西省卫生健康委员会指派的各项工作任务。

第二十一节

辽宁省病案管理专业
医疗服务与质量安全报告

辽宁省病案管理医疗质量控制中心（以下简称"质控中心"）按照国家和省卫生健康委员会的要求，将不断提高病案首页质量和主要诊断编码正确率作为工作的首要目标，开展针对主要诊断选择、手术编码等多种培训及考试，强化编码水平。遵照《提升病历内涵质量专项行动计划（2022—2024年）》的总体方针，对照实施病案管理质量控制指标的具体要求，做出如下总结。

一、质量控制数据调查情况

（一）医院概况

此次调查分析了辽宁省2022年14个地市，符合"已提交""有病案专业"2个条件的共有324家医院，主要纳入三级公立、二级公立、三级民营及二级民营医院的数据进行分析（表21-1）。公立医院依旧是调查的重点，占7成以上；民营医院占3成，较2021年有所进步。

（二）病案科（室）基本情况

2022年辽宁省医院中非独立的病案科（室）中有82%归属医务处（科），详情如图21-1所示。

2022年辽宁省医院病案科（室）管理的病案种类覆盖了互联网诊疗病案、急诊病案、门诊病案、住院病案等，其中，公立医院病案科（室）管理的病案种类较多，民营医院则有待加强。互联网病案管理普遍没有受到重视，各家医院的工作重点依旧放在住院病案上，门诊和急诊病案管理依旧薄弱（表21-2）。

表21-1 2022年辽宁省参与调查的医院情况

医院类型	医院数量（家）	占比（%）
三级公立	113	34.88
二级公立	117	36.11
三级民营	15	4.63
二级民营	79	24.38

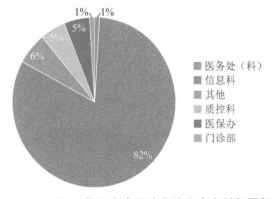

图21-1 2022年辽宁省医院非独立病案科归属部门

219

表 21-2　2022 年辽宁省医院管理的病案种类情况

单位：家

医院类型	互联网诊疗病案	急诊病案	门诊病案	住院病案	总计
三级公立	0	29	20	113	162
二级公立	1	26	30	117	174
三级民营	0	1	1	15	17
二级民营	1	16	28	79	124
合计	2	72	79	324	477

　　病案科（室）对整个医院的病案制度落实、病案质量把关起到了很大作用。此次从病历归档、病历复印、病历统计、病历整理、手术操作分类、科研调阅、病历质控、病历扫描、其他业务、随访、新建病历上做了全面的分析，发现公立医院在病案业务范围的管理上较民营医院相对完善，因此提高病案科（室）的业务范围是民营医院接下来应重点开展的工作。传统的病案业务依旧占主导地位，科研相关业务则处于辅助地位（表 21-3）。

表 21-3　2022 年辽宁省医院病案科（室）业务范围

单位：家

医院类型	病历归档	病历复印	病历统计	病历整理	手术操作分类	科研调阅	病历质控	病历扫描	其他业务	随访	新建病历	总计
三级公立	113	111	106	99	79	78	75	47	10	10	9	737
二级公立	113	114	100	108	45	25	68	19	1	10	22	625
三级民营	14	15	11	14	10	4	14	3	0	2	5	92
二级民营	75	73	61	68	26	13	44	20	0	14	13	407
合计	315	313	278	289	160	120	201	89	11	36	49	1861

（三）病案科（室）人员情况

　　病案科（室）人员成为医院专业人才需求的新热点，在国家卫健委和国家医保局颁布了公立医院绩效考核、医保 DRG 支付等政策后，病案科（室）人才需求呈现暴发式增长，不少医院的病案科人员扩编，办公区域扩容，病案科（室）工作质量也在不断提升。

　　所调查人员中，病案科（室）的工作人员在经历疫情后，从时间上看无论公立、民营医院病案科（室）人员总数均呈增长趋势，民营医院的病案科（室）工作人员总数增长幅度较公立医院工作人员总数增长幅度略大，说明民营医院的病案科（室）工作人员需求数量较为旺盛，缺口较多，优质民营医院发展空间仍大（表 21-4）。

　　从专职从事病历质控人数、专职从事编码人数、专职从事门诊病案管理人数上分析得出，专职从事病案相关人员无论公立医院或民营医院近 3 年均呈增长趋势（表 21-5~表 21-7）。

表 21-4　2020—2022 年辽宁省医院病案科（室）人员总数

单位：人

医院类型	2020 年	2021 年	2022 年	总计
三级公立	1134	1070	1285	3489
二级公立	409	352	449	1210
三级民营	34	35	64	133
二级民营	113	154	172	439
合计	1690	1611	1970	5271

表 21-5　2020—2022 年辽宁省医院病案科（室）专职从事病历质控人员数

单位：人

医院类型	2020 年	2021 年	2022 年	总计
三级公立	251	296	231	751
二级公立	124	159	128	411
三级民营	10	22	26	58
二级民营	50	107	44	201
合计	435	557	429	1421

表 21-6 2020—2022 年辽宁省医院病案科（室）专职从事编码人员数

单位：人

医院类型	2020 年	2021 年	2022 年	总计
三级公立	407	393	489	1289
二级公立	137	149	127	413
三级民营	18	20	28	66
二级民营	51	45	46	142
合计	613	607	690	1910

表 21-7 2020—2022 年辽宁省医院病案科（室）专职从事门诊病案管理人员数

单位：人

医院类型	2020 年	2021 年	2022 年	总计
三级公立	34	23	44	101
二级公立	28	25	42	95
三级民营	2	3	0	5
二级民营	12	9	24	45
合计	76	76	110	246

（四）病案首页数据质量

辽宁省病案首页质量管理的过程中逐渐由被动转为主动，从临床医师和编码两个层面同步推进首页质量的控制和管理，开展了形式多样的常态化质控工作，包括对临床医师和编码员的培训、对首页填写质量的督查和通报、病案首页信息化质控项目的定期梳理和完善等。通过这些系统化、连续性的管理措施，实现了病案首页主要诊断正确率的逐步提升。不足之处在于缺乏更加智能的信息化管理手段，因此质量管理的覆盖面不够广，效率有待提高。未来我们将进一步优化现有的管理流程，提升病案首页质量管理水平。

1. 手术相关记录完整率

由于辽宁省在 NCIS 系统中填报后数据误差较大，仅以辽宁省 2023 年 6 月开展的内涵质量调查中的主要诊断及主要手术数据进行分析，发现辽宁省手术相关记录完整率普遍改善，均值为 77.89%，表明质控中心对辽宁省各级医院主要手术的填写和编码督导工作达到了一定的效果。下一步，加强主要手术编码正确率自查工作将是质控中心的工作重点之一，努力构建优质高效的医疗和病案质量管理与控制体系（图 21-2）。

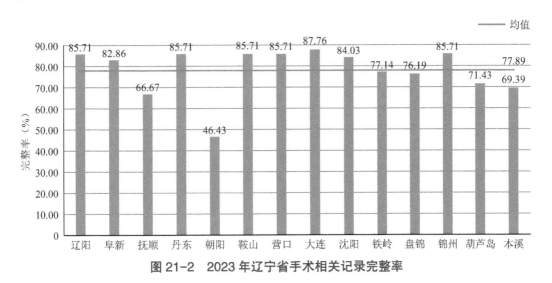

图 21-2 2023 年辽宁省手术相关记录完整率

2. 主要诊断编码正确率

此次调查发现 2023 年辽宁省主要诊断编码正确率范围在 46.67%～93.33%，均值为 77.03%。主要诊断编码正确率存在一定的波动，部分城市的主要诊断编码正确率较高，超过了平均水平。然而，也有一些城市的主要诊断编码正确率略低于平均水平，编码的准确性还有待提高（图 21-3）。

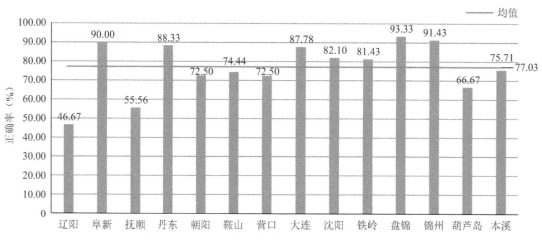

图 21-3　2023 年辽宁省主要诊断编码正确率

（五）质控工作情况

医务处（科）是负责病案质控工作的主要科室（图 21-4、图 21-5），CT/MRI 检查记录符合率是病历运行过程中的质控重点，2022 年辽宁省该指标均值为 87.2%，部分城市的符合率较高，超过了的均值。然而，也有一些城市的符合率低于平均水平，表明这些城市在 CT/MRI 检查记录的准确性或一致性方面还有待提高（图 21-6）。

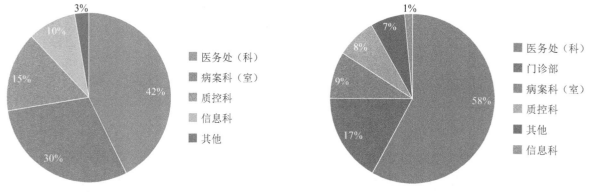

图 21-4　2022 辽宁省院级住院病案
质控工作实际承担部门

图 21-5　2022 辽宁省院级门诊病案质控
工作实际承担部门

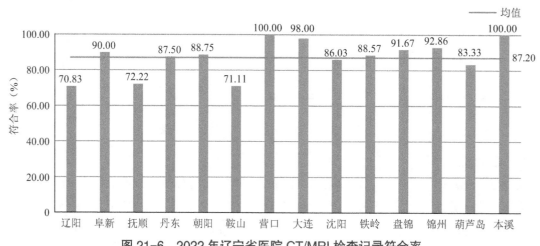

图 21-6　2022 年辽宁省医院 CT/MRI 检查记录符合率

2022年辽宁省病理检查记录符合率均值较高，为92.29%，充分说明了在这方面的质控工作取得了显著成效（图21-7）。

不合理复制病历情况在几轮的调查中均受到各家医院的广泛重视，部分城市病历管理相对完善，发生率较低；而另一些城市则明显偏高，反映出这些地区在病历管理上的薄弱环节。整体而言，辽宁省各城市病历管理水平参差不齐，需针对高发生率地区加强监管与改进，以提升整体病历管理质量（图21-8）。

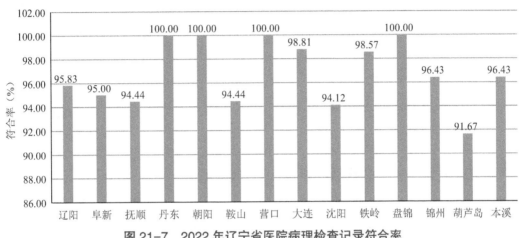

图 21-7　2022 年辽宁省医院病理检查记录符合率

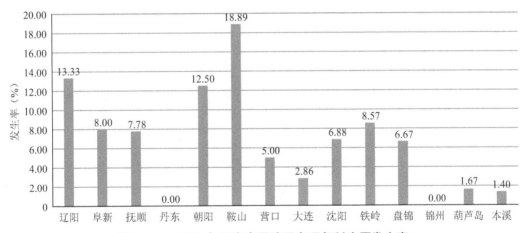

图 21-8　2022 年辽宁省医院不合理复制病历发生率

（六）住院病历整理归档与及时性

2022 年辽宁省纸质病历和电子病历归档结合使用是大多数医院采取的方式，占比为61%；仅纸质病历归档目前占比为37%；仅电子病历归档占比为2%，说明病历电子化程度要加强（图21-9）。由此可见未归档病历应向电子病历归档靠拢。

2020—2022 年"纸质病历2日归档率""电子病历2日归档率""病历归档完整率"呈波动趋势，反映了医院在病历归档管理方面面临的挑战，包括但不限于流程优化、人员培训、技术更新等问题，要进一步审视其现有的管理流程和制度，查找可能存在的漏洞和不足，并采取相应的措施加以改进（图21-10、图21-11）。

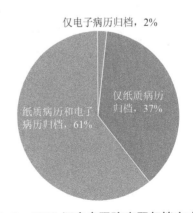

图 21-9　2022 辽宁省医院病历归档方式占比

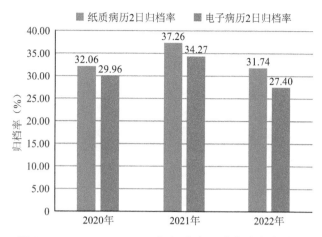

图 21-10　2020—2022 年辽宁省医院出院患者病历
2 日归档率

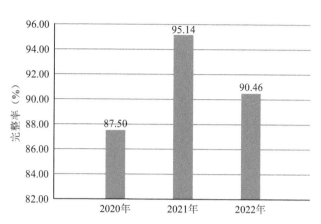

图 21-11　2020—2022 年辽宁省医院出院患者病历
归档完整率

二、病案管理质量控制工作开展情况及特色经验分享

（1）辽宁省建立统一的病案质控平台，每月 10 日要将上个月的病案首页上报到辽宁省病案首页质控平台，校对后上报至国家 HQMS 平台。每月 10—15 日公布 HQMS 平台首页上报数据情况。要求所有医院在每月 15 日前将上月出院的首页数据进行上传，同时进行质控，如果有问题，及时修改。如出现上报数据不合格将会全省通报。

（2）在辽宁省卫生健康委员会的指导下，质控中心对辽宁省的数据进行针对性质控检查，内容涵盖27 项指标，特别是国家病案管理医疗质量控制中心规定的重点关注指标。

（3）加大对辽宁省医务人员进行病案管理、病案质控的培训工作，邀请专家进行授课培训、解惑答疑，这对辽宁省病案质控及临床医师的规范化管理起到了促进作用。

1）为加强病案管理，进一步做好二级、三级公立医院绩效考核和国家卫生统计信息网络直报系统上报工作，提升辽宁省住院病案首页填报质量，提高医院编码能力和管理水平，加强病案首页编码正确率，保证首页数据的有效上传，质控中心联合辽宁省医院协会于 2023 年 5 月在沈阳、大连分别召开两期病案编码员疾病编码培训班。来自辽宁省 14 个市 1000 余名病案相关人员参加了培训。

2）为更好地满足 DRG/DIP、公立医院绩效考核、医院等级评审等工作需要，提高编码人员专业水平，提升病案首页质量，2023 年 8 月 30 日—9 月 2 日由大连市医学会及质控中心联合主办，第三届大连市医学会病案管理专科分会 ICD9-CM-3 手术编码培训班在盘锦成功举办。培训班现场授课，辽宁省各级医院的统计、病案、质控、医保等相关人员近 500 人参加。

3）为进一步规范医务人员病历书写，防范医疗纠纷发生，保障医疗安全，辽宁省卫生健康委员会举办了线上 1000 人的辽宁省公立医院绩效考核暨病历书写培训会。

三、省级"百佳病案"评选工作总结

根据辽宁省卫生健康委办公室下发的《关于开展 2023 年辽宁省"百佳病案"评选活动暨全国"百佳病案"推荐工作的通知》（辽卫办发〔2023〕256 号）文件精神，2023 年 10 月 21 日由辽宁省卫生健康委员会主办，质控中心承办的"百佳病案"评选活动在大连医科大学附属第一医院成功举行，质控中心主任及副主任、各市病案质控中心主任等相关 38 位病案管理专家参会评选。

评审过程中，专家们严格按照国家下发的文件要求，从主诉、现病史、体格检查、首次病程、病程记录、查房记录、病程记录、围手术期记录、出院记录等方面进行评选打分。经过评审组严谨细致的评

选，从市直医院及各县（市、区）卫健局遴选报送的二级以上医院 1200 余份优秀病案中，评选出辽宁省"百佳病案"，包含门（急）诊病案 100 份、日间医疗病案 83 份、住院病案 100 份，最终评选 30 份优秀病案，代表辽宁省参加全国"百佳病案"评选。

四、"六个一"质量控制工作完成情况

1. 一个专家团队

质控中心已经成立专家委员会，同时也成立了 3 个亚专业组。

2. 一个会议机制

质控中心积极组织月调度会和疑难编码会，并将疑难编码讨论会议通知发至全省，鼓励编码员参加。

3. 一个改进目标

通过辽宁省质控平台专项检查提高主要诊断编码正确率和手术相关记录符合率。

4. 一名专职人员

质控中心在辽宁省卫生健康委员会的指导下及挂靠院领导的支持下，目前设有 1 名专职工作人员。

5. 一次专题调研

质控中心已完成对门诊病历质量管理现状的调研。

6. 一份质量报告

完成辽宁省《病案管理专业医疗质量安全报告》的撰写。

五、质量控制工作中存在的问题及下一步工作思考

1. 存在的问题

（1）质控中心管理制度需要进一步完善。

（2）医院病案质控工作在医保改革的不断推动下，已由国家试点转为常态化、精细化管理阶段，作为医院高质量发展的推手，由于部分医院对于病案人员培训管理重视程度不足，造成培训力度不够，进而影响临床信息价值利用等问题。

（3）病案相关人员专业素质有待提升，人才梯队建设欠缺。从事病案工作的人员部分是从临床等其他岗位转来的，对专业的病案管理知识掌握不足。

（4）目前经费不足，很多相关性工作无法如期进行。

2. 下一步工作

（1）继续完成疾病编码、手术编码基础培训。

（2）组织至少 1 次病案编码精品培训班。

（3）开展辽宁省病历内涵质量检查。

（4）组织辽宁省编码人员竞赛。

（5）根据辽宁省病案质控平台的数据，提炼出重点问题，深入医院实地指导。

（6）完成国家病案管理医疗质量控制中心、辽宁省卫生健康委员会交办的其他任务。

第二十二节

内蒙古自治区病案管理专业医疗服务与质量安全报告

一、质量控制数据调查情况

（一）病案科（室）人员情况

NCIS 全国医疗质量数据抽样调查系统分析显示，2022 年内蒙古自治区上报数据的 232 家医院病案科（室）平均工作人数为 5.2 人，专职从事病案编码工作的平均人数为 2.1 人，专职从事病案质控工作的平均人数为 1.5 人，专职从事门诊病案管理工作的平均人数为 0.45 人。将各级各类医院的住院病案管理人数进行对比，仅有三级公立综合医院的人数持续增加，其他各级各类医院相对 2021 年都有所减少（图 22-1～图 22-4）。

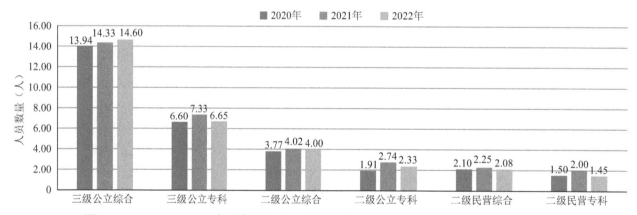

图 22-1　2020—2022 年内蒙古自治区各级各类医院病案科（室）平均工作人员数量

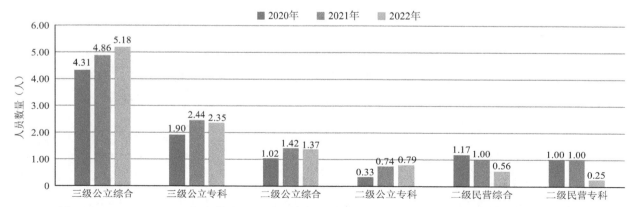

图 22-2　2020—2022 年内蒙古自治区各级各类医院病案科（室）平均专职病案编码人员数量

226

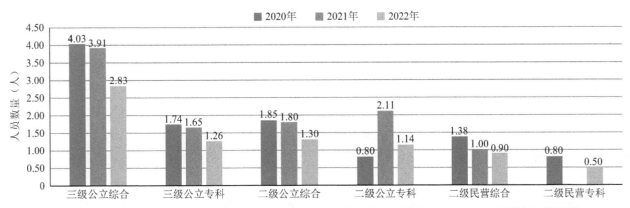

图 22-3 2020—2022 年内蒙古自治区各级各类医院病案科（室）平均专职病案质控人员数量

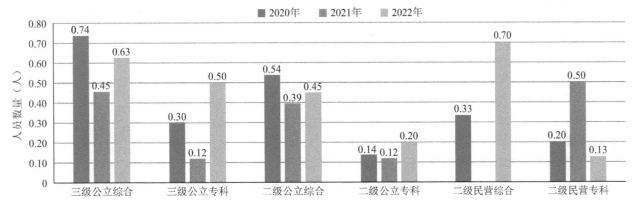

图 22-4 2020—2022 年内蒙古自治区各级各类医院病案科（室）平均专职门诊病案管理人员数量

虽然专职从事门诊病案管理工作的人数相对较少，但除二级民营专科医院外，其他各级各类医院的门诊病案管理人员数量均有增加，2022 年平均管理人数较 2021 年增幅 35%。2022 年门（急）诊专职病案管理人员的月均负担患者病历数 37 528.77 份，较 2021 年降低了 34 431.14 份，其中，三级公立专科和二级公立专科医院的月均负担患者病历数相对降幅较多，说明公立专科医院提高了对门（急）诊病案管理的重视程度。目前三级公立综合医院的月均负担病历数最多，公立医院的病案管理人员负担相对较重，建议增加人员配比（图 22-5）。

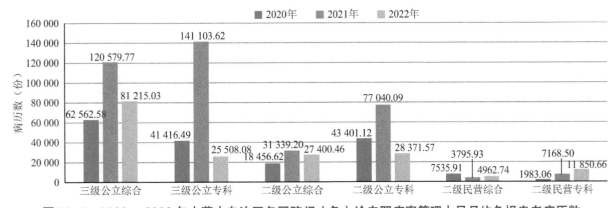

图 22-5 2020—2022 年内蒙古自治区各医院门（急）诊专职病案管理人员月均负担患者病历数

（二）病案管理质控指标

2023 年内蒙古自治区病案管理医疗质量控制中心（以下简称"质控中心"）重点监测各医院病案质控 5 项指标，包括主要诊断编码正确率、手术相关记录完整率、CT/MRI 检查记录符合率、抗菌药物使用记录符合率、不合理复制病历发生率，要求各医院不仅上报自查结果，同时将相关核查明细上报。质控中心对上报数据的 68 家医院（三级公立医院 27 家，二级公立医院 41 家）进行抽样核查，自查结果的正确率为 92.64%。

NCIS 数据分析显示重点监测的 5 项指标中，主要诊断编码正确率、手术相关记录完整率、CT/MRI 检查记录符合率指标值逐年提升，且主要诊断编码正确率连续 2 年大于 85%，但抗菌药物使用记录符合率和不合理复制病历发生率呈波动下降趋势（表 22-1）。经分析，各医院对除主要诊断编码正确率和手术相关记录完整率进行常规检查外，其他各项指标自查数量相对较少，且部分医院抽查比例不稳定，还无法实现信息化监测，绝大多数医院是通过人工核查完成此项工作。

表 22-1　2020—2023 年内蒙古自治区病案质控 5 项指标统计

年份	主要诊断编码正确率（%）	手术相关记录完整率（%）	CT/MRI 检查记录符合率（%）	抗菌药物使用记录符合率（%）	不合理复制病历发生率（%）
2020 年	70.33	84.56	81.69	88.51	4.09
2021 年	83.94	87.24	87.57	90.88	13.38
2022 年	89.52	90.96	91.26	93.11	8.94
2023 年 1—9 月	95.88	91.59	92.43	87.36	13.47

1. 主要诊断编码正确率

2023 年内蒙古自治区 68 家医院自查数据显示平均主要诊断编码正确率为 95.88%，指标值逐年提升，且三级公立综合和二级公立综合医院的增幅均大于 5%。NCIS 数据分析显示二级民营综合和二级民营专科医院的主要诊断编码正确率还未达到 80%；二级公立专科医院 2023 年指标值较 2022 年有所下降（图 22-6）。对 2023 年自查数据核查后，发现个别医院的主要诊断编码存在主要诊断选择未与主要手术相对应、临床医师填写主要诊断错误等现象。

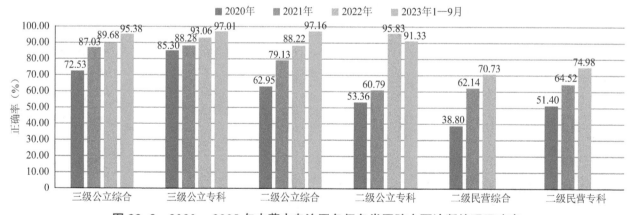

图 22-6　2020—2023 年内蒙古自治区各级各类医院主要诊断编码正确率

2. 手术相关记录完整率

自查数据显示 2023 年 1—9 月内蒙古自治区平均手术相关记录完整率为 91.59%，近 4 年指标值持续提升。其中，三级公立综合和二级公立专科医院 2023 年 1—9 月的手术相关记录完整率较前 2 年有所下降（图 22-7）。分析原因，近几年各医院虽然对病案管理指标质控有所重视，但因为目前大部分医院未能实现信息化监测，需要大量的人工质控，随着患者数量逐渐增多，部分医院只能对少量的手术病历进行检查，据不完全统计，手术核查例数仅占到全部手术病历的 1.36%，不能体现各医院的实际情况。自 2023 年各医院在质控中心要求下，每季度自查不少于 100 份的出院患者手术病历，特别是部分二级医院的自查手术病历已达到 95% 以上，其中手术记录存在问题相对较多。经质控中心核查，手术记录存在共性问题较多，主要包括部分手术病历手术安全核查表填写不规范、无术前讨论结论、手术知情同意书无术者签名、术前小结手术名称与手术记录不符、缺少外请专家手术签名等。

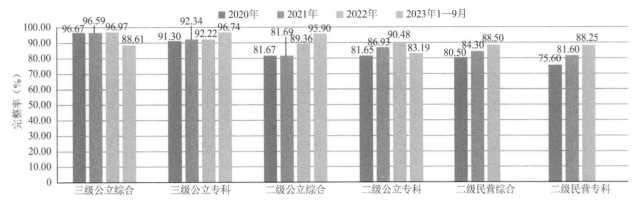

图 22-7　2020—2023 年内蒙古自治区各级各类医院手术相关记录完整率

二、病案管理质量控制工作开展情况及特色经验分享

2023 年质控中心组织专家委员会共同制定了《内蒙古自治区病案管理质控指标及评分实施细则》（以下简称《细则》），并联合赤峰市卫生健康委员会及赤峰市病案质控中心进行试点应用，组织全市病案首页及病历内涵质控检查工作，同时对各旗县区选派的 22 位病案编码及内涵质控人员进行《细则》的理论、技能培训与考核。

此次检查工作主要围绕首次病程记录、手术相关记录完整率、医师查房记录完整率、不合理复制病历发生率、临床用血相关记录符合率、恶性肿瘤化学治疗记录符合率、主要诊断选择及编码正确率和主要手术操作选择及编码正确率进行。与 2022 年赤峰市病案专项检查结果进行对比，2023 年临床用血相关记录符合率和医师查房记录完整率均有所提升，但恶性肿瘤化学治疗记录符合率略有下降（图 22-8）。各项指标中，存在问题相对较多的是首次病程记录书写不规范，有 68.80% 的病历未将入院病史、体格检查和辅助检查进行全面分析、归纳和整理后写出病例特点（包括阳性的发现和具有鉴别意义的阴性症状和体征）；44.29% 的病历疾病诊断无依据或依据不充分，鉴别诊断未写出需要鉴别的疾病名称及鉴别诊断的依据并进行分析（表 22-2）。

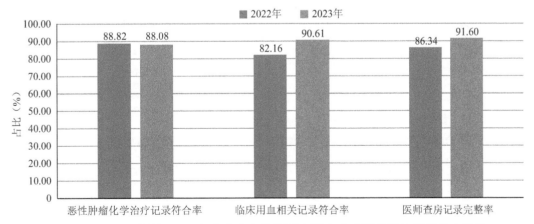

图 22-8　2022 年及 2023 年内蒙古自治区试点盟市病案管理质控指标检查结果

表 22-2　2023 年内蒙古自治区病案管理质控指标检查存在问题及占比

类别	项目	存在问题	占比（%）
首次病程记录	病例特点	未将入院病史、体格检查和辅助检查进行全面分析、归纳和整理后写出病例特点（包括阳性的发现和具有鉴别意义的阴性症状和体征）	68.80
	拟诊讨论	疾病诊断无依据或依据不充分，鉴别诊断未写出需要鉴别的疾病名称及鉴别诊断的依据并进行分析	44.29
	诊疗计划	检查计划及治疗计划无针对性，用套话、无具体内容	40.95
手术相关记录	术后首次病程记录	术后首次病程记录无生命体征、手术时间、术中诊断、麻醉方式、手术方式、手术简要经过、术后处理措施、术后应当特别注意观察的事项	40.99
	术前小结	有缺项或记录内容不完整	39.75
	术前讨论	无术前讨论记录或无术前讨论结论记录	34.78
临床用血相关记录	输血记录	输血后疗效评价记录无实验室指标＋临床表现	33.33
		输血过程记录：无过程情况观察、无输血不良反应＋不良反应处置	30.77
		输血前评估记录：无实验室指标＋临床表现	23.08
恶性肿瘤化学治疗记录	病程记录	化疗方案中未明确用药时机、药物选择与配伍、无给药先后次序、疗程及间隔时间	19.15
		无化疗使用药物应注意事项及记录	23.40
		未记录不良反应及处理记录	14.89
不合理复制病历		其他部分存在明显相同现象	37.33
		首次病程记录病例特点和现病史相同	35.65
		拟诊讨论部分重复病例特点	8.08
CT/MRI检查记录	病程记录	CT 检查异常无分析	30.99
		CT 检查结果在病程中无记录（包括有意义的阴性结果）	21.83
		MRI 检查结果在病程中无记录（包括有意义的阴性结果）	6.34

三、省级"百佳病案"评选工作总结

按照国家卫生健康委医政司《关于开展 2023 年全国"百佳病案"评选活动的通知》（国卫医政质量便函〔2023〕242 号）要求，质控中心受内蒙古自治区卫生健康委员会的委托组织此次评选活动，制定了《2023 年内蒙古自治区"百佳病案"评选活动方案》。内蒙古自治区二级以上医院（不含中医蒙医医院和部队医院）中共有 70 家医院参加本次评选活动，参评的病案 832 份，共有 128 份病案被推荐为省级"百佳病案"〔住院病案 100 份，日间医疗病案 12 份，门（急）诊病案 16 份〕，30 份病案被推荐为国家级"百佳病案"〔住院病案、日间医疗病案、门（急）诊病案各 10 份〕。

（1）质控中心在国家病案管理医疗质量控制中心评分表的基础上结合《内蒙古自治区电子病历质量评价标准》（2011 版）对评分要点和分值进行了细化，明确了加分项评分要求，重点突出病历亮点，分析存在缺点。

（2）本次评选过程严格遵照《2023 年自治区"百佳病案"评选活动方案》住院病案的推选原则，推选的病案中不符合原则的均按 0 分处理。

（3）内蒙古自治区 12 个盟市均参加了此次病历评选活动，三级医院 39 家，二级医院 31 家。其中赤峰参评的医院数量最多（16 家），乌兰察布参评的医院数量最少（仅 1 家）（图 22-9）。

（4）参评的病案中，赤峰最多（205份），阿拉善最少（16份）。推荐为省级"百佳病案"数量最多的盟市是赤峰（33份），最少的是乌兰察布（1份）；推荐为国家级"百佳病案"数量最多的是赤峰（8份），阿拉善、呼伦贝尔、兴安、乌兰察布4个盟市无国家级推荐例数；呼和浩特的省级推荐率和国家级推荐率最高（表22-3）。

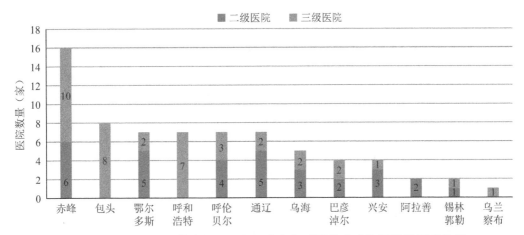

图 22-9　2023 年内蒙古自治区各盟市参加"百佳病案"评选的医院数量

表 22-3　2023 年内蒙古自治区各盟市"百佳病案"推选情况

盟市	医院数量（家）	医院参评病历数（份）	推荐省级		推荐国家级	
			病历数（份）	推荐率（%）	病历数（份）	推荐率（%）
呼和浩特	7	52	14	26.92	7	13.46
乌海	5	57	9	15.79	4	7.02
包头	8	127	21	16.54	6	4.72
赤峰	16	205	33	16.10	8	3.90
锡林郭勒	2	28	5	17.86	1	3.57
巴彦淖尔	4	37	8	21.62	1	2.70
通辽	7	80	12	15.00	2	2.50
鄂尔多斯	7	81	10	12.35	1	1.23
阿拉善	2	16	2	12.50	0	0
呼伦贝尔	7	86	9	10.47	0	0
兴安	4	43	4	9.30	0	0
乌兰察布	1	20	1	5.00	0	0
总计	70	832	128	15.38	30	3.61

（5）参评的医院中，推荐为国家级"百佳病案"最多的是内蒙古包钢医院（5份），其次是赤峰学院附属医院、内蒙古医科大学附属医院、乌海市人民医院、内蒙古自治区人民医院，均为3份；推荐为省级"百佳病案"最多的医院是内蒙古包钢医院（8份），其次是赤峰学院附属医院和赤峰市宁城县医院，均为7份；有14家医院无省级和国家级推荐病案。

（6）住院病案（含日间医疗）存在问题较多的项目如下。①病例特点中未对病史进行归纳总结，无鉴别诊断要点，部分存在照搬病史的现象，占比为47.56%。②首次查房中未记录补充的病史和查体内容，重点不突出，无教学意识，占比为40.55%。③分析诊治思路中对异常的检查、检验结果分析不全面，不符合三级医师查房要求，占比为34.79%。④现病史中对疾病的发生、演变和诊疗过程分析不全面，层次不分明，逻辑性不强，占比为31.91%。⑤拟诊讨论中对诊断及并发症的分析讨论不全面，有缺陷，未体现出临床思维，占比为26.16%。⑥疑难危重与讨论及多学科讨论记录中，无小结意见及具体措施的分析，占比为27.41%。⑦体格检查中专科检查不全面，病历摘要未归纳总结，个别病历存在肺查体和专科查体相矛盾的现象，占比为24.16%。⑧日常查房中对危重疑难病历缺少病情分析或者分析不详细，占比为26.16%。⑨术前小结讨论记录中，对手术指征等需要注意的事项分析不全面，个别病历无术前小结和术前讨论，占比为29.23%。⑩诊疗计划缺少针对性，过于简单，占比为27.78%。

（7）门诊病历存在问题较多的内容如下。①既往病史和其他病史中未记录与本疾病相关的家族史，占比为38.24%。②现病史中缺少鉴别诊断相关描述，占比为17.65%。③查体的阳性体征描述不全，占比为11.76%。

四、"六个一"质量控制工作完成情况

质控中心挂靠赤峰学院附属医院，2023年重点围绕国家质控中心7项工作及"六个一"制订中心计划并开展相关工作。

1. 一个专家团队

截至2023年11月自治区12个盟市中有11个已成立市级病案质控中心，并在质控中心的指导下开展相应的质控工作，盟市级质控中心覆盖率为91.67%；103个旗县区中仅有21个旗县区成立县级质控中心，覆盖率为20.38%，还未达到国家—省市—县—医院四级网络建设要求。质控中心将各盟市质控中心的重要组成人员纳入专家委员会。委员会下设了病案编码专业组和病历质控专业组，2023年内蒙古自治区"百佳病案"评选工作由病案编码专业组和病历质控专业组专家完成。同时专家团队在内蒙古自治区病案质控工作群进行轮值，回答医院提出的各项问题。

2. 一名专职人员

成立质控中心办公室，设有专职秘书1人，专项负责病案质控中心日常工作及撰写质量报告。

3. 一个会议机制

质控中心于9月组织召开一次委员会会议，专家委员会审核并通过了《内蒙古自治区病案管理质控指标及评分实施细则》，对省级"百佳病案"的评审细则进行讨论。

4. 一个改进目标

2023年质控中心将提升首页主要诊断编码正确率（≥80%）作为主要改进目标，将手术相关记录完整率（≥90%）作为重点提升目标。对各医院3年间自查数据进行统计，上报自查数据的68家医院的平均主要诊断编码正确率为95.88%，手术相关记录完整率为91.59%，完成了改进目标任务。

5. 一份质量报告

质控中心根据国家病案管理医疗质量控制中心反馈的NCIS数据撰写了《内蒙古自治区病案管理专业医疗质量安全服务报告》。

6. 一次专题调研

2023年5月质控中心对自治区二级以上医院的门诊病历管理情况进行调研，调研内容涵盖门诊病历书写与签名方式、门诊病历贮存方式、病案专职管理人数、门诊病历质控方式和门诊病历质控开展范围等。参与调研的80家医院数据结果显示，95%（76/80）的医院使用门诊电子病历，其中仅有39.47%（30/76）的医院使用的是CA签名，60.52%（46/76）的医院是用的是手工签名。各医院的专职门诊病案管理人数平均为1~3人，68.75%（55/80）的医院开展了门诊病历质控，基本为人工质控，仅有6家医院实现信息化质控（图22-10）。

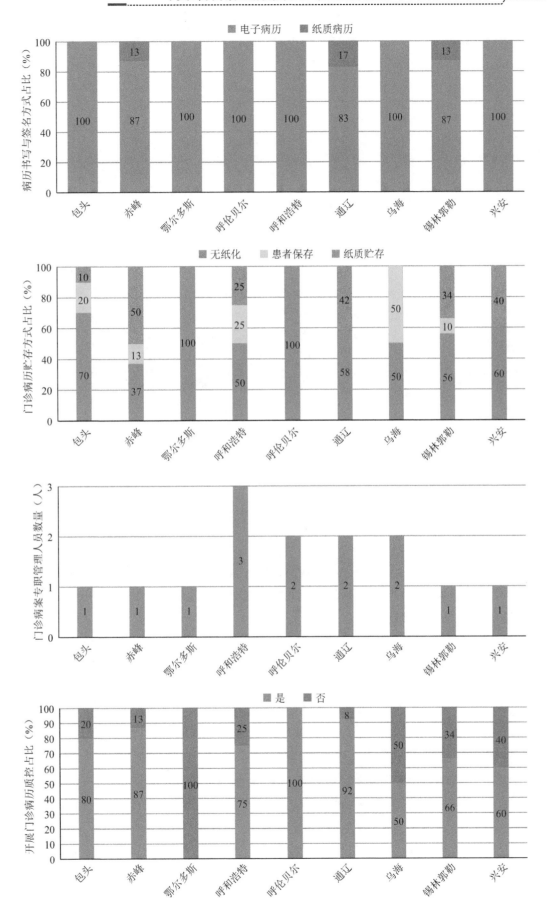

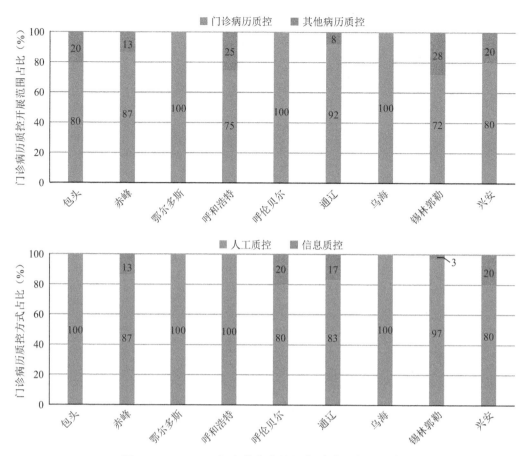

图 22-10   2023 年内蒙古自治区门诊病历调研现状

五、质量控制工作中存在的问题及下一步工作思考

1. 存在的问题

目前内蒙古自治区的二级、三级公立医院的病案质控工作逐步完善，但是民营医院的病案管理工作相对滞后，特别是对病案质量管理指标的理解与实施，存在一定差异。质控中心对二级医院的病案编码人员和病历质控人员培训程度不足。

2. 下一步工作

（1）围绕国家卫生健康委员会下发的"提高病案首页编码正确率""病案管理专业医疗质量控制指标"开展自治区病案质控工作。

（2）协助自治区卫健委推动盟市及旗县级质控中心建设，争取达到盟市级质控中心覆盖率为100%，旗县级覆盖率为 50% 的目标。

（3）成立病案管理服务专业组，加强相关人员的培训。

（4）组织多种形式的病案管理与质量控制人员进行专题培训、技能比赛。

（5）对自治区各盟市进行实地调研，抽查病案首页及病历内涵质量。

（6）指导并推进自治区各医院病案信息化建设。

（7）在各级卫健委和盟市病案质控中心的助力下，加强对二级公立及民营医院的人才建设及培养，强化病历内涵质控工作，使医院建立制度化、常态化、多部门协作的监测及评价机制，持续提高病历书写内涵质量及首页填写质量。

第二十三节

宁夏回族自治区病案管理专业 医疗服务与质量安全报告

宁夏回族自治区病案管理医疗质量控制中心（以下简称"质控中心"）在宁夏回族自治区卫生健康委医政药政管理处的领导下，积极完成国家和宁夏回族自治区卫生健康委员会布置的工作，现对重点工作总结如下。

一、质量控制数据调查情况

（一）医院概况

数据来源于 NCIS 全国医疗质量数据抽样调查系统。2020—2022 年分别调查 34、54 和 68 家医院，参与调查的医院具体情况如图 23-1 所示。

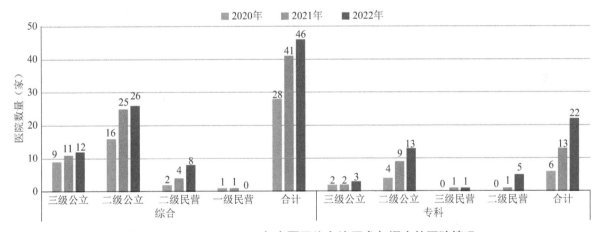

图 23-1 2020—2022 年宁夏回族自治区参与调查的医院情况

（二）病案科（室）人员情况

1. 住院病案管理人员月均负担出院患者病历数

2020—2022 年住院病案管理人员月均负担出院患者病历数，综合医院和专科医院合计均呈现逐年下降趋势。具体情况如表 23-1 所示。

2. 病案编码人员月负担出院患者病历数

参与调查的医院中，剔除无专职编码员的医院后进行数据统计。2020—2022 年病案编码人员月均负担出院患者病历数出现以下情况：综合医院总体呈波动性，2022 年最高（734.32 份）；专科医院总体为先上升再下降，2021 年最高（411.76 份）。具体情况如表 23-2 所示。

表 23-1　2020—2022 年宁夏回族自治区住院病案管理人员工作负荷情况

项目	年份	综合医院					专科医院				
		三级公立	二级公立	二级民营	一级民营	合计	三级公立	二级公立	三级民营	二级民营	合计
住院病案管理人员总数（人）	2020年	120	87	4	2	213	11	7	0	0	18
	2021年	130	116	9	2	257	12	14	7	1	34
	2022年	132	120	16	0	268	13	21	6	7	47
出院人次	2020年	407 178	215 896	11 997	679	635 750	25 210	8710	0	0	33 920
	2021年	449 965	281 476	23 133	1237	755 811	26 558	18 578	13 399	977	59 512
	2022年	454 310	282 802	38 059	0	775 171	30 657	30 820	14 071	6392	81 940
月均负担出院患者病历数（份）	2020年	282.76	206.80	249.94	28.29	248.73	190.98	103.69	–	–	157.04
	2021年	288.44	202.21	214.19	51.54	245.07	184.43	110.58	159.51	81.42	145.86
	2022年	286.81	196.39	198.22	–	241.04	196.52	122.30	195.43	76.10	145.28

表 23-2　2020—2022 年宁夏回族自治区病案编码人员工作负荷情况

项目	年份	综合医院				专科医院				
		三级公立	二级公立	二级民营	合计	三级公立	二级公立	三级民营	二级民营	合计
病案编码人员总数（人）	2020年	42	31	2	75	5	5	0	0	10
	2021年	46	42	7	95	4	4	2	1	11
	2022年	43	36	3	82	5	7	1	4	17
出院人次	2020年	407 178	195 636	11 997	614 811	25 210	8710	0	0	33 920
	2021年	447 566	231 244	23 133	701 943	26 558	13 418	13 399	977	54 352
	2022年	451 960	247 830	22 781	722 571	28 658	24 702	14 071	4535	71 966
月均负担出院患者病历数（份）	2020年	807.89	525.90	499.88	683.12	420.17	145.17	–	–	282.67
	2021年	810.81	458.82	275.39	615.74	553.29	279.54	558.29	81.42	411.76
	2022年	875.89	573.68	632.81	734.32	477.63	294.07	1172.58	94.48	352.77

注：只对有专职编码员的医院进行统计。

（三）病案首页数据质量控制

1. 主要诊断填写正确率

从参与调查的医院所填写"医生填写主要诊断正确病历数"中，剔除"—"再进行分析。NCIS 从 2022 年起不再关注此指标。观察 2020 年及 2021 年数据，无论综合医院还是专科医院的主要诊断填写正确率均呈上升趋势（表 23-3）。

表 23-3 2020 年及 2021 年宁夏回族自治区主要诊断填写正确率

医院	年份	医院数量（家）	同期质控的病历数（份）	医生填写主要诊断正确病历数（份）	主要诊断填写正确率（%）
综合	2020 年	17	439 829	367 145	83.47
	2021 年	34	626 963	580 412	92.58
专科	2020 年	4	9844	9706	98.60
	2021 年	10	35 165	34 717	98.73

2. 主要诊断编码正确率

从参与调查的医院所填写"编码员主要诊断编码正确病历数"中，剔除"—""0"再进行分析。综合医院 2021 年最高（94.97%），2022 年最低（92.23%）；专科医院 2022 年最高（98.57%），2021 年最低（96.74%）。2023 年国家对此项指标要求达到 80%，从填报平台数据看均已达标（表 23-4）。

表 23-4 2020—2022 年宁夏回族自治区主要诊断编码正确率

医院	年份	医院数量（家）	同期质控的病历数（份）	编码员主要诊断编码正确病历数	主要诊断编码正确率（%）
综合	2020 年	17	439 829	412 670	93.83
	2021 年	32	624 547	593 143	94.97
	2022 年	39	520 288	479 863	92.23
专科	2020 年	3	4097	3966	96.80
	2021 年	8	32 420	31 364	96.74
	2022 年	20	42 463	41 857	98.57

3. 主要手术填写正确率

从参与调查的医院所填写"医生填写主要手术正确的病历数"中，剔除"—""0"再进行分析。NCIS 从 2022 年起不再关注此指标。观察 2020 年及 2021 年数据，综合医院此值增加较快（从 73.19% 到 94.81%）；专科医院的主要手术填写正确率基本持平，且明显高于综合医院（表 23-5）。

表 23-5 2020 年及 2021 年宁夏回族自治区主要手术填写正确率

医院	年份	医院数量（家）	同期质控的出院手术患者病历数（份）	医生填写主要手术正确的病历数（份）	主要手术填写正确率（%）
综合	2020 年	17	163 245	119 479	73.19
	2021 年	28	138 794	131 585	94.81
专科	2020 年	3	2117	2115	99.91
	2021 年	7	5989	5956	99.45

4. 主要手术编码正确率

从参与调查的医院所填写"编码员主要手术编码正确的病历数"中，剔除"—"、"0"和不合理数据再进行分析。综合医院 2021 年最高（95.27%），2022 年最低（90.45%）；专科医院 2020 年最高（100%），2022 年最低（91.47%）。但此项指标为各家医院在国家平台自行上报内容，与各医院实际情况存在差异（表 23-6）。

表 23-6　2020—2022 年宁夏回族自治区主要手术编码正确率

医院	年份	医院数量（家）	同期质控的出院手术患者病历数（份）	编码员主要手术编码正确的病历数（份）	主要手术编码正确率（%）
综合	2020 年	17	163 245	152 588	93.47
	2021 年	27	138 572	132 016	95.27
	2022 年	36	167 230	151 255	90.45
专科	2020 年	3	2117	2117	100.00
	2021 年	7	6573	6511	99.06
	2022 年	11	11 919	10 902	91.47

（四）住院病历整理归档及时性

1. 出院患者病历 2 日归档率（信息 / 人工）

（1）综合医院住院患者。①纸质病历归档：2021 年纸质病历 2 日归档率最高，为 51.95%；2022 年最低，为 38.80%。②电子病历归档：2021 年综合医院电子病历 2 日归档率最高，为 60.88%；2022 年最低，为 58.11%。

（2）专科医院住院患者。①纸质病历归档：剔 2021 年纸质病历的 2 日归档率最高，为 52.22%；2020 年最低，为 43.78%。②电子病历归档：2022 年子病历 2 日归档率最高，为 62.13%；2021 年最低，为 37.09%。

2. 出院患者病历归档完整率

2022 年综合医院出院患者归档病历内容完整率为 99.23%，高于 2021 年，略低于 2020 年。2022 年专科医院出院患者归档病历内容完整率为 99.49%（表 23-7）。

表 23-7　2020—2022 年宁夏回族自治区住院病历归档及时性和归档病历内容完整率

医院	年份	住院患者纸质病历归档情况			住院患者电子病历归档情况			抽查归档病历内容完整性情况（出院病历）		
		医院数量（家）	出院病历总数（份）	2 日归档率（归档时间≤48小时，%）	医院数量（家）	出院病历总数（份）	2 日归档率（归档时间≤48小时，%）	医院数量（家）	抽查出院患者病历总数（份）	归档病历内容完整的病历数（份）	归档病历内容完整率（%）
综合	2020 年	27	442 029	50.65	12	368 701	59.95	14	346 903	344 306	99.25
	2021 年	27	513 010	51.95	12	376 854	60.88	18	408 512	404 932	99.12
	2022 年	45	686 235	38.80	29	546 220	58.11	24	274 800	272 681	99.23
专科	2020 年	8	33 304	43.78	4	31 554	46.71	4	27 557	27 436	99.56
	2021 年	7	53 460	52.22	4	15 083	37.09	6	17 585	17 585	100.00
	2022 年	20	80 417	43.82	11	31 554	62.13	10	48 966	48 717	99.49

二、病案管理质量控制工作开展情况及特色经验分享

1. 推进国家—省市—县—医院四级网络建设

质控中心逐步推进市县级质控中心建设，织密质量管理网络。2023 年 6 月 27 日固原市成立市级病案质控中心，挂靠单位为固原市人民医院；11 月 20 日中卫市成立市级病案质控中心，挂靠单位为中卫市人民医院。目前，宁夏回族自治区 5 大城市均已建成地市级质控中心。县级质控中心也在逐步建立中，贺兰县和同心县均已完成建设。

2. 优秀病历评选活动

2023年宁夏回族自治区卫生健康委员会委托质控中心开展优秀病历选送活动，树立病历内涵质量集体标杆，典型带动，示范引领，夯实临床基础，全面提升病历内涵质量。

此次优秀病历评比活动采取线上报送、专家现场评选的方式进行。共有41家二级以上医院参赛，每家医院按照参赛要求，分别推送10份病历，总计410份病历。通过专家组初评和复议的方式，分别对病历首页和病历内涵进行质控和打分。经过激烈角逐，15家医院脱颖而出。本次比赛在三级医院、二级医院、中医医院中，各设置一等奖1名、二等奖1名、三等奖1名、优秀奖2名。2023年9月1日宁夏回族自治区优秀病历评比活动颁奖仪式在银川市隆重举行。

以此次评比活动为契机，以《病历内涵质量提升行动方案（2023—2025年）》《三级医院评审标准（2022年版）》为准则，形成以评促进、以评促改、强化和重视病历书写质量的浓厚氛围，使病历内涵质量得到全面、快速地提升，实现病历内涵质量的持续性改进。

3. 印发《宁夏回族自治区医院终末病案质量评分标准（2023版）》

为持续提高病案书写质量，保障医疗质量和医疗安全，依据《三级医院评审标准（2022年版）》增加的病案管理质量控制指标，2023年4月质控中心特补充修订形成《宁夏回族自治区医院终末病案质量评分标准（2023版）》。该评分标准共211条，涉及病历内涵的详细内容，便于对27项病案管理质量控制指标数据的抓取和考核，为病案质量控制工作提供有力抓手，对今后宁夏回族自治区病案管理工作起到推动作用。另外，利用优秀病历评选活动，充分考察该评分标准在医院中落实情况，提高各医院主管院长、医务处、病案科（室）人员对该评分标准的重视，形成多学科联合，共同提高病历内涵质量的良好工作机制。

4. 举办2023年"国家疾病分类和手术操作编码培训班"

为规范和提高疾病编码人员国际疾病分类和手术操作分类的专业水平，推动应用疾病诊断相关分组开展医院绩效评价及DRG/DIP医保支付工作，2023年8月30日—9月8日质控中心在银川市举办2023年国家疾病分类和手术操作分类应用能力培训班。来自各医院病案编码、医保、信息等110余名工作人员参加培训。

本次培训师资由国家病案管理医疗质量控制中心专家、中国医院协会病案专业委员会国际疾病分类专业组副组长吕陟教授和质控中心编码专家共同组成，通过精心准备授课内容，老师们分别对国际疾病分类（ICD-10）编码和手术操作分类（ICD-9-CM-3）基础知识、编码原则、编码方法和主要诊断选择规则等内容进行了重点培训，对常见病编码和疑难编码进行了详细解读，学员们在课堂上与老师踊跃互动，课后自行组织自习，现场学习气氛热烈。学员们经过紧张的学习，于9月8日参加了编码理论知识与应用能力测试。考试人数93人，考试总分为100分，考试及格线设定为55分，通过编码技能认证人员6人，通过率为6.45%。

5. 其他工作

为加强病案管理工作与医疗管理工作的同步性，质控中心根据专业需要，积极参与各类医疗质量安全工作。2023年4月24—26日中心选派2名人员，参加宁夏回族自治区妇幼保健院等级评审数据复核工作。2023年11月13—17日根据《宁夏回族自治区危重新生儿救治体系评估实施方案》，质控中心选派3名工作人员参加现场评估工作。

三、省级"百佳病案"评选工作总结

按照国家病案管理医疗质量控制中心总体工作部署，2023年10月13—17日质控中心组织宁夏回族自治区非中医类医院参加全国"百佳病案"评选线上上报工作。由于时间紧，系统登录人员较多，常出现系统、基本信息上传报错等问题，最终质控中心克服重重困难，协助44家医院上报了523份病案。

2023年10月31日—11月1日质控中心组织专家参加"百佳病案"现场评选，通过初评、复评，最终按国家病案管理医疗质量控制中心要求，评选出门（急）诊病历、住院病案、日间医疗病案各10份，推选到国家平台参加最终评选。

本次活动充分考验宁夏回族自治区医院信息化水平，由于需要上传CSV格式病案首页内容和参评病案的全病案PDF文件，需要调动医院多部门，共同协作完成此项工作，质控中心在此次活动中发挥了指导带动作用，为提升病历内涵建设奠定基础。

四、"六个一"质量控制工作完成情况

2023年质控中心挂靠宁夏回族自治区人民医院，设有独立办公室1间，配置专职人员1名，有稳定的专家团队，并定期召开病案质控管理会议。2023年重点开展宁夏回族自治区优秀病历评选工作，对病历内涵和首页填写等方面进行评价。

2023年共召开2次会议，内容主要为传达国家病案管理医疗质量控制中心工作计划，审议质控中心《2023年宁夏回族自治区优秀病历评选工作方案》、《病案终末质控标准》、"2023年优秀病历评选专家培训计划"、"2023年质控经费预算"及优秀病历评选专家名单，汇报优秀病历参评单位名单、专家优秀病历评选分配方案等。

五、质量控制工作中存在的问题及下一步工作思考

1. 存在的问题

（1）编码人员分布不均，存在水平参差不齐。目前，宁夏回族自治区具有编码资质的编码人员主要集中在省级和部分市级医院。因此，部分县市医院存在编码人员欠缺，且编码水平有待提高的现象。近年来，质控中心着力于编码人员知识更新和提高，组织编码班，为从事编码工作的人员提供考取编码资质的机会。另外，随着病案首页在DRG/DIP医保支付中的普遍应用，各家医院逐渐重视本机构病案管理人员编码水平的提高，鼓励其参加省级和国家级编码资质考试。编码人员利用自身编码知识，变被动为主动，下科室为临床科室培训病案首页填写和编码知识，推动病案编码能力持续提升。

（2）病案信息化水平有待提高。信息化水平高的医院，其管理能力和效率得到很大提升。病案管理是医院管理中不可分割的部分，亦会受到不同信息化水平的影响。目前，各医院病案信息化程度不同，有些医院已经自动生成报表，有些只能依靠人工进行统计，方可整理完成医疗数据报表。在工作效率上，有些医院已经关注医疗病案数据的应用和病历内涵建设方面，有些医院病历管理仅仅是对病案的整理、复印、录入等基本功能的体现。需要借助医院高质量发展契机，加大对病案系统的建设。

（3）病案管理人员填报数据不严谨。根据国家平台反馈数据进行分析，发现在填报医院中存在部分医院反馈数据空白较高的情况，影响最终数据对宁夏回族自治区实际情况的代表性。部分指标填写为空白的较多，且存在逻辑错误，导致最终数据不能充分体现宁夏回族自治区实际病案管理水平。有些指标理解不到位，导致填写数据较随意，缺乏严谨性，需加强此方面培训。

（4）病历内涵建设需要持续提高。根据国家《病历内涵质量提升行动方案（2023—2025年）》要求，需要各家医院将病历内涵建设提上日程。通过多举措，加大临床医师病历书写培训，建立完善的三级病案质控体系，将病历质量与个人晋升、评先选优等挂钩，促使临床医师重视每份病历书写。

2. 下一步计划

（1）以《病历内涵质量提升行动方案（2023—2025年）》为准则，持续提升病历内涵质量。

（2）拓展培训方式，加强病案管理人员专业知识培训。

（3）组织宁夏回族自治区病案管理知识竞赛。

第二十四节

青海省病案管理专业
医疗服务与质量安全报告

一、质量控制数据调查情况

（一）医院概况

2022年有54家医疗机构参加 NCIS 全国医疗质量数据抽样调查系统填报工作，其中，三级公立综合医院14家，三级公立专科医院5家，三级民营综合医院2家；二级公立综合医院31家，二级民营综合医院2家。

（二）病案科（室）基本情况

2022年参与调查的医院中病案科（室）为医院绩效考核独立核算部门的有25家，占总数的46.30%，其中，三级公立综合医院占57.14%，二级公立综合医院占48.39%。病案科（室）为医院二级科室的医疗机构有29家，占总数的53.70%。其中，三级公立综合医院占42.86%，二级公立综合医院占51.61%（图24-1）。

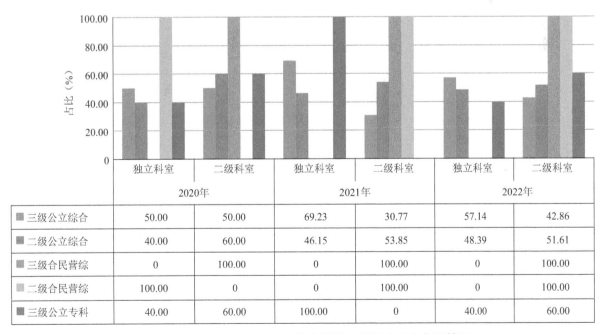

	2020年 独立科室	2020年 二级科室	2021年 独立科室	2021年 二级科室	2022年 独立科室	2022年 二级科室
■三级公立综合	50.00	50.00	69.23	30.77	57.14	42.86
■二级公立综合	40.00	60.00	46.15	53.85	48.39	51.61
■三级合民营综	0	100.00	0	100.00	0	100.00
■二级合民营综	100.00	0	0	100.00	0	100.00
■三级公立专科	40.00	60.00	100.00	0	40.00	60.00

图 24-1　2020—2022 年青海省医院病案科（室）归属情况

（三）病案科（室）人员情况

1.病案科（室）人员配备

2022年所调查医院的病案科（室）平均工作人员数量为3.90人，其中，三级公立综合医院为6.93人，二级公立综合医院为 2.29 人。病案科（室）工作人员与开放床位比为 1∶105.83，其中，三级公立综合医院为 1∶124.35，二级公立综合医院 1∶88.31。病案科（室）工作人员年均处理住院病案 2172.46 份，其中，三级公立综合医院 3327.10 份，二级公立综合医院 2198.93 份（表 24-1）。

表 24-1　2020—2022 年青海省医院病案科（室）人员配备情况

医院		2020 年			2021 年			2022 年		
		平均工作人员数量（人）	工作人员∶床位	年均处理住院病案数（份）	平均工作人员数量（人）	工作人员∶床位	年均处理住院病案数（份）	平均工作人员数量（人）	工作人员∶床位	年均处理住院病案数（份）
综合	三级公立	6.83	1∶144.01	4612.31	6.62	1∶135.70	4311.28	6.93	1∶124.35	3327.10
	二级公立	2.16	1∶86.48	2603.32	1.85	1∶88.75	2420.19	2.29	1∶88.31	2198.93
	三级民营	3.00	1∶93.33	2773.00	2.50	1∶121.00	3159.40	3.50	1∶75.29	2004.57
	二级民营	2.00	1∶53.00	909.00	1.00	1∶100.00	852.00	1.00	1∶101.50	1142.50
专科	三级公立	4.60	1∶116.04	3410.52	6.00	1∶112.92	3171.79	5.80	1∶94.48	2189.21

2. 病案科（室）专职人员

2022 年参与调查的医院病案科（室）专职人员的专业背景以医学相关专业（包括临床、护理等专业）为主，占 68.97%。其中，三级公立综合医院医学相关专业的专职人员为 64.95%，二级公立综合医院医学相关专业的专职人员为 92.96%（图 24-2）。

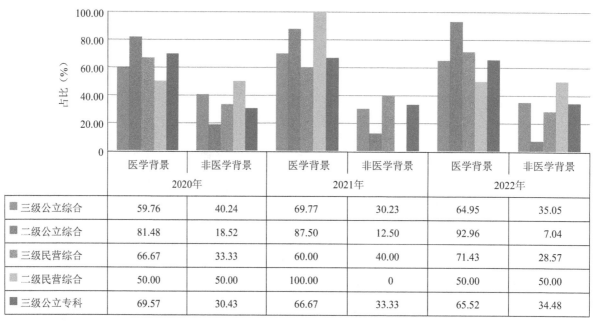

	医学背景	非医学背景	医学背景	非医学背景	医学背景	非医学背景
	2020年		2021年		2022年	
三级公立综合	59.76	40.24	69.77	30.23	64.95	35.05
二级公立综合	81.48	18.52	87.50	12.50	92.96	7.04
三级民营综合	66.67	33.33	60.00	40.00	71.43	28.57
二级民营综合	50.00	50.00	100.00	0	50.00	50.00
三级公立专科	69.57	30.43	66.67	33.33	65.52	34.48

图 24-2　2020—2022 年青海省医院病案科（室）专职人员专业背景调查情况

2023 年参与调查的医院病案科（室）专职人员的学历以本科学历为主，占 60.95%。其中，三级公立综合医院本科学历的专职人员为 67.01%，二级公立综合医院本科学历的专职人员为 69.01%（图 24-3）。

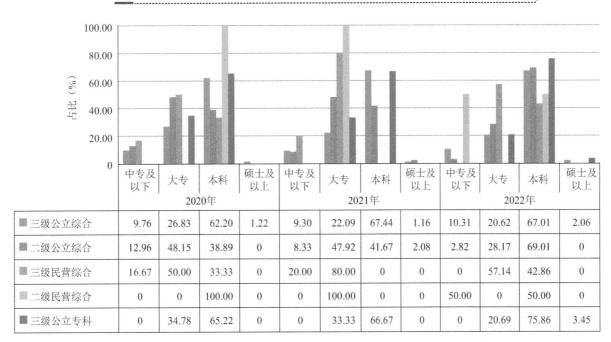

	2020年				2021年				2022年			
	中专及以下	大专	本科	硕士及以上	中专及以下	大专	本科	硕士及以上	中专及以下	大专	本科	硕士及以上
三级公立综合	9.76	26.83	62.20	1.22	9.30	22.09	67.44	1.16	10.31	20.62	67.01	2.06
二级公立综合	12.96	48.15	38.89	0	8.33	47.92	41.67	2.08	2.82	28.17	69.01	0
三级民营综合	16.67	50.00	33.33	0	20.00	80.00	0	0	0	57.14	42.86	0
二级民营综合	0	0	100.00	0	0	100.00	0	0	50.00	0	50.00	0
三级公立专科	0	34.78	65.22	0	0	33.33	66.67	0	0	20.69	75.86	3.45

图 24-3　2020—2022 年青海省医院病案科（室）专职人员最高学历调查情况

2022 年参与调查的医院病案科（室）专职人员的专业技术职称以初级及其他技术职称为主，占 68.32%。其中，三级公立综合医院初级及其他技术职称的专职人员为 59.79%，二级公立综合医院初级及其他技术职称的专职人员为 59.15%（图 24-4）。

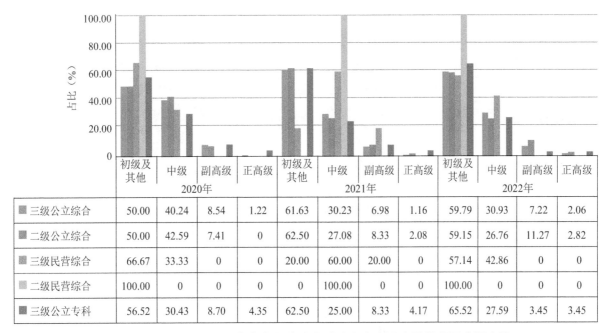

	2020年				2021年				2022年			
	初级及其他	中级	副高级	正高级	初级及其他	中级	副高级	正高级	初级及其他	中级	副高级	正高级
三级公立综合	50.00	40.24	8.54	1.22	61.63	30.23	6.98	1.16	59.79	30.93	7.22	2.06
二级公立综合	50.00	42.59	7.41	0	62.50	27.08	8.33	2.08	59.15	26.76	11.27	2.82
三级民营综合	66.67	33.33	0	0	20.00	60.00	20.00	0	57.14	42.86	0	0
二级民营综合	100.00	0	0	0	0	100.00	0	0	100.00	0	0	0
三级公立专科	56.52	30.43	8.70	4.35	62.50	25.00	8.33	4.17	65.52	27.59	3.45	3.45

图 24-4　2020—2022 年青海省医院病案科（室）专职人员技术职称调查情况

3. 专职编码人员配备情况

2022 年所调查医院的病案科（室）的专职编码人员偏少，平均仅为 1.28 人。其中，三级公立综合医院为 2.57 人，二级公立综合医院为 0.52 人（图 24-5）。

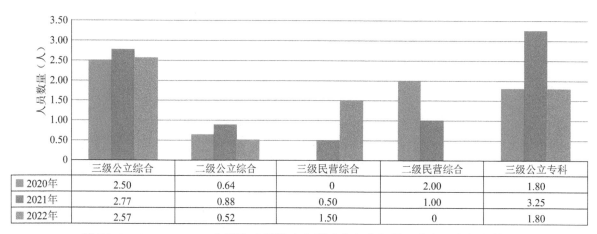

	三级公立综合	二级公立综合	三级民营综合	二级民营综合	三级公立专科
■ 2020年	2.50	0.64	0	2.00	1.80
■ 2021年	2.77	0.88	0.50	1.00	3.25
■ 2022年	2.57	0.52	1.50	0	1.80

图 24-5　2020—2022 年青海省医院病案科（室）专职编码人员配备调查情况

（四）病案首页数据质量控制

1. 主要诊断编码正确率

2022 年参与调查的医院主要诊断编码正确率为 92.20%。其中，三级公立综合医院为 95.71%，二级公立综合医院为 93.42%（图 24-6）。

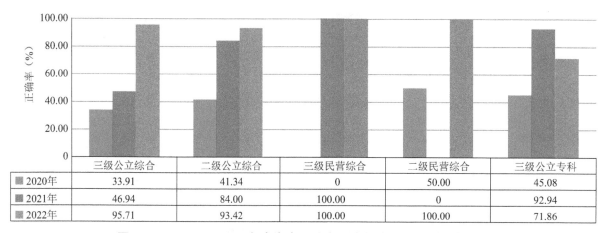

	三级公立综合	二级公立综合	三级民营综合	二级民营综合	三级公立专科
■ 2020年	33.91	41.34	0	50.00	45.08
■ 2021年	46.94	84.00	100.00	0	92.94
■ 2022年	95.71	93.42	100.00	100.00	71.86

图 24-6　2020—2022 年青海省医院主要诊断编码正确率调查情况

2. 主要手术编码正确率

2022 年参与调查的医院主要手术编码正确率为 95.80%。其中，三级公立综合医院为 81.14%，二级公立综合医院为 98.80%（图 24-7）。

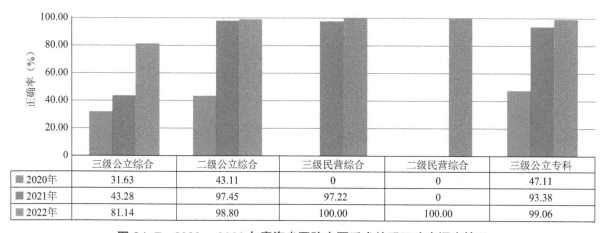

	三级公立综合	二级公立综合	三级民营综合	二级民营综合	三级公立专科
■ 2020年	31.63	43.11	0	0	47.11
■ 2021年	43.28	97.45	97.22	0	93.38
■ 2022年	81.14	98.80	100.00	100.00	99.06

图 24-7　2020—2022 年青海省医院主要手术编码正确率调查情况

3. 编码库版本（疾病/手术）

（1）疾病编码库版本。2022年参与调查的医院疾病编码库版本尚未统一，但是，随着公立医院绩效考核工作的不断深入，各医疗机构普遍使用国家临床版 2.0 疾病编码库，占比为 41.05%。其中，三级公立综合医院为 64.29%，二级公立综合医院为 70.97%（图 24-8）。

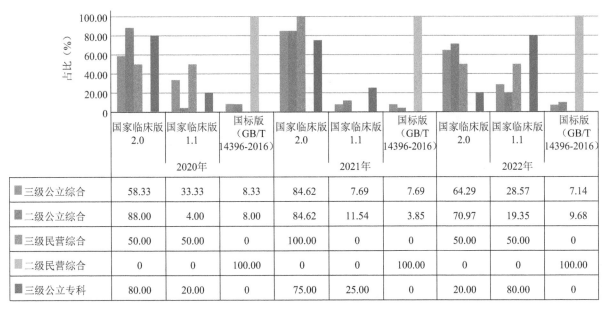

	国家临床版 2.0	国家临床版 1.1	国标版 (GB/T 14396-2016)	国家临床版 2.0	国家临床版 1.1	国标版 (GB/T 14396-2016)	国家临床版 2.0	国家临床版 1.1	国标版 (GB/T 14396-2016)
		2020年			2021年			2022年	
■ 三级公立综合	58.33	33.33	8.33	84.62	7.69	7.69	64.29	28.57	7.14
■ 二级公立综合	88.00	4.00	8.00	84.62	11.54	3.85	70.97	19.35	9.68
■ 三级民营综合	50.00	50.00	0	100.00	0	0	50.00	50.00	0
■ 二级民营综合	0	0	100.00	0	0	100.00	0	0	100.00
■ 三级公立专科	80.00	20.00	0	75.00	25.00	0	20.00	80.00	0

图 24-8　2020—2022 年青海省医院疾病编码库版本调查情况

（2）手术编码库版本。2022年参与调查的医院手术编码库版本亦不统一，各医疗机构普遍使用国家临床版，但未及时更新至最新版。使用国家临床版。3.0 手术编码库的占比为 48.75%，其中，三级公立综合医院为 78.57%，二级公立综合医院为 45.16%（图 24-9）。

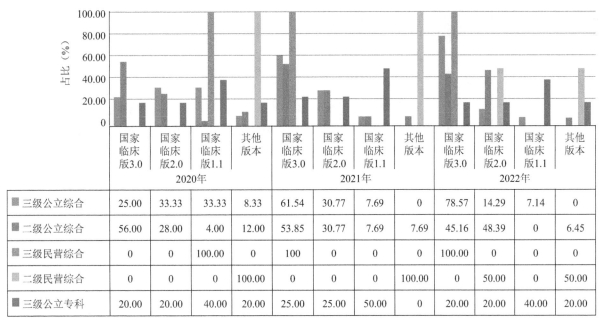

	国家临床版3.0	国家临床版2.0	国家临床版1.1	其他版本	国家临床版3.0	国家临床版2.0	国家临床版1.1	其他版本	国家临床版3.0	国家临床版2.0	国家临床版1.1	其他版本
		2020年				2021年				2022年		
■ 三级公立综合	25.00	33.33	33.33	8.33	61.54	30.77	7.69	0	78.57	14.29	7.14	0
■ 二级公立综合	56.00	28.00	4.00	12.00	53.85	30.77	7.69	7.69	45.16	48.39	0	6.45
■ 三级民营综合	0	0	100.00	0	100	0	0	0	100.00	0	0	0
■ 二级民营综合	0	0	0	100.00	0	0	0	100.00	0	50.00	0	50.00
■ 三级公立专科	20.00	20.00	40.00	20.00	25.00	25.00	50.00	0	20.00	20.00	40.00	20.00

图 24-9　2020—2022 年青海省医院手术编码库版本选择调查情况

（五）质量控制工作情况

2022年参与调查的医院均开展了门诊病历、运行病历和终末病历的质量控制工作，医务科是院级住院病案质量控制工作的主要承担部门，占41.32%。其中，三级公立综合医院为21.43%，二级公立综合医院为45.16%（图24-10）。

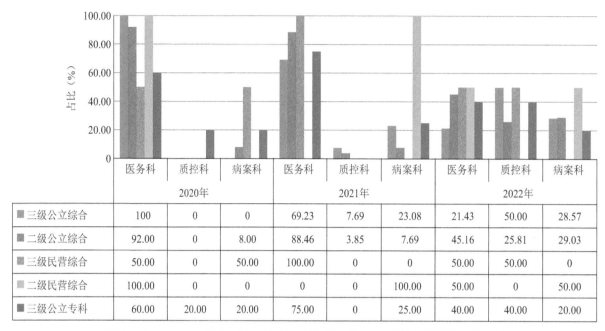

	医务科	质控科	病案科	医务科	质控科	病案科	医务科	质控科	病案科
		2020年			2021年			2022年	
■ 三级公立综合	100	0	0	69.23	7.69	23.08	21.43	50.00	28.57
■ 二级公立综合	92.00	0	8.00	88.46	3.85	7.69	45.16	25.81	29.03
■ 三级民营综合	50.00	0	50.00	100.00	0	0	50.00	50.00	0
■ 二级民营综合	100.00	0	0	0	0	100.00	50.00	0	50.00
■ 三级公立专科	60.00	20.00	20.00	75.00	0	25.00	40.00	40.00	20.00

图 24-10 2020—2022 年青海省医院院级住院病案质控承担部门调查情况

2022年参与调查医院的终末住院病案质控方式以人工质控及信息+人工质控为主，其中，人工质控占47.53%。三级公立综合医院为35.71%，二级公立综合医院为41.94%（图24-11）。

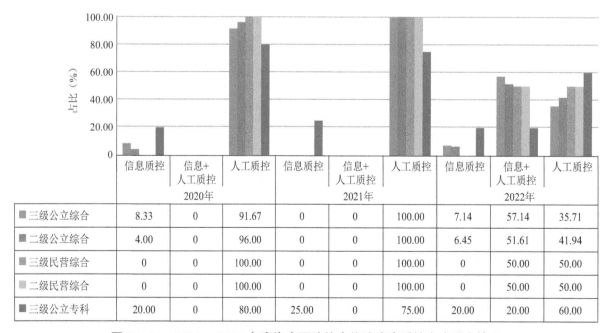

	信息质控	信息+人工质控	人工质控	信息质控	信息+人工质控	人工质控	信息质控	信息+人工质控	人工质控
		2020年			2021年			2022年	
■ 三级公立综合	8.33	0	91.67	0	0	100.00	7.14	57.14	35.71
■ 二级公立综合	4.00	0	96.00	0	0	100.00	6.45	51.61	41.94
■ 三级民营综合	0	0	100.00	0	0	100.00	0	50.00	50.00
■ 二级民营综合	0	0	100.00	0	0	100.00	0	50.00	50.00
■ 三级公立专科	20.00	0	80.00	25.00	0	75.00	20.00	20.00	60.00

图 24-11 2020—2022 年青海省医院终末住院病案质控方式调查情况

2022年参与调查的医院病案首页必填项和52个逻辑校验项的质控方式以信息系统与人工相结合的形式为主，占48.54%。其中，三级公立综合医院为71.43%，二级公立综合医院为61.29%（图24-12）。

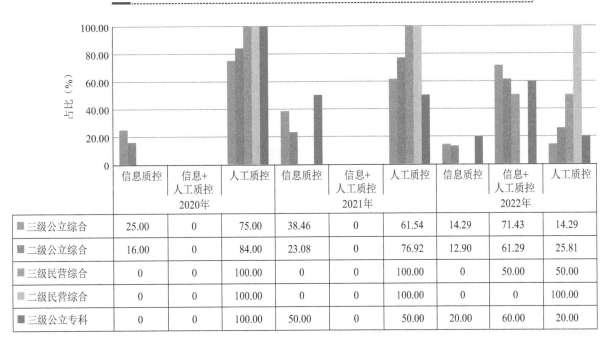

	信息质控	信息+人工质控	人工质控	信息质控	信息+人工质控	人工质控	信息质控	信息+人工质控	人工质控
		2020年			2021年			2022年	
■ 三级公立综合	25.00	0	75.00	38.46	0	61.54	14.29	71.43	14.29
■ 二级公立综合	16.00	0	84.00	23.08	0	76.92	12.90	61.29	25.81
■ 三级民营综合	0	0	100.00	0	0	100.00	0	50.00	50.00
■ 二级民营综合	0	0	100.00	0	0	100.00	0	0	100.00
■ 三级公立专科	0	0	100.00	50.00	0	50.00	20.00	60.00	20.00

图 24-12　2020—2022 年青海省医院病案首页必填项和 52 个逻辑校验项的质控方式调查情况

（六）住院病历整理归档及时性

1. 出院患者病历 2 日归档率

2022 年参与调查的医院出院患者纸质病历 2 日归档率为 44.27%，出院患者电子病历 2 日归档率为 44.19%（图 24-13）。

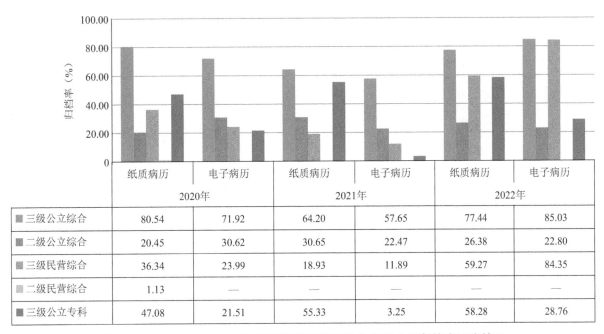

	纸质病历	电子病历	纸质病历	电子病历	纸质病历	电子病历
		2020年		2021年		2022年
■ 三级公立综合	80.54	71.92	64.20	57.65	77.44	85.03
■ 二级公立综合	20.45	30.62	30.65	22.47	26.38	22.80
■ 三级民营综合	36.34	23.99	18.93	11.89	59.27	84.35
■ 二级民营综合	1.13	—	—	—	—	—
■ 三级公立专科	47.08	21.51	55.33	3.25	58.28	28.76

图 24-13　2020—2021 年青海省医院出院患者病历 2 日归档率调查情况

2. 出院患者病历归档完整率

2022 年参与调查的医院出院患者病历归档完整率为 72.34%，其中，三级公立综合医院为 64.16%，二级公立综合医院为 97.56%（图 24-14）。

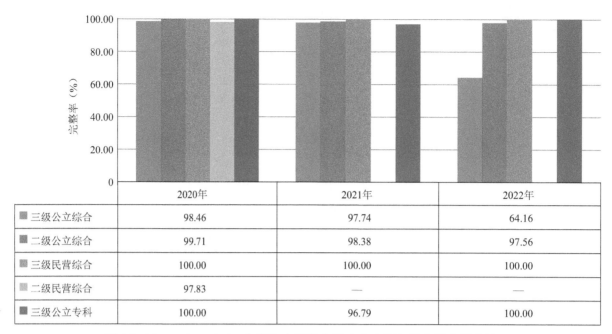

	2020年	2021年	2022年
三级公立综合	98.46	97.74	64.16
二级公立综合	99.71	98.38	97.56
三级民营综合	100.00	100.00	100.00
二级民营综合	97.83	—	—
三级公立专科	100.00	96.79	100.00

图 24-14 2020—2022 年青海省医院出院患者病历归档完整率调查情况

（七）电子病历建设情况

2022 年参与调查的医院病历仍以手工签名为主，占 80.70%。其中，三级公立综合医院为 42.86%，二级公立综合医院为 80.65%（图 24-15）。

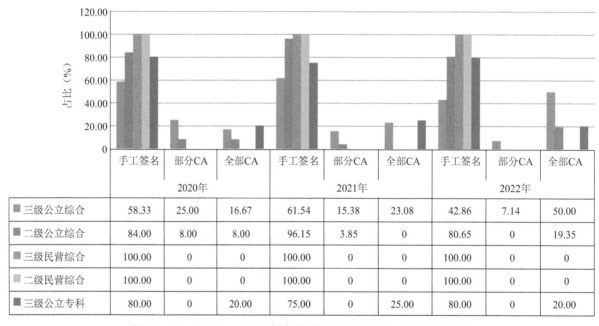

	手工签名	部分CA	全部CA	手工签名	部分CA	全部CA	手工签名	部分CA	全部CA
		2020年			2021年			2022年	
三级公立综合	58.33	25.00	16.67	61.54	15.38	23.08	42.86	7.14	50.00
二级公立综合	84.00	8.00	8.00	96.15	3.85	0	80.65	0	19.35
三级民营综合	100.00	0	0	100.00	0	0	100.00	0	0
二级民营综合	100.00	0	0	100.00	0	0	100.00	0	0
三级公立专科	80.00	0	20.00	75.00	0	25.00	80.00	0	20.00

图 24-15 2020—2022 年青海省医院病历签名方式调查情况

二、省级"百佳病案"评选工作总结

按照国家病案管理医疗质量控制中心的工作部署和要求，在国家病案管理医疗质量控制中心和青海省卫生健康委员会的指导下，青海省病案管理医疗质量控制中心（以下简称"质控中心"）顺利完成了省级"百佳病案"评选工作。

（1）统筹安排，认真组织。质控中心通过省、市（州）级病案质控中心微信工作群，上传下达，积极动员。

（2）在线指导，确保达标。为确保各家医院顺利上传参评病案，熟悉"百佳病案"评选系统，质控中心向全省公布了 2 位工作人员的手机电话，进行 24 小时在线指导。

（3）总结经验，再接再厉。37 家医疗机构向质控中心推选了 406 份参评病案，其中，门（急）诊病案 63 份，占 15.50%；日间医疗病案 13 份，占 3.20%；住院病案 330 份，占 81.30%。质控中心根据复评结果，向全省通报并进行优秀病案巡展。

三、质量控制工作中存在的问题及下一步工作思考

1. 存在的问题

（1）青海省参加 NCIS 国家医疗质量数据抽样调查系统填报的数据质量有待提高，尤其是二级医疗机构的数据质量较差，多存在"—"、"0"和空白的现象，无法体现病案学科建设现状。

（2）青海省各家医疗机构缺有资质的专职编码人员，编码能力弱。

（3）病历内涵质量有待提高，随意拷贝导致原则性错误的病历较多，病程记录中未记录抗菌药物、大型医疗设备检查等的使用指征、抢救等重要病情变化、有创检查等重要诊疗活动，存在安全隐患。

2. 下一步工作

（1）继续推进"提高病案首页主要诊断编码正确率"活动，加大培训、督导力度，提高病案首页填写的规范性、准确率。

（2）开展病案首页规范填写、病历书写质量培训。

（3）继续规范统一全省的疾病编码库与手术编码库版本。

（4）继续开展编码员培训，提高编码能力。

第二十五节

山东省病案管理专业
医疗服务与质量安全报告

一、质量控制数据调查情况

（一）医院概况

山东省参加 NCIS 全国医疗质量数据抽样调查系统 2022 年数据填报工作的医院有 456 家。其中，公立医院 377 家，占比为 82.68%；民营医院 79 家，占比为 17.32%，详细情况如图 25-1 所示。

（二）病案科（室）基本情况

1. 病案科（室）归属

参与调查的医院中有 257 家医院（占比为 56.36%）的病案科（室）为医院独立部门，有 199 家医院（占比为 43.64%）的病案科（室）不是医院的独立部门。

2. 管理的病案种类

参与调查的医院中，病案科（室）仅管理住院病案的有 366 家（占比为 80.26%），同时管理住院病案、门诊病案的有 24 家（占比为 5.26%），同时管理住院病案、急诊病案的有 35 家（占比为 7.68%），有部分医院病案科（室）同时管理门诊病案、互联网诊疗病案等（图 25-2）。

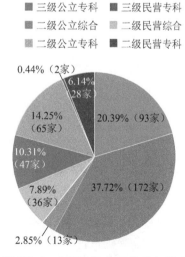

图 25-1　2022 年山东省参与调查
的各级各类医院数量及构成

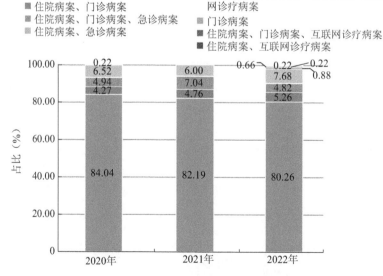

图 25-2　2020—2022 年山东省医院病案科（室）
管理的病案种类

（三）病案科（室）人员情况

1.病案科（室）专职人员

（1）病案科（室）人员配置总体情况。调查结果显示2022年山东省医院病案科（室）工作人员数量平均为7.54人，比2021年增加0.53人，其中，病案质控人员数量平均为2.19人，专职编码人员数量平均为2.75人。2020—2022年山东省医院病案科（室）工作人员平均数量呈增长趋势。2022年病案质控人员、专职编码人员数量略低于2021年（图25-3）。

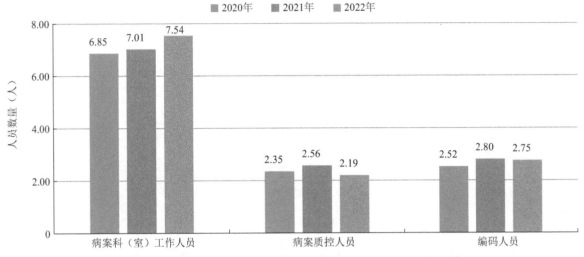

图25-3　2020—2022年山东省医院病案科（室）专职人员情况

（2）病案科（室）人员专业背景、学历、职称情况。2022年山东省医院病案科（室）工作人员中有医学相关专业背景（包括临床、护理等专业）人员占比为85.48%，非医学相关专业背景人员占比为14.52%；硕士及以上学历人员占比为7.04%，本科学历人员占比为71.78%，大专学历人员占比为16.38%，中专及以下学历人员占比为4.80%；具有高级技术职称人员占比为3.46%，副高级技术职称人员占比为17.17%，中级技术职称人员占比为39.95%（表25-1）。

表25-1　2022年山东省医院病案科（室）人员专业背景、学历、职称分布占比

单位：%

医院		专业背景		学历				职称			
		医学相关	非医学相关	中专及以下	大专	本科	硕士及以上	初级	中级	副高级	高级
综合	三级公立	84.29	15.71	3.30	11.85	72.65	12.20	42.43	37.94	16.41	3.23
	二级公立	86.85	13.15	6.05	18.76	73.27	1.93	36.37	43.12	17.88	2.63
	三级民营	82.41	17.59	4.63	21.30	71.30	2.78	50.00	34.26	12.96	2.78
	二级民营	79.47	20.53	12.58	30.46	56.29	0.66	50.33	40.40	7.95	1.32
专科	三级公立	86.86	13.14	2.29	9.43	77.14	11.14	29.14	39.14	23.43	8.29
	二级公立	90.06	9.94	7.18	18.23	73.48	1.10	34.25	43.65	18.78	3.31
	三级民营	87.50	12.50	0	37.50	62.50	0	62.50	37.50	0	0
	二级民营	86.11	13.89	5.56	58.33	34.72	1.39	50.00	31.94	13.89	4.17
合计		85.48	14.52	4.80	16.38	71.78	7.04	39.42	39.95	17.17	3.46

（3）住院病案管理人员月均负担出院患者病历数。2022年山东省医院病案管理人员月均负担出院患者病历数为270.43份，低于2021年和2020年水平。2020—2022年山东省三级公立医院病案管理人员月均负担出院患者病历数高于其他类型医院，其中，2022年少于2021年（图25-4）。

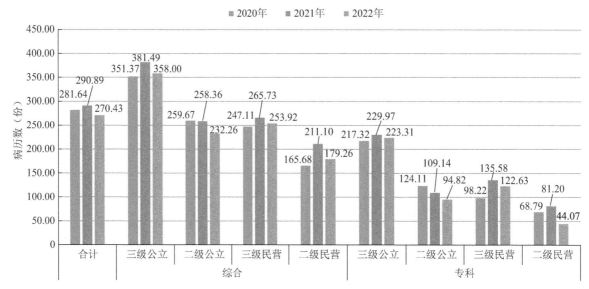

图25-4　2020—2022年山东省医院病案管理人员月均负担出院患者病历数

（4）病案编码人员月均负担出院患者病历数。2022年山东省医院病案编码人员月均负担出院患者病历数为740.03份，较2021年少10.85份。2022年三级公立综合医院病案编码人员月均负担出院患者病历数为909.98份，高于其他类型医院（图25-5）。

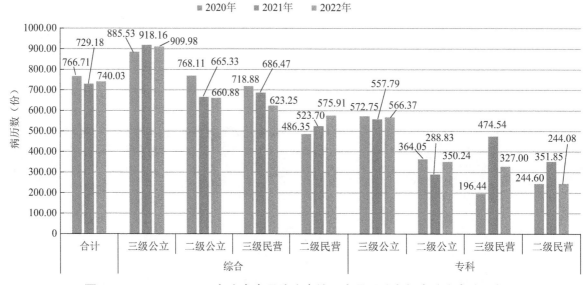

图25-5　2020—2022年山东省医院病案编码人员月均负担出院患者病历数

（四）病案首页数据质量控制

1. 主要诊断编码正确率

2023年前3个季度山东省各医院自查的主要诊断编码正确率为94.91%（核查病历数为396 402份，主要诊断编码正确病历数为376 229份），第2季度主要诊断编码正确率略高于第1季度和第3季度（图25-6）。综合医院主要诊断编码正确率为94.06%，专科医院主要诊断编码正确率为99.03%。二级综合医院主要诊断编码正确率较低（图25-7）。

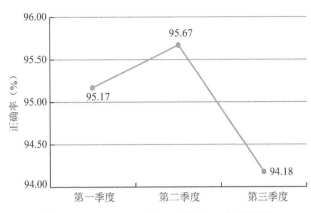

图 25-6　2023 年前 3 个季度山东省医院
主要诊断编码正确率变化

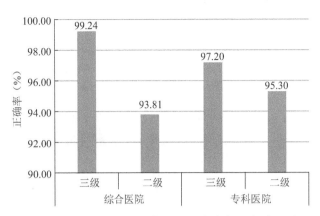

图 25-7　2023 年前 3 个季度山东省各级各类医院
主要诊断编码正确率

2. 疾病及手术编码库

2022 年山东省医院疾病编码库使用版本主要为国家临床版 2.0（280 家医院，占比为 61.40%）和国家临床版 1.1（131 家医院，占比为 28.73%）（图 25-8）。手术编码库使用版本主要为国家临床版 3.0（357 家医院，占比为 78.29%）、国家临床版 2.0（61 家医院，占比为 13.38%）（图 25-9）。

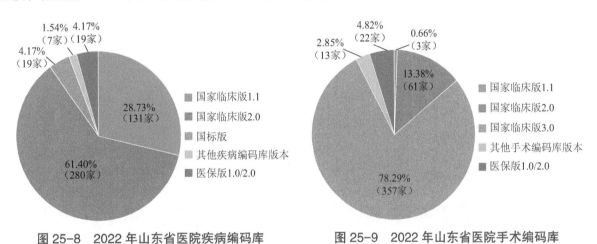

图 25-8　2022 年山东省医院疾病编码库
使用版本情况

图 25-9　2022 年山东省医院手术编码库
使用版本情况

3. 进行编码的病案种类

2022 年山东省医院进行编码的病案种类以住院病案编码为主，仅进行住院病案编码的医院有 333 家，占比为 73.03%；同时进行住院病案编码和门诊病案编码的医院有 57 家，占比为 12.50%；同时进行住院病案编码、门诊病案、急诊病案编码的医院有 40 家，占比为 8.77%。

4. 住院病案首页必填项和 52 个逻辑校验项的质控方式

2022 年山东省参与调查的医院中开展住院病案首页必填项和 52 个逻辑校验项质控的医院有 386 家，其中，有 105 家医院采用人工质控，有 29 家医院采用信息系统质控，有 252 家医院采用信息系统加人工质控的方式。70 家医院未开展住院病案首页必填项和逻辑校验项的质控。

5. 病案首页的内涵质控方式

2022 年山东省参与调查的医院中开展住院病案内涵质控的医院有 386 家，其中，有 199 家医院采用信息系统质控加人工质控的方式，有 177 家医院采用单纯的人工质控，有 10 家医院采用单纯的信息系统质控。70 家医院未开展住院病案首页必填项的内涵质控。

（五）院级质量控制工作情况

1. 院级住院病案质量控制工作实际承担部门

院级住院病案质量控制工作实际承担部门以医务科为主（占比为46.27%），其次为病案科（占比为37.28%）（图25-10）。

2. 院级门诊病案质量控制工作实际承担部门

院级住院病案质量控制工作实际承担部门以门诊部为主（占比为45.39%），其次为医务科（占比为37.28%）（图25-11）。

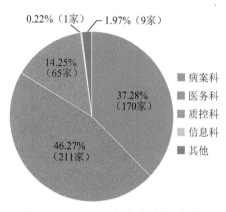

图25-10　2022年山东省医院院级
住院病案质量控制工作实际承担部门

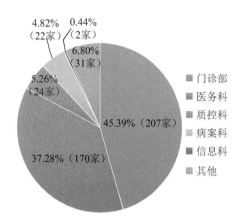

图25-11　2022年山东省医院院级
门诊病案质量控制工作实际承担部门

3. 各类质量控制工作的质控方式

参加调查的医院中有56.80%的医院住院病历质控的方式为信息系统质控＋人工质控，32.89%的医院质控方式为人工质控（表25-2）。

表25-2　2022年山东省医院各类质量控制工作的质控方式数量及占比

单位：家（%）

质控内容	人工质控	信息系统质控	信息系统质控＋人工质控	不适用／未填报）
住院病历	150（32.89）	7（1.54）	259（56.80）	40（8.77）
运行病历	149（32.68）	7（1.54）	216（47.37）	84（18.42）
终末形式	201（44.08）	8（1.75）	198（43.42）	49（10.75）
病历内涵	204（44.74）	3（0.66）	133（29.17）	116（25.44）
门诊病历	114（25.00）	6（1.32）	106（23.25）	230（50.44）

4. 质控结果

根据山东省病案管理质量控制中心的工作安排，参加此次病历内涵质量控制的医院范围为参加国家公立医院绩效考核的二级、三级综合医院及专科医院，因此排除了民营医院。每家医院每季度自查病历数量不少于出院病历数量的2%，其中，手术病历不少于100份。病历范围为每季度第一个工作日的出院病历，数量不足者，按日期顺延，直至累计100份病历。监测指标包括CT/MRI检查记录符合率、抗菌药物使用记录符合率、手术相关记录完整率、主要诊断编码正确率、不合理复制病历发生率。

山东省有149家医院进行数据上报，综合医院120家，专科医院29家。其中三级医院68家，二级医院81家。根据各医院上报结果，2023年前3个季度山东省CT/MRI检查记录符合率为91.15%、抗菌药物使用记录符合率为89.84%、手术相关记录完整率为91.66%、不合理复制病历发生率为5.88%。

（1）CT/MRI 检查记录符合率。山东省上报的数据中接受 CT/MRI 检查的病历数为 142 012 份，CT/MRI 检查记录符合的病历数为 129 451 份，符合率为 91.15%。综合医院 CT/MRI 检查符合率为 91.18%，专科医院符合率为 90.23%。山东省前 3 个季度 CT/MRI 检查记录符合率呈上升趋势（图 25-12），二级专科医院 CT/MRI 检查记录符合率较低（图 25-13）。

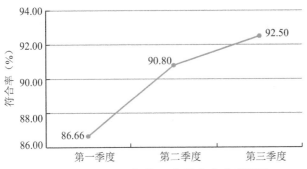

图 25-12　2023 年前 3 个季度山东省医院 CT/MRI 检查记录符合率变化

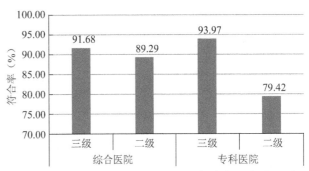

图 25-13　2023 年前 3 个季度山东省各级各类医院 CT/MRI 检查记录符合率

（2）抗菌药物使用记录符合率。山东省上报的数据中应用抗菌药物的病历数为 129 441 份，抗菌药物使用记录符合的病历数为 116 289 份，符合率为 89.84%。综合医院抗菌药物使用记录符合率为 89.83%，专科医院符合率为 89.99%。山东省前 3 个季度抗菌药物使用记录符合率呈上升趋势（图 25-14），三级专科医院抗菌药物使用记录符合率较低（图 25-15）。

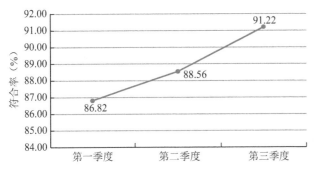

图 25-14　2023 年前 3 个季度山东省医院抗菌药物使用记录符合率变化

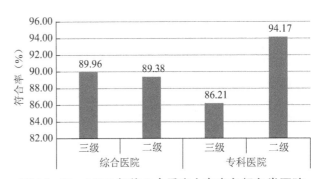

图 25-15　2023 年前 3 个季度山东省各级各类医院抗菌药物使用记录符合率

（3）手术相关记录完整率。山东省上报的数据中手术病历数为 118 872 份，手术相关记录完整的病历数为 108 953 份，符合率为 91.66%。综合医院手术相关记录完整率为 90.94%，专科医院完整率为 96.60%。山东省前 3 个季度手术相关记录完整率呈上升趋势（图 25-16），二级综合医院手术相关记录完整较低（图 25-17）。

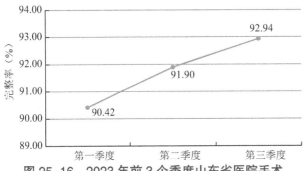

图 25-16　2023 年前 3 个季度山东省医院手术相关记录完整率变化

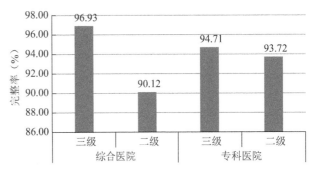

图 25-17　2023 年前 3 个季度山东省各级各类医院手术相关记录完整率

（4）不合理复制病历发生率。山东省上报的数据中不合理复制病历核查病历数为 376 502 份，不合理复制病历为 22 153 份，不合理复制病历发生率为 5.88%。综合医院不合理复制病历发生率为 5.60%，专科医院不合理复制病历发生率为 10.20%。山东省前 3 个季度不合理复制病历发生率呈下降趋势（图 25-18），二级专科医院、三级综合医院不合理复制病历发生率较高（图 25-19）。

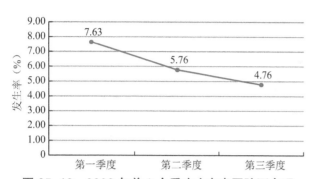

图 25-18　2023 年前 3 个季度山东省医院不合理复制病历发生率

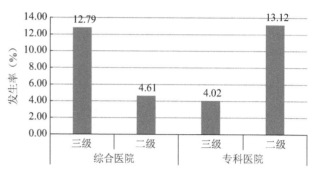

图 25-19　2023 年前 3 个季度山东省各级各类医院不合理复制病历发生率

（六）住院病历整理归档情况

1. 住院病历归档方式

2022 年山东省住院病历归档以纸质病历和电子病历归档并存为主，有 280 家医院，占比为 61.40%；仅纸质病历归档的有 150 家医院，占比为 32.89%；仅电子病历归档的有 15 家医院，占比为 5.70%。2020—2022 年山东省医院纸质病历和电子病历归档并存的归档方式占比呈上升趋势（图 25-20）。

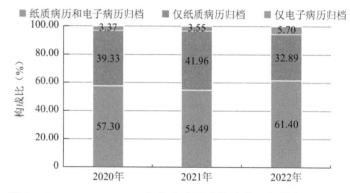

图 25-20　2020—2022 年山东省医院住院病历归档方式构成比

2. 出院患者病历 2 日归档率

2020—2022 年山东省医院纸质病历及电子病历 2 日归档率呈上升趋势，2022 年纸质病历 2 日归档率为 70.09%，电子病历 2 日归档率为 63.96%（表 25-3）。

表 25-3　2020—2022 年山东省医院纸质病历及电子病历 2 日归档率

单位：%

医院		纸质病历			电子病历		
		2020 年	2021 年	2022 年	2020 年	2021 年	2022 年
综合	三级公立	69.01	75.81	78.06	61.69	61.99	68.07
	二级公立	42.09	53.12	61.34	43.07	50.56	57.92
	三级民营	63.57	58.74	72.66	34.68	71.77	29.60
	二级民营	30.44	78.85	38.31	27.27	39.45	48.86
专科	三级公立	48.94	59.77	72.10	51.08	87.52	72.67
	二级公立	48.79	31.53	46.05	57.03	55.31	39.93
	三级民营	57.36	51.78	4.66	88.90	57.43	6.98
	二级民营	58.61	38.91	32.20	84.05	33.46	67.96
合计		57.83	64.44	70.09	53.87	56.07	63.96

3. 出院患者病历归档完整率

2022 年山东省出院患者病历归档完整率为 95.76%，低于 2021 年（表 25-4）。

表 25-4　2020—2022 年山东省医院出院患者病历归档完整率

单位：%

医院		2020 年	2021 年	2022 年
综合	三级公立	81.33	98.98	94.53
	二级公立	93.24	96.01	97.68
	三级民营	100.00	98.99	98.95
	二级民营	86.60	99.43	99.16
专科	三级公立	93.43	100.00	97.27
	二级公立	98.38	99.98	94.95
	三级民营	100.00	97.83	100.00
	二级民营	91.33	99.86	100.00
合计		86.08	98.26	95.76

（七）电子病历建设情况

1. 病历签名方式

2022 年山东省门诊病历签名方式为全部 CA 签名的医院有 139 家，占比为 30.48%；住院病历签名为全部 CA 签名的医院有 100 家，占比为 21.93%。2020—2022 年山东省医院住院病历手工签名的医院占比呈逐年下降趋势（图 25-21）。

2. 住院病案贮存方式

2022 年山东省住院病案贮存方式为同时贮存纸质和电子 / 扫描病历的医院有 241 家，占比为 52.97%，高于 2021 年和 2020 年（图 25-22），其中，同时贮存纸质和电子 / 扫描病历的医院占比呈增长趋势。

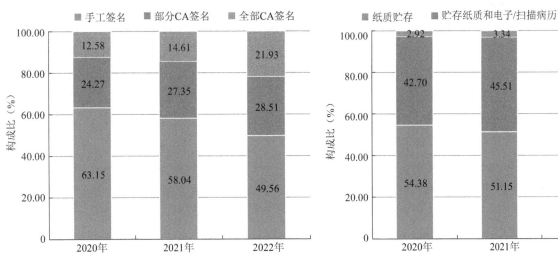

图 25-21　2020—2022 年山东省医院住院病历签名方式构成比

图 25-22　2020—2022 年山东省医院住院病历贮存方式构成比

3. 向患者提供电子病历服务方式

山东省参与调查的医院中有24家医院能够实现网上查看病历（表25-5）。

表25-5 山东省医院向患者提供电子病历服务方式

电子病历服务方式	频数（次）	占比（%）
病案科打印	313	68.64
病案科打印，其他方式	32	7.02
其他方式	27	5.92
网上查看（包括PC端或手机APP），病案科打印	10	2.19
网上查看（包括PC端或手机APP），医院自助机查看或打印，病案科打印	9	1.97
网上查看（包括PC端或手机APP），医院自助机查看或打印，病案科打印，其他方式	2	0.44
网上查看（包括PC端或手机APP），医院自助机查看或打印	1	0.22
网上查看（包括PC端或手机APP），医院自助机查看或打印，其他方式	1	0.22
网上查看（包括PC端或手机APP），病案科打印，其他方式	1	0.22
医院自助机查看或打印	3	0.66
医院自助机查看或打印，病案科打印	46	10.09
医院自助机查看或打印，病案科打印，其他方式	9	1.97
医院自助机查看或打印，其他方式	2	0.44

二、病案管理质量控制工作开展情况及特色经验分享

1. 制定标准，夯实高质量发展根基

山东省病案管理医疗质量控制中心（以下简称"质控中心"）组织专家编制《山东省病案管理应知应会手册》，供山东省病案管理与质量控制工作中参考使用。手册内容涉及病案信息管理、病历书写规范与核心制度、国际疾病分类、手术与操作分类、中医病案相关信息等，该手册是继2022年《山东省病案管理学科建设指南》发布后的又一病案管理参考工具。

2. 加强督导，坚守病案质控底线

为进一步加强医疗质量和安全管理，规范临床诊疗行为，提升病历内涵质量，质控中心根据国家卫生健康委员会工作部署，在山东省范围内开展病案管理质量控制指标评价工作。评价内容包括住院病历主要诊断编码正确率、手术相关记录完整率、CT/MRI检查记录符合率、抗菌药物使用记录符合率和不合理复制病历发生率。通过医院自查、省及市级质控中心核查，全面掌握山东省病案管理现状，找准问题短板，推进持续改进，确保山东省病案管理规范化水平持续提升。

3. 提升能力，强化病案人才支撑

发挥质控中心引领作用，联动省、市、县三级质控网络体系，通过山东省重点病历评价、高层次人才"青年分享会"、山东省病案管理骨干人员培训班、山东病案中青年专家基层巡讲活动、国际疾病分类与手术操作分类编码培训等系列活动，提升专业队伍能力水平。同时，搭建山东省病案管理智慧人才信息平台，全心构建人才发展新生态，盘活人才资源，聚集合力，切实为病案管理高质量发展提供人才保证和智力支撑。

4. 省级大赛，助推山东省病案行业发展

2023年11月8—10日由山东省卫生健康委员会、山东省总工会联合主办，山东省医师协会、质控

中心承办的山东省病案管理技能大赛省级决赛在济南成功举办。经过动员培训、基层预赛、市级选拔赛，山东省共有 39 支参赛队伍，113 名队员进入省级决赛环节；35 名选手荣获个人奖项，10 支参赛队伍荣获团体奖项。

大赛在山东省范围内开展，通过全员练兵实现以赛促学，进一步提高了山东省医院病案管理岗位专业技能，有效提升病案管理专业人员能力，切实保障医疗质量和医疗安全。

5. 信息赋能，推动学科高质量发展

依据建设指南，搭建了"山东省病案管理质量控制平台"，实现山东省病案质量控制工作的统一管理。信息赋能打破了原有的质控方法，通过信息化实现病案首页数据报送、病历上传、数据智能化审核、专家线上 / 线下评审等一体化服务，实现病案管理人员发展前景、工作负担、科研建树等相关指标的质量控制。

信息化驱动创新，中心搭建"山东省临床信息共享云平台"，通过智慧云服务平台，打通各级医院信息共享通道，实现数据纵向贯通，助力分级诊疗、多点执业，逐步拓展病案管理服务维度，有力推动病案管理学科高质量发展。

三、省级"百佳病案"评选工作总结

在山东省卫生健康委医政医管处的指导下，质控中心会同省门诊管理质控中心开展山东省"百佳病案"评选活动。评选分为院内自评、市级评选、省级评选 3 个阶段进行。最终评选省一等奖、二等奖、三等奖共计 300 份病案，门诊病案、住院（非日间）病案、日间医疗病案各类前 10 名推荐参加国家"百佳病案"评选。省级评选采用双专家、双打分，规避专家所在地市，统一评价标准的原则，保证整个评选结果公正严明。现将省级评选结果做以下分析。

（一）门诊病历

根据工作安排，山东省此次"百佳病案"评选共收集门诊病历 345 份。根据门诊病历省级推选原则排除超期（2022 年 9 月 1 日至 2023 年 8 月 31 日）和复诊病历 44 份，最终有 301 份病历纳入分析。

根据评分规则，每份病历满分为 100 分，山东省此次检查的平均分为 83.48 分。既往史和其他病史的得分率最低，仅有 69.29%；其次为查体，得分率为 71.23%（图 25-23）。

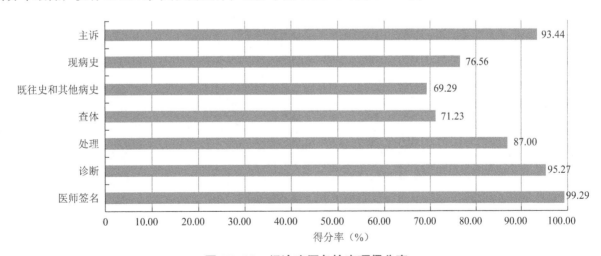

图 25-23 门诊病历各检查项得分率

门诊病历内涵质量检查要点得分率最低的是初诊需记录一般情况，为 44.35%；其次为家族史，得分率为 48.76%（表 25-6）。

表 25-6　门诊病历内涵质量检查要点得分率

项目	评分要点	得分率（%）
主诉	初诊患者必须写主诉	99.12
	要求重点突出，简明扼要	88.46
	能导出第一诊断	90.40
现病史	初诊现病史必须与主诉相关相符	88.87
	能反映本次疾病起始、演变、诊疗过程	67.21
	有鉴别诊断资料	69.91
既往史和其他病史	记录重要的或与本病诊断相关的既往病史	90.16
	记录过敏史及其他重要的个人史	72.32
	生育史	75.88
	家族史	24.92
查体	初诊需记录一般情况	44.35
	与主诉有关的常规查体（或专科查体）不能漏项	82.69
	必要的阴性体征	82.83
处理	记录所开具的各种化验及影像学检查项目	89.75
	记录所采取的各种治疗措施	90.68
	记录处方的药物名称、剂量及用法	94.52
	记录所出具的诊断证明书具体内容	99.41
	记录患者交代的重要注意事项	58.13
	处理措施合理，符合诊疗原则和指南要求	97.17
诊断	诊断明确的要规范书写诊断名称；未明确诊断的应写待查，下面写出考虑性大的诊断	95.30
医师签名	必须有接诊医师签名	99.24

（二）住院病历

1. 住院（非日间）病历

此次调查共收集住院（非日间）病历 341 份，因上传文件无法打开、所选病历不符合上报要求等排除了 16 份病历，最终经专家评价的病历有 325 份，其中手术病历 182 份，非手术病历 143 份。

（1）住院（非日间）手术病历。182 份住院（非日间）手术病历平均得分为 88.13 分。其中，住院（非日间）手术病历得分率最低的项目为首次病程、围手术期记录、查房记录 3 项（图 25-24）。住院（非日间）手术病历内涵质量检查各评分要点得分率中，四级手术术前多学科讨论记录得分率最低，仅 56.18%；其次为首次查房记录，得分率为 79.97%（表 25-7）。

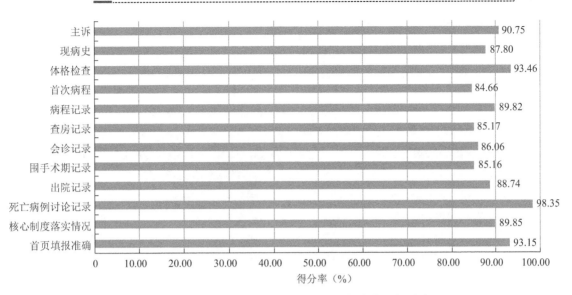

图 25-24　住院（非日间）手术病历各检查项得分率

表 25-7　住院（非日间）手术病历内涵质量检查要点得分率

项目	评分要点	得分率（%）
主诉		90.75
现病史		87.80
体格检查		93.46
首次病程	病例特点	82.42
	拟诊讨论	82.10
	诊疗计划	89.47
病程记录	病情记录	88.93
	分析诊治思路	90.71
查房记录	首次查房记录	79.97
	日常查房记录	89.37
	疑难危重讨论及多学科讨论记录	86.44
会诊记录		86.06
围手术期记录	术前评估记录	94.46
	术前小结讨论记录	87.33
	四级手术术前多学科讨论记录	56.18
	麻醉记录	97.73
	手术记录	93.82
	术后记录	83.79
出院记录		88.74
死亡病例讨论记录		98.35
核心制度落实情况		89.85
首页填报准确	主要诊断填写	92.17
	主要诊断编码	99.45
	主要手术填写	94.09
	主要手术编码	98.63
	其他填写符合要求	88.87

（2）住院（非日间）非手术病历。143 份住院（非日间）非手术病历平均得分为 82.55 分。其中，得分率最低的是首次病程记录，其次为会诊记录（图 25-25）。住院（非日间）非手术病历内涵质量检查要点得分率中，得分率最低的项目为首次病程记录中的拟诊讨论，其次为查房记录中的首次查房记录（表 25-8）。

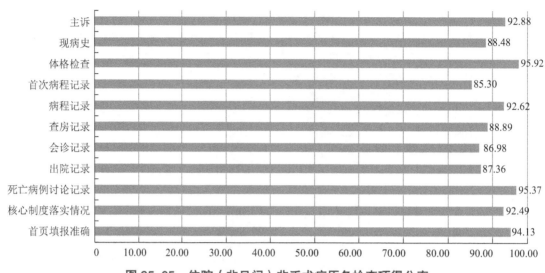

图 25-25　住院（非日间）非手术病历各检查项得分率

表 25-8　住院（非日间）非手术病历内涵质量检查要点得分率

项目	评分要点	得分率（%）
主诉		92.88
现病史		88.48
体格检查		95.92
首次病程记录	病例特点	85.37
	拟诊讨论	80.77
	诊疗计划	89.74
病程记录	病情记录	89.16
	分析诊治思路	95.03
查房记录	首次查房记录	84.65
	日常查房	90.81
	疑难危重讨论及多学科讨论记录	89.86
会诊记录		86.98
出院记录		87.36
死亡病例讨论记录		95.37
核心制度落实情况		92.49
首页填报准确	主要诊断填写	93.71
	主要诊断编码	99.13
	主要手术填写	97.20
	主要手术编码	99.65
	其他填写符合要求	89.69

2. 日间医疗病案

此次评价共收集日间病历 262 份，其中有 55 份因不符合日间病历参选条件予以排除，最终有 207 份日间病历进行专家评审，其中，日间非手术病历 20 份，日间手术病历 187 份。

（1）日间手术病历。经过专家评价，山东省日间手术病历得分率为 86.30%。其中，体格检查的得分率最低（85.51%），其次得分率比较低的检查项目为出院记录（89.73%）（图 25-26）。日间手术病历检查要点得分率中，术前小结讨论记录的得分率最低（80.25%），其次为体格检查（85.51%）（表 25-9）。

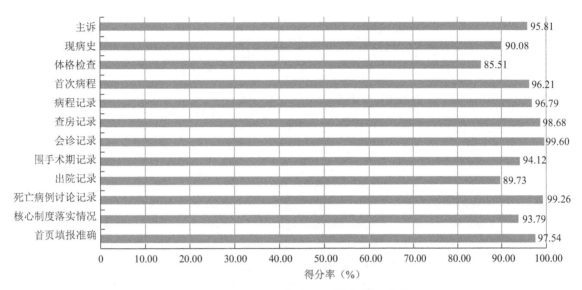

图 25-26　日间手术病历各检查项得分率

表 25-9　日间手术病历内涵质量检查要点得分率

项目	评分要点	得分率（%）
主诉		95.81
现病史		90.08
体格检查		85.51
首次病程	病例特点	95.63
	拟诊讨论	96.39
	诊疗计划	96.61
病程记录	病情记录	94.95
	分析诊治思路	98.64
查房记录	首次查房	97.81
	日常查房	99.06
	疑难危重讨论及多学科讨论记录	99.30
会诊记录		99.60
围手术期记录	术前评估	98.53
	术前小结讨论记录	80.25
	四级手术术前多学科讨论记录	99.87
	麻醉记录	98.90
	手术记录	94.42
	术后记录	93.88
出院记录		89.73
死亡病例讨论记录		99.26
核心制度落实情况		93.79

续表

项目	评分要点	得分率（%）
首页填报准确	主要诊断填写	99.73
	主要诊断编码	99.87
	主要手术填写	100.00
	主要手术编码	99.87
	其他填写符合要求	94.08

（2）日间非手术病历。山东省日间非手术病历得分率为93.02%。得分率最低的检查项目是体格检查（图25-27）。日间非手术病历内涵质量检查要点得分率最低的为体格检查（表25-10）。

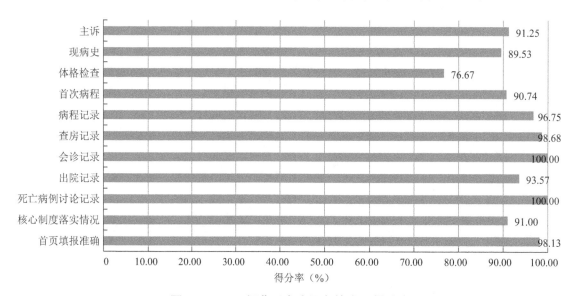

图25-27 日间非手术病历各检查项得分率

表25-10 日间非手术病历内涵质量检查要点得分率

项目	评分要点	得分率（%）
主诉		91.25
现病史		89.53
体格检查		76.67
首次病程	病例特点	99.17
	拟诊讨论	97.92
	诊疗计划	97.08
病程记录	病情记录	87.50
	分析诊治思路	93.00
查房记录	首次查房	95.00
	日常查房	94.29
	疑难危重讨论及多学科讨论记录	100.00
会诊记录		100.00
出院记录		93.57
死亡病例讨论记录		100.00
核心制度落实情况		91.00

续表

项目	评分要点	得分率（%）
首页填报准确	主要诊断填写	100.00
	主要诊断编码	100.00
	主要手术填写	100.00
	主要手术编码	100.00
	其他填写符合要求	95.31

（三）主要问题总结

1. 门诊病案

（1）对"门诊初诊"选择把关不严。本次评选山东省要求报送门诊初诊病案，但部分医院、市级病案管理质控中心把关不严，仍存在将非初诊病案推选参加省级评选的情况（如某医院门诊病案主诉为"情绪低落、失眠4个月"，现病史中有"曾于4年前在我院门诊诊断为'抑郁状态'，具体服药不详"描述，初步诊断仍为"抑郁状态"，本次就诊应当明确为疾病复诊而非初诊）。

（2）主诉。部分门诊病案虽然有主诉，但内容不全，伴随症状未写明。

（3）现病史。部分门诊病案现病史未体现病情变化过程，逻辑欠清晰；部分门诊病案对病史判断不明确，现病史与既往史混淆，与本次诊疗无关的既往史记入现病史中，现病史的一部分写进了既往史，导致现病史时间比实际短，不全面。

（4）既往史和其他病史。部分门诊病案既往史、个人史，必要的生育史，遗传性、有遗传倾向或有家族聚集性倾向疾病的家族史遗漏或记录不详。

（5）查体。部分门诊病案体格检查中一般情况和生命体征记录不完整，其中专科病案（如眼科、口腔科等）容易直接忽略上述内容，部分病案缺少有鉴别意义的或必要的阴性体征记录。

（6）处理。部分用药情况未说明该药物用药时长或停药方案，未明确记录患者复诊的时间要求，对患者交代的注意事项记录不全或缺如。

（7）诊断。部分门诊病案诊断不规范或不完整。

2. 住院（非日间）病案

（1）入院记录格式。本次住院为本疾病的再次或多次入院，但未按再次或多次入院记录的格式填写。

（2）主诉。少部分病案主诉没有提取主要症状，或再次入院病案没有写再入院的主要原因或目的。

（3）现病史。缺少发病诱因的记录，对主要症状的特点和发展变化情况记录不详细，缺少伴随症状或与鉴别诊断有关的重要阴性症状；多个症状的，没有按照时间顺序依次书写，存在记录简单或混乱的情况。

（4）既往史、个人史、婚育史和家族史。患者提供、未见病案等佐证材料的既往患病、用药情况未加引号，或者有佐证材料的乱加引号。将现病史的一部分记录在既往史中，导致现病史与实际病情不符；缺少烟酒嗜好，或未记录戒烟、戒酒时长；过敏史未详细描述。

（5）体格检查。缺项的情况比较普遍。

（6）辅助检查。缺少重要的辅助检查结果；辅助检查未写明检查时间和（或）医院；将本次入院后所做的辅助检查结果记录于此。

（7）初步诊断。主要诊断和次要诊断不分；待查诊断（非确诊诊断）缺倾向性的子诊断；主要诊断的子诊断与主要诊断并列；子诊断和次要诊断混排；诊断不能从病史中归纳得出。

（8）上级医师首次查房记录。不能体现出上级医师对病史和体征的补充、诊断依据与鉴别诊断的分析。

（9）查房记录。查房频次不符合要求；查房记录中不能体现出术者在术前、术后24小时内查房情况。

（10）术前小结及术前讨论结论记录。未记录术者姓名，或记录的术者姓名与手术记录中的术者姓名不符且无相应说明。

（11）会诊记录。照抄会诊意见，未记录会诊意见的执行情况。

3. 住院（日间）病案

（1）对"日间医疗"概念把关不严。《国家卫生健康委办公厅关于印发医院日间医疗质量管理暂行规定的通知》（国卫办医政发〔2022〕16号）中规定日间医疗是指医院在保障医疗质量安全前提下，为患者提供24小时内完成住院全流程诊疗服务的医疗服务模式。本次评选活动中，部分医院报送的2023年出院的住院（日间）病案住院时间超过24小时，虽未超过48小时，但超出了《医院日间医疗质量管理暂行规定》的日间医疗患者住院时长，因此不能认定为符合日间医疗范围。

（2）日间医疗病案内容与要求不符。部分医院的日间医疗病案，未完全包括《医院日间医疗质量管理暂行规定》第十五条所要求日间医疗病案应当包括的项目，存在缺项。

（3）出院时没有体现出对患者的评估。《山东省病历书写与管理基本规范（2020年版）》《医院日间医疗质量管理暂行规定》均要求出院前对患者进行评估，《山东省病历书写与管理基本规范（2020年版）》明确要求了出院记录中应当记录患者麻醉后离院评分标准得分，部分日间手术病案没有体现出在患者出院前进行了评分、没有记录麻醉后离院评分标准得分。

四、质量控制工作中存在的问题及下一步工作思考

1. 存在的问题

（1）病历内涵质量亟待提升。通过"百佳病案"评选活动，发现山东省病历内涵质量亟待提升，缺项、漏项问题较普遍，且出现临床医师核心制度掌握不牢固、病历书写不规范等问题。

（2）病案管理人员专业技能亟须提高。山东省病案管理人员数量不足，专业技术水平有待提高。编码人员、病案质控人员不能准确发现病案编码、病历书写中存在的问题，对疑难病历、复杂病历的分析能力较差。

（3）病案服务能力有待加强。山东省有68.64%的医院仅能提供病案科（室）病历复印服务，仅有5.26%的医院能够实现患者病案网上查看。由此可见山东省病案服务能力有待加强。

（4）住院病案首页质控仍需加强。山东省有15.35%的医院未开展住院病案首页必填项和52个逻辑校验项的质控，15.35%的医院未开展住院病案首页内涵质控。

2. 下一步工作

（1）进一步加强病历内涵质量控制。质控中心将对重点问题展开专项调查，切实提高山东省病历内涵质量。

（2）继续推进县级质控中心的建立。力争尽早形成覆盖省—市—县—医院的病案管理质量控制组织网络，充分发挥各级病案管理质控中心的作用，助力山东省病案管理事业高质量发展。

（3）医疗数据质量评估。依托山东省病案质量控制与评价系统收集山东省医院病案首页数据进行编码质量综合评价。质控中心与国内具有多年实践经验的专家团队联合开发完善编制疾病与手术操作编码校验规则23个大类62 621条。将通过信息系统质控＋人工质控的方式全面评估山东省各级各类医院病案首页数据质量。

（4）继续开展"提高首页主要诊断编码正确率"改进目标，全面提升山东省病案首页数据质量。

（5）继续申报"山东省病案管理技能大赛"。2023年由山东省病案管理技能大赛省级决赛在济南成功举办，获得各界好评。未来将继续秉承"以赛促学、以学促用"原则，聚焦专业大练兵、大比武，全面提升山东省病案管理专业人员能力水平。

（6）加强病案专业骨干人员培训。通过中青年巡讲、病案专业骨干人员培训等方式促进山东省病案管理专业人员技术水平，调动病案管理人员的主观能动性和积极性。

（7）进一步推进病案管理信息化建设。逐步完善山东省病案质量控制与评价系统，构建智慧云服务平台，打通各级医院信息共享通道，实现数据纵向贯通，助力分级诊疗、多点执业。

第二十六节

山西省病案管理专业医疗服务与质量安全报告

一、质量控制数据调查情况

（一）医院概况

选择已提交且有病案专业的二级、三级医院共 320 家进行分析，数据范围为 2022 年 1 月 1 日至 12 月 31 日。指标同比采用持续 3 年参加调研的 249 家医院的同质性数据（图 26-1）。

（二）病案科（室）基本情况

1. 归属情况

2020—2022 年病案科（室）为独立部门的占比呈波动性上升趋势，2020 年为 55.42%，2021 年为 53.82%，2022 年达 57.80%。各级各类医院情况见图 26-2。

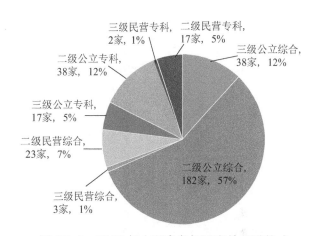

图 26-1　2022 年山西省参与调查的医院构成

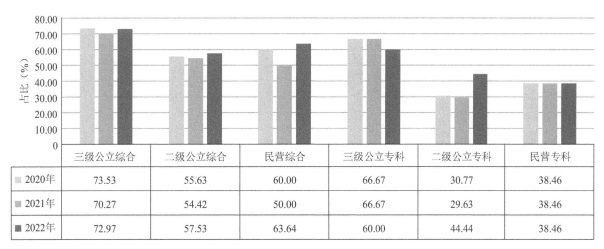

	三级公立综合	二级公立综合	民营综合	三级公立专科	二级公立专科	民营专科
2020年	73.53	55.63	60.00	66.67	30.77	38.46
2021年	70.27	54.42	50.00	66.67	29.63	38.46
2022年	72.97	57.53	63.64	60.00	44.44	38.46

图 26-2　2020—2022 年山西省各级各类医院病案科（室）为独立部门的占比

2. 病案管理的种类

2022 年山西省各级各类医院病案科（室）管理住院病案占比为 100%；管理门诊和急诊病案占比逐年提升，急诊病案占比为 44.57%（同比增长 7.15%），门诊病案占比为 13.79%（同比增长 0.89%）；尚没有进行互联网诊疗病案管理。

（三）病案科（室）人员情况

1. 科室人员构成

在病案科（室）的人员构成中，2020—2022年三级公立医院的专职编码人员占比有所提高，但二级公立综合医院有所降低，可能与二级医院一人多岗造成的统计困难和填报质量有关（表26-1、图26-3）。

表 26-1 2022 年山西省各级各类医院病案科（室）人员构成情况

医院	医院数量（家）	人员总数（人）	专职编码		专职质控		专职门诊病案	
			人数（人）	占比（%）	人数（人）	占比（%）	人数（人）	占比（%）
三级公立专科	17	190	61	32.11	31	16.32	8	4.21
三级公立综合	38	556	179	32.19	86	15.47	1	0.18
二级公立专科	38	103	39	37.86	24	23.30	5	4.85
二级公立综合	182	836	285	34.09	225	26.91	37	4.43
民营专科	19	60	17	28.33	16	26.67	6	10.00
民营综合	26	77	24	31.17	19	24.68	5	6.49
总计	320	1822	605	33.21	401	22.01	62	3.40

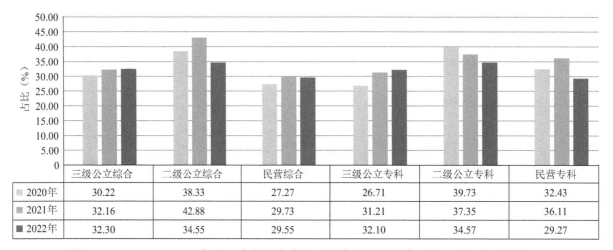

图 26-3 2020—2022 年山西省各级各类医院病案科（室）专职编码人员数占比情况

2. 住院病案管理人员月均负担出院患者病历数

2020—2022年山西省各级各类住院病案管理人员月均负担出院患者病历数情况如图26-4所示。

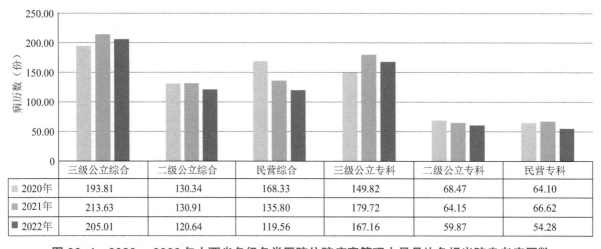

图 26-4 2020—2022 年山西省各级各类医院住院病案管理人员月均负担出院患者病历数

3.病案编码人员月均负担出院患者病历数

整体看山西省编码人员工作负荷不均衡，三级公立综合医院是二级公立综合医院的 1.8 倍，民营综合医院是民营专科医院的 2.2 倍；二级综合医院是二级专科医院的 2 倍（图 26-5）。

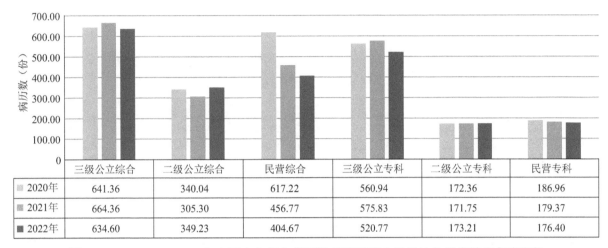

	三级公立综合	二级公立综合	民营综合	三级公立专科	二级公立专科	民营专科
2020年	641.36	340.04	617.22	560.94	172.36	186.96
2021年	664.36	305.30	456.77	575.83	171.75	179.37
2022年	634.60	349.23	404.67	520.77	173.21	176.40

图 26-5 2020—2022 年山西省各级各类医院病案编码人员月均负担出院患者病历数

（四）病案首页数据质量控制

1.手术相关记录完整率

2022 年山西省 320 家参加调查的医院中有 300 家医院有手术人次，但开展了手术相关记录完整率质控的医院仅 121 家（40.3%），其中，综合医院有 98 家（表 26-2）。综合医院中填报手术相关记录完整率达 100% 的医院有 76 家（占比为 77.55%），民营和二级医院填报手术相关记录完整率达 100% 的占比高于三级医院（图 26-6）。山西省的手术相关记录完整率质量控制工作开展情况和质控质量均亟待提高。

表 26-2 2020—2022 年山西省综合医院手术相关记录完整率

医院	2020 年		2021 年		2022 年	
	医院数量（家）	完整率（%）	医院数量（家）	完整率（%）	医院数量（家）	完整率（%）
三级公立综合	14	97.20	26	96.54	12	95.43
二级公立综合	70	99.60	77	98.59	79	98.26
民营综合	–	–	10	85.22	7	91.60
合计	84	98.62	113	96.90	98	96.84

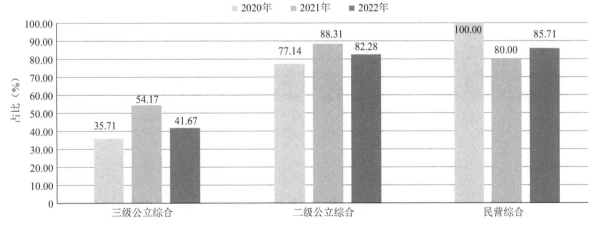

图 26-6 2020—2022 年山西省综合医院填报手术相关记录完整率达 100% 的医院占比

2. 主要诊断编码正确率

调查表填报 317 家医院有出院患者,开展主要诊断编码质控的医院有 289 家(91.17%),其中,综合医院填报主要诊断编码正确率达 100% 的医院有 89 家(在 222 家医院中占 40.09%)。2020—2022 年主要诊断编码正确率达 100% 的医院占比逐年降低。经过数据质控,去除数据不合格医院,最终结果显示三级医院主要诊断编码正确率低于二级医院,可能与二级医院病种简单、编码人均负担低及质控质量有关;3 年来主要诊断编码正确率达 100% 的医院占比降低,说明山西省填报数据准确性在提升(表 26-3、图 26-7)。

表 26-3 2020—2022 年山西省综合医院主要诊断编码正确率

医院	2020 年		2021 年		2022 年	
	医院数量(家)	正确率(%)	医院数量(家)	正确率(%)	医院数量(家)	正确率(%)
三级公立综合	25	97.96	33	98.88	34	94.11
二级公立综合	131	98.60	138	98.41	163	95.25
民营综合	–	–	18	99.50	25	83.97
合计	156	98.33	189	98.68	222	94.58

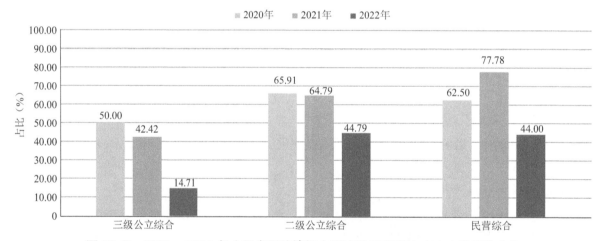

图 26-7 2020—2022 年山西省医院填报主要诊断正确率达 100% 的医院占比

3. 主要手术编码正确率

2022 年调查表填报 300 家医院有手术人次,开展主要手术编码质控的医院有 270 家(90.00%),其中,综合医院有 213 家,填报主要手术编码正确率达 100% 的医院有 97 家(占比为 45.54%)。2020—2022 年主要手术编码正确率达 100% 的医院占比逐年降低(表 26-4、图 26-8)。

表 26-4 2020—2022 年山西省综合医院主要手术填写编码正确率统计

医院	2020 年		2021 年		2022 年	
	医院数量(家)	正确率(%)	医院数量(家)	正确率(%)	医院数量(家)	正确率(%)
三级公立综合	25	95.08	30	99.01	33	95.87
二级公立综合	110	99.60	123	94.97	158	96.66
民营综合	–	–	10	89.14	22	96.76
合计	135	96.84%	163	97.51%	213	96.17%

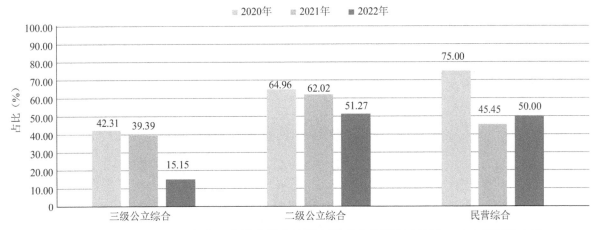

图 26-8　2020—2022 年山西省综合医院填报主要手术编码正确率达 100% 的医院占比

4. 进行编码的病案类型

2022 年病案编码人员对住院病案进行疾病和手术操作编码的医院达到 100%；对门诊病案进行疾病和手术操作编码的医院几乎没有，大多是医师使用 ICD 字典库给出疾病诊断和手术操作名称。

5. 病案首页必填项和 52 个逻辑校验项及内涵质控

2022 年调查表填报 317 家医院有出院患者中 194 家医院开展了此项质控，由表 26-5 可以看出各级各类医疗机构质控方式主要是以"人工 + 信息系统质控"为主，完全由"信息系统质控"比例较少；内涵质控占比低于必填项目和逻辑校验，尤其是二级公立专科医院和民营综合医院"人工 + 信息系统"内涵质控不达 30%。整体看三级医院质量控制工作开展情况较好。

表 26-5　2022 年山西省医院住院病案首页质控统计

医院	开展医院数量（家）	必填项目和逻辑校验构成比（%）			内涵质控构成比（%）		
		人工质控	信息系统质控	人工 + 信息系统质控	人工质控	信息系统质控	人工 + 信息系统质控
三级公立综合	30	23.33	6.67	70.00	46.67	0	53.33
三级公立专科	12	33.33	0	66.67	50.00	0	50.00
二级公立综合	112	49.11	2.68	48.21	58.93	1.79	39.29
二级公立专科	19	57.89	0	42.11	73.68	0	26.32
民营综合	14	50.00	14.29	35.71	64.29	7.14	28.57
民营专科	7	57.14	0	42.86	57.14	0	42.86
总计	194	44.85	3.61	51.03	58.76	1.55	40.21

（五）质量控制工作情况

1. 院级病案质量控制工作实际承担部门

（1）住院病案质量控制工作实际承担部门。由表 26-6 可以看出，住院病案质量控制工作承担部门山西省各级各类医院没有统一，主要由医务科承担，其次由病案科承担，还有质控科、信息科及其他部门负责，构成情况见图 26-9。

表 26-6 2022 年山西省医院住院病案质量控制工作实际承担部门构成占比

单位：%

医院	医务科	病案科	质控科	信息科	其他
三级公立	52.73	21.82	16.36	3.64	5.45
二级公立	54.09	22.73	21.36	0.91	0.91
民营	48.28	27.59	6.90	3.45	13.79
合计	53.29	23.03	19.08	1.64	2.96

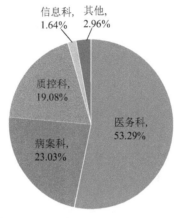

图 26-9 2022 年山西省医院住院病案质量控制工作承担部门构成

（2）门诊病案质量控制工作实际承担部门。由表 26-7 可以看出，二级医院和民营医院门诊病案质量控制工作主要由医务科承担，其次由门诊部承担。但三级医院主要是门诊部承担，其次是医务科，可能与不同级别的医院科室设置及科室职能不同有关（图 26-10）。

表 26-7 2022 年山西省医院门诊病案质量控制工作实际承担部门构成占比情况

单位：%

医院	医务科	门诊部	质控科	病案科	信息科	其他
三级公立	29.63	48.15	1.85	3.70	3.70	12.96
二级公立	40.27	24.43	7.69	5.43	1.81	20.36
民营	53.33	24.44	4.44	6.67	2.22	8.89
合计	40.31	28.44	6.25	5.31	2.19	17.50

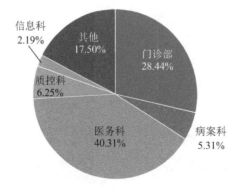

图 26-10 2022 年山西省医院门诊病案质量控制工作承担部门构成

2. 院级病历质量控制工作开展范围

2022年整体看三级医院开展的质量控制工作范围及占比均好于二级医院；互联网诊疗病历质控占比最低，不到5%，门/急诊病历质控占比在23%～37%，病案管理指标质控占比也在47%～55%；终末形式质控、住院病历质控、住院病案首页专项质控及运行病历质量控制工作开展情况较好，达80%以上（图26-11）。

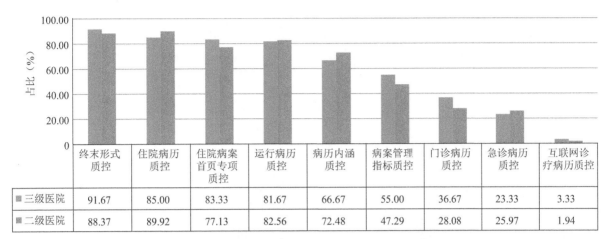

	终末形式质控	住院病历质控	住院病案首页专项质控	运行病历质控	病历内涵质控	病案管理指标质控	门诊病历质控	急诊病历质控	互联网诊疗病历质控
三级医院	91.67	85.00	83.33	81.67	66.67	55.00	36.67	23.33	3.33
二级医院	88.37	89.92	77.13	82.56	72.48	47.29	28.08	25.97	1.94

图 26-11 2022年山西省院级病历质量控制工作开展范围占比

3. 各类质量控制工作的质控方式（信息/人工）

主要统计了二级、三级医院利用信息化手段开展质控情况，2022年三级医院的信息化质控占比高于二级医院，主要有运行病历质控、首页必填和逻辑校验项，门急诊病历采用信息化手段质控占比最低（图26-12）。

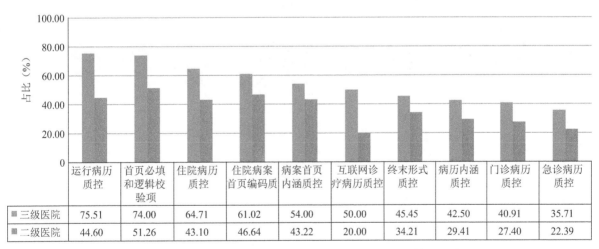

	运行病历质控	首页必填和逻辑校验项	住院病历质控	住院病案首页编码质	病案首页内涵质控	互联网诊疗病历质控	终末形式质控	病历内涵质控	门诊病历质控	急诊病历质控
三级医院	75.51	74.00	64.71	61.02	54.00	50.00	45.45	42.50	40.91	35.71
二级医院	44.60	51.26	43.10	46.64	43.22	20.00	34.21	29.41	27.40	22.39

图 26-12 2022年山西省各级医院质控采用信息化的方式占比

4. 部分病案管理质控指标的质控结果

（1）CT/MRI检查记录符合率。从表26-8和图26-13可见2022年民营医院填报的质控结果高于公立医院填报数据，与山西省2023年省级督查结果的80%差异较大，综合医院中填报CT/MRI检查记录符合率质控结果达100%的医院有56家（在78家综合医院中占比为71.79%），说明质控质量或质控同质性应当进一步提高。

表 26-8 2020—2022 年山西省综合医院 CT/MRI 检查记录符合率情况

医院	2020 年		2021 年		2022 年	
	医院数量（家）	占比（%）	医院数量（家）	占比（%）	医院数量（家）	占比（%）
三级公立	12	97.49	19	99.39	10	95.96
二级公立	61	97.65	69	96.65	64	94.76
民营	4	100.00	10	99.28	4	99.25
合计	77	97.65	98	97.79	78	95.32

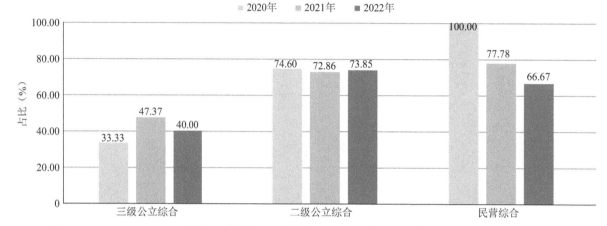

图 26-13 2020—2022 年山西省综合医院填报 CT/MRI 检查记录符合率达 100% 的医院占比

（2）抗菌药物使用记录符合率。2022 年 NCIS 调查结果显示民营综合医院该指标高达 100%，二级综合医院为 99.60%，与山西省省级调查结果（75.61%）差异较大；填报抗菌药物使用记录符合率达 100%的综合医院有 51 家（在 67 家综合医院中占比为 76.12%）（表 26-9、图 26-14）。

表 26-9 2020—2022 年山西省综合医院抗菌药物使用记录符合率情况

医院	2020 年		2021 年		2022 年	
	医院数量（家）	符合率（%）	医院数量（家）	符合率（%）	医院数量（家）	符合率（%）
三级公立	13	91.68	19	99.39	10	85.38
二级公立	59	98.83	60	99.30	52	99.60
民营	5	100.00	9	99.93	5	100.00
合计	77	97.11	88	99.37	67	96.61

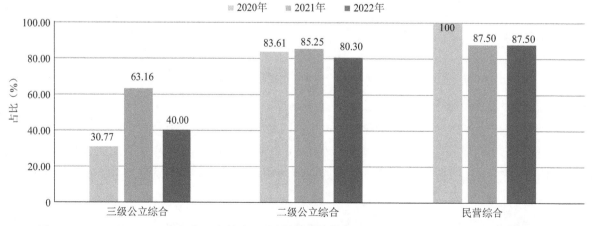

图 26-14 2020—2022 年山西省综合医院填报抗菌药物使用记录符合率达 100% 的医院占比

（3）临床用血相关记录符合率。山西省 2023 年省级督查此项符合率为 78.57%，NCIS 调查表显示 2022 年符合率为 93.79%，结果相差较大，填报临床用血相关记录符合率达 100% 的综合医院有 56 家（在 72 家综合医院中占比为 77.78%）（表 26-10、图 26-15）。

表 26-10　2020—2022 年山西省综合医院临床用血相关记录符合率情况

医院	2020 年		2021 年		2022 年	
	医院数量（家）	占比（%）	医院数量（家）	占比（%）	医院数量（家）	占比（%）
三级公立	13	96.01	22	99.39	11	91.91
二级公立	63	98.87	69	98.77	57	96.11
民营	5	100.00	11	86.70	4	81.83
合计	81	97.72	102	99.11	72	93.79

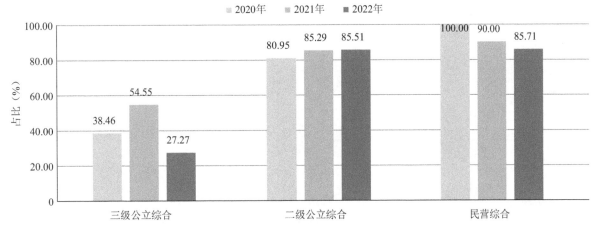

图 26-15　2020—2022 年山西省综合医院填报临床用血相关记录符合率达 100% 的医院占比

（4）不合理复制病历发生率。山西省 2023 年省级督查此项指标时，重点对首次病程记录病例特点与入院记录的不合理复制发生率进行了统计，其发生率高达 55%；但 NCIS 调查表显示 2022 年不合理复制病历发生率仅为 4.87%，结果相差巨大，填报不合理复制病历发生率为 0 的综合医院有 50 家（在 74 家综合医院中占比为 67.57%），2020—2022 年开展不合理复制病历发生率质控的医院数量呈波动性减少，质控质量堪忧（表 26-11、图 26-16）。

表 26-11　2020—2022 年山西省综合医院不合理复制病历发生率

医院	2020 年		2021 年		2022 年	
	医院数量（家）	不合理复制率（%）	医院数量（家）	不合理复制率（%）	医院数量（家）	不合理复制率（%）
三级公立	13	1.49	23	0.50	12	3.51
二级公立	69	1.26	77	0.50	57	5.97
民营	5	0	8	0	5	0
合计	87	1.29	108	0.48	74	4.87

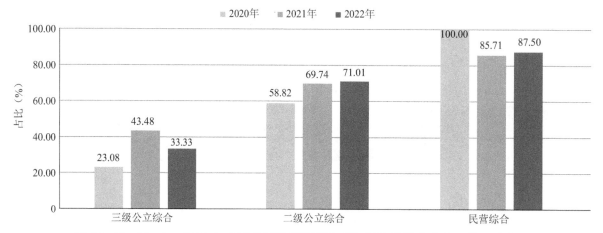

图 26-16 2020—2022 年山西省医院填报不合理复制病历发生率为 0 的医院占比

（六）纸质病历整理归档及时性

1. 出院患者病历 2 日归档率

从图 26-17 可见三级公立综合和民营综合医院 2020—2022 年的出院患者纸质病历 2 日归档率超过了 50%，二级、三级公立专科和民营专科医院出院患者纸质病历 2 日归档率仅 30% 左右。

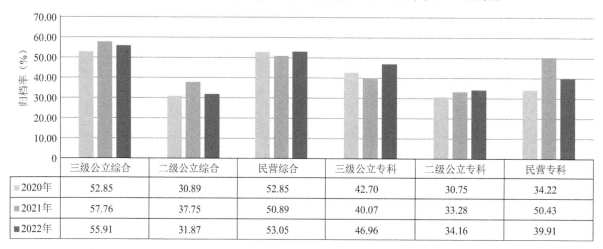

	三级公立综合	二级公立综合	民营综合	三级公立专科	二级公立专科	民营专科
2020年	52.85	30.89	52.85	42.70	30.75	34.22
2021年	57.76	37.75	50.89	40.07	33.28	50.43
2022年	55.91	31.87	53.05	46.96	34.16	39.91

图 26-17 2020—2022 年山西省医院出院患者纸质病历 2 日归档率

2. 出院患者病历归档完整率

因 2020 年病历归档完整率数据质量差未纳入分析，仅就 2021 年和 2022 年数据进行了统计（图 26-18）。

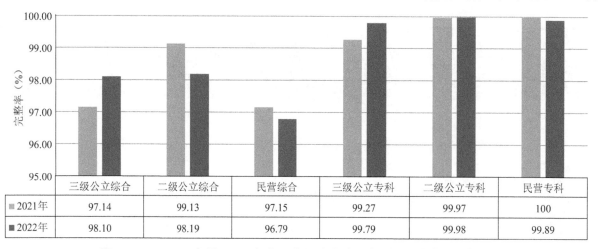

	三级公立综合	二级公立综合	民营综合	三级公立专科	二级公立专科	民营专科
2021年	97.14	99.13	97.15	99.27	99.97	100
2022年	98.10	98.19	96.79	99.79	99.98	99.89

图 26-18 2021 年及 2022 年山西省医院出院患者纸质病历归档完整率

二、病案管理质量控制工作开展情况及特色经验分享

（1）山西省病案管理医疗质量控制中心（以下简称"质控中心"）在山西省等级医院评审工作中增加了病案信息专家，从科室设置、人员结构、质量控制工作开展情况等多维度督查指导医院病案管理工作；2023 年病案专家参与了山西省所有三级综合医院和妇幼保健院的等级评审工作，NCIS 调查也显示病案科独立设置占比逐年增加，促进了学科发展，为病案管理质量控制工作开展奠定了基础。

（2）质控中心按时开展省病案质控，并将病案质控深度融入公立医院绩效考核、等级医院评审、"百佳病案评审"等所有与病案有关的工作。公立医院绩效考核重点是核查首页数据质量及数据上报一致性，如 I 类切口感染率首页填报与院感系统的一致性、准确性、原始病案首页与上报数据是否一致等；等级医院病历检查和"百佳病案"评审时我们同步进行了重点检查项目、诊疗行为、知情同意及不合理复制等病案管理指标质控，对山西省的实际情况进行了基线调研。

（3）质控中心利用信息手段提高质控结果的同质性，2023 年使用了"医疗质量安全核心制度全流程闭环管理"系统，同时利用问卷调查等小程序自制各种检查表开展质控，实现无纸化和实时统计汇总，在提升质控同质性的同时提高了工作效率。

（4）质控中心踏实落实病历内涵质量提升专项行动，持续提升主要诊断编码正确率。

1）质控中心在山西省进行了病案管理质控实操的培训，并深入 9 个地市进行深度专题培训，提高基层病案管理人员的质控能力。

2）质控中心在完成国家病案管理医疗质量控制中心要求的病案管理指标基础上；确定了省级质控指标，并通过基线调研制定了其中 7 项指标的省级目标值，3 项指标暂行监控；同时要求各医疗机构增加 2 项自选质控项目（表 26–12）。

表 26–12　住院病历内涵质量控制指标

国家必查 5 项	目标值（%）	省级增加 5 项	目标值（%）
CT/MRI 检查记录符合率	80	病理检查记录符合率	85
手术相关记录完整率	80	主要诊断填写正确率	80
主要诊断编码正确率	80	主要手术填写正确率	80
抗菌药物使用记录符合率	监控	主要手术编码正确率	80
不合理复制病历发生率	监控	临床用血相关记录符合率	监控

3）反复学习、深度理解病案管理质控指标，对部分内容进行细化分解，提高质量控制工作的可操作性和同质性。如手术相关记录完整率检查内容：2023 年 7 月省级质控时主要检查 5 项内容，10 月质控等级医院评审病历时扩展为 13 项内容后更加完整；临床用血相关记录符合率的输血前评估的检查内容细化为临床表现、实验室检查、血型、输注成分和输注数量。

4）部分病案管理质控指标质控结果。从图 26–19 可见 7 项明确了目标值的质控指标中有 5 项达标，病理检查记录不完整主要问题是病程没有记录，大部分病历因住院时间短、病理报告尚未生成，病程记录中也没有相关描述；手术相关记录不完整主要是术前病例讨论记录缺失。2020—2022 年山西省主要诊断编码正确率和主要手术操作编码正确率持续提升，2022 年均达到了省目标值（80%）（图 26–20）。

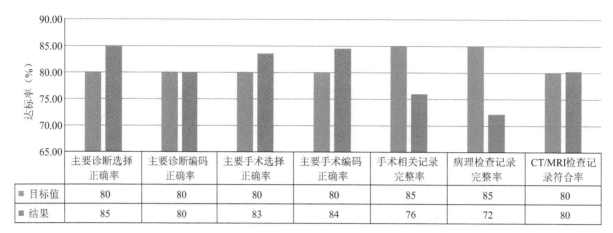

	主要诊断选择 正确率	主要诊断编码 正确率	主要手术选择 正确率	主要手术编码 正确率	手术相关记录 完整率	病理检查记录 完整率	CT/MRI检查记 录符合率
目标值	80	80	80	80	85	85	80
结果	85	80	83	84	76	72	80

图 26-19　2023 年山西省医院质控指标达标情况

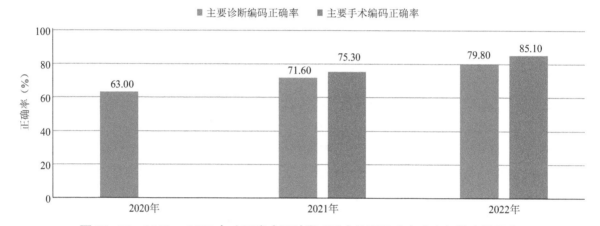

图 26-20　2020—2022 年山西省主要诊断 / 手术编码正确率（省级抽查结果）

三、省级"百佳病案"评选工作总结

根据《国家卫生健康委医政司关于开展 2023 年全国"百佳病案"评选活动的通知》文件要求，结合 2023 年全国"百佳病案"评选活动方案补充说明，山西省卫生健康委医政医管局第一时间下发文件，质控中心精心组织，要求山西省各二级、三级医疗机构积极参与，共有 90 家医院报名，78 家医院完整上传各类病案 867 份，门（急）诊病案 103 份，住院病案 651 份，日间医疗病案 113 份。

1. 严格要求，认真评选

国家病案管理医疗质量控制中心 2023 年 10 月 18 日视频会议之后，山西省立即开展工作。首先对参评专家进行培训，反复观看培训视频，认真学习百佳病案评选的"手术 / 非手术科室优秀住院（含日间）病历评分要点及评分分值、门诊病历内涵质量检查要点及评分分值（初诊）"，同时按照《医疗质量安全核心制度要点》《病历书写基本规范》要求，结合《病案管理质量控制指标》，以首次病程、上级医师查房、手术记录、阶段小结、出院小结等反映诊疗计划和关键过程的病历为重点检查内容，本着公平、公正、公开、择优的原则，进行严格评分和筛选。

2. 宁缺毋滥，圆满完成

明确优秀病案条件，经专家组讨论达成共识，省级优秀病案得分在 90 分以上，同时没有主要项目缺陷，对优秀病案的评选宁缺毋滥。初评、复评均按照病案得分由高到低排序推荐，对最后向国家报送的优秀病案又进行了集中讨论。

17 名专家经过 8 天的紧张工作按照要求向国家病案管理医疗质量控制中心上报门（急）诊病案、日间医疗病案和住院病案 30 份，其中有 19 家三级医院的 27 份病案入围。同时选出山西省"百佳病案"50 份，包括门（急）诊病案 13 份，日间医疗病案 17 份，住院病案 20 份；其中，28 家三级医院共 45 份，4 家二级医院共 5 份。

在国家卫生健康委办公厅通报的 2023 年度全国"百佳病案"中，山西省 1 份住院病案和 2 份门诊病案榜上有名。

3. 存在的问题

（1）部分医院重视程度不够。参加活动的医院仅占山西省二级以上公立医院的 28.4%；有些医院对活动要求理解不到位，如上报病案不符合要求的出院时段、住院天数及优先原则；门（急）诊病案和日间医疗病案上报相对较少等问题。最终导致某些医院出现多份优秀病案，优秀病案分布不均衡。

（2）病案上传不规范：部分医院上传病历无目录；部分医院上传病案排序不规范；个别医院上传病案不完整，如首页只上传了正面，或只是按照目录要求上传导致病案不完整；有的医院上传病案无法打开。

（3）病案书写方面：部分住院病案格式不规范，日间医疗病案书写不统一；核心制度落实不到位，如没有术前讨论或手术相关记录资料不完整。整体看三级医院病历内涵及书写格式均好于二级医院。

（4）百佳病案评审系统网络较慢打开 PDF 病案文件时间较长，影响评审进度。

四、"六个一"质量控制工作完成情况

"六个一"完成情况如图 26-21 所示。

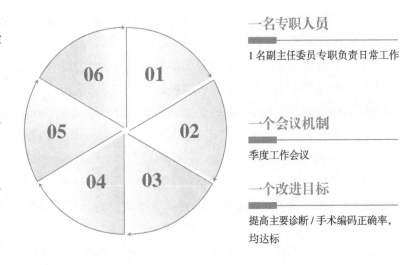

一个专家组织

成立了病历数据质控、病案管理服务质控、病历（电子病历）质控专家组织

一份专题报告

完成了《山西省病案管理质量报告》

一次专题调研

开展了提升病历内涵质量走基层活动，深入 6 家综合医院和 20 家妇幼保健院进行病案管理指控工作开展情况调研并培训，覆盖全省 82% 的地市

一名专职人员

1 名副主任委员专职负责日常工作

一个会议机制

季度工作会议

一个改进目标

提高主要诊断/手术编码正确率，均达标

图 26-21　山西省病案管理医疗质量控制中心"六个一"工作完成情况

五、质量控制工作中存在的问题及下一步工作思考

1. 存在的问题

（1）医院对病案质量控制工作重视不够，填报调查表的 320 家医院仅有 48 家（15.00%）医院病案科配备了质控人员，只有 9 家（2.81%）医院质控人数在 2 人以上，质控人力不足；开展了手术相关记录完整率质控的医院仅占比 40.3%，开展出院患者病历归档完整率质控占比 29.27%，质控指标不完整。

（2）病案质控职责不明确，山西省负责院级病案质控的部门不统一，医务科占 54%、病案科 23%、质控科 19%，容易出现工作推诿。

（3）填报质量较差，数据前后矛盾。如在院级病案质控范围选择了病历内涵质控，18 家医院内涵质控病历数为"0"；在院级病案质控范围选择了运行病历质控，13 家医院运行病历质控数为"0"，多项质控指标合格率为 100%，不合理复制发生率为 67.57% 的医院填报为"0"，与实际工作不符，数据可信度差。

（4）对质控指标学习不够，管理不到位，质控中心对各地市医疗机构质量控制工作指导、培训不足；各市级病案管理质控中心活力不足，不能很好地开展质量控制工作；各医疗机构对病案管理质控指标学习不够，落实不到位，多项质控指标为"—"。

（5）耗时长，效率低，质控流于形式。面对与日俱增的病历数量，加之质控项目繁多，进行完整检查需要耗费大量时间、精力，47.15% 的医院填报的住院病历质控方式为人工质控，很多三级医院不能完成 2% 的病历质控抽查或质量控制工作流于形式，质控指标填写随意且不可追溯。

（6）质控人员缺乏培训，质控同质性差。目前质控人员配备不足，有些质控人员没有接受系统培训；加上部分指标的说明使用了规范文件，没有细化，缺少对病历的核查尤其是诊疗行为记录符合率的监控，病案内容只能凭借质控医师个人经验判断，同质性差，调查表填报与省级质控结果差距较大。

2. 下一步工作

（1）围绕国家病案管理医疗质量控制中心年度质量控制工作改进目标、质控目标，研究建立质控中心提高病历质量的长效工作机制，加强工作指导；强化对各市 / 县质控中心的质控活动督查考核，细化落实提高病历质量的具体措施；尽快扩大县级质控部覆盖范围，发挥三级质控网络联动效能，提升山西省的病历质量控制工作活力和质控成效。

（2）开展质控医师专题培训和骨干编码人员训练营，继续开展 ICD 编码基础培训班，案例式讲解、训练，实操性考核，提高质控同质性。

（3）继续开展"百佳病案"评比活动，将病历中的共性问题、经典案例汇编成册，充分发挥优秀病历示范作用，明确病历规范书写的要求和重点，不断提升病历内涵质量。

（4）持续开展提高主要诊断编码正确率专项行动，围绕质控中心选择的重点监测指标加大质控力度。

（5）提高质量控制工作的信息化、智能化水平，进一步完善提升省核心制度质控平台功能，充分利用各种小程序开展质控，提高工作效率。

（6）促进医疗机构建立科学、完整、高效的病历内涵质量控制工作流程，定期（月 / 季度）召开专家讨论会、内涵质控例会，共同分析病案首页专项质控情况、内涵质控常见问题，并将优秀病历和问题病历及时反馈，奖惩分明，促进病历质量的持续改进。

（7）不断完善山西省病案管理质量报告，为提升病案管理质控调查数据的准确性，继续进行专项培训并考核。

（8）充分利用山西省三级医院评审工作要求，促进病案管理学科发展，提高病案管理人员素质，助力医院高质量发展。

第二十七节

陕西省病案管理专业
医疗服务与质量安全报告

一、质量控制数据调查情况

（一）医院概况

采集陕西省二级及三级医院2020—2022年上报NCIS全国医疗质量数据抽样调查系统的数据。2022年共有403家医院上报，其中，三级医院63家，二级医院338家；2021年共有534家医院上报，其中，三级医院65家，二级医院468家；2020年共有529家医院上报，其中，三级医院66家，二级医院462家（图27-1）。

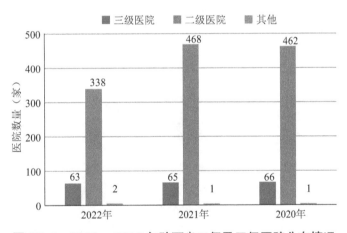

图 27-1　2020—2022年陕西省二级及三级医院分布情况

（二）病案科（室）基本情况

1. 医院设置病案科（室）情况

2022年共有323家医院填报此项数据，其中，296家设置病案科（室），占比为91.64%；27家未设置；80家未填写。2021年共有228家医院填报此数据，其中，206家设置病案科（室），占比为90.35%；22家未设置；228家未填写数据。2020年共有258家医院填报此数据，其中，224家设置病案科（室），占比为86.82%；22家未设置；228家未填写数据（图27-2）。

2. 管理的病案种类

从3年填报结果可见，病案科（室）主要管理的病案种类包括住院病案、门诊病案和急诊病案，2022年有3家医院管理了互联网诊疗病案。2022年有69.50%的医院病案科（室）管理住院病案，2021年有77.74%的医院病案科（室）管理住院病案，2020年有80.01%的医院病案科（室）管理住院病案（图27-3）。此外，2020年有58.20%的医院未填报此项数据，2022年有26.50%的医院未填报。需进一步督促各医院认真填报，提高数据质量。

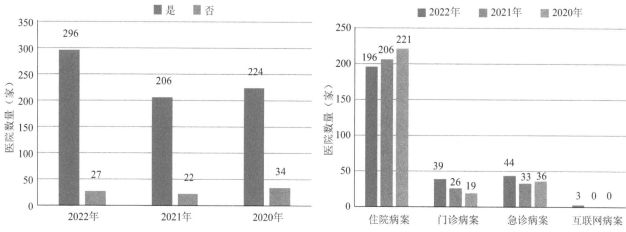

图 27-2 2020—2022 年陕西省二级及三级医院是否设置病案科（室）情况

图 27-3 2020—2022 年陕西省医院病案科（室）管理的病案种类分布

3. 病案科（室）业务范围

从 2020—2022 年的 NCIS 填报数据结果可见，病案科（室）承担业务范围主要涵盖病历整理、病历扫描、疾病与手术操作分类、病历质控、病历归档、病历调阅、病历统计及病历复印工作，部分医院也承担新建病历业务（图 27-4）。2022 年有 26.6% 的医院未填报数据，2020 年及 2021 年均有 20.0% 的医院未填报数据，未来还需督促医院继续认真准确填报数据，提高数据质量及准确性。

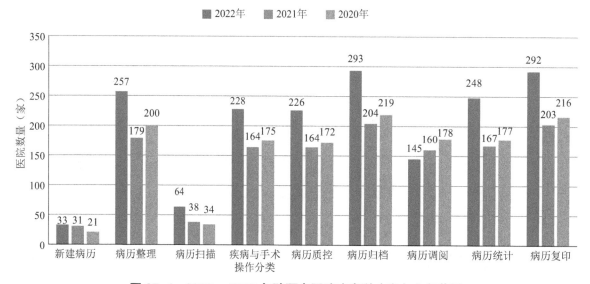

图 27-4 2020—2022 年陕西省医院病案科（室）业务范围

（三）病案科（室）人员情况

从 2020—2022 年的 NCIS 填报数据结果可见，排除未填报数据医院，总体上二级、三级医院的病案科（室）人员总数、专职从事编码人员及专职从事病历质控人员数量均呈增加趋势。其中，科室人员中医学相关专业占比最高且在逐渐增加，提示人员逐步专业化。从人员学历分析，二级及三级医院本科学历人员占比最高，且硕士学历人员也在增加，提示科室人员工作质量越来越高。未来需要各医院进一步规范化科室管理（表 27-1）。

表 27-1 2020—2022 年陕西省医院病案科（室）人员总体情况

单位：人

检查项目	2020 年		2021 年		2022 年	
	二级	三级	二级	三级	二级	三级
人员总数	757	628	692	626	1055	689
专职从事编码人员数	281	217	280	243	373	273
专职从事病历质控人员数	273	217	235	258	276	158
非医学相关专业人数	175	185	145	195	199	150
医学相关专业（包括临床、护理、医学信息、公共卫生等专业）人数	578	446	547	431	859	539
最高学历为硕士及以上的人数	4	54	9	58	10	79
最高学历为本科的人数	284	348	299	371	450	438
最高学历为大专的人数	325	176	284	152	454	135
最高学历为中专及以下的人数	130	51	95	45	143	37
正高级技术职称人数	4	16	1	15	9	15
副高级技术职称人数	109	77	102	73	156	94
中级技术职称人数	241	189	232	185	366	234
初级技术职称及其他人员人数	291	290	352	353	531	346

（四）病案首页数据质量控制

1. 主要诊断编码率（疾病／手术）

2020—2022 年陕西省医院主要疾病编码和主要手术编码情况如表 27-2 所示。

表 27-2 2020—2022 年陕西省医院主要疾病／手术编码正确率总体情况

单位：%

检查项目	2020		2021 年		2022 年	
	二级	三级	二级	三级	二级	三级
主要疾病编码正确率	87.0	85.8	94.0	89.6	94.1	91.2
主要手术编码正确率	89.2	100.0	94.4	100.0	93.3	94.4

2. 编码库版本

从 2020—2022 年的 NCIS 填报数据结果可见，总体上二级及三级医院疾病编码库使用国家临床版 2.0 占大多数，其使用率为 68.24%、95.59% 和 84.62%。手术编码库使用国家临床版 3.0 占大多数。另外有部分医院未填报数据，下一步将继续督促填报以提高数据质量（表 27-3）。

表 27-3 2020—2022 年陕西省医院使用编码版本的情况

单位：家

项目	类别	2020 年	2021 年	2022 年
疾病编码库版本	国标版（GB/T14396-2016）	17	3	10
	国家临床版 2.0	187	195	202
	国家临床版 1.1	3	4	76
	医保版 1.0/2.0	0	0	7
	其他疾病编码库版本	14	2	1
	未填	308	330	107

续表

项目	类别	2020 年	2021 年	2022 年
手术编码库版本	国家临床版 1.1	9	4	4
	国家临床版 2.0	48	27	48
	国家临床版 3.0	140	171	231
	医保版 1.0/2.0	0	0	8
	其他疾病编码库版本	24	2	5
	未填	308	330	107

3. 进行编码的病案种类

2020—2022 年的 NCIS 填报数据结果可见图 27-5，二级及三级医院病案科（室）编码的病案主要涵盖了住院病案、门诊病案及急诊病案，个别医院也承担了互联网诊疗病案编码。总体上，二级及三级医院疾病编码住院病案占最多，占填报医院的 68.20%、83.95% 及 86.27%。

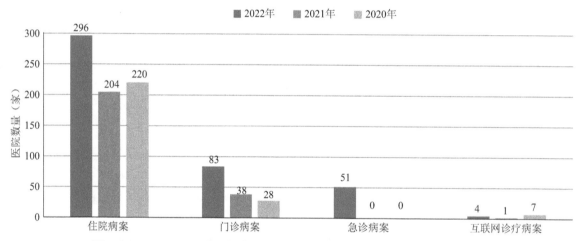

图 27-5　2020—2022 年陕西省医院病案科（室）进行编码的病案种类

4. 病案首页必填项和 52 个逻辑校验项的质控方式及病案首页的内涵质控

从 2020—2022 年的 NCIS 填报数据结果可见，2022 年病案首页必填项和 52 个逻辑校验项主要采用的是人工＋信息质控模式的医院占比为较大，占填报医院的 58.91%。2020 年及 2021 年病案首页的内涵质控模式主要为人工质控，相比之下，2022 年的病案首页的内涵质控方式已加入信息质控，采取了人工＋信息质控模式。此外，这 2 个指标填写也存在质量欠佳问题，多数医院未填写此数据，但与 2020 年相比，2022 年填报医院数量明显好转，未来将进一步督促各医院高质量完成填报（表 27-4）。

表 27-4　2020—2022 年陕西省医院采用的质控方式情况

单位：家

病案首页	质控方式	2020 年	2021 年	2022 年
病案首页必填项和 52 个逻辑校验项	人工质控	134	128	92
	信息质控	47	52	14
	人工＋信息质控	0	0	152
	空白	348	354	145
病案首页的内涵质控	人工质控	174	173	138
	信息质控	7	7	4
	人工＋信息质控	0	0	116
	空白	348	354	145

（五）质量控制工作情况

1. 院级病案质量控制工作实际承担部门

从 2020—2022 年的 NCIS 填报数据结果可见，二级及三级医院中院级病案包括门诊及住院的质量控制工作实际承担部门是质控科（图 27-6）。

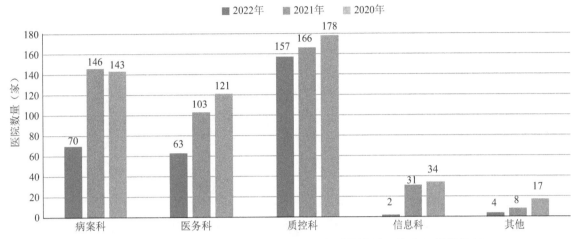

图 27-6　2020—2022 年陕西省院级病案质量控制工作实际承担部门

2. 院级质量控制工作开展范围

从 2020—2022 年的 NCIS 填报数据结果可见，二级及三级填报数据医院中，2022 年医院病历质控类型较全，涵盖急诊病历质控、门诊病历质控、住院病案首页专项质控、病案管理指标质控、运行病历质控、终末形式质控。2022 年加入了病案管理指标的质控。2020—2022 年院级质控范围在逐步增加（表 27-5）。

表 27-5　2020—2022 年陕西省院级质量控制工作开展范围

单位：家

质量控制工作开展范围	2020 年	2021 年	2022 年
急诊病历质控	0	0	116
门诊病历质控	83	85	147
住院病案首页专项质控	181	181	258
病案管理指标质控	0	0	185
运行病历质控	164	162	251
终末形式质控	201	188	261

3. 质控结果

从 2020—2022 年的 NCIS 填报数据结果可见，二级及三级填报医院中，手术相关记录完整率及 CT/MRI 检查记录符合率指标在 3 年的变化中不明显，未来还需进一步加强督查，以提高数据填报质量。其余缺失质控指标需进一步加强督促填写（表 27-6）。

表 27-6　2020—2022 年陕西省医院部分指标质控结果

单位：%

检查项目	2020 年		2021 年		2022 年	
	二级	三级	二级	三级	二级	三级
CT/MRI 检查记录符合率	94.7	99.4	98.7	96.2	94.4	97.5
手术相关记录完整率	95.5	96.4	100.0	92.2	95.3	97.5
病历归档完整率	98.0	97.2	98.1	98.9	98.2	95.9

（六）出院病历整理归档

从2020—2022年的NCIS填报数据结果可见，多家二级及三级医院出院病历归档方式采用的是纸质病历和电子病历归档相结合的方式，且2022年较其他2年填报结果呈升高趋势（图27-7）。

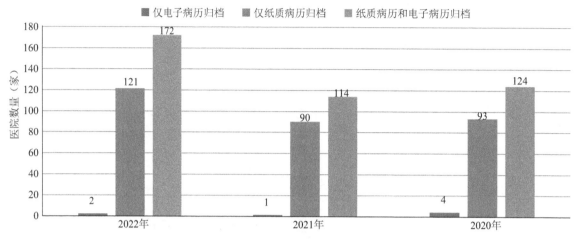

图27-7　2020—2022年陕西省医院出院病历归档方式

二、病案管理质量控制工作开展情况及特色经验分享

1. 组织病历内涵专项检查，提升病历内涵质量

2023年陕西省病案管理医疗质量控制中心（以下简称"质控中心"）组建了"省级提升病历内涵指标专家督导检查组""市级提升病历内涵指标专家督导检查组"，制定了统一的"病历内涵质量指标检查表"，进行了统一检查标准与方法培训，2组专家分别对陕西省46家三级医院、200余家二级医院的病历内涵质量指标进行了现场检查，调研病历涵盖神经内科、肝胆外科、呼吸内科、泌尿外科、小儿外科、消化内科、康复医学科、重症医学科、肿瘤外科、妇科等10余个专业。调研结果上报给陕西省卫生健康委员会相关部门，病历内涵质控检查工作也将持续化、规范化继续每年定期开展。

2. 完善信息集成平台，助力病历内涵指标监测

利用信息平台加强病案首页数据、病案管理质控指标和病案管理人员情况进行质控和监测。2021年由陕西省卫生健康委信息中心搭建了陕西省公立医院绩效考核平台，要求各医院每月10日前将当月病案首页上报省平台，省、市质控中心每月12号前负责病案首页数据审核和反馈，确保公立医院绩效病案首页数据质量。2023年在对数据平台升级后增设病案管理模块，将病案管理27项指标监测纳入平台，要求各医院每月将病历内涵质控结果明细上报平台，加强对指标值的监测。同时要求各医院对病案管理人员情况进行登记，每年更新1次，为进一步进行编码员、质控人员注册登记管理打下基层。省平台数据目前已为陕西省三级医院评审、临床重点专科评价等工作提供数据支撑，加强了病案数据的应用。

3. 陕西省病案演讲与技能比赛

2023年疑难编码演讲比赛与病案技能比赛2023年4月13日下午和4月14日举办陕西省疑难编码演讲比赛与病案技能比赛，来自陕西省10个地市的16位选手和12支代表队进行决赛。通过技能比赛和演讲比赛，提升了各级医院病案专业技术人员的专业能力，激发了广大病案人员的工作热情。

4. 陕西省病案骨干人员技能提升培训班

2023年质控中心举办"陕西省病案骨干人员技能提升培训班"，每月一期，参加培训的人员为陕西省二级以上医院病案科（室）主任或技术骨干。"一月四结合"：一月举办一期，一起学习一个月，半天理论培训与半天实践操作相结合，提升病案管理能力与技术能力相结合，学员接受培训与学员参与授课相结合，病案科（室）规范建设与县级病案质控中心建设相结合。

三、省级"百佳病案"评选工作总结

1. 总体情况

陕西省病案质控中心于 2023 年 10—11 月组织省内 10 个地市级病案质控中心开展了陕西省"百佳病案"评选活动。活动共分为了 4 个阶段。第 1 阶段：2023 年 10 月 17 日前各级医院院内自评，并将评选结果上报辖区市级病案质控中心。第 2 阶段：2023 年 10 月 20 日前各市级病案质控中心完成市级"百佳病案"评选并将评选结果上报给制质控中心。第 3 阶段：2023 年 11 月 1 日前质控中心组织专家完成省级"百佳病案"评选，并将评选出来的住院病案 100 份、门诊病案 100 份、日间医疗病案 100 份上传给国家病案管理医疗质量控制中心。第 4 阶段：国家病案管理医疗质量控制中心评选"百佳病案"。

本次陕西省"百佳病案"评选共有 10 个地市级病案质控中心参与，参加评选的医院包含三级医院 41 家，二级医院 166 家，涵盖省卫健委直管医院、部管教学医院、省管教学医院、部队教学医院，地市级中心医院及部分二级医院。参选病案涵盖内、外、妇、儿等 30 余个专业，参选病案共计 1554 份，其中住院病案 1040 份、门诊病案 444 份、日间医疗病案 70 份。参与医院多、病案类型覆盖面广，能客观反映陕西省病历质量的整体情况。

2. 陕西省各地市"百佳病案"参选总体情况

2023 年陕西省各地市参加"百家病案"评选情况如表 27-7 及图 27-8 所示。

表 27-7　陕西省各地市"百佳病案"参选情况

地市	总参选病案数（份）	病案类型	参选病案数（份）
安康	203	门诊病案	57
		日间医疗病案	8
		住院病案	138
宝鸡	170	门诊病案	68
		日间医疗病案	9
		住院病案	93
汉中	152	门诊病案	33
		日间医疗病案	0
		住院病案	119
商洛	135	门诊病案	38
		日间医疗病案	0
		住院病案	97
铜川	71	门诊病案	14
		日间医疗病案	0
		住院病案	57
渭南	208	门诊病案	100
		日间医疗病案	7
		住院病案	101

续表

地市	总参选病案数（份）	病案类型	参选病案数（份）
西安	206	门诊病案	83
		日间医疗病案	23
		住院病案	100
咸阳	110	门急诊病案	4
		日间医疗病案	6
		住院病案	100
延安	130	门诊病案	20
		日间医疗病案	10
		住院病案	100
榆林	169	门诊病案	27
		日间医疗病案	7
		住院病案	135
总计	1554		1554

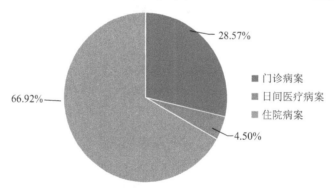

图 27-8 陕西省各地市参选病案类型情况

3. 各地市"百佳病案"评选结果

10 月中旬陕西省各地市病案质控中心组织病案专家、临床专家完成了地市级"百佳病案"评选，并推荐至省级评选。安康市共计 198 份，涉及 26 家医院；宝鸡市共计 168 份，涉及 29 家医院；渭南市共计 208 份，涉及 40 家医院；西安市共计 212 份，涉及 39 家医院；榆林市共计 171 份，涉及 17 家医院；铜川市共计 71 份，涉及 9 家医院；延安市共计 40 份，涉及 8 家医院；商洛市共计 138 份，涉及 18 家医院；汉中市共计 30 份，涉及 16 家医院；咸阳市共计 10 份，涉及 4 家医院。

4. 省级百佳病案评选结果

10 月底质控中心组织病案专家、临床专家完成了陕西省省级"百佳病案"评选，最终评选出 10 份住院病案、10 份日间医疗病案、10 份门（急）诊病案，上报给国家病案管理医疗质量控制中心。

四、"六个一"质量控制工作完成情况

1. 一名专职人员

质控中心挂靠在陕西省人民医院，王建华副院长任中心主任委员，苏晓东任中心副主任委员，杨成

主管技术任中心秘书并作为中心专职人员，协助中心主任、副主任开展工作。陕西省人民医院每年为质控中心提供专项经费 30 万元。

2. 一个会议机制

质控中心专家委员会每季度召开 1 次全体会议，每月召开 1 次主委副主委例会制度，部署工作任务，解决质量问题，提出改进方案。2023 年 4 月 13 日陕西省提升病历内涵质量推进会实施方案，启动 12 项质控指标检查。2023 年 7 月 20 日传达国家病案管理医疗质量控制中心质量控制工作会议，部署省级提升病历内涵质量调研工作开展方案。2023 年 10 月 15 日组织质控中心全体委员召开陕西省病历内涵质量调研结果通报会。

3. 一套质控指标

制定完成《陕西省病案管理科建设与管理规范（试行）》文件，并由陕西省卫生健康委员会下发陕西省执行。

4. 一个改进目标

（1）2022 年及 2023 年提升主要诊断编码正确率哨点医院省级基线调研报告总体情况。2022 年：20 家哨点医院共检查病历 1100 份，报送主要诊断编码正确病历率为 76.15%，医师填写正确病历率为 79.00%，编码员编码正确病历率为 76.15%，系统传送正确病历率为 100%。2023 年：20 家哨点医院共检查病历 900 份，报送主要诊断编码正确病历率为 81.10%，医师填写正确病历率为 80.60%，编码员编码正确病历率为 81.10%，系统传送正确病历率为 100%。与 2022 相比，2023 年 20 家哨点医院报送的主要诊断编码正确率提高了 4.95 个百分点，除医师填写病历正确率外，其他指标均有所提高。具体情况见表 27-8 及表 27-9。

表 27-8　2022 年陕西省地市级哨点医院提升主要诊断编码正确率检查报告

医院名称	抽查病历数（份）	主要诊断编码正确率（%）	医师填写正确病历率（%）	编码员编码正确病历率（%）	系统传送正确病历率（%）
安康市中心医院	60	74.00	78.00	74.00	100.00
宝鸡市金台医院	60	84.00	86.00	84.00	100.00
宝鸡市中心医院	60	78.00	72.00	78.00	100.00
城固县医院	60	87.00	88.00	87.00	100.00
汉中市中心医院	60	84.00	76.00	84.00	100.00
靖边县人民医院	50	78.00	72.00	78.00	100.00
洛川县医院	50	78.00	74.00	78.00	100.00
宁陕县医院	50	75.00	76.00	75.00	100.00
蒲城县医院	50	58.00	84.00	58.00	100.00
三原县医院	50	60.00	74.00	60.00	100.00
商洛市中心医院	60	81.00	94.00	81.00	100.00
铜川市人民医院	60	78.00	76.00	78.00	100.00
渭南市中心医院	60	78.00	86.00	78.00	100.00
西安市第一医院	60	78.00	80.00	78.00	100.00
西安市高陵区医院	50	78.00	80.00	78.00	100.00
咸阳市中心医院	60	80.00	78.00	80.00	100.00
延安大学附属医院	50	72.00	78.00	72.00	100.00

续表

医院名称	抽查病历数（份）	主要诊断编码正确率（%）	医师填写正确病历率（%）	编码员编码正确病历率（%）	系统传送正确病历率（%）
耀州区人民医院	50	86.00	66.00	86.00	100.00
榆林市第二医院	50	62.00	80.00	62.00	100.00
柞水县医院	50	74.00	82.00	74.00	100.00
合计	1100	76.15	79.00	76.15	100.00

表 27-9 2023年陕西省地市级哨点医院提升主要诊断编码正确率检查报告

医院名称	抽查病历数（份）	主要诊断编码正确率（%）	医师填写正确病历率（%）	编码员编码正确病历率（%）	系统传送正确病历率（%）
安康市中心医院	50	87.00	78.00	87.00	100.00
宝鸡市金台医院	50	84.00	81.00	84.00	100.00
宝鸡市中心医院	50	89.00	72.00	89.00	100.00
城固县医院	50	89.00	88.00	89.00	100.00
汉中市中心医院	50	86.00	76.00	86.00	100.00
靖边县人民医院	50	79.00	72.00	79.00	100.00
洛川县医院	50	78.00	74.00	78.00	100.00
宁陕县医院	50	77.00	76.00	77.00	100.00
蒲城县医院	50	86.00	81.00	86.00	100.00
三原县医院	50	76.00	74.00	76.00	100.00
商洛市中心医院	50	81.00	94.00	81.00	100.00
铜川市人民医院	50	78.00	76.00	78.00	100.00
渭南市中心医院	50	78.00	86.00	78.00	100.00
西安市第一医院	50	78.00	80.00	78.00	100.00
西安市高陵区医院	50	78.00	80.00	78.00	100.00
咸阳市中心医院	30	80.00	78.00	80.00	100.00
延安大学附属医院	30	72.00	78.00	72.00	100.00
耀州区人民医院	30	86.00	66.00	86.00	100.00
榆林市第二医院	30	86.00	89.00	86.00	100.00
柞水县医院	30	74.00	82.00	74.00	100.00
合计	900	81.10	80.60	81.10	100.00

（2）2022年及2023年提高主要诊断编码正确率改进目标情况。2022年及2023年核查20家哨点医院报送主要诊断编码正确率提高了4.95个百分点，主要诊断填写正确率也有所提高。具体情况见表27-10。提升主要诊断填写与编码正确率总结。随着陕西省病案质控中心主要诊断编码正确率基线调研工作的开展，20家哨点医院总体主要诊断编码正确率逐步提高，但仍有部分指标正确率不足80%，亟待提高，主要原因为编码员队伍数量与质量不足，陕西省病案质控中心将继续做好此项工作，以问题为导向进行改进，不断提升编码正确率。

表 27-10　陕西省地市级哨点医院主要诊断填写、编码正确率检查报告表

调查年份	抽查病历数（份）	主要诊断填写正确率（%）	主要诊断编码正确率（%）
2022 年	1000	79.00	76.15
2023 年	900	80.60	81.10

5.一次专题调研

陕西省提升病历内涵质量调研总体情况。质控中心于 2023 年 7—8 月组织病案专家对陕西省 69 家医院开展病历内涵质量调研。共调研 6 家省级三甲医院、24 家市级三甲医院、39 家县级二甲医院，涵盖陕西省卫健委直管医院、部管教学医院、省管教学医院、部队教学医院，地市级中心医院及部分二级医院。调研病历涵盖神经内科、肝胆外科、呼吸内科、泌尿外科、小儿外科、消化内科、康复医学科、重症医学科、肿瘤外科、妇科等 10 余个专业，共调研 2023 年 3—6 月出院病历共计 7000 余份。

调研指标选取 2023 年国家病案质控中心及陕西省三级医院评审重点专业的 12 项指标。2023 年病案专业质控指标监测目标值按照国家文件要求、陕西省三级医院评审要求及陕西省实际数据测算制定。

（1）市级调研情况。2023 年 8 月陕西省病案质控中心组织陕西省 10 个地市病案质控中心对 63 家医院病案内涵质量进行调研，具体调研情况见表 27-11。

表 27-11　2023 年陕西省各地市病案内涵质量调研总体情况

评价指标	西安	宝鸡	咸阳	铜川	渭南	延安	榆林	汉中	安康	商洛市	平均值	2023 年目标值
病案管理人员月均负担出院病历数（份）	429	299	329	143	306	428	267	307	322	341	317	200~250
病案编码人员月均负担住院病历数（份）	727	773	734	450	1176	458	763	920	1124	1008	813	800~1000
CT/MRI 检查记录符合率（%）	91.30	93.53	90.07	93.94	88.86	92.32	89.11	90.55	87.00	82.59	89.93	≥90
病理检查记录符合率（%）	93.16	95.10	88.99	96.88	88.75	86.67	89.68	90.34	80.86	81.48	89.19	≥90
手术相关记录完整率（%）	78.89	89.69	90.29	88.29	89.97	86.47	93.68	94.00	92.00	86.70	89.00	≥90
临床用血相关记录符合率（%）	80.88	83.33	85.77	82.35	87.39	73.77	93.32	92.67	73.43	72.84	82.58	≥90
抗菌药物使用记录符合率（%）	83.57	89.46	87.90	49.66	76.47	86.62	84.92	96.88	70.57	71.43	79.75	≥90
病案2日归档率（%）	93.09	89.42	88.52	73.24	60.40	75.80	87.98	84.24	66.14	73.45	79.23	≥95
甲级病历率（%）	84.93	91.45	98.37	90.68	86.10	92.50	96.03	99.66	94.86	75.97	91.06	≥90
不合理复制病历发生率（%）	29.30	30.20	20.30	28.30	33.00	35.20	27.60	23.50	25.90	31.00	28.40	<10
主要诊断填写正确率（%）	91.05	93.82	91.30	75.24	90.50	89.50	92.20	91.42	92.43	88.94	89.64	≥80
主要诊断编码正确率（%）	90.29	94.18	92.20	77.17	88.02	89.00	91.20	96.12	87.71	88.19	89.41	≥80

综上，陕西省 10 个地市的 63 家医院，病案管理和编码人员数量配备符合陕西省 2023 年目标值，但人员专业技术能力不高、专业性不强。需进一步加强对临床用血相关记录、抗菌药物使用记录、病历不合理复制指标的培训和质控，提高出院病历 2 日归档率。

（2）省级调研情况。2023 年 7 月 27 日陕西省病案质控中心组织 24 名病案专家对省级 6 家医院（陕西省人民医院、陕西省肿瘤医院、西北妇女儿童医院、空军军医大学第一附属医院、西安交通大学第一附属医院、西安医学院第二附属医院）进行了病历内涵质量调研，共调研出院病历 1200 份，具体调研情况见表 27-12。

表 27-12　2023 年陕西省省级 6 家医院病历内涵质量调研总体情况

评价指标	陕西省人民医院	陕西省肿瘤医院	西北妇女儿童医院	空军军医大学第一附属医院	西安交通大学第一附属医院	西安医学院第二附属医院	平均值	2023 年目标值
病案管理人员月均负担出院病历数（份）	513	420	656	880	720	354	590.50	200～250
病案编码人员月均负担出院病历数（份）	1612	771	1431	1408	1441	778	1240.16	800～1000
CT/MRI 检查记录符合率（%）	98.71	86.71	78.33	97.01	96.88	96.09	92.28	≥90
病理检查记录符合率（%）	88.37	91.82	74.36	70.21	94.34	91.55	85.11	≥90
手术相关记录完整率（%）	88.97	93.15	80.77	92.60	97.56	78.87	88.65	≥90
临床用血相关记录符合率（%）	90.32	54.55	87.50	87.60	54.55	90.00	77.42	≥90
抗菌药物使用记录符合率（%）	99.29	81.25	94.53	100.00	100.00	58.04	88.85	≥90
出院患者病案 2 日归档率（%）	53.20	99.00	98.88	71.07	98.88	52.00	78.84	≥95
甲级病历率（%）	90.77	90.00	90.39	/	90.67	92.50	90.87	≥90
不合理复制病历发生率（%）	16.69	28.00	43.04	12.87	0	13.01	18.94	<10
主要诊断填写正确率（%）	90.20	75.50	84.31	76.72	90.16	95.00	85.32	≥80
主要诊断编码正确率（%）	89.50	81.50	85.78	82.76	97.93	88.50	87.66	≥80

综上，陕西省 6 家三甲医院调研情况，12 项病历内涵质控指标略高于或接近于陕西省 2023 年质控目标值。需增加病案管理人员和编码人员配置，进一步加强对病理检查记录、临床用血相关记录、病历不合理复制指标的培训和质控，提高出院病历 2 日归档率。

五、质量控制工作中存在的问题及下一步工作思考

1. 存在的问题

（1）病案首页数据存在的问题。①院领导不重视：一是对公立医院绩效考核工作不重视，没有绩效考核管理部门；二是对病案首页数据和病案、编码工作不重视，且绩效考核工作分工不明，协调不够，病案、统计、信息部门相互脱节，各自为政。②专业人才配备不够，缺乏专业人才队伍来负责绩效考核的具体工作。③信息系统落后。部分医院信息建设落后，病案首页录入没有基本的逻辑审核和强制填写要求，缺乏有效的质控系统进行初步的审核。部分医院病案系统数据正确，但是出现病案首页数据导出错误。部分医院有数据，但信息无法导出，手工录入的工作量巨大且容易出错。④病案技术人员缺乏，专业能力欠缺。⑤人员结构不合理、专业技术人员缺乏、病案人员的继续教育缺乏。⑥病案人员对病案首页数据、编码的理解不够、认识不够，编码水平和病案首页质控能力较差。

（2）病历内涵质量问题。为进一步提高病历内涵质量，质控中心于 2023 年 4 月召开线上、线下陕西

省提升病历内涵质量推进会，对病历内涵质量控制指标进行讲解和开展病历内涵指标检查工作，要求各级各类医院从 5 月开始开展相关检查工作，以问题为导向不断落实十八项医疗核心制度，规范医疗行为，保障医疗安全与质量，提高病历内涵与病案数据质量。7 月质控中心组织省市级病历内涵质量调研既是对病历内涵各项指标基线情况的调研，也是对病历内涵质量控制工作的一次检验和推进。摸清了底细，也发现了存在的问题。

1）部分医院仍未有效开展病历内涵质量控制专项检查。部分三级医院和较多二级医院由于质控人员不足、分工等只对主要诊断编码正确率进行专项质控检查，未对其他质控指标开展专项质控检查。

2）病历内涵质量控制有待进一步提高。依据国家相关指标要求和陕西省实际情况，质控中心对目前检测的 12 项指标设置了改进目标值。由调研情况来看，大部分指标在达标线上下徘徊，部分指标问题仍突出，需进一步加强管理和质控。①病案管理科人员不足、配置差异较大：从病案管理人员和编码人员月负担病历数及质控指标专项检查开展情况来看，仍存在病案管理人员、编码员、质控人员人数不足且质量不高的问题。近些年随着公立医院绩效考核、医保 DRG/DIP 工作的开展，医院对编码工作有所重视，给予了一定编码人员配置，但质控人员和科室整体人员数量及专业人才仍严重不足。呈医院级别越高、规模越大其病案相关人员负担越重；医院级别越低、规模越小其病案人员负担相对较轻，但人员素质和专业性更差。②病历内涵指标整体接近目标最低值：CT/MRI 检查记录符合率整体较高，省级 6 家医院平均概率为 93.41%，地市级 63 家医院平均概率为 89.93%；病理检查记录符合率、手术相关记录完整率、临床用血相关记录符合率、抗菌药物使用记录符合率均 < 90%，主要表现为相关检查和记录没有在病程中规范记录，未进行分析，不能很好体现出检查、手术、用药、输血的依据和具体情况。需进一步加强质控力度和考核，及时开展针对临床医师病历规范书写的相关培训。③病历归档不及时、不合理复制病历发生率高：本次调研病历 2 日归档率因未到现场检查，由医院上报具体数据，大部分医院参照陕西省三级医院评审要求（≥ 95%）不达标。不合理复制病历发生率高，主要表现在首程内容与入院记录内容完全复制粘贴，出院小结或出院最后一次病程与出院记录内容完全复制粘贴，没有进行归纳总结，需加强临床医师的培训和电子病历模板的管理。

2. 下一步工作

（1）规范病案科（室）建设。以《陕西省病案管理科建设与管理规范》文件要求为标准，规范陕西省病案管理科的建设，规范病案管理科的设置、人员配置、工作范畴、工作制度和岗位职责。根据《陕西省全面提升医疗质量行动计划工作方案（2023—2025 年）》工作要求，对陕西省病案管理科规范化建设进行评估。

（2）提升病案管理专业技能。加强基本知识、基本技能、基本操作相关培训，通过省市病案质控中心编码员培训、质控培训不断夯实基础，加强编码员尤其是基层编码员的培训和管理，探索陕西省编码员统一管理和定期考核及继续教育机制，不断提高编码水平。以评促学、以赛促进，以优秀病历评比促进交流学习，提升病历书写质量，以比赛促进病案管理水平和能力进步。继续开展陕西省优秀病历展、疑难病案编码演讲比赛、病案技能竞赛等相关活动，促进病案管理和病案专业技能不断提升。

（3）提升病历内涵质量。继续以病历内涵质量控制指标为抓手，促进各项指标落实与提高。制定病案质控指标检查手册，细化指标含义的解释，明确质控检查的质控点，统一质控标准和尺度，逐步实现检查的规范化、同质化。利用省医疗质量综合管理平台，要求各级医院每月抽查一定量的病历进行检查，检查情况通过省平台上报，督促和监控医院病历内涵检查工作有效开展。

（4）落实省—市—县（区）病案质控中心网络建设。省市病案质控中心协助各县（区）病案质控中心成立，提供质控中心建设制度、申请等相关帮助，以及成立后工作的开展。以省病案质控中心陕西省病案骨干培训为基础，为县区级医院培养病案管理人才，促进病案质控中心工作有效开展。

第二十八节

四川省病案管理专业
医疗服务与质量安全报告

一、质量控制数据调查情况

本报告数据来源于 NCIS 全国医疗质量数据抽样调查系统，包含两部分内容：一是 2022 年提交数据且有病案专业的 568 家二级以上医院数据，覆盖四川省 21 个市（州），其中，公立医院 456 家，民营医院 112 家；三级医院 218 家（其中民营 14 家），二级医院 350 家（其中民营 98 家）；综合医院 374 家，专科医院 194 家；中医医院 44 家，西医医院 524 家。二是 2020—2022 年连续 3 年均提交数据且有病案专业的 326 家医院对比数据，其中，三级医院 155 家（其中民营 7 家），二级医院 171 家（其中民营 34 家）。

（一）病案科（室）人员情况

2022 年四川省平均每家医院病案科（室）人员数为 5.13 人，专职编码人员数为 2.45 人，专职编码人员占病案科（室）人员的 46.48%。住院病案管理人员月均负担患者病历数为 270 份，病案编码人员月均负担患者病历数为 581 份，三级公立综合医院最高，同等级的综合医院高于专科医院（表 28-1）。

表 28-1　2022 年四川省医院病案科（室）人员分布情况

医院	病案科（室）平均人员数（人）	病案科（室）平均专职编码人员数（人）	住院病案管理人员月均负担出院患者病历数（份）	病案编码人员月均负担出院患者病历数（份）
三级公立综合	10.23	5.14	333	666
二级公立综合	3.25	1.66	225	458
三级民营综合	6.67	2.44	222	607
二级民营综合	2.72	1.21	186	427
三级公立专科	5.75	2.25	217	554
二级公立专科	2.18	0.77	123	368
三级民营专科	4.60	2.00	173	397
二级民营专科	2.05	0.74	102	298
均值	5.13	2.45	270	581

（二）病案首页数据质量控制

1. 主要诊断编码正确率

2022 年四川省主要诊断编码正确率为 93.06%，其中，三级民营专科医院正确率最高，为 99.08%；二级公立综合医院最低，为90.14%。从市（州）维度看，攀枝花正确率最高，为98.75%；凉山最低，为78.45%（图28-1、图28-2）。

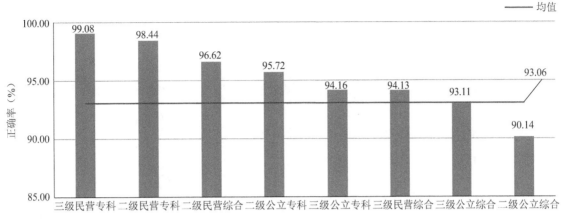

图 28-1　2022 年四川省各级各类医院主要诊断编码正确率

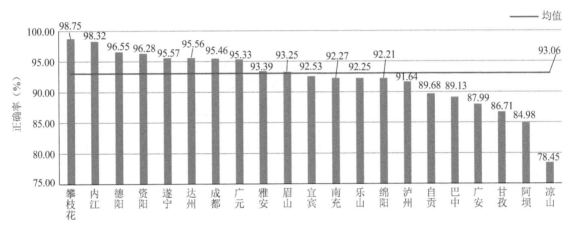

图 28-2　2022 年四川省各市（州）医院主要诊断编码正确率

连续 3 年提交 NCIS 数据且有病案专业的医院数据中，251 家医院的主要诊断编码正确率数据连续上报。2020—2022 年四川省医院主要诊断编码正确率从 2020 年的 88.73% 提升至 2022 年的 92.79%（图 28-3）。

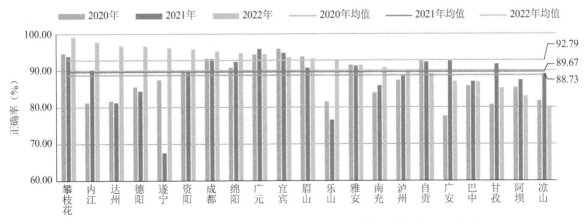

图 28-3　2020—2022 年四川省各市（州）医院主要诊断编码正确率

2. 手术相关记录完整率

2022年四川省手术相关记录完整率为94.15%，其中，二级民营专科医院最高，为99.91%；二级民营综合医院最低，为68.83%。从市（州）维度看，阿坝和泸州完整率最高，为100%；广元最低，为71.28%（图28-4、图28-5）。

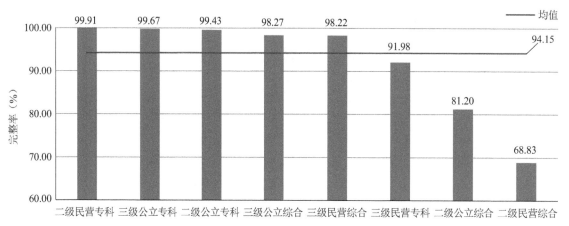

图28-4　2022年四川省各级各类医院手术相关记录完整率

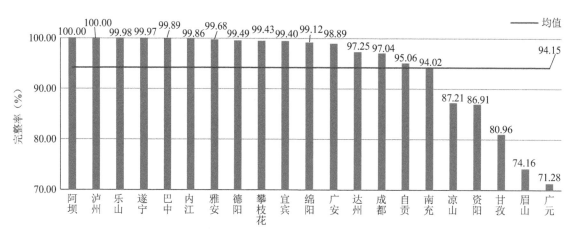

图28-5　2022年四川省各市（州）医院手术相关记录完整率

连续3年提交NCIS且有病案专业的医院数据中，99家医院的手术相关记录完整率数据连续上报。2020—2022年四川省医院手术相关记录完整率从2020年的99.01%降低至2022年的96.26%（图28-6）。

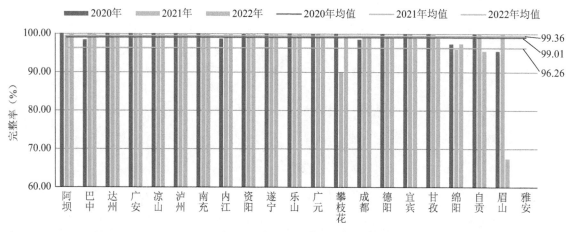

图28-6　2020—2022年四川省各市（州）医院手术相关记录完整率

3. 主要手术编码正确率

2022 年四川省主要手术编码正确率为 91.36%，其中，三级民营专科医院完整率最高，为 99.28%；三级公立综合医院最低，为 90.16%。从市（州）维度看，内江正确率最高，为 98.99%；巴中最低，为 76.82%（图 28-7、图 28-8）。

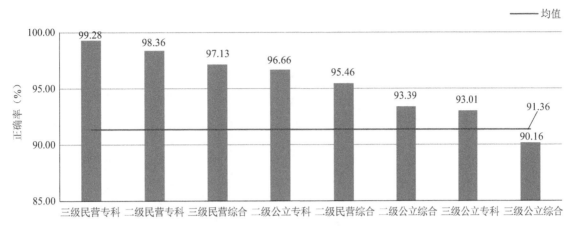

图 28-7　2022 年四川省各级各类医院主要手术编码正确率

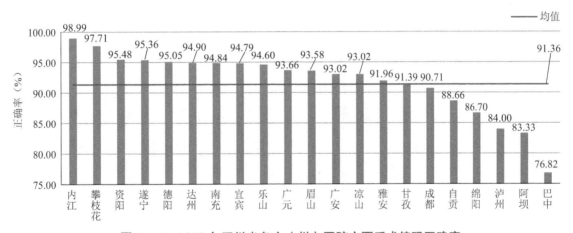

图 28-8　2022 年四川省各市（州）医院主要手术编码正确率

连续 3 年提交 NCIS 且有病案专业的医院数据中，192 家医院的主要手术编码正确率数据连续上报。2020 年四川省医院主要手术编码正确率（92.87%）与 2022 年（92.13%）基本持平（图 28-9）。

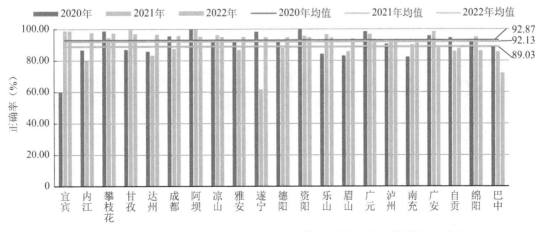

图 28-9　2020—2022 年四川省各市（州）医院主要手术编码正确率

（三）质量控制工作情况

1. CT/MRI 检查记录符合率

2022 年四川省 CT/MRI 检查记录符合率为 97.09%，其中，二级民营专科医院符合率最高，为 99.98%；三级公立综合医院最低，为 95.54%。从市（州）维度看，乐山符合率最高，为 99.98%；绵阳最低，为 77.66%（图 28-10、图 28-11）。

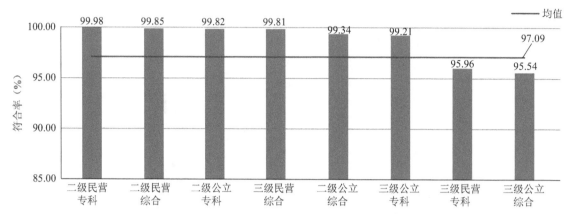

图 28-10　2022 年四川省各级各类医院 CT/MRI 检查记录符合率

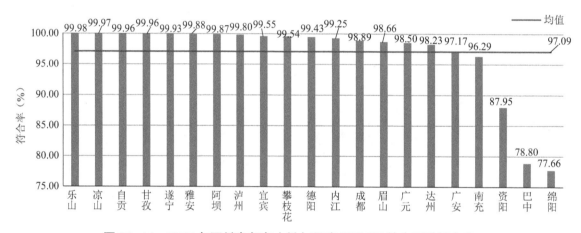

图 28-11　2022 年四川省各市（州）医院 CT/MRI 检查记录符合率

2. 抗菌药物使用记录符合率

2022 年四川省抗菌药物使用记录符合率为 98.21%，其中，三级民营综合医院符合率最高，为 99.94%；三级民营专科医院最低，为 86.34%。从市（州）维度看，遂宁和雅安符合率最高，为 100%；达州最低，为 93.32%（图 28-12、图 28-13）。

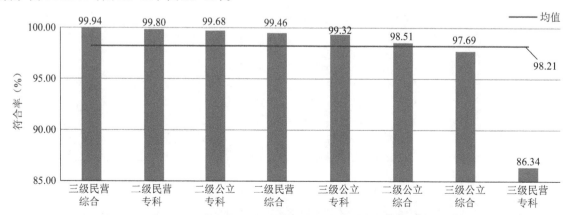

图 28-12　2022 年四川省各级各类医院抗菌药物使用记录符合率

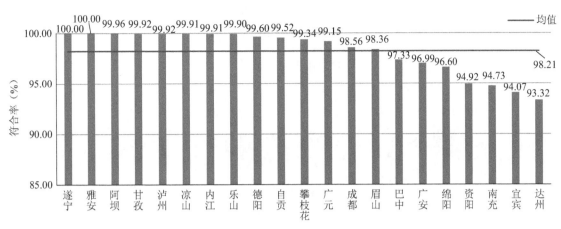

图 28-13　2022 年四川省各市（州）医院抗菌药物使用记录符合率

3. 不合理复制病历发生率

2022 年四川省不合理复制病历发生率为 5.36%，其中，三级民营综合医院发生率最高，为 50.78%；二级民营专科医院最低，为 0.18%。从市（州）维度看，眉山发生率最高，为 23.90%；巴中最低，为 0.19%（图 28-14、图 28-15）。

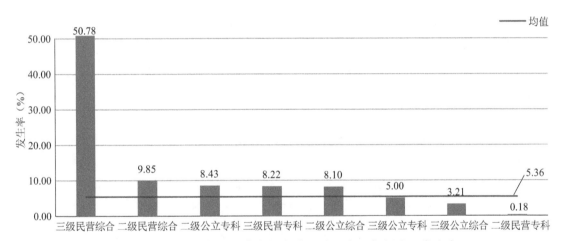

图 28-14　2022 年四川省各级各类医院不合理复制病历发生率

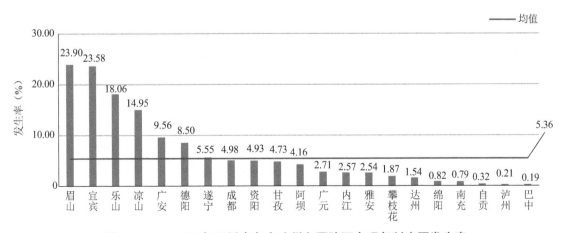

图 28-15　2022 年四川省各市（州）医院不合理复制病历发生率

二、病案管理质量控制工作开展情况及特色经验分享

（一）建立健全质控体系，全面提高病案专业人员素质

四川省病案管理专业起步晚，前期存在重视不够、投入不足、地区差异大、专业人才配备欠合理、缺乏继续教育平台和机会等问题。为改善现有环境，逐步提高四川省病案管理水平，四川省病案管理医疗质量控制中心（以下简称"质控中心"）以问题为导向，不断创新工作模式。第一，奋力实现病案质控体系全覆盖。四川省于2015年建立21个市级病案质控中心，2022年建立183个县级病案管理质控站，在全国率先完成省—市—县三级病案质控中心（站）全覆盖。第二，全面强化线上线下培训指导。中心通过线上线下相结合的方式，近5年内共计开展44次病案专题培训，内容涵盖国际疾病分类与手术分类、医学统计与数据分析、公立医院绩效考核、电子病历系统应用水平分级评价、医保支付制度改革等热门专题，培训对象覆盖21个市（州），超3万人参加。第三，是加强人才培养基地与机制建设。为强化四川省病案继续教育和发挥"传帮带"精神，中心与市（州）卫生健康委员会共同制订了长期带教进修计划，分批次将辖区内二级及以上医院优秀病案管理人员选派到质控中心挂靠单位学习，形成省市县组团式帮扶，以提升市（州）及县域医院病案专业能力，培养更多专业人员。通过近几年的努力，四川省病案人员队伍能力不断提升，目前病案人员以医学相关专业为主，本科及以上学历人员占比逐年递增，2020—2022年分别为53.62%、57.56%和62.46%。

（二）持续推动病案首页及病历内涵质量提升

质控中心坚持以业务工作为抓手，推动全病案质量的提升。一是高质量完成国家医疗质量安全改进目标。2021年国家卫生健康委员会发布《2021年国家医疗质量安全改进目标》（国卫办医函〔2021〕76号），首次将病案首页主要诊断编码正确率列入"十大目标"之一。质控中心结合四川省地域辽阔、发展不平衡、疾病谱分布特点等因素，创新性开展省—市—县三级联动专项评估工作，组织21个市（州）开展辖区内医院改进目标专项检查活动。近3年全国医疗质量调查数据显示，四川省主要诊断编码正确率从2020年的88.73%提升至2022年的92.79%。二是组织专家制定并印发了《四川省病历内涵质量提升行动的实施方案（2023—2025年）》，同时召开培训会，切实推进相关工作。三是搭建四川省病案质控平台，开展病历内涵自查工作。为提升病历内涵质量和完整性、及时性，规范病历书写，提升医疗质量安全意识和水平，质控中心组织专家对病历内涵质量自查工作要点进行专项培训、撰写《四川省病案质控指标检查表》填报指南，并搭建病案质控平台收集相关数据，既可以监测四川省病历内涵质量现状，又能通过院内自查增强医务人员病历书写重视程度。四是开展病案质量现场调研。质控中心充分利用省—市—县三级质控体系联动机制，围绕病案管理部门组织架构和专业人员配备情况、病历内涵质量提升行动的执行情况、国家公立医院绩效考核病案相关指标考核情况及病案首页上报情况等内容开展病案质量控制与管理工作，截至2023年9月底，各质控中心已对14个市（州）的194家医院进行了业务指导。五是更新发布行业标准，促进四川省病案专业的统一化、标准化、规范化管理。中心组织多学科专家进行专题调研意见征求，经多轮研讨形成并发布《四川省日间医疗病历质量评定标准》《四川省住院病历质量评定标准（2023年版）》，以便四川省医院使用同种标准进行病历评定，进一步促进病案质控指标可比性及监控。如"甲级病历率"指标更具有可比性，近3年四川省"甲级病历率"分别为95.54%、96.43%和92.64%。

（三）不断创新质量控制工作形式

中心始终秉持区域协同发展理念，有计划、有重点开展四川省病案质量控制工作，不断提升工作质量与效率。质控中心组织专家为"四川省医院评审标准实施细则"等多项重要政策标准制定提供专业支持，从指标重要性、可获得性、数据质量等多维度综合考量，分别遴选适用于二级综合医院、三级综合

医院的病案管理、质控等相关指标纳入医院评审评价范围，并对指标定义、计算方法、指标说明、参考值等方面进行详细解读。其中，将"病历2日归档率"纳入三级医院评审细则，促进四川省病历2日归档率不断提高（2020年为43.02%、2021年为43.88%、2022年为48.29%）。

三、省级"百家病案"评选工作总结

按照《国家卫生健康委医政司关于开展2023年全国"百佳病案"评选活动的通知》（国卫医政质量便函〔2023〕242号）文件要求，四川省卫生健康委医政医管处第一时间组织质控中心制定了本省评选方案，并转发至各医院。

在四川省卫生健康委员会大力支持和四川省各级病案质控中心积极推动下，共有374家医院（不含中医和军队医院）报名参选，实际上传成功医院数为311家，共计上传病案3213份，其中，住院病案2427份，门（急）诊病案584份，日间医疗病案202份。秉承优中选优、公平、公正、公开的原则，四川省在遵循国家总体思想和整体规划的基础上，增加了市（州）推选环节，要求各市（州）级病案质控中心在当地卫健委的指导下制定辖区内评选方案，组织专家评选，给出推荐意见。经过市（州）级病案质控中心初筛后，有843份病案进入省级评选。基于国家病案管理医疗质量控制中心的评分要求，质控中心进一步细化了评分项，增加了11项单否条件，在20位省级专家4天的认真评审后，最终确定省级优秀病案275份，其中30份为国家优秀病案候选。通过此次活动，也发现了四川省病历内涵质量存在的问题，如四级手术病历无MDT、首次病程记录及其他病程记录多次复制、病历存在争议、预后不良或者存在严重医疗问题、病程未体现三级医师查房记录等。

四、"六个一"质量控制工作完成情况

根据《四川省医疗质量控制中心管理办法》（川卫医政函〔2023〕250号）文件要求，质控中心于2023年重组中心专家成员，由42人缩减至25人，建立了月调度质控会议，并不定期召开四川省质量控制工作会，部署和推进各阶段的质控目标和任务。

针对"病案首页主要诊断正确率"这一持久性的改进目标，四川省2023年先后举办2次国际疾病分类培训班，近600人次参会，并在四川省卫生健康委医政医管处领导的带队下，组织专家前往各市（州）开展病案首页专题调研，并对医院进行现场督导，根据调研结果，质控中心团队在21个市（州）分五大片区进行全覆盖培训，内容涉及病案质控指标、国考首页指标、ICD编码、病案内涵质量几大板块，通过多途径让医院掌握病案首页数据上传情况和存在问题。

为推进病案内涵质量专项行动，四川省进一步完善了四川省病案质控网站，建立病案自查报送机制，通过网站建设来实现每季度27项病案管理质量控制指标和门（急）诊病历电子化情况追踪，以更好地支持上级部门行政决策，并通过自查进一步开展针对性改进策略，逐步提高全病案质量。

五、质量控制工作中存在的问题及下一步工作思考

1. 存在的问题

（1）"提高主要诊断编码正确率"改进目标落实情况：2022年四川省主要诊断编码正确率已达到2022年国家要求，但仍存在发展不平衡、不充分问题，甘孜、阿坝、凉山等市（州）主要诊断编码正确率低于四川省平均水平。

（2）"提高手术相关记录完整率"改进目标落实情况：2022年四川省手术相关记录完整率较前2年有所下滑，各类别医院完整率差距大，二级综合医院手术相关记录完整率低于三级综合医院。

（3）病历内涵质量不高仍待进一步提升，不同市（州）CT/MRI 检查记录符合率、不合理复制病历发生率的差异大，三级民营综合医院不合理复制病历发生率远高于其他类别医院。

2. 下一步工作

（1）省—市—县三级病案质控体系已建立，实现 21 个市（州）183 个县（区）病案质控站全覆盖。接下来，质控中心将进一步落实属地化管理，充分发挥和带动市（州）分中心、县（区）质控站对辖区医院病案质控业务的管理和指导作用。

（2）继续做好四川省公立医院绩效考核、医疗质量安全改进目标等相关工作，指导医院进一步完善病案管理体系建设，强化临床医师和编码员培训，规范病案首页书写，推动"提高主要诊断编码正确率"目标持续改进。

（3）指导市（州）分中心和医院进一步完善病历内涵质量专项行动，加大培训力度，落实《医疗质量安全核心制度要点》《病历书写基本规范》等文件要求，强化手术过程和痕迹管理，规范临床医师医疗行为，督促医院做好自查工作，并开展哨点医院检查，不断提升病历内涵质量。

（4）持续对四川省医院病案管理工作进行疑难解答和现场指导，帮扶基层、困难地区。

（5）与相关学会合作，开展丰富多彩的培训和学术活动，营造良好氛围，扩大影响范围，给四川省病案专业人员创造更多、更好的学习平台和机会。

第二十九节

西藏自治区病案管理专业医疗服务与质量安全报告

一、质量控制数据调查情况

（一）医院概况

2022 年西藏自治区共有 51 家公立医院的数据纳入 NCIS 全国医疗质量数据抽样调查系统的分析，其中，三级综合医院 7 家，三级专科医院 1 家；二级综合医院 43 家，较 2020 年及 2021 年大幅增加，表明二级医院已开始积极参与调查（图 29-1）。

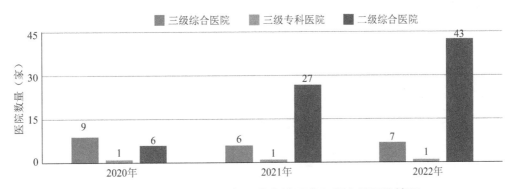

图 29-1　2020—2022 年西藏自治区参与调查的医院情况

（二）病案科（室）基本情况

根据调查医院数据分析，三级医院设病案科（室）但归属医务科的占 100%；二级医院均未设病案科（室），病案管理工作归属医务科。

1. 管理的病案种类

根据数据分析，住院病案管理仍是目前病案管理的主要类型（表 29-1）。

表 29-1　2022 年西藏自治区医院病案科（室）管理病案的种类

医院	住院病案		门诊病案		急诊病案		门诊特病病案	
	医院数量（家）	占比（%）	医院数量（家）	占比（%）	医院数量（家）	占比（%）	医院数量（家）	占比（%）
三级综合	7	100	0	0	0	0	0	0
三级专科	1	100	0	0	0	0	0	0
二级综合	43	100	0	0	0	0	0	0
总计	51	100	0	0	0	0	0	0

2. 业务范围

2022年西藏自治区医院病案科（室）均参与新建病历（患者信息采集）工作，其中，三级综合医院占28.57%，二级综合医院占40.74%；各级医院病案科（室）开展病历整理业务达到100%；病历扫描工作都是交由第三方承担，各级医院病案科（室）均未参与；三级综合医院病案科（室）对疾病与手术操作分类开展率达100%，对终末病历质控达100%；二级医院对终末病历质控达59.26%，开展科研调阅业务均达100%；各级医院病历归档工作开展率达100%；病历统计方面，三级综合医院达71.43%，二级综合医院达70.37%；病历复印工作开展率均达100%（表29-2）。

表29-2　2022年西藏自治区医院病案科（室）工作项目开展率

单位：%

医院	新建病历（患者信息采集）	病历整理	病历扫描	疾病与手术操作分类	终末病历质控	科研调阅	病历归档	病历统计	病历复印
三级综合	28.57	100.00	0	100.00	100.00	100.00	100.00	71.43	100.00
二级综合	40.74	100.00	0	0	59.26	100.00	100.00	70.37	100.00

（三）病案科（室）人员情况

1. 科室专职人员

病案科（室）工作人员：2020年平均为2.14人，其中，三级医院平均为5.60人，二级医院平均为1.14人；2021年平均为2.26人，其中，三级医院平均为5.80人，二级医院平均为1.25人。2022年平均为2.50人，其中，三级医院平均为6人，二级医院平均为1.50人。3年来病案管理人员数量在逐年增加，三级医院明显高于二级医院（图29-2）。

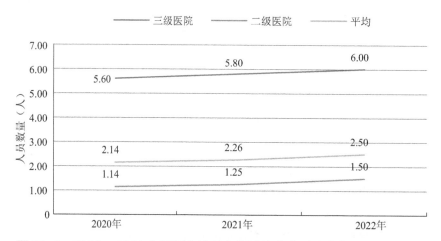

图29-2　2020—2022年西藏自治区各级医院病案科（室）工作人员数量

医学相关专业背景：2020年病案科（室）医学相关专业背景的人员占71.88%，非医学相关专业背景的人员占28.12%；2021年病案科（室）医学相关专业背景的人员占73.54%，非医学相关专业背景的人员占26.46%；2022年病案科（室）医学相关专业背景的人员占78.53%，非医学相关专业背景的人员占21.47%。3年的数据可以看出病案科（室）医学相关专业背景的人员占比明显高于非医学相关专业背景的人员，且医学相关专业背景人员比例在逐年增加（图29-3）。

学历：2020年病案科（室）硕士学历人员占3.10%，本科学历人员占59.40%，大专学历人员占28.10%，中专及以下学历人员占9.40%；2021年病案科（室）硕士学历人员占2.80%，本科学历人员占

62.31%，大专学历人员占 24.64%，中专及以下学历人员占 10.25%；2022 年病案科（室）硕士学历人员为 0，本科学历人员占 64.99%，大专学历人员占 29.64%，中专及以下学历人员占 5.37%。可以看出病案科（室）人员以本科及大专学历为主（图 29-4）。

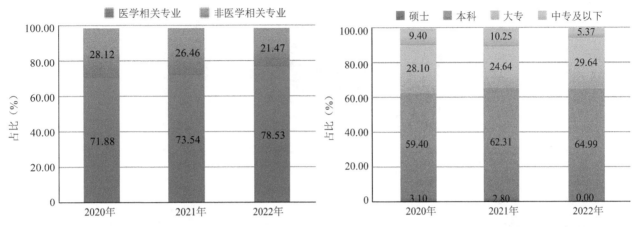

图 29-3 2020—2022 年西藏自治区医院
病案科（室）工作人员医学相关专业背景情况

图 29-4 2020—2022 年西藏自治区医院
病案科（室）工作人员学历情况

职称：2020 年病案科（室）工作人员初级职称的占 35.90%，中级职称的占 48.50%，副高级职称的占 15.60%；2021 年病案科（室）工作人员初级职称的占 32.54%，中级职称的占 50.26%，副高级职称的占 17.20%；2022 年病案科（室）工作人员初级职称的占 34.59%，中级职称的占 54.27%，副高级职称的占 11.14%。调查显示病案管理人员以中级职称为主（图 29-5）。

病案管理人员月均负担病历数：2020 年三级医院为 136 份，二级医院为 76 份；2021 年三级医院为 131 份，二级医院为 85 份；2022 年三级医院为 119 份，二级医院为 65 份。数据显示三级医院病案管理人员月均负担病历数均高于二级医院（图 29-6）。

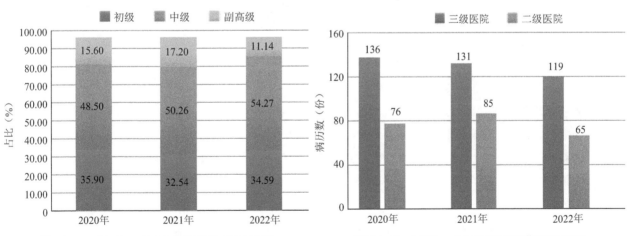

图 29-5 2020—2022 年西藏自治区医院
病案科（室）工作人员职称情况

图 29-6 2020—2022 年西藏自治区医院
病案管理人员月均负担病历数

2. 专职编码人员

调查数据显示病案编码人员月均负担出院患者病历数，2020 年三级医院为 435 份，二级医院为 396 份；2021 年三级医院为 430 份，二级医院为 391 份；2022 年三级医院为 417 份，二级医院为 389 份。根据数据可以看出三级医院编码人员月均负担出院患者病历数明显高于二级医院（图 29-7）。

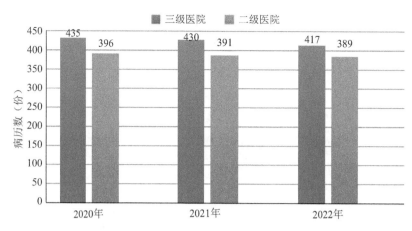

图 29-7 2020—2022 年西藏自治区医院病案科（室）编码人员月均负担出院患者病历数

3. 专职质控人员

调查数据显示病案质控人员月均负担出院患者病历数，2020 年三级医院为 312 份，二级医院为 210 份；2021 年三级医院为 308 份，二级医院为 208 份；2022 年三级医院为 296 份，二级医院为 195 份。数据可以看出三级医院质控人员月均负担出院患者病历数高于二级医院（图 29-8）。

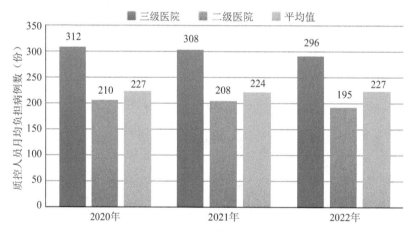

图 29-8 2020—2022 年西藏自治区医院病案科（室）质控人员月均负担出院患者病历数

（四）病案首页数据质量控制

1. 主要诊断填写正确率

调查数据可以看出主要诊断填写正确率情况，2020 年三级医院为 68.95%，二级医院为 55.34%；2021 年三级医院为 73.08%，二级医院为 60.52%；2022 年三级医院为 78.56%，二级医院为 70.58%。数据显示主要诊断填写正确率在逐年提高（图 29-9）。

2. 主要诊断编码正确率

调查数据可以看出主要诊断编码正确率情况，2020 年三级医院为 64.52%，二级医院为 50.49%；2021 年三级医院为 72.54%，二级医院为 58.24%；2022 年三级医院为 79.546%，二级医院为 68.67%。数据显示主要诊断编码正确率在逐年提高（图 29-9）。

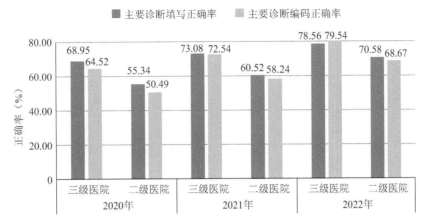

图 29-9　2020—2022 年西藏自治区各级医院主要诊断填写正确率与主要诊断编码正确率

3. 主要手术填写正确率

调查数据可以看出主要手术填写正确率情况，2020 年三级医院为 70.25%，二级医院为 58.48%；2021 年三级医院为 74.52%，二级医院为 63.38%；2022 年三级医院为 81.45%，二级医院为 78.51%。数据显示主要手术填写正确率在逐年提高（图 29-10）。

4. 主要手术编码正确率

调查数据可以看出主要手术编码正确率情况，2020 年三级医院为 67.42%，二级医院为 55.69%；2021 年三级医院为 73.48%，二级医院为 60.29%；2022 年三级医院为 80.15%，二级医院为 76.28%。数据显示主要手术编码正确率在逐年提高（图 29-11）。

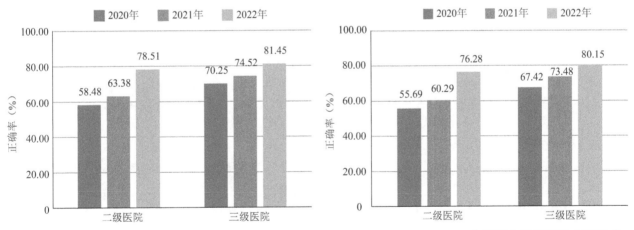

图 29-10　2020—2022 年西藏自治区医院主要手术填写正确率

图 29-11　2020—2022 年西藏自治区医院主要手术编码正确率

5. 编码库版本（疾病 / 手术）

调查数据显示，三级公立医院 100% 采用国家临床版 2.0 ICD-10；国家临床版 3.0 ICD-9-CM-3，二级公立医院有 70% 在采用（表 29-3）。

表 29-3　2023 年西藏自治区各级医院编码库版本（疾病 / 手术）情况

单位：%

医院	国家临床版 2.0 ICD-10	国家临床版 3.0 ICD-9-CM-3
三级公立	100.00	100.00
二级公立	70.00	70.00

6. 进行编码的病案类型

自治区医院均是针对住院病案进行编码。

（五）质量控制工作情况

各级医疗机构开展质量控制工作主要针对住院病案，其中病案首页必填项和52个逻辑校验项以系统质控为主，辅以人工质控；病历内涵以人工质控为主，病案信息化质控程度不高；门诊病历主要由医务科或门诊部负责开展质控。

调查数据显示三级公立医院以人工质控为主，占80.15%；系统质控或其他占19.85%。二级公立医院以系统质控或其他为主，占67.65%；人工质控占32.35%（图29-12）。

（六）住院病历整理归档及时性

1. 住院病历归档方式

采取纸质病历归档和部分电子病历归档相结合的医院占52.94%，仅有纸质病历归档的医院为47.06%（图29-13）。

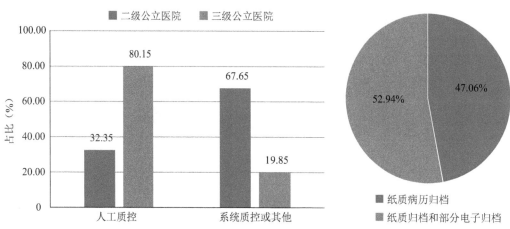

图 29-12　2022 年西藏自治区各级医院住院病案开展质控情况

图 29-13　2022 年西藏自治区各级医院病历归档的方式

2. 出院患者病历归档率及归档完整率

2022年自治区三级公立医院出院患者纸质病历2日归档率为43%，3日归档率为65%，7日归档率为91%；二级公立医院出院患者纸质病历2日归档率为18%，3日归档率为40%，7日归档率为65%（图29-14）。出院患者病历归档完整率为90.40%。

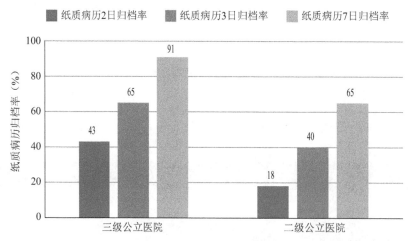

图 29-14　2022 年西藏自治区各级医院出院患者纸质病历归档率

（七）电子病历建设情况

1. 病历签名方式

病历部分采用 CA 签名的医院占 11.76%；病历全部采用 CA 签名的医院占 11.76%；病历全部采用手工签名的占 76.47%（图 29-15）。

2. 病历贮存方式

纸质病历贮存占 47.06%，纸质病历和电子病历贮存相结合的医院占 52.94%（图 29-16）。

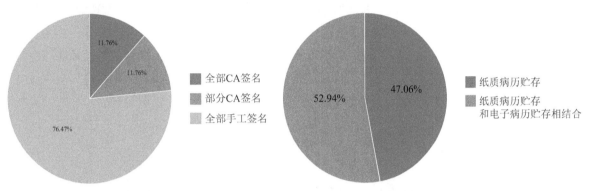

图 29-15　2022 年西藏自治区各级医院病历　　图 29-16　2022 年西藏自治区各级医院病历贮存方式
　　　　　　CA 签名情况

3. 向患者提供电子病历服务方式

通过病案科（室）打印的方式为患者提供病历资料是主流，占 91.18%；医院自助机查看或者是自助打印的方式为患者提供病历资料占 8.82%（图 29-17）。

4. 对新产生病历、历史病案实现数字化情况

新产生的病历实现全部数字化的医院达 61.76%，新产生病历未实现数字化的医院达 38.24%。调查医院数据显示历史病案数字化的情况显示，全部实现数字化的医院占 23.54%，部分实现数字化的医院占 38.23%，未实现数字化的医院占 38.23%（图 29-18）。

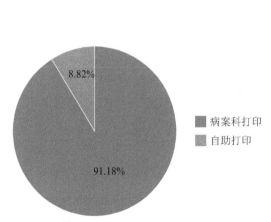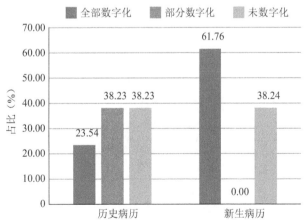

图 29-17　2022 年西藏自治区各级医院提供　　图 29-18　2022 年西藏自治区各级医院历史病案
　　　　　　病历资料的方式　　　　　　　　　　　　　　及新产生病历实现数字化情况

二、病案管理质量控制工作开展情况及特色经验分享

（一）病案质量控制管理工作

2023 年初西藏自治区病案管理医疗质量控制中心（以下简称"质控中心"）拟定了关于切实做好自治

区病案量控制管理工作的通知，西藏自治区卫生健康委员会于6月2日下发具体要求到各地市及医疗机构，做好5项工作：加快病案质控中心建设、规范病案质量管理、统一疾病与手术操作编码、做好病案质量管理培训、加强病案质量管理督导检查。规范统一并自治区病案管理：西藏拟定住院病历评定标准、首页专项检查评分表、入院记录模板、住院病案首页模板、国家临床版2.0疾病诊断编码、国家临床版3.0手术操作编码。

（二）会议、培训情况

召开2次病案管理会议，2023年6月召开西藏自治区病案管理质量控制工作线上会议，中心委员、七地市卫生健康委医政科负责人及自治区三级公立医院病案质控科主任近70人出席会议。会上对西藏自治区卫生健康委员会6月2日下发的《关于切实做好区病案质量控制管理工作的通知》具体内容进行解读，安排部署各地市病案质控中心及医疗机构的工作任务。9月召开西藏自治区贯彻落实国家病案管理医疗质量控制中心相关工作视频会议，中心委员、自治区二级以上公立医院病案质控科负责人及病案管理相关人员共229人参加会议，会议内容包括全国"百佳病案"评选工作方案要求，安排部署西藏"百佳病案"评选具体工作；提升首页主要诊断编码正确率及2023年病案内涵提升专项行动任务的落实工作；国家病案管理医疗质量控制中心其他工作任务的安排。

9月2—3日举办西藏自治区提升病案管理质量培训会议，邀请国家病案管理医疗质量控制中心王怡主任、曾跃萍老师、刘晶老师及四川省病案管理医疗质量控制中心李红樱主任、广州中山大学附属第一医院熊莺主任，分别从病历书写规范及内涵质控要点、地市级病案质控中心建设、国家临床版2.0疾病编码、国家临床版3.0手术操作编码规则、DIP支付病案精细化管理等方面进行培训。自治区93家医院病案质控、编码、病案首页数据上传相关工作人员共计160余人参加现场培训，170余人参加线上培训会议。

各地市病案质控中心培训情况，日喀则市病案质控中心充分利用上海援藏优势，每月组织开展病案质量管理培训2次。

（三）督查检查工作开展情况

2023年9月邀请国家专家及西藏自治区病案管理委员会专家对西藏自治区10家三级公立医院近100份病案首页主要诊断编码正确率及病历内涵质量12项指标进行了现场检查，其中主要诊断填写正确率为78.56%，主要诊断编码正确率为79.54%；主要手术填写81.45%，主要手术编码80.15%。对其他10项指标的检查情况见表29-4。同时开展了广东省与西藏自治区病案管理医疗质量控制中心手拉手提升病历内涵质量行动任务。

表29-4 2020—2022年病历内涵质量部分指标检查情况

年份	手术相关记录完整率（%）	不合理复制病历发生率（%）	抗菌药物使用记录符合率（%）	CT/MRI检查记录符合率（%）	病理检查记录符合率（%）	恶性肿瘤化学治疗记录符合率（%）	植入物相关记录符合率（%）	临床用血相关记录符合率（%）	知情同意书规范签署率（%）	病历归档完整率（%）
2020年	66.67	30.00	75.00	76.26	33.44	100	62.50	75.00	72.09	81.13
2021年	73.84	28.52	80.14	84.38	53.33	100	75.00	84.69	84.46	89.63
2022年	85.23	22.89	83.52	88.45	65.24	100	92.26	92.46	87.15	96.00

三、省级"百佳病案"评选工作总结

按照2023年"百佳病案"评选工作要求，质控中心推选了涵盖西藏自治区七地市的副高级以上临床专家和编码专家组成西藏自治区"百佳病案"评审专家组（共18人），于2023年10月26—27日在西藏自治区人民医院开展自治区"百佳病案"评选工作，专家们严格按照国家"百佳病案"评审原则、评分要点、评分权重等要求，对自治区各级医疗机构自行推选出的优秀病案进行检查，18 名专家通过 2 天紧张有序地评审，完成了自治区 465 份病案初审及复审工作，最终推选出省级"百佳病案"71 份，推选 25 份优秀病案报送国家评选。

通过省级"百佳病案"评审也暴露出病案质量的缺陷：病案首页填写有遗漏、不规范及主要诊断选择及编码的不准确；首次病程鉴别诊断未进行全面分析，上级查房病程记录缺内涵，日常病程记录存在遗漏、异常检查记录及分析，存在复制粘贴现象；另外在这次"百佳病案"的前期准备过程中也存在扫描制作 PDF 不仔细、疏忽环节，出现推选、上传病历扫描不清晰导致无法受检查的情况。

此次"百佳病案"评审工作也为我区病历内涵质控指明了方向，找出了病历书写差距。

四、"六个一"质量控制工作完成情况

质控中心组建专家委员会，3 个亚专业组，目前还只是停留在职责范围内的督导检查工作；在会议机制方面还没有完全落实月调度会、疑难编码讨论会、病历内涵质量讨论会；将主要诊斯编码正确率、手术相关记录符合率等国家要求重点项目作为检查改进目标；目前质控中心没有专职人员；经调研，门诊病历质量管理基本是由门诊部和医务处进行质量管理；每年按照国家要求撰写《西藏自治区医疗服务与质量安全报告——病案管理专业分册》。

五、质量控制工作中存在的问题及下一步工作思考

1. 存在的问题

（1）医院管理层及各级医务人员对病案质量管理重视不够。

（2）病案管理人员数量不足、素质不高，主要体现在编码人员数量不足，医学相关专业知识缺乏。

（3）病案科（室）设置不健全，二级医疗机构未设病案管理专业科室，严重影响数据质量。

（4）各医疗机构病案管理的系统支持也非常有限，缺乏智能化质量监管平台支持，自治区无病案管理信息系统的支持监管平台。

2. 下一步工作

（1）加强培训。各地市级质控中心及医疗机构开展国家临床版疾病编码、国家临床版手术操作编码知识的培训、病案首页规范填写和数据质控培训，不断提高编码和数据质量。

（2）督导检查。各级质控中心加强病历内涵质量及主要诊断编码正确率的督导检查。申请信息化病案质量检查系统，提高质控质量和效率。

第三十节

新疆维吾尔自治区病案管理专业
医疗服务与质量安全报告

一、质量控制数据调查情况

（一）病案首页数据质控

1. 主要诊断编码正确率

2020—2022 年新疆维吾尔自治区医院主要诊断编码正确率总体分别为 87.60%、91.63% 和 86.32%（图 30-1）。

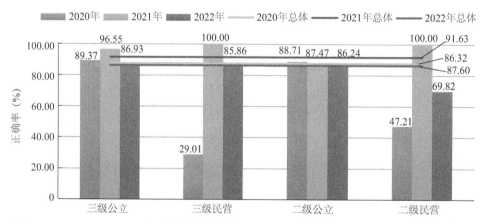

图 30-1　2020—2022 年新疆维吾尔自治区各级各类医院主要诊断编码正确率情况

2. 手术相关记录完整率

2020—2022 年新疆维吾尔自治区医院手术相关记录完整率总体分别为 72.52%、94.90% 和 78.23%（图 30-2）。

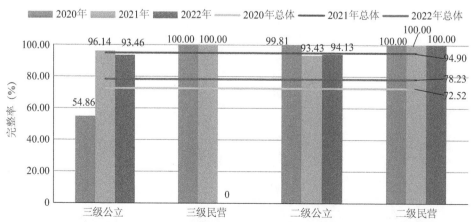

图 30-2　2020—2022 年新疆维吾尔自治区医院手术相关记录完整率

3. 主要手术编码正确率

2020—2022 年新疆维吾尔自治区医院主要手术编码正确率总体分别为 91.53%、90.83% 和 84.38%（图 30-3）。

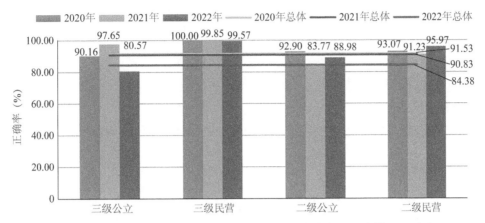

图 30-3　2020—2022 年新疆维吾尔自治区医院主要手术编码正确率

（二）电子病历建设情况

1. 病历贮存方式

2020—2022 年新疆维吾尔自治区医院实现无纸化病历贮存总体占比分别为 1.83%、1.75% 和 49.70%（图 30-4）。

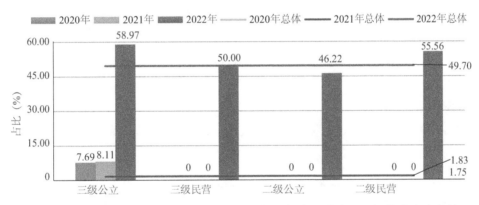

图 30-4　2020—2022 年新疆维吾尔自治区各级各类医院实现无纸化病案贮存情况

2. 门诊电子病历使用情况

2020—2022 年新疆维吾尔自治区医院门诊电子病历使用总体占比分别为 41.29%、64.91% 和 65.68%（图 30-5）。

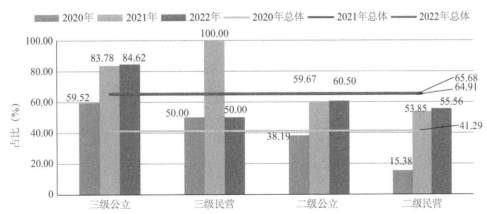

图 30-5　2020—2022 年新疆维吾尔自治区各级各类医院门诊电子病历使用情况

二、病案管理质量控制工作开展情况及特色经验分享

（一）工作开展情况

近年来，在国家高质量发展理念指引下，医疗质量安全管理工作的科学化、规范化、精细化程度不断提升，各专业在医疗质量控制活动中对病案及数据质量提出更高要求。为此，新疆维吾尔自治区各级医疗机构积极响应国家号召，进一步加强医疗机构病历管理，提升病案内涵质量，通过不断努力，在以下几个工作开展方面取得了一些成果。

1.CT/MRI 检查记录符合率

2020—2022 年新疆维吾尔自治区医院 CT/MRI 检查记录符合率总体分别为 95.80%、89.66% 和 94.78%（图 30-6）。

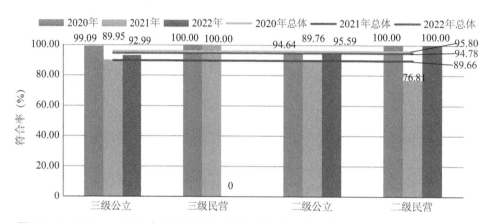

图 30-6　2020—2022 年新疆维吾尔自治区各级各类医院 CT/MRI 检查记录符合率

2. 抗菌药物使用记录符合率

2020—2022 年新疆维吾尔自治区医院抗菌药物使用记录符合率总体分别为 89.03%、89.53% 和 94.26%（图 30-7）。

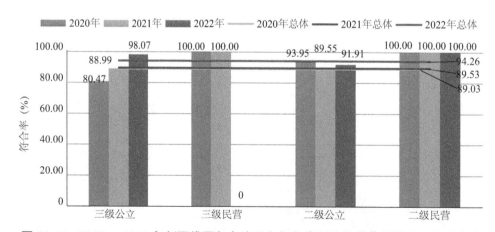

图 30-7　2020—2022 年新疆维吾尔自治区各级各类医院抗菌药物使用记录符合率

3. 出院患者病历 2 日归档率

（1）纸质病历 2 日归档情况。

2020—2022 年新疆维吾尔自治区医院纸质病历 2 日归档率总体分别为 35.89%、35.74% 和 40.19%（图 30-8）。

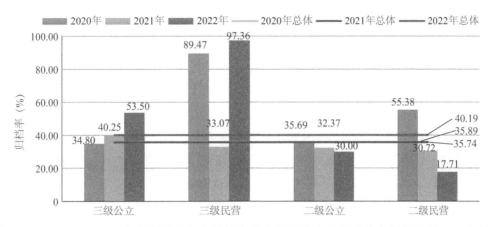

图 30-8 2020—2022 年新疆维吾尔自治区各级各类医院病案科（室）纸质病历 2 日归档率

（2）电子病历 2 日归档情况：

2020—2022 年新疆维吾尔自治区医院电子病历 2 日归档率总体分别为 36.35%、38.88% 和 38.55%（图 30-9）。

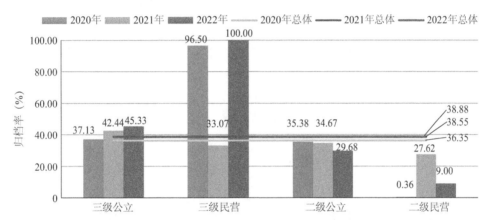

图 30-9 2020—2022 年新疆维吾尔自治区各级各类医院病案科（室）电子病历 2 日归档率

（二）特色经验分享

1. CT/MRI 检查记录符合率和抗菌药物使用记录符合率得以提升

2022 年 CT/MRI 检查记录符合率为 94.78%，抗菌药物使用记录符合率为 94.26%，较往年均有所提升。综数据分析 CT/MRI 检查记录符合率和抗菌药物使用记录符合率得以提升的原因可能包括以下几个方面。

（1）规范化管理。医疗机构加强了 CT/MRI 检查和抗菌药物使用的规范化管理，制定了更加详细的操作规程和标准，从而提高了记录的准确性和一致性。

（2）培训和教育。医疗机构对医务人员进行了相关培训和教育，提高了他们对 CT/MRI 检查和抗菌药物使用的认识和理解，增强了他们的责任意识和规范意识，从而提高了记录的准确性和一致性。

（3）质量控制。医疗机构加强了质量控制工作，建立了完善的质量管理体系和评估机制，对 CT/MRI 检查和抗菌药物使用的质量进行定期检查和评估，可及时发现问题并采取措施进行整改，从而提高了记录的准确性和一致性。

2. 出院患者 2 日归档率低影响因素多元化

2020—2022 年综合数据分析出院患者病历 2 日归档率低的原因可能包括以下几个方面。

（1）医疗机构的管理水平。医疗机构对病历管理的重视程度和管理水平会影响病历归档速度，如果医疗机构有完善的病历管理制度和流程，能够及时收集、整理和归档病历，那么病历的 2 日归档率可能会较高。

（2）医疗人员的工作负荷。医疗人员的工作负荷也会影响病历的归档速度。如果医疗人员工作繁忙，无法及时完成病历的归档工作，导致病历的2日归档率可能会较低。

（3）电子病历归档设置情况。医疗机构电子病历2日归档率低可能存在系统节点设置及医务人员完成病历的时效性等问题。因此医疗机构需合理设置电子病历2日归档率节点，同时敦促医务人员及时完成病历归档，电子病历的2日归档率将会提高。

（4）患者数量和病种。医疗机构的患者数量和病种也会影响病历的归档速度。如果医疗机构患者数量较多，且病种复杂，可能会导致病历的归档速度较慢，从而影响病历的2日归档率。

因此，提升出院患者病历2日归档率是一个阶段性且需持续改进和完成的一项任务。

三、省级"百佳病案"评选工作总结

根据《国家卫生健康委医政司关于开展2023年全国"百佳病案"评选活动的通知》部署要求，新疆维吾尔自治区病案管理医疗质量控制中心（以下简称"质控中心"）制定新疆维吾尔自治区"百佳病案"评选工作方案发布，组织二级及以上医疗机构推选出本院优秀病案，并上传至国家"百佳病案"评选平台，共计769份；各地州分质控中心组织专家评选出本地区的优秀病案报送至质控中心，质控中心再组织自治区级病案质控专家、编码专家对各地州推荐的病案进行复评，通过对多个环节层层把关，本着宁缺毋滥的原则，推选出省级"优秀病案"201份，再从中评选出30份优秀病案报送国家参加全国的"百佳病案"评选活动。

通过本次活动，在新疆维吾尔自治区掀起了"落实核心制度、提高内涵质量、病历质量从我做起"的活动热潮，本次评选活动对新疆维吾尔自治区病历内涵质量的提升起到较好的推动作用。

四、"六个一"质量控制工作完成情况

质控中心设有专家组和专职人员，建立了能够提高工作效率的会议机制，每季度跟进目标，完成了新疆维吾尔自治区病案首页数据质量的专题调研，撰写了改进报告，并在各地州建立了病案质控分中心。

五、质量控制工作中存在的问题及下一步工作思考

1. 存在的问题

（1）主要诊断编码正确率和主要手术编码正确率有待提升。2022年新疆维吾尔自治区各级医院的主要诊断编码正确率和主要手术编码正确率较2021年低，分析原因发现以往的编码正确率存在虚高问题。具体原因主要有以下两方面。

1）从编码员角度出发，存在编码员资质能力问题，可能对部分疑难病历缺乏判断力。一方面存在临床知识的深度和广度相对不足，对疾病的性质不了解，对相关手术操作原理步骤不熟悉，导致在实际工作中，忽略了编码与临床术语之间的差异，往往会造成把名称相似却是完全不同性质的疾病或操作混为一谈；另一方面编码员日常工作量大，未能详细阅读每份病案内容，遇到模棱两可的问题也未能及时与临床医师沟通，严重影响编码的准确性。

2）从医师角度出发，由于实际工作中住院病案首页填写的主要是低年资的临床医师和规培的医师，一方面高校临床医学专业课程、临床实习前均未涉及住院病案首页，更加欠缺国际疾病分类及手术操作分类相关知识，而单纯按照临床习惯书写诊断及手术操作顺序；另一方面为全面了解各科专业知识，需要在各个科室轮转，而不同科室的疾病主要诊断的选择有其特殊之处，加上临床情况的复杂性，增加了主要诊断选择的难度，因此也增加了主要诊断编码的难度。

针对以上原因，质控中心组织专家对专项调研数据进行抽查分析，发现以上原因的确较为普遍，接下来将加强培训工作，持续提高医务人员对病案首页规范填写、准确编码和数据质控的能力，同时强化编码员业务水平，并调整自查方案，从而获得更客观真实和有效的自查结果。

（2）手术相关记录完整率有待提升。2022年新疆维吾尔自治区医院手术相关记录完整率指标完成度不高，应通过规范手术相关记录，避免出现手术患者无手术遗嘱、无术前讨论等问题，从而强化手术过程和痕迹管理，规范手术行为，提升病历质量，落实手术相关的医疗质量安全核心制度。

（3）门诊电子病历使用比例有待进一步提高。2020—2022年自治医院门诊电子病历使用情况较低的因素可能包括以下几个方面。

1）政策支持不足。政府对电子病历的推广和支持力度会影响医疗机构对电子病历的使用。如果政府出台了相关政策，鼓励医疗机构使用电子病历，那么医疗机构使用电子病历的比例可能会提高。

2）技术水平不高。医疗机构的技术水平会影响其对电子病历的接受程度。如果医疗机构的技术水平较高，能够熟练掌握电子病历的操作和应用，那么其使用电子病历的比例可能会较高。

3）培训和支持力度小。医疗机构对医师进行电子病历培训和提供技术支持的程度也会影响其使用比例。如果医疗机构能够提供有效的培训和支持，帮助医师熟练掌握电子病历的操作和应用，那么其使用电子病历的比例可能会较高。

4）经济状况不好。医疗机构的经济状况也会影响其对电子病历的使用。如果医疗机构的经济状况较好，能够承担电子病历的购买和维护费用，那么其使用电子病历的比例可能会较高。

2. 下一步工作

（1）完善组织架构，建立质控体系。质控制中心在完善组织架构的前提下，根据新疆维吾尔自治区内实际情况先后设立了6个分中心，对未设立质控中心的地区以质控中心成员单位和本地区具有代表性的二级医院作为哨点医院，共设立30个哨点医院，根据新疆维吾尔自治区医疗机构病案管理工作的开展情况，每年发布病案质量控制工作指标及工作方案，撰写《新疆维吾尔自治区病案质量分析报告》，建立同质化质控的理念，并根据各地区的差异情况开展培训、督导工作，提高新疆维吾尔自治区病案管理质量。

（2）建立质控标准，提升病案数据质量。质控中心高度重视质量控制工作，质控指标涵盖了住院病案首页填报完整率、主要诊断选择正确率、主要手术及操作选择正确率等10项核心。为持续在新疆维吾尔自治区内开展病案首页数据质量相关内容的指导，不断提高病案数据质量：第一，成立自治区专家督导工作组；第二，设立分中心及哨点医院，并对新疆维吾尔自治区病案首页主要诊断编码情况进行基线调查；第三，开展质控中心成员单位病案质量专项自查工作，并将检查结果及改进建议进行反馈、整改。

（3）开展专项质控评价，质量控制全监管。对管辖范围内各级各类医疗机构病案质量控制评价、考核、通报。以制定的质控标准对各级各类医疗机构进行质量管控，分片区开展，首先在乌鲁木齐市选取了大型综合三级医院作为试点单位进行质控与考核，总结试点医院病案专业质量管理工作经验，逐步将试点医院作为自治区质量控制管理的典范，辐射到自治区各级医疗机构，并最终将考核评价结果向各级医疗机构做通报，以促进病案质量的持续改进。

（4）持续开展编码培训，提高人员业务素养。为提高病案首页数据质量及病案人员的业务水平，结合新疆维吾尔自治区地域辽阔、各地病案管理水平发展不均衡的状况，每年开展国际疾病编码、病案首页质控等内容的专项培训，指导医疗机构开展病案质控相关工作，并根据各地州的情况采取线上、线下等多种形式进行培训及指导，通过微信、QQ群等方式解答病案人员在实际工作中的各类问题。

第三十一节

新疆生产建设兵团病案管理专业
医疗服务与质量安全报告

一、质量控制数据调查情况

（一）医院概况

新疆生产建设兵团（以下简称"新疆兵团"）在 2020—2022 年共调查 26 家医院，其中，2 家为中医医院，4 家为专科医院，其余均为综合性医院。26 家医院中，三级医院 14 家，二级医院 11 家，未定级的医院 1 家；甲等医院 20 家，乙等医院 2 家，未定等的医院 4 家。由于部分医院调查数据不完整，故选择 3 年数据相对较全的医院进行结果分析，包括 13 家三级医院和 7 家二级医院。

（二）病案科（室）基本情况

1. 归属情况

新疆兵团二级、三级医院中，有 8 家医院病案科（室）为医院独立部门，其他医院无独立病案科（室）或归属于医务科和信息科。

2. 管理的病案种类

2020—2022 年新疆兵团二级、三级医院病案科（室）管理的病案种类变化如表 31-1 所示。

表 31-1　2020—2022 年新疆兵团二级、三级医院病案科（室）管理的病案种类

医院		管理的病案种类
三级	新疆生产建设兵团医院	住院病案，急诊病案（2022 年急诊病案减少）
	石河子大学医学院第一附属医院	住院病案
	第一师医院	住院病案（2022 年增加急诊病案）
	第二师库尔勒医院	住院病案
	第四师医院	住院病案
	第五师医院	住院病案（2022 年增加门诊病案，急诊病案，互联网诊疗病案）
	第六师医院	住院病案，急诊病案
	第七师医院	住院病案
	石河子市人民医院	住院病案
	第九师医院	住院病案
	第十师北屯医院	住院病案，急诊病案
	第十三师红星医院	住院病案（2022 年增加门诊病案）
	石河子绿洲医院	住院病案

续表

医院		管理的病案种类
二级	阿拉尔医院	住院病案（2022 年减少急诊病案）
	焉耆医院	住院病案
	第三师医院	住院病案
	图木舒克市人民医院	住院病案
	奇台医院	住院病案，门诊病案，急诊病案
	奎屯中医院	住院病案（2022 年增加急诊病案）
	石河子纪元中医院	住院病案

3. 业务范围

2020—2022 年新疆兵团二级、三级医院病案科（室）业务范围变化如表 31-2 所示。

表 31-2　2020—2022 年新疆兵团二级、三级医院病案科（室）业务范围

医院		业务范围
三级	新疆生产建设兵团医院	病历扫描，病历编目，病案归档，病案统计，病案复印（2022 年增加病历质控，科研调阅）
	石河子大学第一附属医院	病历整理，病历扫描，病历编目，病历质控，病案供应，病案归档，病案统计，病案复印（2021 年、2022 年增加新建病历（患者信息采集），2022 年还增加病案库房管理）
	第一师医院	病历整理，病历扫描，病历编目，病历质控，病案供应，病案归档，病案统计，病案复印（2021 年、2022 年减少病案供应）
	第二师库尔勒医院	病历整理，病历扫描，病历编目，病历质控，病案供应，病案归档，病案统计，病案复印
	第四师医院	病历整理，病历扫描，病历编目，病历质控，病案供应，病案归档，病案统计，病案复印，病案邮寄
	第五师医院	病历整理，病历编目，病历质控，病案供应，病案归档，病案统计，病案复印
	第六师医院	病历整理，病历扫描，病历编目，病历质控，病案供应，病案归档，病案统计，病案复印（2021 年减少病历整理，病历扫描，2022 年减少病历整理，增加上报报表）
	第七师医院	病历整理，病历编目，病历质控，病案供应，病案归档，病案复印（2021 年减少病案质控，增加病案统计；2022 年减少病案质控，增加病案调阅）
	石河子市人民医院	病历整理，病历扫描，病历编目，病历质控，病案供应，病案归档，病案统计，病案复印
	第九师医院	病历整理，病历编目，病历质控，病案供应，病案归档，病案统计，病案复印（2021 年无数据，2022 年减少病案质控，病案供应）
	第十师北屯医院	病历整理，病历质控，病案归档，病案复印（2021 年增加病案供应；2022 年增加病案编目，病案供应，病案统计）
	第十三师红星医院	病历整理，病历编目，病历质控，病案供应，病案归档，病案统计，病案复印（2021 年无数据；2022 年增加新建病历（患者信息采集））
	石河子绿洲医院	病历整理，病历编目，病历质控，病案供应，病案归档，病案统计，病案复印（2022 年减少病案编目）

续表

医院		业务范围
二级	阿拉尔医院	病历整理，病历编目，病历质控，病案归档，病案统计，病案复印（2021年、2022年增加病案供应）
	焉耆医院	病历整理，病历编目，病案供应，病案归档，病案统计，病案复印（2021年、2022年增加病案质控，2022年减少病案供应）
	第三师医院	病历扫描，病历编目，病历质控，病案供应，病案归档，病案统计，病案复印
	图木舒克市人民医院	病历整理，病历编目，病历质控，病案供应，病案归档，病案统计，病案复印
	奇台医院	病历整理，病历扫描，病历编目，病历质控，病案供应，病案归档，病案统计，病案复印
	奎屯中医院	新建病历（患者信息采集），病历编目，病案归档，病案统计（2021年、2022年增加病历整理，病历质控，病案复印，2021年还增加病案供应）
	石河子纪元中医院	2020年无数据；2021年为病案归档，病案复印；2022年为病历整理，科研调阅，病案归档，病案统计，病案复印

（三）病案科（室）人员情况

1. 专职人员

（1）人员数量。2020—2022年新疆兵团三级医院病案科（室）专职人员分别为86、78和101人，石河子大学医学院第一附属医院最多，第九师医院相对最少；二级医院分别为29、28和33人，奇台医院最多，奎屯中医院相对最少（图31-1、图31-2）。

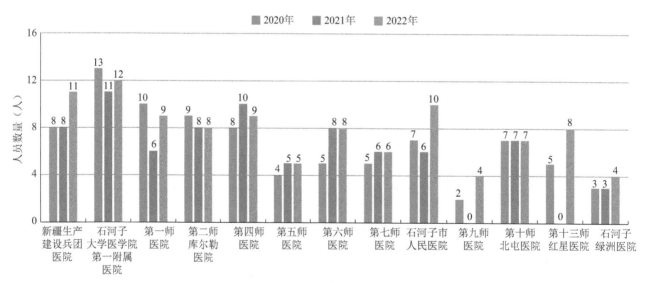

图31-1　2020—2022年新疆兵团三级医院病案科专职人员数量

（2）住院病案管理人员月均负担出院患者病历数。2020—2022年新疆兵团三级医院住院病案管理人员月均负担出院患者病历数分别为267、301和236份，整体呈降低趋势，2020年第九师医院最多（493份），2021年石河子市人民医院最多（496份），2022年第十三师红星医院最多（306份）（图31-3）。2020—2022年新疆兵团二级医院住院病案管理人员月均负担出院患者病历数分别为242、301和220份，呈先升高后降低趋势，2020年奎屯中医院最多（368份），2021年及2022年均是图木舒克市人民医院最多（分别为588和366份）（图31-4）。

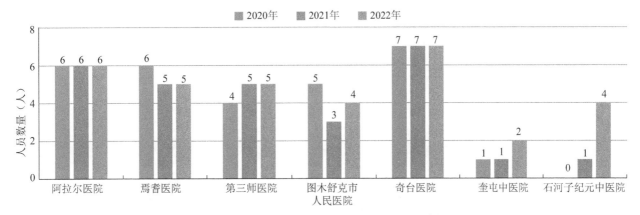

图 31-2 2020—2022 年新疆兵团二级医院病案科专职人员数量

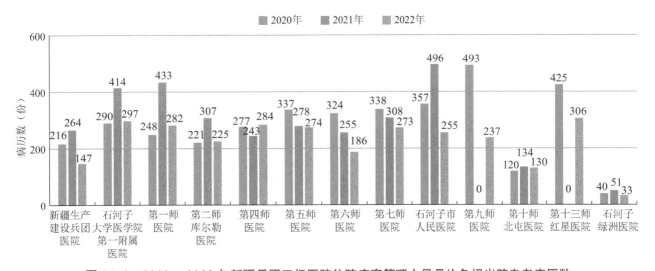

图 31-3 2020—2022 年新疆兵团三级医院住院病案管理人员月均负担出院患者病历数

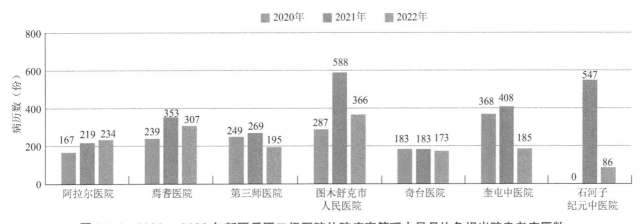

图 31-4 2020—2022 年新疆兵团二级医院住院病案管理人员月均负担出院患者病历数

2. 专职编码人员

（1）人员数量。2020—2022 年新疆兵团三级医院专职编码人员总数分别为 43、45 和 38 人，呈先升高后降低趋势，石河子大学医学院第一附属医院相对较多，第九师医院最少（图 31-5）。2020—2022 年新疆兵团二级医院专职编码人员分别为 10、13 和 12 人，整体呈升高趋势，奇台医院相对较多，石河子纪元中医院最少（图 31-6）。

（2）病案编码人员月均负担出院患者病历数：2020—2022 年新疆兵团三级医院病案编码人员月均负担出院患者病历数分别为 547、522 和 636 份，整体呈先升高后降低的趋势，第一师医院最多，石河子绿洲医院是精神病专科医院，故病历数最少（图31-7）。2020—2022年新疆兵团二级医院病案编码人员月均负担出院患者病历数分别为501、617和581份，整体呈先升高后降低的趋势，2020年及2021年均是第一师医院最多，2022年焉耆医院最多（图31-8）。

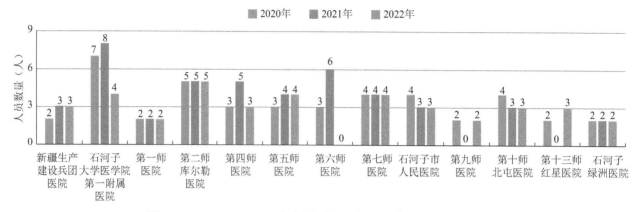

图 31-5　2020—2022年新疆兵团三级医院专职编码人员数量

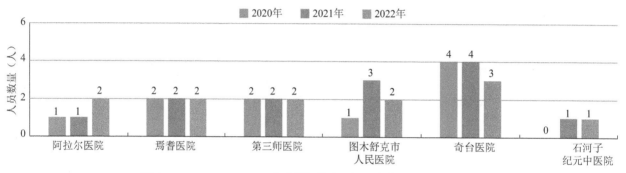

图 31-6　2020—2022年新疆兵团二级医院专职编码人员数量

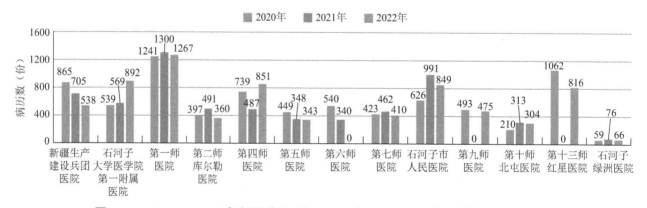

图 31-7　2020—2022年新疆兵团三级医院病案编码人员月均负担出院患者病历数

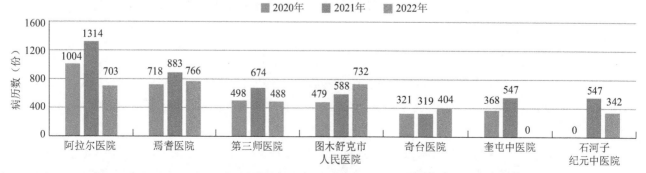

图 31-8　2020—2022年新疆兵团二级医院病案编码人员月均负担出院患者病历数

（四）病案首页数据质量控制

1. 主要诊断填写正确率

该指标国家未给出 2022 年数据，故仅对 2020 年及 2021 年数据进行分析。2020 年及 2021 年新疆兵团三级医院主要诊断填写正确率均为 92%，二级医院 2 年分别为 77% 和 96%。焉耆医院未提供数据，故无法计算。新疆兵团二级、三级医院主要诊断填写正确率 2021 年较 2020 年整体有所提高（图 31-9、图 31-10）。

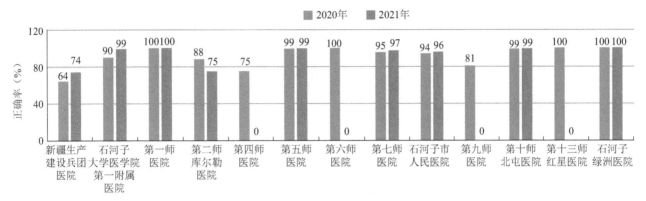

图 31-9　2020 年及 2021 年新疆兵团三级医院主要诊断填写正确率

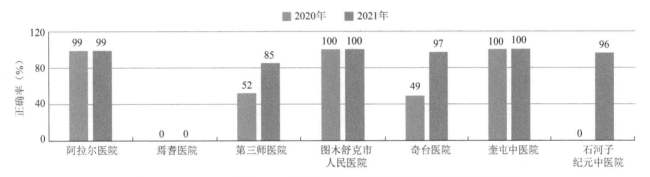

图 31-10　2020 年及 2021 年新疆兵团二级医院主要诊断填写正确率

2. 主要诊断编码正确率

2020—2022 年新疆兵团三级医院主要诊断编码正确率分别为 96%、95% 和 94%，2020 年新疆生产建设兵团医院、第一师医院、第五师医院、第六师医院、第十师北屯医院、第十三师红星医院和石河子绿洲医院均达到 100%，第四师医院相对较低，为 80%；2021 年第五师医院、第十师北屯医院和石河子绿洲医院均达到 100%，第四师医院、第六师医院、第九师医院、第十三师红星医院均未提供数据；2022 年石河子大学医学院第一附属医院、第一师医院、第六师医院和石河子绿洲医院均达到 100%，第九师医院未提供数据（图 31-11）。

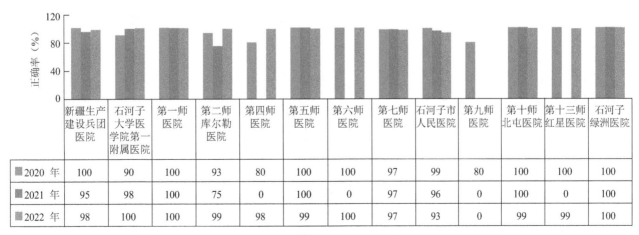

	新疆生产建设兵团医院	石河子大学医学院第一附属医院	第一师医院	第二师库尔勒医院	第四师医院	第五师医院	第六师医院	第七师医院	石河子市人民医院	第九师医院	第十师北屯医院	第十三师红星医院	石河子绿洲医院
2020 年	100	90	100	93	80	100	100	97	99	80	100	100	100
2021 年	95	98	100	75	0	100	0	97	96	0	100	0	100
2022 年	98	100	100	99	98	99	100	93		0	99	99	100

图 31-11　2020—2022 年新疆兵团三级医院主要诊断编码正确率

2

2020—2022年新疆兵团二级医院主要诊断编码正确率分别为78%、81%和63%，2020年阿拉尔医院和奎屯中医院达到100%，焉耆医院和石河子纪元中医院未提供数据；2021年最高是阿拉尔医院，为99%，焉耆医院和奎屯中医院未提供数据；2022年石河子纪元中医院达到100%，焉耆医院和第三师医院未提供数据（图31-12）。

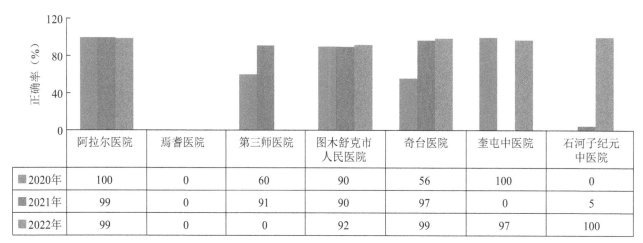

	阿拉尔医院	焉耆医院	第三师医院	图木舒克市人民医院	奇台医院	奎屯中医院	石河子纪元中医院
2020年	100	0	60	90	56	100	0
2021年	99	0	91	90	97	0	5
2022年	99	0	0	92	99	97	100

图31-12　2020—2022年新疆兵团二级医院主要诊断编码正确率

3. 主要手术填写正确率

该指标国家未给出2022年数据，故仅对2020年及2021年数据进行分析。2020年及2021年新疆兵团三级医院主要手术填写正确率分别为82%和94%。2020年有2家医院达到了100%，第四师医院、第六师医院、石河子市人民医院和第九师医院均未提供2021年数据，第十三师红星医院和石河子绿洲医院均未提供2年数据（图31-13）。

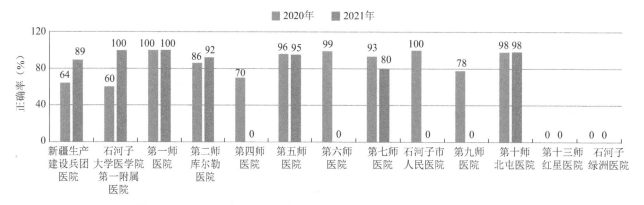

图31-13　2020年及2021年新疆兵团三级医院主要手术填写正确率

2020年及2021年新疆兵团二级医院主要手术填写正确率分别为87%和95%。2020年有1家医院达到了100%，2021年有2家医院达到了100%，石河子纪元中医院未提供2020年数据，焉耆医院未提供2年数据（图31-14）。

新疆兵团二级、三级医院主要手术填写正确率2021年较2020年整体有所提高。

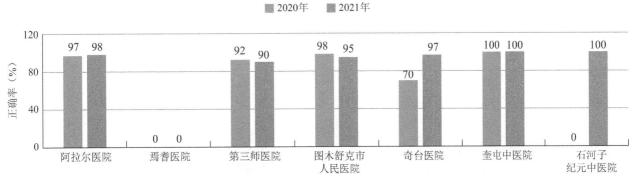

图 31-14　2020 年及 2021 年新疆兵团二级医院主要手术填写正确率

4. 主要手术编码正确率

2020—2022 年新疆兵团三级医院主要手术编码正确率分别为 91%、98% 和 84%。2020 年新疆生产建设兵团医院、第一师医院、第五师医院、第六师医院、石河子市人民医院和第十师北屯医院均达到 100%，第十三师红星医院未提供数据；2021 年新疆生产建设兵团医院、石河子大学医学院第一附属医院、第一师医院、第五师医院和第十师北屯医院均达到 100%，第四师医院、第六师医院、石河子市人民医院、第九师医院和第十三师红星医院均未提供数据；2022 年第一师医院、第四师医院、第六师医院达到 100%，第九师医院未提供数据；石河子绿洲医院 3 年均未提供数据（图 31-15）。

2020—2022 年新疆兵团二级医院主要手术编码正确率分别为 96%、94 % 和 97%。2020 年阿拉尔医院和奎屯中医院达到 100%，石河子纪元中医院未提供数据；2021 年阿拉尔医院、图木舒克市人民医院和奇台医院达到 100%，奎屯中医院和石河子纪元中医院均未提供数据；2022 年石河子纪元中医院达到 100%，第三师医院未提供数据；焉耆医院 3 年均未提供数据（图 31-16）。

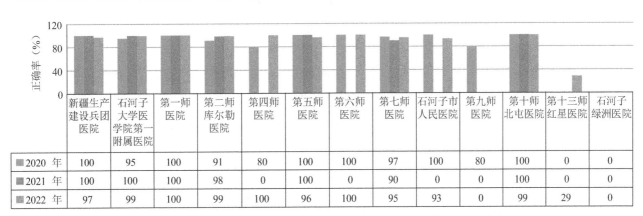

	新疆生产建设兵团医院	石河子大学医学院第一附属医院	第一师医院	第二师库尔勒医院	第四师医院	第五师医院	第六师医院	第七师医院	石河子市人民医院	第九师医院	第十师北屯医院	第十三师红星医院	石河子绿洲医院
■2020 年	100	95	100	91	80	100	100	97	100	80	100	0	0
■2021 年	100	100	100	98	0	100	0	90	0	0	100	0	0
■2022 年	97	99	100	99	100	96	100	95	93	0	99	29	0

图 31-15　2020—2022 年新疆兵团三级医院主要手术编码正确率

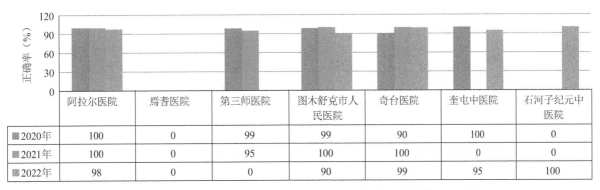

	阿拉尔医院	焉耆医院	第三师医院	图木舒克市人民医院	奇台医院	奎屯中医院	石河子纪元中医院
■2020年	100	0	99	99	90	100	0
■2021年	100	0	95	100	100	0	0
■2022年	98	0	0	90	99	95	100

图 31-16　2020—2022 年新疆兵团二级医院主要手术编码正确率

5. 编码库版本

新疆兵团二级、三级医院直接采用的疾病编码库版本均为国家临床版 2.0，直接采用的手术编码库版本均为国家临床版 3.0。

6. 进行编码的病案种类

新疆兵团二级、三级医院进行编码的病案种类如表 31-3 所示。

表 31-3　各级医院进行编码的病案类型

医院		病案类型
三级	新疆生产建设兵团医院	住院病案
	石河子大学医学院第一附属医院	住院病案（2022 年增加门诊病案、急诊病案、互联网诊疗病案）
	第一师医院	住院病案
	第二师库尔勒医院	住院病案（2022 年增加门诊病案、急诊病案）
	第四师医院	住院病案
	第五师医院	住院病案
	第六师医院	住院病案
	第七师医院	住院病案（2022 年增加门诊病案、急诊病案）
	石河子市人民医院	住院病案
	第九师医院	住院病案，门诊病案（2022 年增加急诊病案）
	第十师北屯医院	住院病案
	第十三师红星医院	住院病案（2022 年增加门诊病案、急诊病案）
	石河子绿洲医院	住院病案、门诊病案
二级	阿拉尔医院	住院病案（2022 年增加门诊病案）
	焉耆医院	住院病案（2022 年减少门诊病案）
	第三师医院	住院病案
	图木舒克市人民医院	住院病案
	奇台医院	住院病案
	奎屯中医院	住院病案（2022 年增加急诊病案）
	石河子纪元中医院	住院病案、门诊病案

7. 病案首页必填项和 52 个逻辑校验项的质控方式

新疆兵团二级、三级医院病案首页必填项和 52 个逻辑校验项的质控方式，有 7 家医院是人工质控，8 家医院是信息 + 人工两种方式，3 家医院是信息质控，2 家医院未上报质控方式。

8. 病案首页的内涵质控方式

新疆兵团二级、三级医院病案首页的内涵质控方式，有 13 家医院是人工质控，5 家医院是信息 + 人工两种质控方式，2 家医院未上报质控方式。

（五）质量控制工作情况

1. 运行病历质控、病历内涵质控和终末形式质量控制工作的质控方式

新疆兵团二级、三级医院各工作质控方式大多以人工质控为主，少部分以信息 + 人工质控的两种质控方式（表 31-4）。

表 31-4　新疆兵团各级医院运行病案、病历内涵质控和终末形式质量控制工作的情况

	医院	运行病历质控	病历内涵质控	终末形式质控
三级	新疆兵团医院	信息 + 人工	人工	人工
	石河子大学医学院第一附属医院	信息 + 人工	信息 + 人工	信息 + 人工
	第一师医院	人工	人工	人工
	第二师库尔勒医院	信息 + 人工	人工	人工
	第四师医院	信息	人工	人工
	第五师医院	人工	人工	人工
	第六师医院	人工	人工	人工
	第七师医院	人工	–	信息 + 人工
	石河子市人民医院	人工	人工	人工
	第九师医院	人工	人工	人工
	第十师北屯医院	人工	信息 + 人工	信息 + 人工
	第十三师红星医院	信息 + 人工	信息 + 人工	信息 + 人工
	石河子绿洲医院	人工	–	人工
二级	阿拉尔医院	人工	人工	人工
	焉耆医院	人工	人工	信息 + 人工
	第三师医院	信息 + 人工	人工	信息 + 人工
	图木舒克市人民医院	人工	人工	人工
	奇台医院	人工	人工	人工
	奎屯中医院	人工	人工	人工
	石河子纪元中医院	人工	人工	人工

2. 质控结果

（1）CT/MRI 检查记录符合率。该指标 2020—2022 年数据缺失较大，不适合作比较分析，故呈现已有数据（表 31-5）。

表 31-5　2020—2022 年新疆兵团各级医院 CT/MRI 检查记录符合率

医院级别	2020 年	2021 年	2022 年
三级	第二师库尔勒医院（20.01%） 第四师医院（100%） 第六师医院（100%）	新疆生产建设兵团医院（100%） 第二师库尔勒医院（98.42%） 第五师医院（99.70%） 第六师医院（100%）	新疆生产建设兵团医院（100%） 石河子大学医学院第一附属医院（45.55%） 第二师库尔勒医院（99.35%） 第七师医院（100%） 第十三师红星医院（99.70%）
二级	奎屯中医院（97.50%）	图木舒克市人民医院（100%） 奇台医院（100%） 石河子纪元中医院（100%）	图木舒克市人民医院（95.31%） 奎屯中医院（97.18%）

（2）手术相关记录完整率。该指标 2020—2022 年数据缺失较大，不适合作比较分析，故呈现已有数据（表 31-6）。

表 31-6　2020—2022 年新疆生产建设兵团各级医院手术相关记录完整率

医院级别	2020 年	2021 年	2022 年
三级	第二师库尔勒医院（96.00%） 第四师医院（100%） 第六师医院（100%）	新疆生产建设兵团医院（100%） 石河子大学医学院第一附属医院（100%） 第二师库尔勒医院（92.00%） 第五师医院（100%） 第六师医院（100%）	新疆生产建设兵团医院（100%） 石河子大学医学院第一附属医院（57.22%） 第一师医院（100%） 第二师库尔勒医院（99.81%） 第七师医院（100%） 第十三师红星医院（99.93%）
二级	奇台医院（100.00%）	图木舒克市人民医院（100%） 奇台医院（100%） 奎屯中医院（100%） 石河子纪元中医院（100%）	图木舒克市人民医院（97.72%） 奎屯中医院（96.76%）

（3）不合理复制病历发生率。该指标 2020—2022 年数据缺失较大，不适合作比较分析。在已有数据中，第二师库尔勒医院（98.61%）、石河子市人民医院（100.00%）和新疆兵团医院（99.99%）不合理复制病历发生率达到或接近 100.00%，疑似数据有误（表 31-7）。

表 31-7　2020—2022 年新疆兵团各级医院不合理复制病历发生率

医院级别	2020 年	2021 年	2022 年
三级	第二师库尔勒医院（98.61%）	第二师库尔勒医院（0.99%） 石河子市人民医院（100.00%）	新疆生产建设兵团医院（99.99%） 石河子大学医学院第一附属医院（12.31%） 第二师库尔勒医院（0.43%） 第十三师红星医院（0.06%）
二级	–	焉耆医院（0.14%） 石河子纪元中医院（0.15%）	图木舒克市人民医院（9.00%） 奎屯中医院（0.17%）

（六）住院病历整理归档及时性

2020—2022 年新疆兵团三级医院出院患者病历 2 日归档率（纸质）分别为 63%、59% 和 62%。第一师医院 3 年均在 90% 以上，石河子市人民医院有 2 年在 90% 以上，石河子绿洲医院和第五师医院纸质病历归档日均设为 3 日和 7 日（图 31-17）。

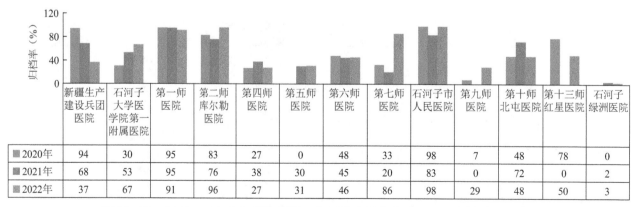

	新疆生产建设兵团医院	石河子大学医学院第一附属医院	第一师医院	第二师库尔勒医院	第四师医院	第五师医院	第六师医院	第七师医院	石河子市人民医院	第九师医院	第十师北屯医院	第十三师红星医院	石河子绿洲医院
■2020年	94	30	95	83	27	0	48	33	98	7	48	78	0
■2021年	68	53	95	76	38	30	45	20	83	0	72	0	2
■2022年	37	67	91	96	27	31	46	86	98	29	48	50	3

图 31-17　2020—2022 年新疆兵团三级医院出院患者病历 2 日归档率（纸质）

2020—2022 年新疆兵团二级医院出院患者病案 2 日归档率（纸质）分别为 60%、53% 和 60%。阿拉尔医院 3 年均在 90% 以上（图 31-18）。

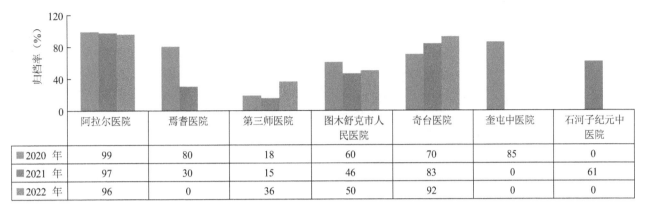

	阿拉尔医院	焉耆医院	第三师医院	图木舒克市人民医院	奇台医院	奎屯中医院	石河子纪元中医院
2020 年	99	80	18	60	70	85	0
2021 年	97	30	15	46	83	0	61
2022 年	96	0	36	50	92	0	0

图 31-18　2020—2022 年新疆兵团二级医院出院患者病历 2 日归档率（纸质）

二、病案管理质量控制工作开展情况及特色经验分享

（1）召开病案管理继续教育培训班，扎实基础。

（2）每半年收集 NCIS 数据进行分析、持续监控数据质量。

三、省级"百佳病案"评选工作总结

按照《关于开展 2023 年全国"百佳病案"评选活动的通知》相关要求，新疆兵团病案管理医疗质量控制中心（以下简称"质控中心"）组织完成了新疆兵团"百佳病案"评选活动。

1. 确定参评医院和评审专家并完成病案上传工作

（1）确定参评医院。新疆兵团范围内共有 12 家医院参加"百佳病案"评选活动，其中包含 9 家三级医院，3 家二级医院。

（2）确定评选专家名单。通过新疆兵团各医院举荐，最终推荐了 13 位"百佳病案"评审专家，其中 9 位临床专家，4 位编码专家。

（3）完成病案上传工作。2023 年 10 月 7—8 日组织参加"百佳病案"评选活动医院上传参评病案 CSV 文件和完整病案 PDF 文件，最终上传住院病案 142 份，日间医疗病案 5 份，门（急）诊病案 11 份，共计 158 份病案。

2. "百佳病案"评选活动准备工作

（1）"百佳病案"评审专家培训会。2023 年 10 月 18 日组织专家共同学习了由国家病案管理医疗质量控制中心通过腾讯会议召开的"百佳病案"评审专家培训会，会议对本次评选活动评分标准进行了解读，并提出省级质控中心所在单位提供评选设备，提前安装 VPN 等要求。

（2）评审设备安装及调试。10 月 23 日平台开放后，进行评选设备及 VPN 的准备及安装工作，调试系统及测试系统操作流程，在 10 月 26 日前完成了系统操作流程说明。

（3）召开"百佳病案"评审沟通会。质控中心于 10 月 27 日下午 6 点组织评审专家在石河子市人民医院召开"百佳病案"评审沟通会，中心成员、评审专家、病案部门人员共 18 人参加会议，会议重新学习了住院、日间医疗和门（急）诊病案评分规则，会后到现场熟悉评审工作系统流程。

3."百佳病案"集中评审

质控中心于 10 月 28 日组织评审专家开展集中评审，通过省级初评和复评共推选出 115 份省级"百佳病案"，其中 25 份病案推荐参加国家"百佳病案"评选，并将结果向各位专家给予公布，最终结果如下。

（1）住院病案前 100 份推荐至省级"百佳病案"（其中排前 10 位病案推荐至国家"百佳病案"评选）。

（2）门（急）诊病案 10 份推荐至省级"百佳病案"（全部推荐至国家"百佳病案"评选）。

（3）日间医疗病案 5 份推荐至省级"百佳病案"（全部推荐至国家"百佳病案"评选）。

四、"六个一"质量控制工作完成情况

质控中心于 2023 年 8 月进行了新一轮的评审答辩，此次答辩确定了新的专家委员会，并配备了 1 名专职秘书负责各项具体工作。质控中心每年至少召开 1 次专家委员会议，按照国家病案管理医疗质量控制中心每年的任务目标确立新疆兵团医院年度改进目标。通过建立对 NCIS 数据每半年进行 1 次收集、汇总及整理分析的方式，对新疆兵团各家医院病案管理专业展开调研并分析，形成质量分析报告。

五、质量控制工作中存在的问题及下一步工作思考

1. 存在的问题

（1）整体编码员数量不足，且副高级以上职称较少，在组建质控中心专家委员会时，符合条件的人数严重不足。

（2）因本身师资力量较弱，尚未能建立对病案管理人员，尤其是编码员的定期培训机制，导致在数据质控及上报过程中因个人理解偏差造成的数据质量问题较为明显。

2. 下一步工作

（1）通过和河南省病案管理医疗质量控制中心建立的帮扶结对关系，学习优秀的管理及质控经验。

（2）联合河南省病案管理医疗质量控制中心对新疆兵团范围内各级医疗机构病案管理人员定期展开培训。

（3）计划参照国家病案管理医疗质量控制中心工作模式，开展季调度汇报工作。

第三十二节

云南省病案管理专业医疗服务与质量安全报告

一、质量控制数据调查情况

（一）医院概况

2020—2022 年参与云南省病案管理专业医疗服务与质量安全报告调查的医院分别有 681、452、466 家，详细情况见表 32-1。2022 年参与调查的公立医院和二级民营综合医院较多；公立医院和民营医院中，二级医院占比较高，分别为 75.86% 和 88.70%。云南省 16 个州（市）参与调查，昆明市参与调查的医院比其他州（市）多（图 32-1）。

表 32-1 2020—2022 年云南省参与调查的医院情况

单位：家

医院			2021 年	2022 年	2023 年
专科	公立	二级	111	74	84
		三级	31	29	31
		未定级	17	5	0
	民营	二级	81	25	34
		三级	3	3	5
		未定级	7	0	0
	小计		250	136	154
综合	公立	二级	220	190	185
		三级	53	46	52
		未定级	9	2	0
	民营	二级	132	66	70
		三级	6	6	5
		未定级	11	6	0
	小计		431	316	312
总计			681	452	466

331

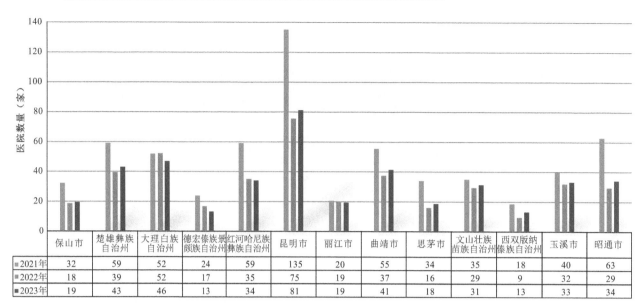

图 32-1　2020—2022 年云南省各州（市）参与调查的医院数量

（二）病案科（室）基本情况

1. 病案科（室）的归属

2020—2022 年数据显示大部分医院病案科（室）为独立科室，业务由医务处或副院长直管（图 32-2）。2021 年及 2022 年医院病案科（室）独立核算占比分别为 47.12% 和 45.71%，较 2020 年占比（24.08%）高（表 32-2）。

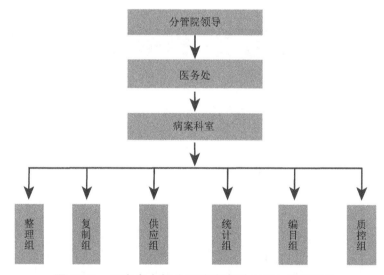

图 32-2　云南省大部分医院病案科（室）组织架构

表 32-2　2020—2022 年云南省病案科（室）独立核算的医院情况

单位：家

年份	病案科（室）是否独立核算			总计
	否	是	未填写	
2020 年	212	164	305	681
2021 年	239	213	0	452
2022 年	253	213	0	466

2. 管理的病案种类

云南省医院病案科（室）管理的病案种类主要有住院病案、门诊病案、急诊病案及互联网诊疗病案，急诊病案包括流水、留观和抢救室病案。2020—2022 年云南省医院病案科（室）管理的病案基本情况如表 32-3 所示，直接管理的主要是住院病案；部分医院病案科（室）除管理住院病案外，还直接管理急诊病案、门诊病案；2022 年开始管理互联网诊疗病案。

表 32-3　2020—2022 年云南省医院病案科（室）直接管理的病案种类情况

单位：家

年份	急诊病案	门诊病案	门诊病案急诊病案	住院病案	住院病案急诊病案	住院病案急诊病案互联网诊疗病案	住院病案门诊病案	住院病案门诊病案急诊病案	住院病案门诊病案急诊病案互联网诊疗病案	未填	合计
2020 年	0	0	1	239	59	0	25	52	0	305	681
2021 年	0	0	1	256	67	0	43	85	0	0	452
2022 年	1	3	0	254	60	1	57	86	4	0	466

3. 业务范围

2020 年有 375 家填报该项；2021 年有 452 家填报该项；2022 年有 466 家医院填报该项。从填报的数据看，大部分的医院病案科（室）的业务范围主要是病案归档、病案整理、病历统计、病历复印和扫描、病历编目及病历质控，其中部分医院还负责新建病历（患者信息采集），还有部分医院负责数据填报、DRG 数据查询和出生医学证明等。

（三）病案科（室）人员情况

1. 专职人员

2020—2022 年病案科（室）专职人员情况见表 32-4。云南省医院病案科（室）专职工作人员中本科学历人数最多，其次是大专学历，研究生学历人数较少；专业方面，医学相关专业的人数最多；职称方面，初级和中级人数最多，正高级职称人数较少。2020 年填报医院中数据有效的为 375 家，2021 年为 452 家，2022 年为 466 家。病案科（室）专职工作人员总数、医学相关专业人员总数、最高学历为本科人员总数、中级职称人员总数都在增加。

表 32-4　2020—2022 年云南省医院病案科（室）人员医学相关专业、学历、职称分布情况

单位：人

医院		年份	专职工作人员总数	专业		学历				职称			
				医学相关专业（包括临床、护理等专业）人员数量	非医学专业人员数量	中专及以下人员数量	大专人员数量	硕士及以上人员数量	本科人员数量	初级职称及其他人员数量	中级职称人员数量	副高级职称人员数量	正高级职称人员数量
专科	公立 二级	2020 年	84	68	16	6	44	0	32	37	16	15	0
		2021 年	108	92	16	12	45	0	51	72	19	16	1
		2022 年	140	120	20	9	57	1	73	82	30	26	2

医院		年份	专职工作人员总数	专业		学历				职称			
				医学相关专业（包括临床、护理等专业）人员数量	非医学专业人员数量	中专及以下人员数量	大专人员数量	硕士及以上人员数量	本科人员数量	初级职称及其他人员数量	中级职称人员数量	副高级职称人员数量	正高级职称人员数量
专科	公立 三级	2020年	112	61	48	14	24	12	60	59	28	12	2
		2021年	114	65	49	9	23	10	72	72	27	12	3
		2022年	117	88	29	7	29	9	72	69	32	13	3
	未定级	2020年	10	7	3	0	8	0	2	3	2	2	0
		2021年	8	6	2	0	3	0	5	4	2	1	1
	二级	2020年	37	22	10	9	16	0	12	14	8	1	0
		2021年	58	42	16	18	27	0	13	43	14	1	0
		2022年	62	47	15	9	33	0	20	46	12	3	1
	民营 三级	2020年	8	8	0	0	2	0	4	6	2	0	0
		2021年	10	10	0	0	5	0	5	9	1	0	0
		2022年	11	10	1	1	4	0	6	8	2	1	0
	未定级	2020年	3	2	1	1	1	0	0	0	0	0	0
综合	公立 二级	2020年	575	333	215	75	254	9	237	242	132	71	9
		2021年	617	393	224	76	244	1	296	398	140	69	10
		2022年	608	440	168	67	217	2	322	372	149	77	10
	三级	2020年	372	206	143	31	91	30	220	211	94	36	5
		2021年	419	262	157	21	99	30	269	251	109	53	6
		2022年	471	327	144	22	105	38	306	267	142	54	8
	未定级	2020年	1	1	0	0	0	0	1	0	0	0	0
		2021年	3	0	3	0	1	0	2	3	0	0	0
	二级	2020年	73	45	22	14	28	0	28	29	10	1	0
		2021年	110	77	33	22	43	0	45	86	19	5	0
		2022年	128	87	41	24	58	0	46	108	14	6	0
	民营 三级	2020年	26	20	4	1	10	1	13	15	9	1	1
		2021年	33	27	6	3	5	1	24	24	8	0	1
		2022年	23	22	1	0	9	0	14	18	4	0	1
	未定级	2020年	9	6	3	1	3	1	4	6	1	1	1
		2021年	10	5	5	3	4	0	3	8	1	1	0

2. 专职编码人员

2020 年及 2021 年云南省医院病案科（室）专职编码员在医学相关、学历、职称等方面都进行了详细填报，2022 年仅填报专职从事编码人员数，具体情况见表 32-5。专职编码员以医学相关专业为主、学历主要是本科、职称主要是初级职称。

表 32-5　2020—2022 年云南省医院病案科（室）专职编码员医学相关专业、学历、职称分布情况

单位：人

医院			年份	专职从事编码人员数量	专业		学历				病案科人员职称分布			
					医学相关专业（包括临床、护理等专业）人数	卫生信息统计管理专业人数	中专及以下人员数量	大专人员数量	本科人员数量	硕士及以上人员数量	初级技术职称及其他人员数量	中级技术职称人员数量	副高级技术职称人员数量	正高级技术职称人员数量
专科	公立	二级	2020 年	48	39	9	2	24	22	0	20	7	5	0
			2021 年	59	46	4	7	18	34	0	41	11	6	1
			2022 年	41	–	–	–	–	–	–	–	–	–	–
		三级	2020 年	62	33	20	3	12	37	8	26	20	10	1
			2021 年	61	30	16	5	10	39	7	37	17	6	1
			2022 年	61	–	–	–	–	–	–	–	–	–	–
		未定级	2020 年	8	4	2	0	6	2	0	3	1	2	0
			2021 年	4	1	1	0	2	2	0	3	0	1	0
	民营	二级	2020 年	23	12	11	6	7	5	0	6	3	1	0
			2021 年	20	11	3	6	10	4	0	14	5	1	0
			2022 年	17	–	–	–	–	–	–	–	–	–	–
		三级	2020 年	7	4	3	0	2	2	0	2	0	0	0
			2021 年	3	3	0	0	1	2	0	3	0	0	0
			2022 年	4	–	–	–	–	–	–	–	–	–	–
		未定级	2020 年	2	1	1	0	1	0	0	0	0	0	0
综合	公立	二级	2020 年	347	227	107	36	150	161	0	129	80	33	4
			2021 年	403	235	75	36	160	207	0	247	112	41	3
			2022 年	278	–	–	–	–	–	–	–	–	–	–
		三级	2020 年	213	140	58	12	49	132	13	125	60	13	1
			2021 年	237	128	53	9	55	163	10	146	67	22	2
			2022 年	237	–	–	–	–	–	–	–	–	–	–
		未定级	2020 年	0	0	0	0	0	0	0	0	0	0	0
			2021 年	2	0	1	0	1	1	0	2	0	0	0
	民营	二级	2020 年	56	31	13	9	23	18	0	14	4	0	0
			2021 年	73	43	15	13	26	34	0	59	9	4	1
			2022 年	37	–	–	–	–	–	–	–	–	–	–
		三级	2020 年	10	6	3	1	3	5	0	5	3	1	1
			2021 年	15	9	4	2	2	10	1	13	2	0	0
			2022 年	11	–	–	–	–	–	–	–	–	–	–
		未定级	2020 年	8	5	3	1	2	4	1	6	1	1	0
			2021 年	8	4	3	1	4	3	0	5	2	1	0

3.专职质控人员

2022 年及 2021 年云南省医院病案（室）专职质控员在医学相关、学历、职称等方面都进行了详细填报，2023 年仅填报专职从事院级病案质控人员数，具体情况见表32-6。专职质控员以医学相关专业为主、学历主要是本科和大专学历、职称主要是初级职称。

表 32-6 2020—2022 年云南省医院病案科（室）专职质控员医学相关专业、学历、职称分布情况

单位：人

医院		年份	专职从事院级病案质控的人员数量	专业		学历				职称			
				医学相关专业（包括临床、护理等专业）人员数量	非医学相关专业人员数量	中专及以下人员数量	大专人员数量	本科人员数量	硕士及以上人员数量	初级职称及其他人员数量	中级职称人员数量	副高级职称人员数量	正高级职称人员数量
专科	公立 二级	2020年	50	45	4	3	28	18	0	16	11	6	0
		2021年	77	67	10	9	35	33	0	51	12	13	1
		2022年	47	–	–	–	–	–	–	–	–	–	–
	公立 三级	2020年	51	33	17	7	11	26	7	22	9	8	5
		2021年	46	27	19	3	11	29	3	25	12	6	3
		2022年	31	–	–	–	–	–	–	–	–	–	–
	公立 未定级	2020年	6	5	1	0	4	2	0	1	1	2	0
		2021年	5	4	1	0	3	2	0	3	1	1	0
	民营 二级	2020年	32	27	5	6	13	8	0	9	10	2	0
		2021年	35	30	5	14	12	9	0	23	7	5	0
		2022年	23	–	–	–	–	–	–	–	–	–	–
	民营 三级	2020年	4	4	0	0	2	2	0	2	0	0	0
		2021年	3	3	0	0	1	2	0	3	0	0	0
		2022年	5	–	–	–	–	–	–	–	–	–	–
	民营 未定级	2020年	2	2	1	1	1	0	0	0	0	0	0
综合	公立 二级	2020年	245	190	55	16	95	134	0	69	66	46	9
		2021年	339	254	85	24	112	203	0	180	102	49	8
		2022年	171	–	–	–	–	–	–	–	–	–	–
	公立 三级	2020年	180	150	30	10	33	121	12	75	46	45	11
		2021年	232	184	48	8	40	162	22	102	59	62	9
		2022年	89	–	–	–	–	–	–	–	–	–	–
	公立 未定级	2020年	1	1	0	0	0	1	0	0	0	0	0
		2021年	3	1	2	0	1	2	0	3	0	0	0
	民营 二级	2020年	57	48	4	8	26	23	0	10	12	4	2
		2021年	72	54	18	11	27	34	0	52	14	6	0
		2022年	38	–	–	–	–	–	–	–	–	–	–
	民营 三级	2020年	9	9	0	0	2	2	1	3	3	1	0
		2021年	12	10	2	0	3	8	1	7	4	1	0
		2022年	6	–	–	–	–	–	–	–	–	–	–
	民营 未定级	2020年	7	5	2	0	2	4	1	5	1	1	0
		2021年	13	9	4	5	5	3	0	7	5	1	0

（四）病案首页数据质量控制

1. 主要诊断填写正确率

通过基线调查的方式得出，2020 年主要诊断填写正确率为 89.50%，哨点医院抽查得出主要诊断填写正确率为 68.24%。云南省病案管理医疗质量控制中心（以下简称"质控中心"）根据基线调查发现的问题，以问题为导向，开展以病案首页填写问题为核心的形式多样的培训及讲座，主要诊断填写正确率由 2020 年的 68.24% 提升到 2022 年的 79.38%，改进取得一定成效。

2. 主要诊断编码正确率

2020 年质控中心根据国家病案管理医疗质量控制中心的工作要求，开展"提高主要诊断编码正确率"改进目标行动，通过自查和哨点医院抽查 2 种基线调查方式，初步得出云南省主要诊断编码正确率基线值为 77.79%，并根据基线值制定省级主要诊断编码正确率目标值为 65%。通过制定方案、修订标准、开展培训、采取形式多样的检查方法、完善数据收集、汇总分析、以问题为导向加强督导等提升主要诊断编码正确率，2021 年及 2022 年云南省主要诊断编码正确率为 85.26% 及 86.72%，具体情况见表 32-7。改进目标初见成效。

表 32-7　2020—2022 年云南省医院"提高主要诊断编码正确率"改进目标情况

单位：%

年份	主要诊断编码正确率		
	国家目标	省级目标	检查指标
2021 年	65	65	77.79
2021 年	75	80	85.26
2022 年	80	86	86.72

3. 主要手术填写正确率和主要手术编码正确率

2020 年有 276 家医院数据有效，405 家医院未填报；2021 年有 335 家医院数据有效，117 家医院数据为空项；2022 年有 386 家医院数据有效，80 家医院该项数据为空项（表 32-8）。2020 年及 2021 年主要手术填写正确率和主要手术编码正确率均有填报，2022 年仅填报主要手术编码正确率。从填报的数据看，主要手术填写正确率和主要手术编码正确率，综合医院比专科医院略高，公立医院要高于民营医院。主要手术填写正确率，2021 年要高于 2020 年；主要手术编码正确率，2020—2022 年呈波动性上升的趋势。

表 32-8　2020—2022 年云南省医院主要手术填写正确率和主要手术编码正确率

单位：%

医院			年份	主要手术填写正确率	主要手术编码正确率
专科	公立	二级	2020 年	76.11	50.42
			2021 年	93.95	90.19
			2023 年	0.00	87.91
			小计	46.01	80.51
		三级	2020 年	80.68	81.11
			2021 年	85.61	86.20
			2022 年	0.00	94.82
			小计	42.90	89.02
		未定级	2020 年	97.36	100.00
			2021 年	99.71	100.00
			小计	98.90	100.00
			合计	43.85	87.46

续表

医院		年份	主要手术填写正确率	主要手术编码正确率
专科	民营 二级	2020 年	35.41	35.18
		2021 年	67.05	60.31
		2022 年	0.00	75.51
		小计	34.04	61.48
	民营 三级	2020 年	99.89	100.00
		2021 年	95.23	63.10
		2022 年	0.00	84.24
		小计	40.65	81.28
	未定级	2020 年	40.00	0.00
		小计	40.00	0.00
	合计		35.91	66.69
	共计		43.35	86.15
综合	公立 二级	2020 年	92.98	96.81
		2021 年	80.32	94.65
		2022 年	0.00	90.87
		小计	48.88	93.61
	公立 三级	2020 年	88.22	90.56
		2021 年	91.70	98.25
		2022 年	0.00	85.46
		小计	45.42	90.34
	公立 未定级	2020 年	25.99	94.06
		2021 年	97.90	100.00
		小计	56.01	96.54
	合计		47.02	91.85
	民营 二级	2020 年	43.08	51.97
		2021 年	98.83	97.49
		2022 年	0.00	80.96
		小计	28.23	78.60
	民营 三级	2020 年	18.35	21.03
		2021 年	96.40	94.91
		2022 年	0.00	40.36
		小计	20.74	37.61
	民营 未定级	2020 年	91.03	80.77
		2021 年	94.43	95.18
		小计	93.31	90.43
	合计		29.41	68.53
	共计		45.96	90.93
总计			47.60	94.22

4. 编码库版本

2020 年有 375 家医院数据有效，其中，18 家采用国标版，196 家使用国家临床版，161 家使用医保版。2021 年填报的 452 家医院数据均有效，其中，13 家使用国标版，243 家使用国家临床版，196 家使用医保版。2022 年填报的 466 家医院数据均有效，其中，20 家使用国标版，129 家使用国家临床版，317 家使用医保版。

5. 病案科（室）编码的病案种类

2020 年有 376 家数据有效，2021 年填报的 452 家及 2023 年填报的 466 家数据均有效，病案种类占比见图 32-3。病案科（室）编码的病案种类主要是住院病案，其次是住院病案和门诊病案，少部分医院还编码急诊病案和互联网诊疗病案。

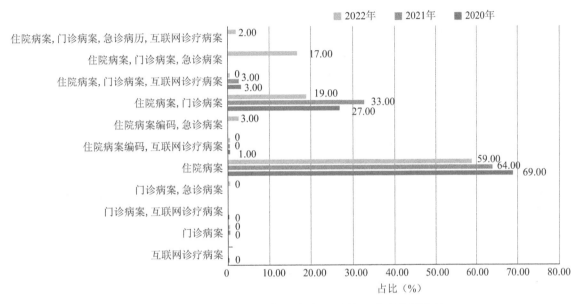

图 32-3　2020—2022 年云南省医院编码病案类型占比

6. 病案首页必填项和 52 个校验项的质控方式、病案首页内涵质控方式

2020 年有 313 家医院数据有效，2020 年有 397 家医院数据有效，2022 年有 379 家医院数据有效（图 32-4、图 32-5）。2020 年及 2021 年云南省医院的质控方式主要是人工质控，信息系统质控占比较少，2022 年主要是信息系统质控＋人工质控。

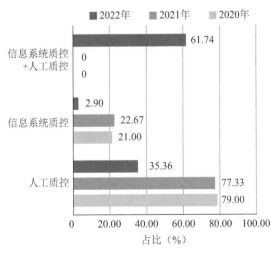

图 32-4　2021—2023 年云南省医院病案首页
必填项和 52 个校验项的质控方式占比

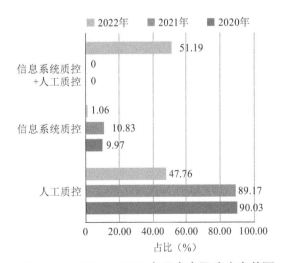

图 32-5　2021—2023 年云南省医院病案首页
内涵质控方式占比

（五）质量控制工作开展情况

1.院级病案质控实际承担的部门

2020年有305家医院未填报该项，376家医院数据有效，院级病案质控实际承担的部门主要是医务科、病案科和质控科，部分医院是信息科。2021年452家医院数据显示院级病案质控实际承担的部门主要是医务科、质控科和病案科，少部分医院是信息科和其他科室。2022年466家医院数据显示院级病案质控承担的部门，有278家是医务科，110家是病案科，72家是质控科，其余是信息科和其他部门。2022年院级病案质控实际承担的部门与2020年和2021年相比更加规范化。

2.院级病案质控开展的范围

2020年有305家医院未填报该项，376家医院数据有效，院级病案质控开展的范围主要是终末病历质控、病案首页及病历内涵质控，少部分医院还开展运行病历及门诊病历质控。2021年填报的452家医院数据均有效，院级病案质控开展的范围主要是终末病案质控、病历质量内涵质控、运行病历和住院病案首页质控，部分医院还开展门诊病案、其他病案和互联网病案质控。2022年填报的466家数据均有效，院级病案质控开展的范围主要是住院病历质控、住院病案首页质控、病历内涵质控，少部门医院还开展门诊病案、急诊病案、互联网病案及病案管理质量控制指标的质控。2022年院级病案质量控制工作承担的范围增加了病案管理质量控制指标，而病案管理质量控制指标也是医疗质量的重要组成部分。

3.各类质量控制工作的质控方式

开展质控病历的类型主要是终末病历、病历内涵、运行病历、门诊病历、互联网诊疗病和急诊病历，质控的方式主要是人工质控和信息系统质控。从表32-9中可以看出，2020年及2021年云南省医院开展质控的病历主要是终末病历、病历内涵、运行病历、门诊病历；2022年质控的病历类型增加了互联网诊疗病历和急诊病历。质控方式以人工质控为主，其次是信息系统质控＋人工质控，仅使用信息系统质控的医院数量较少。

表32-9 2020—2022年云南省医院病历质量控制工作开展方式统计

单位：家

年份	终末病历			病历内涵			运行病历			门诊病历			互联网诊疗病历			急诊病历		
	人工质控	信息系统	信息系统+人工质控	人工质控	信息系统质控	信息系统质控+人工质控	人工质控	信息系统质控	信息系统质控+人工质控	人工质控	信息系统质控	信息系统质控+人工质控	人工质控	信息系统质控	信息系统质控+人工质控	人工质控	信息系统质控	信息系统质控+人工质控
2020年	276	15	–	192	7	–	238	17	–	146	10	–	–	–	–	–	–	–
2021年	346	12	–	276	12	–	308	18	–	203	6	–	–	–	–	–	–	–
2022年	213	3	156	196	2	126	195	6	167	157	2	97	4	1	9	108	1	80
总计	835	30	156	664	21	126	741	41	167	506	18	97	4	1	9	108	1	80

4.病历书写时效性

2021年有214家医院数据有效，2021年有262家医院数据有效，2022年有342家医院数据有效（表32-10）。从填报的数据看，专科医院病历书写时效性指标较综合医院好。专科医院中，入院记录24小时完成率和手术记录24小时完成率、抢救记录及时完成率，公立医院要高于民营医院；综合医院中，入院记录24小时完成率、手术记录24小时完成率和出院记录24小时完成率，公立医院要低于民营医院。

表 32-10　2020—2022 年云南省医院病历书写时效性指标

单位：%

医院		年份	入院记录 24 小时完成率	手术记录 24 小时完成率	出院记录 24 小时完成率	病案首页 24 小时完成率	抢救记录及时完成率
专科	公立 二级	2020 年	95.12	91.07	98.24	68.48	102.34
		2021 年	96.35	92.08	86.94	75.88	73.81
		2022 年	94.75	71.39	94.91	77.32	86.33
		小计	95.28	81.86	93.54	74.53	85.90
	公立 三级	2020 年	91.36	82.00	81.89	86.63	97.08
		2021 年	94.96	86.56	76.86	74.12	92.76
		2022 年	96.80	99.67	90.95	81.64	97.76
		小计	94.74	93.17	84.09	80.28	97.55
	公立 未定级	2020 年	100.00	100.00	100.00	23.88	100.00
		2021 年	100.00	100.00	100.00	100.00	100.00
		小计	100.00	100.00	100.00	100.00	100.00
	合计		95.00	90.12	87.15	79.81	95.81
	民营 二级	2020 年	99.73	70.23	99.89	99.85	6.32
		2021 年	84.06	72.44	64.84	94.58	100.00
		2022 年	83.80	100.00	91.82	81.50	15.05
		小计	88.31	83.51	86.47	89.92	14.49
	民营 三级	2020 年	100.00	100.00	100.00	0.00	—
		2021 年	100.00	100.00	100.00	94.27	—
		2022 年	99.91	99.69	100.00	100.00	100.00
		小计	99.93	99.78	100.00	78.10	100.00
	民营 未定级	2020 年	100.00	100.00	12.50	100.00	—
		小计	100.00	100.00	12.50	100.00	—
	合计		89.81	88.15	88.11	88.49	15.75
	共计		94.59	90.01	87.22	80.50	93.14
综合	公立 二级	2020 年	87.08	98.44	83.39	72.41	97.90
		2021 年	85.55	92.63	84.23	66.14	98.37
		2022 年	87.47	86.80	90.53	71.30	66.13
		小计	86.83	92.24	86.44	70.13	85.70
	公立 三级	2020 年	87.79	97.32	90.79	49.15	99.66
		2021 年	84.95	67.53	78.90	43.20	98.10
		2022 年	75.20	63.02	78.08	33.19	35.65
		小计	86.87	72.74	81.64	39.69	62.63
	公立 未定级	2020 年	100.00	100.00	100.00	100.00	100.00
		2021 年	100.00	100.00	100.00	100.00	100.00
		小计	100.00	100.00	100.00	100.00	100.00
	合计		86.86	81.71	84.28	56.22	73.82

续表

医院			年份	入院记录24小时完成率	手术记录24小时完成率	出院记录24小时完成率	病案首页24小时完成率	抢救记录及时完成率
综合	民营	二级	2020年	98.96	99.89	99.12	95.74	100.00
			2021年	86.62	95.91	96.22	93.75	89.56
			2022年	94.20	87.35	92.61	84.76	81.44
			小计	92.68	90.99	94.84	89.31	93.24
		三级	2020年	95.96	97.18	45.08	97.74	98.48
			2021年	87.37	81.59	97.71	97.87	99.56
			2022年	95.05	99.86	99.81	82.19	100.00
			小计	94.36	95.85	69.01	93.22	99.39
		未定级	2020年	96.81	100.00	98.38	98.84	–
			2021年	42.65	65.56	48.70	47.41	–
			小计	52.34	75.14	58.38	56.87	–
		合计		91.14	89.75	95.36	88.07	93.78
	共计			87.19	82.31	85.03	58.44	74.14
总计				88.08	83.41	85.29	61.01	78.18

（六）住院病历整理归档及时性

1. 住院病历归档方式

2020年有376家医院填报该项，2021年有452家医院填报该项，2022年有466家医院填报该项（表32-11）。从填报数据来看，医院住院病历归档方式主要是纸质病历和电子病历归档，其次是仅纸质病历归档，仅电子病历归档的情况较少。

表32-11 2020—2022年云南省医院病历归档方式统计

单位：家

医院			年份	仅电子病历归档	仅纸质病历归档	有纸质病历和电子病历归档
专科	公立	二级	2020年	–	24	34
			2021年	1	24	49
			2022年	1	26	57
			小计	2	74	140
		三级	2020年	1	11	14
			2021年	–	7	22
			2022年	–	12	19
			小计	1	30	55
		未定级	2020年	–	3	3
			2021年	–	1	4
			小计	–	4	7
		合计		3	108	202

续表

医院			年份	仅电子病历归档（家）	仅纸质病历归档（家）	有纸质病历和电子病历归档（家）
专科	民营	二级	2020 年	–	10	7
			2021 年	–	15	10
			2022 年	–	12	22
			小计	–	37	39
		三级	2020 年	–	2	–
			2021 年	–	3	–
			2022 年	1	4	–
			小计	1	9	–
		未定级	2020 年	–	1	–
			小计	–	1	–
		合计		1	47	39
	共计			4	155	241
综合	公立	二级	2020 年	1	63	112
			2021 年	–	70	120
			2022 年	1	62	122
			小计	2	195	354
		三级	2020 年	–	13	24
			2021 年	1	21	24
			2022 年	2	21	29
			小计	3	55	77
		未定级	2020 年	–	–	1
			2021 年	–	1	1
			小计	–	1	2
		合计		5	251	433
	民营	二级	2020 年	–	26	20
			2021 年	1	34	31
			2022 年	1	30	39
			小计	2	90	90
		三级	2020 年	–	1	2
			2021 年	–	3	3
			2022 年	–	5	–
			小计	–	9	5
		未定级	2020 年	–	1	2
			2021 年	–	1	5
			小计	–	2	7
		合计		2	101	102
	共计			7	352	535
总计				11	507	776

2. 出院患者病历 2 日归档率和归档完整率

2020 年有 357 家医院填报该项，2021 年有 430 家医院填报该项，2022 年有 238 家医院填报该项，具体情况见表 32-12。从填报的数据看，专科医院病历归档完整率比综合医院要好，电子病历和纸质病历 2 日归档率专科医院和综合医院相差不大。

表 32-12　2020—2022 年云南省医院病历 2 日归档率和归档完整率统计

单位：%

医院			年份	纸质病历在 2 日归档率	电子病历在 2 日归档率	归档病历完整率
专科	公立	二级	2020 年	15.93	15.06	88.87
			2021 年	17.80	23.44	98.93
			2023 年	14.93	18.79	92.28
			小计	16.17	19.29	99.34
		三级	2020 年	22.17	25.28	99.26
			2021 年	24.04	21.63	98.66
			2022 年	28.36	36.53	87.77
			小计	24.97	26.15	96.41
		未定级	2020 年	0.86	0.99	85.98
			2021 年	5.85	69.05	83.16
			小计	2.78	24.99	85.59
		合计		22.15	24.34	97.24
	民营	二级	2020 年	50.31	48.54	92.57
			2021 年	33.71	40.20	99.86
			2022 年	16.70	15.92	99.80
			小计	31.35	31.91	97.18
		三级	2020 年	59.34	0.00	–
			2021 年	4.29	–	–
			2022 年	0.52	15.22	100.00
			小计	15.07	6.78	100.00
		未定级	2020 年	0.00	–	50.00
			小计	0.00	–	50.00
		合计		28.85	30.78	97.17
	共计			22.54	24.61	97.62
综合	公立	二级	2020 年	19.69	23.83	80.64
			2021 年	21.13	23.82	96.97
			2022 年	19.40	23.52	96.09
			小计	20.07	23.73	92.71
		三级	2020 年	23.29	35.50	94.85
			2021 年	25.11	23.74	98.97
			2022 年	27.86	26.60	96.47
			小计	25.57	29.12	100.23
		未定级	2020 年	5.19	5.19	9.67
			2021 年	1.43	–	–
			小计	3.33	5.19	9.67
		合计		22.52	26.08	95.69

续表

医院			年份	纸质病历在2日归档率	电子病历在2日归档率	归档病历完整率
综合	民营	二级	2020年	20.61	11.87	79.46
			2021年	22.96	16.63	99.66
			2022年	9.97	10.08	91.90
			小计	17.71	12.53	98.68
		三级	2020年	45.87	47.37	99.91
			2021年	33.25	7.68	95.74
			2022年	41.08	–	–
			小计	39.15	36.39	97.70
		未定级	2020年	25.95	88.84	94.34
			2021年	7.53	6.55	99.46
			小计	14.01	18.57	98.74
		合计		21.90	15.88	99.15
	共计			22.47	25.41	95.93
总计				22.48	25.31	96.68

注："–"为该项数据未填报

（七）电子病历建设情况

1. 病历签名方式

2020年有375家医院填报该项，2021年有452家医院填报该项，2022年有466家医院填报该项（图32-6、图32-7）。从填报的数据看，2020年及2021年病历签名方式主要是手工签名；2022年住院病历和门诊病历的签名方式主要是以手工签名。

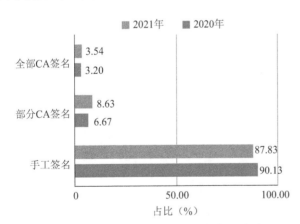

图32-6　2020年及2021年云南省医院病历签名方式占比

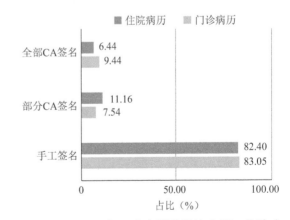

图32-7　2022年云南省医院门诊病历、住院病历签名方式占比

2. 病历贮存方式

2020年有376家医院填报该项，2021年有452家医院填报该项，2022年有466家医院填报该项。2020年及2021年云南省医院病历的贮存方式主要是纸质贮存和电子病历贮存（图32-8），2022年门诊病历贮存主要是患者保管、无纸化和电子病历，住院病历贮存主要是纸质贮存、纸质贮存和电子/扫描病历（图32-9）。2020年及2021年纸质住院病历贮存方式主要是院区贮存（图32-10）。

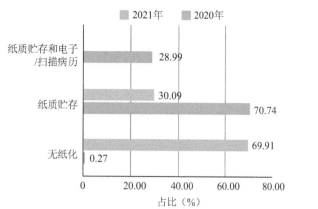

图 32-8　2020 年及 2021 年云南省医院病历
贮存方式占比

图 32-9　2022 年门诊病历、住院病历贮存方式占比

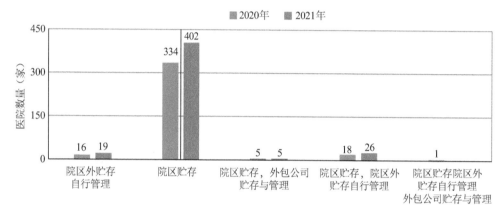

图 32-10　2020 年及 2021 年云南省医院纸质病历贮存方式

3. 向患者提供病案方式

2020 年有 375 家医院填报该项，2021 年有 452 家医院填报该项，2022 年有 466 家医院填报该项（图 32-11）。2020—2022 年医院向患者提供病案的方式主要是病案科打印，其次是其他方式查看，自助机打印和网上查看（包括 PC 端和手机 APP）的查看方式较少。

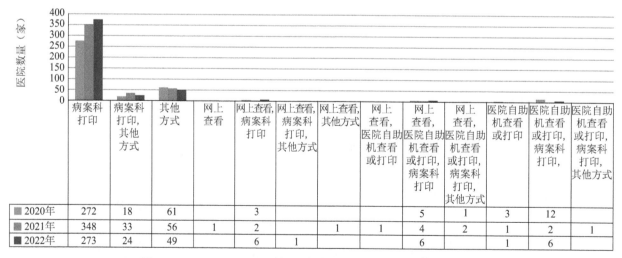

	病案科打印	病案科打印，其他方式	其他方式	网上查看	网上查看，病案科打印	网上查看，病案科打印，其他方式	网上查看，其他方式	网上查看，医院自助机查看或打印	网上查看，医院自助机查看或打印，病案科打印	网上查看，医院自助机查看或打印，病案科打印，其他方式	医院自助机查看或打印	医院自助机查看或打印，病案科打印	医院自助机查看或打印，病案科打印，其他方式
■2020年	272	18	61		3				5	1	3	12	
■2021年	348	33	56	1	2		1	1	4	2	1	2	1
■2022年	273	24	49		6	1			6		1	6	

图 32-11　2020—2022 年云南省医院向患者提供病历的方式

4. 历史病案数字化、新产生病案扫描

2020 年及 2021 年分别有 372 和 452 家医院填报历史病案实现数字化和新产生病案扫描，2022 年有 466 家医院填报历史病案实现数字化（表 32-13）。从填报的数据看，2020 和 2021 年大部分医院都没有实

现历史病案数字化及对新产生的病案进行扫描，仅有少部分医院实现，2022 年部分实现历史病案数字化和全部实现的医院总和超过未实现的医院。

表 32-13　2020—2022 年云南省医院向患者提供病历的方式

单位：家

| 年份 | 历史病案数字化 | | | 新产生的病历进行扫描 | |
	部分实现	否	全部实现	否	是
2020 年	—	278	94	331	44
2021 年	—	341	111	401	51
2022 年	202	218	46	—	—
总计	202	837	251	732	95

二、病案管理质量控制工作开展情况及特色经验分享

2021 年 1 月 21 日国家卫生健康委员会发布《病案管理质量控制指标（2021 年版）》，根据云南省实际情况，在部分三级医院中遴选了部分指标作为病案管理工作的监测指标。2022 年部分二级医院纳入监测范围，2023 年围绕《全面提升医疗质量行动计划（2023—2025 年）》《病历内涵质量提升行动方案（2023—2025 年）》（征求意见稿）要求，开展病历内涵自查和抽查相结合的方式，重点监测部分病案管理质量控制指标（表 32-14）。2020—2022 年重点监测指标主要诊断编码正确率逐步提升，2021 年及 2022 年增加了 5 个重点监测指标，分别是主要手术编码正确率、CT/MRI 检查记录符合率、抗菌药物使用记录符合率、手术相关记录完整率、不合理复制病历发生率，从监测的指标看手术相关记录完整率和不合理复制病历率有所提升，其他指标还待进一步提升。

表 32-14　2020—2022 年云南省医院病案管理质量控制指标情况

单位：%

| 年份 | 主要诊断编码正确率 | | 主要手术编码正确率 | | CT/MRI 检查记录符合率 | | 抗菌药物使用记录符合率 | | 手术相关记录完整率 | | 不合理复制病历发生率 | |
	自查	抽查	自查	抽查	自查	抽查	自查	抽查	自查	抽查	自查	抽查
2020 年	89.00	78.53	—	—	—	—	—	—	—	—	—	—
2021 年	94.61	86.52	95.33	92.00	92.15	91.96	91.21	81.83	95.33	89.03	6.92	17.20
2022 年	99.21	86.69	96.78	91.92	73.63	87.87	69.96	66.15	64.93	94.44	7.28	16.30

三、省级"百佳病案"评选工作总结

2023 年 9 月国家卫生健康委员会医政司下发《2023 年全国"百佳病案"评选活动方案》，根据国家的文件要求和云南省实际情况，质控中心撰写《云南省"百佳病案"实施方案》并在全省二级以上医院实施。根据方案要求，医院自评阶段全省 185 家医院共推荐住院、日间医疗及门诊病案 2345 份，并上传至国家"百佳病案"评选系统。2023 年 10 月 20 日前，方案要求全省 16 个州（市）各推荐门诊病案 10 份、住院病案 10 份、日间医疗病案 10 份共 30 份病案参加全省"百佳病案"的评选，16 个州（市）共推荐"百佳病案"430 份，省级医院推荐的 156 份病案直接由质控中心评选。质控中心根据国家要求，遴选具有高级职称，且经验丰富的临床专家和编码专家开展省级"百佳病案"的评选。20 名专家包括 13 名临床专家和 7 名编码专家，共分为 9 组对门诊病案 190 份、日间医疗病案 137 份、住院病案 259 份共 586 份，按照"百佳病案"评分要求推选门诊病案 100 份、日间医疗病案 100 份、住院病案 100 份共 300 份作为省级"百

佳病案",并从省级"百佳病案"中推选门诊病案 10 份、日间医疗病案 10 份、住院病案 10 份共 30 份参加国家"百佳病案"的评选。

四、"六个一"质量控制工作完成情况

质控中心成立 1 个病案专家委员会和 3 个亚专业组（病历及电子病历质控、病历数据质控专业组、病案管理服务质控专业组），更有针对性地开展病历质量控制工作。质控中心有专职人员负责日常病历质量控制工作。为便于学习交流，质控中心建立 QQ、微信群开展疑难编码和疑难病历的讨论，召开会议安排部署质控中心工作及推进情况。每年按照要求认真撰写《病案管理专业医疗质量安全报告》。门诊病案病历质量管理目前正在开展中。

五、质量控制工作中存在的问题及下一步工作思考

1. 存在的问题

医院信息化建设水平落后，导致病案质量督导难度较大；部分病案管理质量控制指标抓取困难，人工统计准确性差，指标数据收集难度大，指标数据质量参差不齐。

2. 下一步工作

（1）提高思想认识、重视病历内涵质量管理。加强《医疗质量管理办法》《医疗质量安全核实制度要点》《病历书写基本规范》《电子病历应用管理规范》《病案管理专业医疗质量控制指标》《住院病案首页数据质量填写规范》《住院病案首页数据质量管理与控制指标》《抗生素使用规范》等医疗规范的学习、严格执行《病历书写基本规范》、合理用药、持续提升病历内涵质量。

（2）加强培训。加强病案首页规范填写、医疗安全核心制度、诊疗规范和指南培训，建立病历规范填写激励机制，进一步规范医师、技师诊疗行为，促进医院病历内涵质量建设。

（3）加强对病案首页中诊疗信息和住院基本信息存在的问题及时反馈和纠正，加强管理措施，建立有效地沟通模式，实现多部门协作。

（4）职能部门加强监管力度，定期开展病案首页、运行病历、终末病历的督导检查，确保核心制度有效落实，持续改进医疗质量；

（5）加强信息化建设，提高规范性、完整性、准确性，借助信息化系统的优势，提高病历（案）质量控制工作的效率。

（6）加强病案管理建设，规范病案管理，加强医疗质量及病历质量管理，加强国际疾病分类编码、病历书写规范培训，做好院内三级质控。

（7）加强质控体系建设，确保医疗文书及时、准确、完整、规范。

（8）完善知情同意书、手术同意书、有创操作及手术同意书等医疗文书的签字，规范诊断名称、合理用药、完善医师签名。

（9）严格落实医护人员签名管理，保证医疗质量和安全。

（10）加强抗菌药物规范使用管理，加强用药的合理性，抗生素使用及停用要有记录及说明，规范抗菌药物单位，减少辅助用药，控制重复用药。

（11）严格遵守医疗相关制度和操作常规，查找医疗隐患，杜绝医疗纠纷的发生。

（12）加强基础、环节与终末质量的全过程监控，对病历形成过程步骤进行质控，杜绝拷贝病历，强化手术医师准确、完整的填写手术相关资料。在质控中发现问题，有效反馈。

（13）发挥病案数据在医疗质量安全管理中的作用，杜绝因病历书写不规范造成的医疗纠纷，促进合理诊疗、合理检查、合理用药，保障医疗质量和医疗安全。

第三十三节

浙江省病案管理专业
医疗服务与质量安全报告

一、质量控制数据调查情况

本报告数据基于2020—2022年收集的浙江省病案管理专业医疗管理质量控制情况调查表数据，按省级医院、三级甲等、三级乙等、二级甲等、二级乙等对综合及专科医院进行分层分析，同时对11个地市情况进行分析。

（一）医院概况

2020—2022年调查的医院数量分别为297、315和326家，选取设置病案专业的医院，剔除异常数据，最终纳入分析医院分别为277、294和309家（表33-1），呈逐年递增趋势。从2022年收集到的数据看，杭州纳入分析的医院最多（43家），舟山最少（7家）（表33-2）。

表33-1　2020—2022年浙江省各级各类医院纳入分析的数量

单位：家

医院	2020年			2021年			2022年		
	综合	专科	合计	综合	专科	合计	综合	专科	合计
省级医院	10	3	13	11	4	15	11	4	15
三级甲等	24	16	40	28	15	43	28	15	43
三级乙等	42	16	58	39	17	56	42	18	60
二级甲等	68	22	90	79	23	102	82	23	105
二级乙等	57	19	76	61	17	78	66	20	86
总计	201	76	277	218	76	294	229	80	309

表33-2　2020—2022年浙江省各地市医院纳入分析的数量（家）

单位：家

地区	2020年			2021年			2022年		
	二级	三级	合计	二级	三级	合计	二级	三级	合计
杭州	24	16	40	25	20	45	23	20	43
金华	20	11	31	28	9	37	29	11	40

续表

地区	2020 年			2021 年			2022 年		
	二级	三级	合计	二级	三级	合计	二级	三级	合计
宁波	18	15	33	20	15	35	23	16	39
温州	22	10	32	22	9	31	23	10	33
嘉兴	18	7	25	18	7	25	21	7	28
绍兴	11	13	24	10	13	23	11	14	25
台州	16	8	24	17	8	25	18	7	25
衢州	16	4	20	14	4	18	16	4	20
湖州	7	7	14	12	7	19	13	7	20
省级	-	13	13	-	15	15	-	15	15
丽水	11	3	14	11	3	14	11	3	14
舟山	3	4	7	3	4	7	3	4	7
总计	166	111	277	180	114	294	191	118	309

注：表中地区排序按照 2022 年各级各类医院合计数值降序排列，下同。

（二）病案科（室）基本情况

1. 归属情况

2020—2022 年浙江省各级各类医院病案科（室）为医院独立部门的占比分别为 41.16%、45.58% 和 38.83%。2022 年浙江省综合医院病案科（室）为医院独立部门的占比（38.86%）高于专科医院（38.75%），综合医院中，省级医院占比最高（45.45%）、二级甲等医院占比最低（32.93%）；专科医院中，三级乙等医院占比最高（50.00%），三级甲等医院占比最低（33.33%）（图 33-1）。

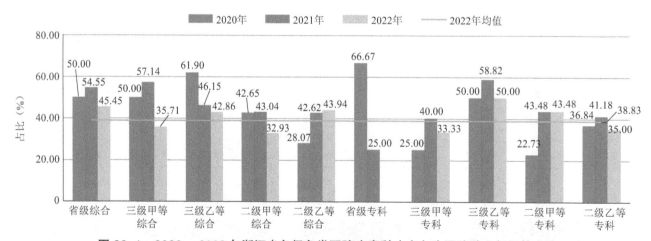

图 33-1　2020—2022 年浙江省各级各类医院病案科（室）为医院独立部门的占比

2022 年各地市病案科（室）为医院独立部门的占比，二级和三级综合医院均值分别为 37.84% 和 40.74%。2022 年二级综合医院中，台州占比最高（58.33%），宁波占比最低（21.05%）；三级综合医院中，台州占比最高（66.67%），舟山占比最低（无数据）（图 33-2、图 33-3）。

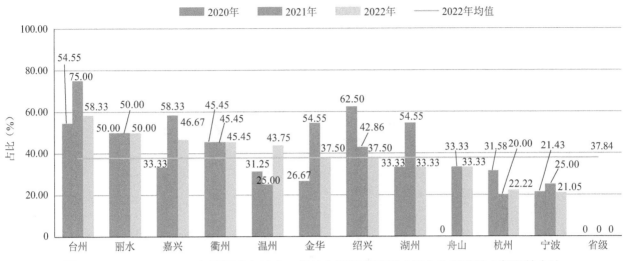

图 33-2　2020—2022 年浙江省各地市二级综合医院病案科（室）为医院独立部门的占比

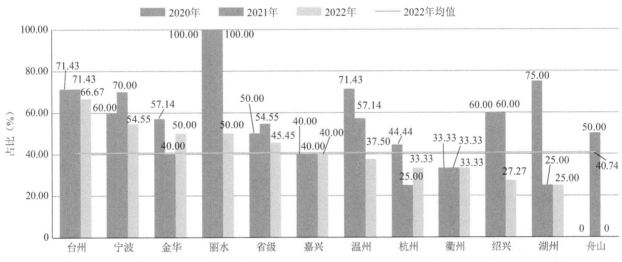

图 33-3　2020—2022 年浙江省各地市三级综合医院病案科（室）为医院独立部门的占比

2.管理的病案种类

浙江省医院病案科（室）管理的门诊病案，2021 年增长率为 25%，2022 年增长率为 58%；浙江省医院病案科（室）管理的急诊病案，2021 年增长率为 49%，2022 年增长率为 53%。2022 年起，有 3 家医院开展互联网诊疗病案的管理（表 33-3）。

表 33-3　2020—2022 年浙江省医院管理的病案种类情况

单位：家

病案种类	2020 年	2021 年	2022 年
住院病案	219	216	220
住院病案，急诊病案（含流水、留观、抢救室，但不含依照住院管理的急诊病房）	34	48	48
住院病案，门诊病案	7	2	8
住院病案，门诊病案，急诊病案（含流水、留观、抢救室，但不含依照住院管理的急诊病房）	17	28	30
互联网诊疗病案	/	/	3

（三）病案科（室）人员情况

1. 科室专职人员

（1）人员情况。从数量上看，2020—2022年浙江省病案科（室）专职人员数量从1718、1915人增加至1999人，平均每家医院从6.34、6.41人增加至6.80人。专业上看，浙江省病案科人员医学相关专业（包括临床、护理、医学信息、公共卫生等专业）人数与非医学相关专业人数比从1.50（1030/688）、1.55（1164/751）上升至2.72（1462/537）；学历及职称3年来均有不同程度的提升（图33-4）。

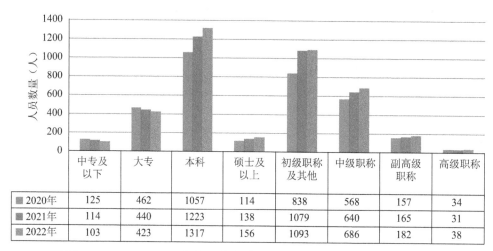

	中专及以下	大专	本科	硕士及以上	初级职称及其他	中级职称	副高级职称	高级职称
2020年	125	462	1057	114	838	568	157	34
2021年	114	440	1223	138	1079	640	165	31
2022年	103	423	1317	156	1093	686	182	38

图 33-4　2020—2022年浙江省各地市医院病案科（室）专职人员情况

（2）门诊病案管理人员月均负担门诊患者病历数。2020—2022年浙江省各级各类医院门诊病案管理人员月均负担门诊患者病历数分别为114.03、396.44和373.17份。2022年浙江省综合医院门诊病案管理人员月均负担门诊患者病历数综合医院（431.25份）高于专科医院（235.23份），综合医院中，省级医院最高（837.27份），二级乙等医院最低（95.28份）；专科医院中，三级甲等医院最高（560.00份），二级甲等医院最低（56.50份）。由于浙江省内大部分医院未设立专门的门诊病案管理人员，所以存在部分数据过大或空缺的情况（表33-4）。

表 33-4　2020—2022年浙江省各级各类医院门诊病案管理人员月均负担门诊患者病历数

单位：份

医院	2020 年			2021 年			2022 年		
	综合	专科	均值	综合	专科	均值	综合	专科	均值
省级医院	139.72	–	139.72	80.83	–	80.83	837.27	–	837.27
三级甲等	193.08	–	193.08	80.30	801.25	440.77	192.69	560.00	339.62
三级乙等	88.67	–	88.67	1343.19	98.75	720.97	242.22	173.50	207.86
二级甲等	98.24	–	98.24	259.53	–	259.53	584.49	56.50	518.49
二级乙等	50.00	–	50.00	75.29	3.00	51.19	95.28	92.42	94.13
总计	114.03	–	114.03	469.91	220.10	396.44	431.25	235.23	373.17

2020—2022年浙江省各地市综合医院门诊病案管理人员月均负担门诊患者病历数分别为114.03、469.91和431.25份。2022年二级综合医院中，宁波最高（1178.42份），湖州最低（50.00份）；三级综合医院中，省级最高（837.27份），嘉兴最低（20.00份）（表33-5）。

表 33-5　2020—2022 年浙江省各地市综合医院门诊病案管理人员月均负担门诊患者病历数

单位：份

地区	2020 年			2021 年			2022 年		
	二级	三级	均值	二级	三级	均值	二级	三级	均值
杭州	32.89	–	32.89	–	3333.33	3333.33	100.00	–	100.00
湖州	–	–	–	19.17	80.30	39.54	50.00	–	50.00
嘉兴	–	–	–	40.00	–	40.00	–	20.00	20.00
金华	–	–	–	120.00	–	120.00	–	–	–
丽水	–	233.33	233.33	–	–	–	–	–	–
宁波	226.21	52.33	168.25	1013.08	–	1013.08	1178.42	170.00	842.28
衢州	30.00	–	30.00	–	–	–	185.56	367.58	231.06
绍兴	–	138.92	138.92	132.00	166.67	149.33	–	198.00	198.00
省级	–	139.72	139.72	–	80.83	80.83	–	837.27	837.27
台州	58.38	–	58.38	104.83	–	104.83	296.67	–	296.67
温州	–	–	–	–	529.58	529.58	508.54	274.58	391.56
舟山	–	–	–	–	–	–	–	–	–
总计	91.35	140.49	114.03	206.89	838.14	469.91	437.73	424.06	431.25

（3）住院病案管理人员月均负担出院患者病历数。2020—2022 年浙江省各级各类医院住院病案管理人员月均负担出院患者病历数为 94.90、104.54 和 189.33 份。2022 年浙江省专科医院住院病案管理人员月均负担出院患者病历数（189.64 份）略高于综合医院（189.21 份），综合医院中，省级医院最高（279.35份），二级乙等医院最低（163.47 份）；专科医院中，省级医院最高（687.55 份），二级乙等医院最低（79.70 份）（图 33-5）。

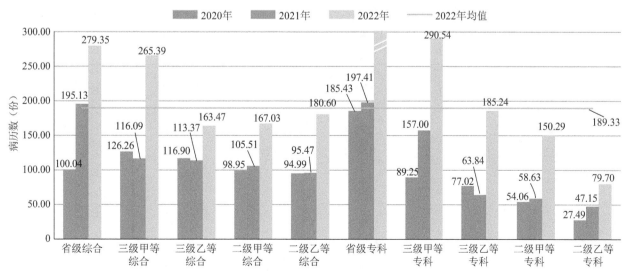

图 33-5　2020—2022 年浙江省各级各类医院住院病案管理人员月均负担出院患者病历数

2022年浙江省各地市住院病案管理人员月均负担出院患者病历数，二级和三级综合医院均值分别为171.98和217.11份。二级综合医院中，丽水最高（240.55份），宁波最低（69.51份）；三级综合医院中，丽水最高（365.29份），舟山最低（47.28份）（图33-6、图33-7）。

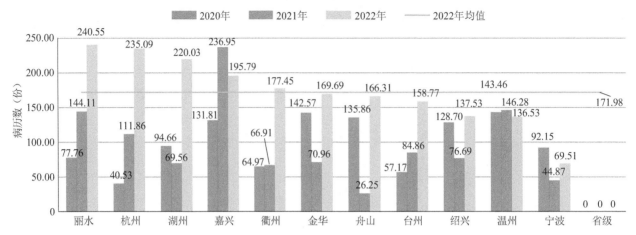

图33-6 2020—2022年浙江省各地市二级综合医院住院病案管理人员月均负担出院患者病历数

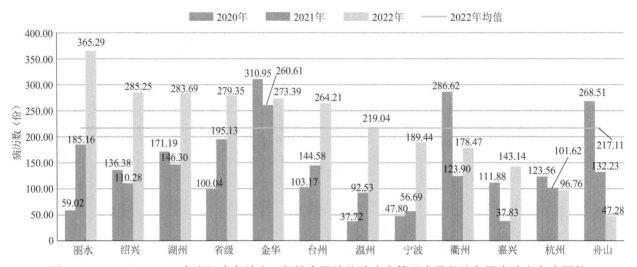

图33-7 2020—2022年浙江省各地市三级综合医院住院病案管理人员月均负担出院患者病历数

（4）病案编码人员月均负担出院患者病历数。2020—2022年浙江省各级各类医院病案编码人员月均负担出院患者病历数分别为156.78、159.80和333.70份。2022年浙江省专科医院病案编码人员月均负担出院患者病历数（343.40份）略高于综合医院（330.09份），综合医院中，省级医院最高（521.06份），二级甲等医院最低（285.30份）；专科医院中，省级医院最高（827.01份），二级乙等医院最低（143.46份）（图33-8）。

2022年浙江省各地市病案编码人员月均负担出院患者病历数，二级和三级综合医院均值分别为291.71和389.01份。二级综合医院中，杭州最高（449.38份），宁波最低（124.65份）；三级综合医院中，丽水最高（568.23份），舟山最低（85.29份）（图33-9、图33-10）。

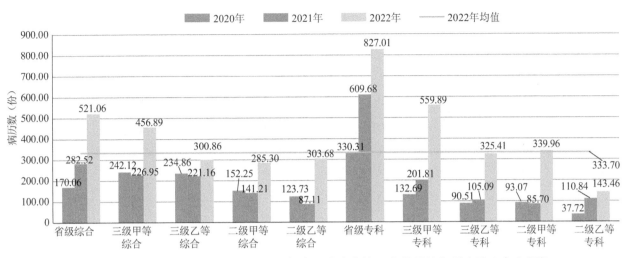

图 33-8 2020—2022 年浙江省各级各类医院病案编码人员月均负担出院患者病历数

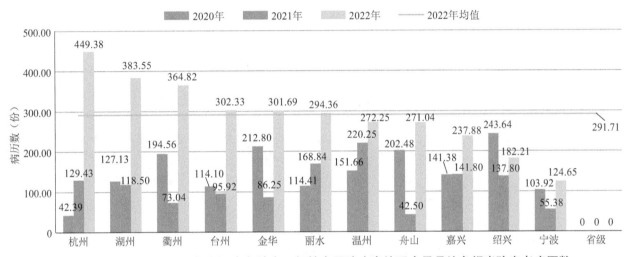

图 33-9 2020—2022 年浙江省各地市二级综合医院病案编码人员月均负担出院患者病历数

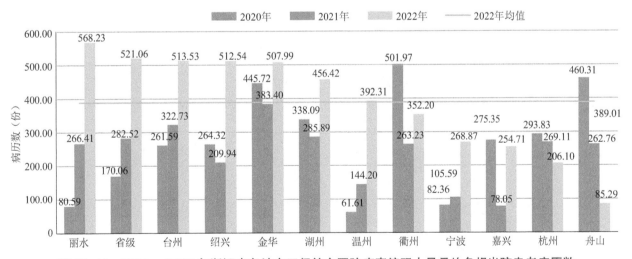

图 33-10 2020—2022 年浙江省各地市三级综合医院病案编码人员月均负担出院患者病历数

2. 病案科（室）专职编码人员

2020—2022 年浙江省各级各类医院病案科（室）专职编码人员数分别为 1081、1221 和 1180 人。2022 年浙江省综合医院病案科（室）专职编码人员数（1004 人）高于专科医院（176 人），综合医院中，二级甲等医院最多（274 人），二级乙等医院最少（119 人）；专科医院中，三级甲等医院最多（56 人），二级乙等医院最少（21人）（表33-6）。

表33-6　2020—2022年浙江省各级各类医院病案科（室）专职从事编码人员数量

单位：人

医院等级	2020年			2021年			2022年		
	综合	专科	总计	综合	专科	总计	综合	专科	总计
省级医院	103	25	128	137	28	165	135	25	160
三级甲等	214	63	277	248	72	320	235	56	291
三级乙等	243	46	289	227	50	277	241	46	287
二级甲等	228	33	261	290	40	330	274	28	302
二级乙等	107	19	126	112	17	129	119	21	140
总计	895	186	1081	1014	207	1221	1004	176	1180

2020—2022年浙江省各地市综合医院病案科（室）专职编码人员数量分别为895、1014和1004人。2022年二级综合医院中，金华最多（60人），舟山最少（4人）；三级综合医院中，省级最多（135人），舟山最少（10人）（表33-7）。

表33-7　2020—2022年浙江省各地市综合医院病案科（室）专职从事编码人员数量

单位：人

地区	2020年			2021年			2022年		
	二级	三级	总计	二级	三级	总计	二级	三级	总计
杭州	58	56	114	65	60	125	54	63	117
湖州	15	23	38	34	23	57	36	24	60
嘉兴	35	30	65	34	40	74	43	41	84
金华	37	54	91	59	45	104	60	49	109
丽水	33	24	57	33	23	56	31	22	53
宁波	32	92	124	36	92	128	42	94	136
衢州	31	14	45	38	15	53	35	15	50
绍兴	15	61	76	17	63	80	17	63	80
省级	–	103	103	–	137	137	–	135	135
台州	35	44	79	40	47	87	36	44	80
温州	41	49	90	42	55	97	35	51	86
舟山	3	10	13	4	12	16	4	10	14
总计	335	560	895	402	612	1014	393	611	1004

（四）病案首页数据质量控制

1. 主要诊断填写正确率

2020—2022年浙江省各级各类医院主要诊断填写正确率分别为91.80%、93.29%和95.08%。2022年浙江省专科医院主要诊断填写正确率（97.49%）高于综合医院（94.19%），综合医院中，二级甲等医院最高（94.87%），三级甲等医院最低（92.86%）；专科医院中，三级乙等医院最高（98.78%），省级医院最低（93.20%）（图33-11）。

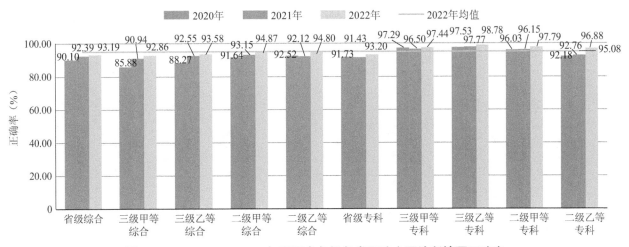

图 33-11 2020—2022 年浙江省各级各类医院主要诊断填写正确率

2022 年各地市主要诊断填写正确率，二级和三级综合张辽均值分别为 91.06% 和 93.26%。二级综合医院中丽水最高（98.36%），宁波最低（91.69%），温州、台州、绍兴、湖州和宁波低于二级综合医院主要诊断填写正确率平均值；三级综合医院中舟山最高（98.84%），宁波最低（83.94%），嘉兴、湖州和宁波低于三级综合医院主要诊断填写正确率平均值，丽水无数据（图 33-12、图 33-13）。

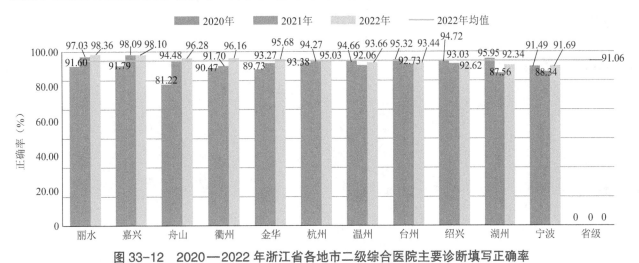

图 33-12 2020—2022 年浙江省各地市二级综合医院主要诊断填写正确率

图 33-13 2020—2022 年浙江省各地市三级综合医院主要诊断填写正确率

2. 主要诊断编码正确率

2020—2022 年浙江省主要诊断编码正确率分别为 96.97%、98.78% 和 95.83%。2022 年浙江省专科医院主要诊断编码正确率（96.99%）高于综合医院（95.42%），综合医院中，省级医院最高（97.37%），二级甲等医院最低（94.57%）；专科医院中，三级乙等医院最高（98.31%），三级甲等医院最低（92.96%）（图33-14）。

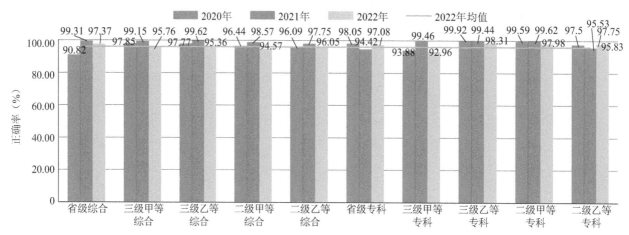

图33-14　2020—2022年浙江省各级各类医院主要诊断编码正确率

2022年浙江省各地市主要诊断编码正确率，二级和三级综合医院均值分别为95.21%和95.77%。二级综合医院中，台州最高（97.23%），衢州最低（90.60%），宁波和衢州低于平均值；三级综合医院中，金华最高（98.53%），嘉兴最低（91.76%），宁波、湖州和嘉兴低于平均值（图33-15、图33-16）。

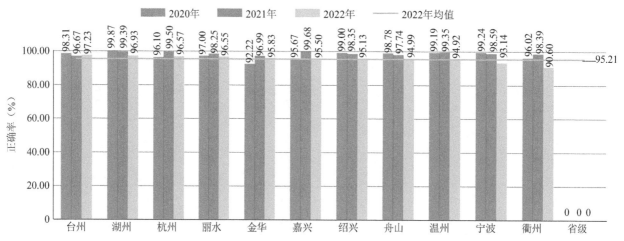

图33-15　2020—2022年浙江省各地市二级综合医院主要诊断编码正确率

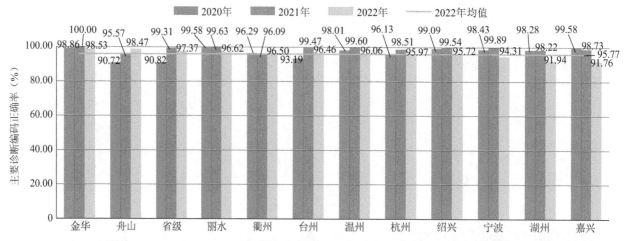

图33-16　2020—2022年浙江省各地市三级综合医院主要诊断编码正确率

3. 主要手术填写正确率

2020—2022年浙江省各级各类医院主要手术填写正确率分别为92.56%、92.98%和93.71%。2022年浙江省专科医院主要手术填写正确率（95.84%）高于综合医院（93.15%），综合医院中，二级甲等医院最高（94.17%），三级甲等医院最低（91.97%）；专科医院中，三级乙等医院最高（97.98%），省级医院最低（92.55%）（图33-17）。

2022年浙江省各地市主要手术填写正确率，二级和三级综合医院均值分别为91.06%和92.54%。二级综合医院中嘉兴最高（97.69%），台州最低（88.86%）；三级综合医院中丽水最高（99.82%），宁波最低（80.90%）（图33-18、图33-19）。

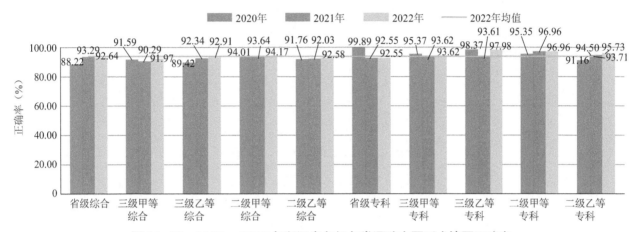

图 33-17   2020—2022年浙江省各级各类医院主要手术填写正确率

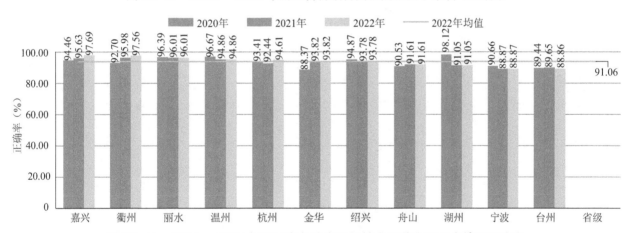

图 33-18   2020—2022年浙江省各地市二级综合医院主要手术填写正确率

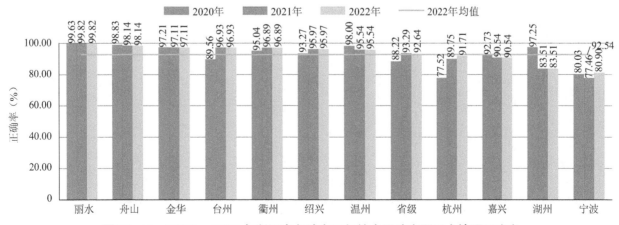

图 33-19   2020—2022年浙江省各地市三级综合医院主要手术填写正确率

4. 主要手术编码正确率

2020—2022年浙江省各级各类医院主要手术编码正确率分别为97.23%、97.64%和95.74%。2022年浙江省专科医院主要手术编码正确率（97.39%）高于综合医院（95.25%）。综合医院中，省级医院最高（97.76%），二级甲等医院最低（93.40%）；专科医院中，二级甲等医院最高（98.11%），省级医院最低（94.91%）（图33-20）。

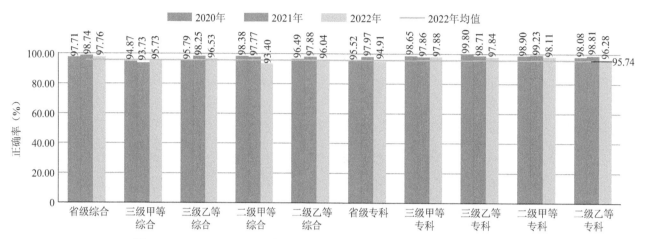

图 33-20　2020—2022 年浙江省各级各类医院主要手术编码正确率

2022年浙江省各地市主要手术编码正确率，二级和三级综合医院均值分别为91.06%和96.43%。二级综合医院中舟山最高（97.86%），金华最低（91.90%）；三级综合医院中金华最高（98.89%），嘉兴最低（91.29%）（图33-21、图33-22）。

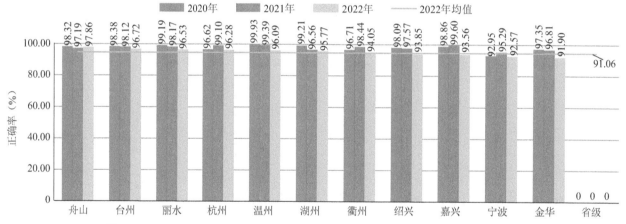

图 33-21　2020—2022 年浙江省各地市二级综合医院主要手术编码正确率

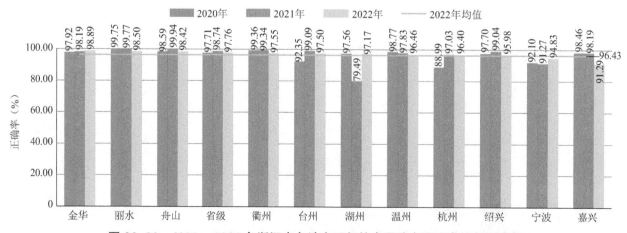

图 33-22　2020—2022 年浙江省各地市三级综合医院主要手术编码正确率

5.编码库版本（疾病/手术）

在医院端直接采用的疾病编码库版本类型中，2020年有259家医院（93.50%）使用国家临床版2.0，6家医院（2.17%）使用国标版（GB/T14396-2016），8家医院（2.89%）使用国家临床版1.1，3家医院（1.08%）使用国家医保版1.0，1家医院（0.36%）使用宁波市医保诊断编码。2021年有283家医院（96.26%）使用国家临床版2.0，7家医院（2.38%）使用国标版（GB/T14396-2016），2家医院（2.38%）使用国家临床版1.1，2家医院（2.38%）使用国家医保版1.0。2022年有10家医院（3.24%）使用国标版（GB/T14396-2016），299家医院（93.72%）使用国家临床版2.0，10家医院（3.24%）使用国家医保版1.0（图33-23）。

在医院端直接采用的手术编码库版本类型中，2020年共169家医院（61.01%）使用国家临床版3.0，96家医院（34.66%）使用国家临床版2.0，9家医院（3.25%）使用国家临床版1.1，3家医院（1.08%）使用国家医保版1.0。2021年共257家医院（87.42%）使用国家临床版3.0，32家医院（10.88%）使用国家临床版2.0，3家医院（1.02%）使用国家临床版1.1，2家医院（0.68%）使用国家医保版1.0。2022年共268家医院（86.73%）使用国家临床版3.0，32家医院（10.36%）使用国家临床版2.0，9家医院（2.91%）使用国家医保版1.0/2.0（图33-24）。

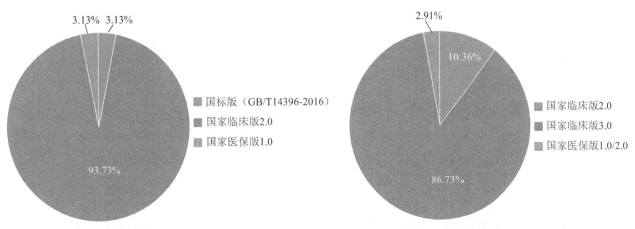

图33-23　2022年浙江省各级各类　　　　图33-24　2022年浙江省各级各类
　　医院疾病编码库版本　　　　　　　　　　医院手术编码库版本

6.进行编码的病案种类

2020年调查医院都对住院病案进行编码，2021年及2022年分别有1家医院没有对住院病案进行编码。省级医院对门诊病案、互联网病案进行编码的医院比例呈逐年递增趋势，2022年调查显示浙江省14.56%的医院对急诊病案进行编码（表33-8）。

表33-8　2020—2022年浙江省各级各类医院进行编码的病案种类

单位：%

医院等级	对门诊病案编码			对互联网病案编码			对急诊病案编码
	2020年	2021年	2022年	2020年	2021年	2022年	2022年
省级医院	7.69	20.00	26.67	0.00	13.33	20.00	26.67
三级甲等	10.00	18.60	9.30	2.50	6.98	2.33	16.28
三级乙等	15.52	19.64	20.00	5.17	7.14	1.67	15.00
二级甲等	12.22	11.76	21.90	1.11	1.96	2.86	13.33
二级乙等	7.89	20.51	19.77	0.00	2.56	2.33	12.79
总计	11.19	17.01	19.42	1.81	4.42	3.24	14.56

7. 病案首页必填项和 52 个逻辑校验项的质控方式

2020—2022 年浙江省各级各类医院病案首页必填项和 52 个逻辑校验项质控方式为人工质控、信息和人工共同质控。省级医院 3 年期间用人工和信息系统对病案首页必填项和 52 个逻辑校验项进行质控的占比高于仅用人工质控。三级甲等、三级乙等、二级甲等和二级乙等医院采用信息系统质控的比例呈逐年递增趋势（表 33-9）。

表 33-9　2020—2022 年浙江省各级各类医院病案首页必填项和 52 个逻辑校验项质控方式占比

单位：%

医院等级	2020 年		2021 年		2022 年	
	人工质控	信息和人工质控	人工质控	信息和人工质控	人工质控	信息和人工质控
省级医院	18.18	81.82	20.00	80.00	7.69	92.31
三级甲等	67.50	32.50	35.71	64.29	12.82	87.18
三级乙等	75.00	25.00	58.00	42.00	27.78	72.22
二级甲等	76.32	23.68	67.78	32.22	32.98	67.02
二级乙等	88.52	11.48	79.03	20.97	53.13	46.88
总计	75.00	25.00	60.62	39.38	32.58	67.42

8. 病案首页的内涵质控方式

2020—2022 年浙江省各级各类医院病案首页的内涵质控方式为人工质控、信息和人工共同质控。2022 年省级医院采用信息和人工系统质控高于 90%。三级甲等、三级乙等和二级甲等医院采用信息系统质控的比例呈逐年递增趋势（表 33-10）。

表 33-10　2020—2022 年浙江省各级各类医院病案首页的内涵质控方式占比

单位：%

医院等级	2020 年		2021 年		2022 年	
	人工质控	信息和人工质控	人工质控	信息和人工质控	人工质控	信息和人工质控
省级医院	63.64	36.36	86.67	13.33	7.69	92.31
三级甲等	95.00	5.00	78.57	21.43	33.33	66.67
三级乙等	92.31	7.69	80.00	20.00	44.44	55.56
二级甲等	93.42	6.58	92.22	7.78	47.87	52.13
二级乙等	95.08	4.92	96.77	3.23	70.31	29.69
总计	92.50	7.50	88.42	11.58	48.48	51.52

（五）质量控制工作情况

1. 院级质量控制工作开展范围

2022 年起，浙江省 309 家医院中有 292 家医院开展住院病历质控（94.50%），235 家医院开展门诊病历质控（76.05%），168 家医院开展急诊病历质控（54.37%），27 家医院开展互联网诊疗病历质控（8.74%）。三级甲等医院开展住院病历质控比例最高（97.67%），二级甲等医院比例最低（90.48%）。省级医院开展门诊病历质控比例最高（93.33%），二级乙等医院比例最低（70.93%）。三级乙等医院开展急诊病历质控比例最高（71.67%），二级乙等医院比例最低（43.02%）。三级甲等医院开展互联网诊疗病历质控比例最高（16.28%），二级乙等医院比例最低（3.49%）（表 33-11）。

表 33-11 2022 年浙江省各级各类医院病历质控开展范围

单位：%

医院等级	住院病历质控	门诊病历质控	急诊病历质控	互联网诊疗病历质控
省级医院	93.33	93.33	46.67	13.33
三级甲等	97.67	74.42	58.14	16.28
三级乙等	96.67	88.33	71.67	13.33
二级甲等	90.48	71.43	53.33	6.67
二级乙等	96.51	70.93	43.02	3.49
总计	94.50	76.05	54.37	8.74

在开展住院病历质控的 292 家医院中，286 家医院开展运行病历质控（97.95%），257 家医院开展终末形式质控（88.01%）。在病历内容质控方面，248 家医院开展病历内涵质控（84.93%），264 家医院开展住院病案首页专项质控（90.41%）。共 200 家医院开展病案管理指标质控（表 33-12）。

表 33-12 2022 年浙江省各级各类医院病历质控开展范围

单位：%

医院等级	状态质控		内容质控		病案管理指标质控
	运行病历质控	终末形式质控	病历内涵质控	住院病案首页专项质控	
省级医院	100	100	92.86	92.86	78.57
三级甲等	100	97.62	100	92.86	80.95
三级乙等	96.67	96.55	93.10	93.10	74.14
二级甲等	97.89	91.58	85.26	98.95	65.26
二级乙等	92.77	71.08	69.88	77.11	60.24
总计	97.95	88.01	84.93	90.41	68.49

2. 各类质量控制工作的质控方式

从参与调查医院来看，在人工质控的基础上，越来越多的医院使用信息质控系统对病历进行质控，并对病历内容进行自动逻辑校验，门诊病历信息系统质控近 3 年来从 3.05%、6.67% 上升至 37.45%。检查反馈周期主要以每月反馈为主，占 80.86%；每季度反馈占 16.17%；不定期检查反馈占 2.55%；每 2 个月反馈占 0.42%。在 2022 年开展门诊病历质控的医院中，合格门诊病历占比从 51.17% 至 100% 不等，69.82% 的医院门诊病历合

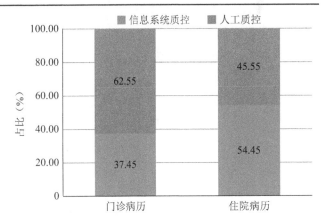

图 33-25 2022 年浙江省医院门诊及住院病历质控方式

格率在 90.00% 以上，84.25% 的医院门诊病历质控结果与绩效考核或奖金挂钩。2020—2022 年使用信息系统进行终末形式质控从 6.12%、6.56% 上升至 44.38 %；运用信息系统质控进行运行病历质控分别为 9.83%、9.68% 和 52.26%。2022 年住院病历质控方式为信息系统质控的占比为 54.45%（图 33-25）。

3. 质控结果

（1）病历书写时效性指标。

1）入院记录 24 小时内完成率：2020—2022 年浙江省入院记录 24 小时内完成率分别为 95.92%、

97.50% 和 98.51%。2022年浙江省专科医院入院记录24小时内完成率（99.42%）高于综合医院（98.21%），综合医院中，三级乙等医院最高（99.24%），三级甲等医院最低（96.57%）；专科医院中，二级乙等医院最高（99.94%），二级甲等医院最低（98.86%）（图33-26）。

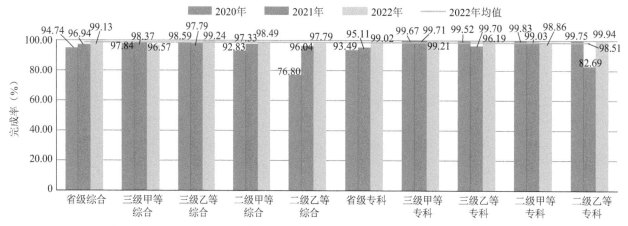

图 33-26 2020—2022 年浙江省各级各类医院入院记录 24 小时内完成率

2022年浙江省各地市记录24小时完成率，二级和三级综合医院均值分别为98.18%和98.27%。二级综合医院中舟山最高（99.82%），温州最低（93.74%）；三级综合医院中舟山最高（99.89%），衢州最低（92.13%）（图33-27、图33-28）。

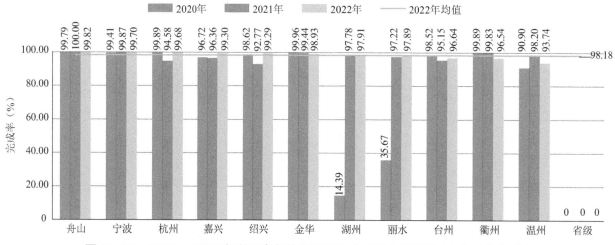

图 33-27 2020—2022 年浙江省各地市二级综合医院入院记录 24 小时内完成率

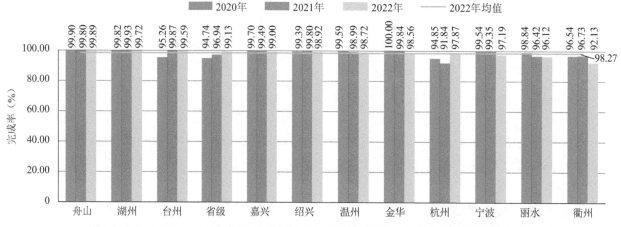

图 33-28 2020—2022 年浙江省各地市三级综合医院入院记录 24 小时内完成率

2）手术记录 24 小时内完成率：2020—2022 年浙江省手术记录 24 小时内完成率分别为 92.58%、97.69% 和 98.68%。2022 年浙江省专科医院手术记录 24 小时内完成率（99.11%）高于综合医院（98.58%），综合医院中，省级医院最高（99.38%），三级乙等医院最低（97.98%）；专科医院中，二级乙等医院最高（99.96%），省级医院最低（98.11%）（图 33-29）。

2022 年浙江省各地市手术记录 24 小时内完成率，二级和三级综合医院均值分别为 98.85% 和 96.91%。二级综合医院中舟山最高（100%），丽水最低（97.70%）；三级综合医院中嘉兴最高（99.69%），杭州最低（96.91%）（图 33-30、图 33-31）。

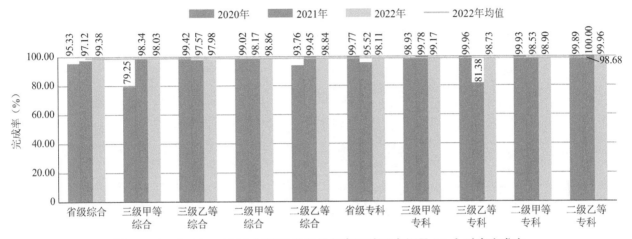

图 33-29 2020—2022 年浙江省各级各类医院手术记录 24 小时内完成率

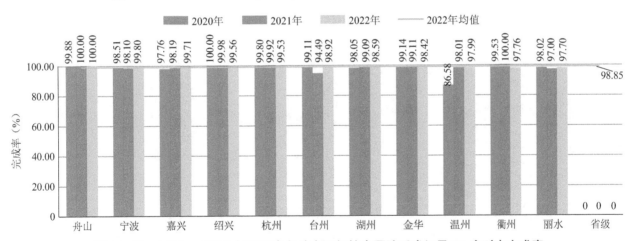

图 33-30 2020—2022 年浙江省各地市二级综合医院手术记录 24 小时内完成率

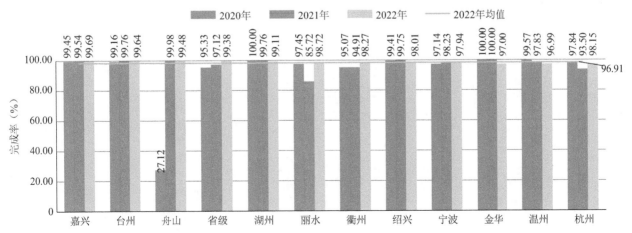

图 33-31 2020—2022 年浙江省各地市三级综合医院手术记录 24 小时内完成率

3）出院记录24小时内完成率：2020—2022年浙江省出院记录24小时内完成率分别为99.15%、97.73%和98.70%。2022年浙江省专科医院出院记录24小时内完成率（99.14%）高于综合医院（98.56%），综合医院中，省级医院最高（99.29%），三级甲等医院最低（97.87%）；专科医院中，二级乙等医院达到100%，二级甲等医院最低（97.21%）（图33-32）。

2022年浙江省各地市出院记录24小时内完成率，二级和三级综合医院均值分别为98.60%和98.50。级综合医院中，舟山最高（99.94%），台州最低（94.27%）；三级综合医院中舟山最高（100%），衢州最低（94.58%）（图33-33、图33-34）。

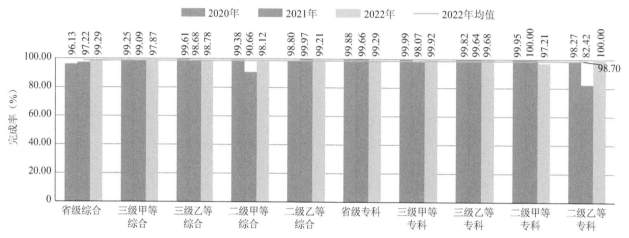

图33-32　2020—2022年浙江省各级各类医院出院记录24小时内完成率

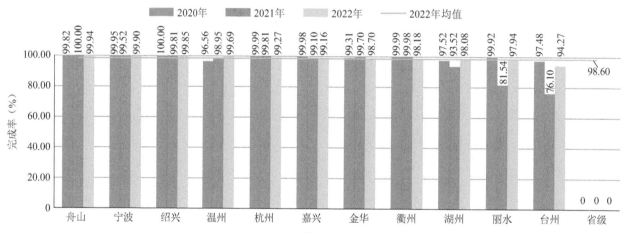

图33-33　2020—2022年浙江省各地市二级综合医院出院记录24小时内完成率

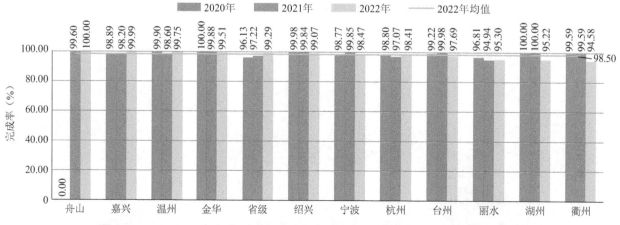

图33-34　2020-2022浙江省各地市三级综合医院出院记录24小时内完成率

4）病案首页 24 小时内完成率：2020—2022 年浙江省病案首页 24 小时内完成率分别为 86.24%、83.74% 和 90.58%。2022 年浙江省专科医院病案首页 24 小时内完成率（95.75%）高于综合医院（88.80%），综合医院中，二级乙等医院最高（94.31%），三级甲等医院最低（82.29%）；专科医院中，三级甲等医院最高（98.49%），三级乙等医院最低（93.15%）（图 33-35）。

2022 年浙江省各地市病案首页 24 小时完成率，二级和三级综合医院均值分别为 91.06% 和 84.80%。二级综合医院中绍兴最高（97.04%），湖州最低（85.49%）；三级综合医院中嘉兴最高（99.45%），丽水最低（60.00%）（图 33-36、图 33-37）。

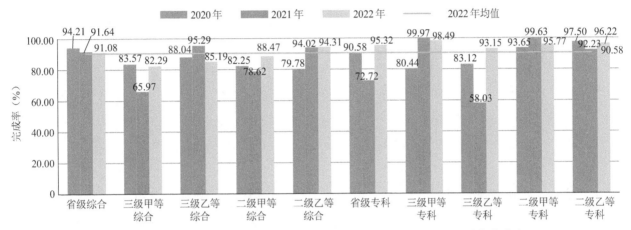

图 33-35　2020—2022 年浙江省各级各类医院病案首页 24 小时内完成率

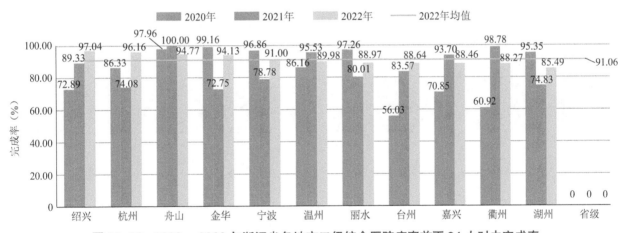

图 33-36　2020—2022 年浙江省各地市二级综合医院病案首页 24 小时内完成率

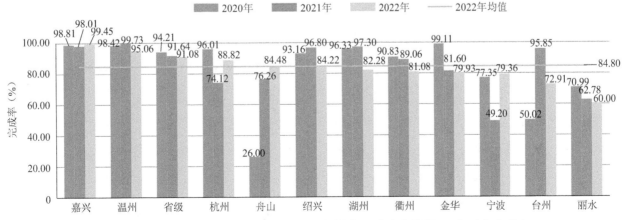

图 33-37　2020-2022 浙江省各地市三级综合医院病案首页 24 小时内完成率

（2）重大检查记录符合率。

1）CT/MRI检查记录符合率：2020—2022年浙江省CT/MRI检查记录符合率分别为95.10%、95.57%和92.72%。2022年浙江省综合医院CT/MRI检查记录符合率（92.93%）高于专科医院（92.06%），综合医院中，二级乙等医院最高（94.31%），三级甲等医院最低（88.71%）；专科医院中，二级乙等医院最高（100%），二级甲等医院最低（86.04%）（图33-38）。

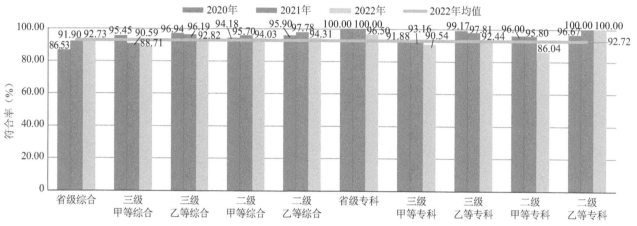

图33-38 2020—2022年浙江省各级各类医院CT/MRI检查记录符合率

2020—2022年浙江省各地市综合医院CT/MRI检查记录符合率均值分别为94.69%、95.18和92.93%。2022年二级综合医院中温州高达100%，嘉兴最低（89.95%）；三级综合医院中丽水最高（99.35%），金华最低（79.89%）（表33-13）。

表33-13 2020—2022年浙江省各地市综合医院CT/MRI检查记录符合率

单位：%

地区	2020年			2021年			2022年		
	二级	三级	均值	二级	三级	均值	二级	三级	均值
丽水	88.10	100.00	90.48	89.48	80.89	86.61	95.89	99.35	96.47
湖州	83.22	99.37	91.30	92.30	99.74	94.53	96.16	–	96.16
绍兴	99.94	94.61	95.94	97.37	97.00	97.12	99.13	95.11	95.97
温州	72.22	99.16	85.69	97.07	92.31	95.29	100.00	91.73	95.87
台州	91.20	96.44	93.44	100.00	97.08	98.38	93.90	94.90	94.26
省级	–	86.53	86.53	–	91.90	91.90	–	92.73	92.73
衢州	99.92	100.00	99.94	98.74	100.00	99.16	94.16	88.04	92.63
舟山	100.00	88.46	96.15	99.75	96.19	97.38	90.48	95.76	92.59
宁波	100.00	96.39	97.99	96.18	85.89	90.30	97.86	89.19	92.44
杭州	99.61	94.27	97.47	96.82	96.29	96.59	91.73	89.42	90.70
嘉兴	98.51	100.00	98.76	99.55	91.82	95.68	89.95	91.95	90.70
金华	95.59	99.54	96.08	99.27	95.96	98.28	91.15	79.89	88.15
总计	94.81	94.55	94.69	96.65	93.60	95.18	94.13	91.41	92.93

2）病理检查记录符合率：2020—2022年浙江省病理检查记录符合率分别为91.75%、93.17%和91.56%。2022年浙江省专科医院病理检查记录符合率（92.49%）高于综合医院（91.32%），综合医院中，二级乙等医院最高（95.65%），三级甲等医院最低（84.89%）；专科医院中，三级甲等医院最高（97.54%），二级甲等医院最低（84.79%）（图33-39）。

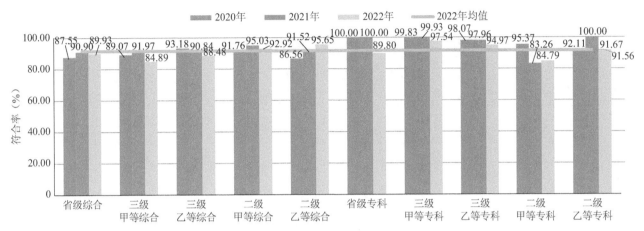

图 33-39　2020—2022 年浙江省各级各类医院病理检查记录符合率

2020—2022年浙江省各地市综合医院平均病理检查记录符合率均值分别为90.20%、92.40%和91.32%。2022年二级综合医院中温州、杭州和绍兴最高（100%），金华最低（86.46%）；三级综合医院中丽水最高（99.27%），衢州最低（73.25%）（表33-14）。

表 33-14　2020—2022 年浙江省各地市综合医院病理检查记录符合率

单位：%

地区	2020 年			2021 年			2022 年		
	二级	三级	均值	二级	三级	均值	二级	三级	均值
杭州	89.17	95.66	85.29	89.17	92.12	90.55	100.00	96.17	98.08
绍兴	99.43	86.29	89.62	99.43	88.29	92.00	100.00	96.99	97.85
温州	83.89	98.55	83.70	83.51	95.88	88.15	100.00	96.47	97.65
丽水	90.75	74.85	92.22	90.75	85.64	89.05	95.65	99.27	96.16
湖州	91.49	97.10	95.41	91.49	98.49	93.59	94.36	–	94.36
嘉兴	98.79	100	88.17	98.79	99.99	99.39	98.19	76.96	93.48
舟山	88.11	92.86	89.69	96.23	97.42	97.02	96.04	89.33	93.35
台州	89.62	84.97	87.63	98.66	82.72	89.81	98.77	84.98	93.25
省级	–	87.55	87.55	–	90.90	90.90	–	89.93	89.93
衢州	99.12	100.00	93.05	99.12	97.11	98.45	93.92	73.25	89.33
金华	95.10	99.91	94.94	95.10	91.57	94.04	86.46	73.34	84.00
宁波	96.54	91.30	95.14	96.54	89.22	92.04	88.70	79.60	83.01
总计	90.36	90.79	90.20	93.54	91.25	92.40	94.02	87.48	91.32

3）细菌检查培养记录符合率：2020—2022年浙江省细菌检查培养记录符合率分别为95.10%、93.21%和91.45%。2022年浙江省专科医院细菌检查培养记录符合率（92.81%）高于综合医院（91.03%），

综合医院中，省级医院最高（96.62%），三级乙等医院最低（86.26%）；专科医院中，省级医院最高（100.00%），二级甲等医院最低（87.16%）（图33-40）。

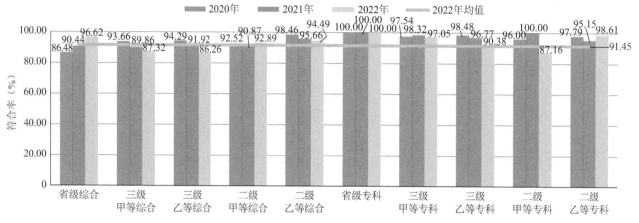

图33-40 2020—2022年浙江省各级各类医院细菌检查培养记录符合率

2020—2022年浙江省各地市综合医院细菌检查培养记录符合率均值分别为94.07%、92.01%、91.03%，其中，提升幅度最大的是湖州，其次是省级；下降幅度最大的是金华，其次是嘉兴。2022年二级综合医院中温州和绍兴最高（100%），金华最低（82.42%）；三级综合医院中丽水最高（99.60%），嘉兴最低（54.92%）（表33-15）。

表33-15 2020—2022年浙江省各地市综合医院细菌检查培养记录符合率

单位：%

地区	2020			2021			2022		
	二级	三级	均值	二级	三级	均值	二级	三级	均值
湖州	83.43	89.98	85.61	85.82	98.25	88.59	98.15	–	98.15
省级	–	86.48	86.48	–	90.44	90.44	–	96.62	96.62
舟山	87.48	95.27	91.38	87.27	93.94	91.72	95.40	97.23	96.13
绍兴	100.00	94.45	96.04	96.41	97.07	96.85	100.00	93.27	94.72
台州	86.73	96.47	92.30	98.56	94.59	96.29	94.78	93.80	94.39
杭州	97.73	94.39	96.39	97.16	94.73	95.95	90.93	96.03	93.84
丽水	95.20	86.30	93.71	87.04	72.55	82.21	92.05	99.60	93.31
温州	100.00	98.67	99.11	98.55	92.16	96.15	100 .00	86.52	91.01
宁波	99.92	91.82	95.42	93.47	84.75	88.10	98.50	83.81	89.32
衢州	93.82	81.45	91.35	100.00	82.38	94.97	95.41	68.76	88.75
嘉兴	92.57	100.00	93.81	98.04	100.00	98.83	93.09	54.92	83.54
金华	98.15	100.00	98.38	84.79	87.25	85.61	82.42	71.86	79.98
总计	95.04	92.82	94.07	93.06	90.92	92.01	93.48	87.94	91.03

（3）诊疗行为记录符合率。

1）抗菌药物使用记录符合率：2020—2022年浙江省抗菌药物使用记录符合率分别为96.60%、

96.28% 和 93.39%。2022 年浙江省专科医院抗菌药物使用记录符合率（94.80%）高于综合医院（92.91%），综合医院中，二级甲等医院最高（94.12%），省级医院最低（89.34%）；专科医院中，三级甲等医院最高（96.89%），二级甲等医院最低（92.75%），省级专科医院缺少相关数据（图 33-41）。

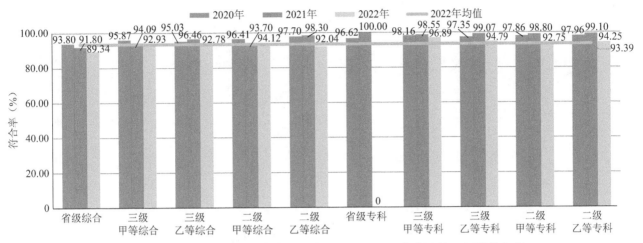

图 33-41　2020—2022 年浙江省各级各类医院抗菌药物使用记录符合率

2020—2022 年浙江省各地市综合医院抗菌药物使用记录符合率均值分别为 96.08%、95.31%、92.91%，整体呈下降趋势。2022 年二级综合医院中温州最高（100%），台州最低（83.68%）；三级综合医院中舟山最高（99.64%），台州最低（89.21%）（表 33-16）。

表 33-16　2020—2022 年浙江省各地市综合医院抗菌药物使用记录符合率

单位：%

地区	2020 年			2021 年			2022 年		
	二级	三级	均值	二级	三级	均值	二级	三级	均值
嘉兴	100.00	100.00	100.00	100.00	99.98	99.99	99.63	97.50	99.10
温州	99.89	97.51	98.30	98.57	94.11	96.90	100.00	94.27	97.14
绍兴	100.00	90.74	93.05	99.78	99.90	99.86	99.22	95.11	96.28
舟山	89.13	–	89.13	98.63	98.44	98.50	92.73	99.64	96.19
湖州	88.62	99.38	92.20	94.82	99.68	96.04	94.95	–	94.95
宁波	100.00	96.24	98.12	96.22	89.89	92.84	99.52	90.45	93.85
衢州	100.00	100.00	100.00	86.66	99.49	90.94	91.53	93.22	91.91
丽水	98.21	98.75	98.32	85.83	83.23	84.96	90.35	99.70	91.91
金华	97.10	100.00	97.97	97.64	90.44	95.24	91.90	90.55	91.65
省级	–	93.80	93.80	–	91.80	91.80	–	89.34	89.34
杭州	95.68	91.02	93.56	99.21	96.37	97.90	88.07	90.09	89.23
台州	89.60	96.54	93.07	98.92	98.94	98.94	83.68	89.21	85.69
总计	96.94	95.08	96.08	95.65	94.94	95.31	93.29	92.38	92.91

2）恶性肿瘤化学治疗记录符合率：2020—2022 年浙江省恶性肿瘤化疗治疗记录符合率分别为 98.81%、98.88 % 和 96.74 %。2022 年浙江省综合医院恶性肿瘤化学治疗记录符合率（96.94%）高于专科医院（95.89%），综合医院中，二级乙等医院最高（98.62%），三级甲等医院最低（93.71%）；专科医院

中，三级甲等医院最高（99.18%），二级乙等医院最低（66.67%）（图33-42）。

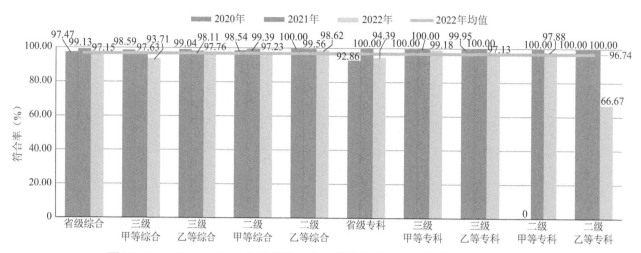

图 33-42　2020—2022 年浙江省各级各类医院恶性肿瘤化学治疗记录符合率

2020—2022 年浙江省各地市综合医院恶性肿瘤化学治疗记录符合率均值分别为 98.74%、98.67% 和 96.94%。2022 年二级综合医院中，舟山、杭州和绍兴为 100.00%，宁波最低（95.11%）；三级综合医院中，温州和嘉兴均为 100.00%，金华最低（75.43%）（表33-17）。

表 33-17　2020—2022 年浙江省各地市综合医院恶性肿瘤化学治疗记录符合率

单位：%

地区	2020 年			2021 年			2022 年		
	二级	三级	均值	二级	三级	均值	二级	三级	均值
温州	–	98.83	98.83	100.00	98.51	99.11	–	100.00	100.00
嘉兴	100.00	100.00	100.00	100.00	99.94	99.98	99.97	100.00	99.98
舟山	100.00	100.00	100.00	100.00	100.00	100.00	100.00	99.58	99.72
杭州	98.72	98.03	98.37	100.00	95.64	97.99	100.00	98.52	99.41
绍兴	100.00	99.82	99.85	100.00	100.00	100.00	100.00	98.85	99.13
湖州	82.47	100.00	94.16	97.67	100.00	98.54	98.04	–	98.04
台州	98.93	96.43	97.68	100.00	98.75	99.17	98.41	97.08	97.82
省级	–	97.47	97.47	–	99.13	99.13	–	97.15	97.15
衢州	100.00	100.00	100.00	100.00	97.57	99.19	96.60	98.04	96.92
丽水	99.19	100.00	99.35	99.73	99.12	99.53	96.32	94.90	96.09
宁波	99.49	98.45	98.80	98.46	95.92	96.90	95.11	96.10	95.82
金华	99.44	100.00	99.67	100.00	96.27	98.13	96.12	75.43	90.95
总计	98.88	98.63	98.74	99.45	98.06	98.67	97.59	96.19	96.94

3）恶性肿瘤放射治疗记录符合率：2020—2022 年浙江省恶性肿瘤放射治疗记录符合率分别为 98.58%、98.10 % 和 95.85%。2022 年浙江省综合医院恶性肿瘤放射治疗记录符合率（96.16%）高于专科医院（93.82%），综合医院中，二级乙等医院最高（100%），三级甲等医院最低（91.77%）；专科医院中，

省级医院最低（87.97%），三级甲等医院最高（98.95%），省级专科医院和三级甲等专科医院2020年、三级乙等专科医院2020年和2021年、二级甲等专科医院2020—2022年及二级乙等专科医院2020年和2022年未开展该项治疗，故无相应记录（图33-43）。

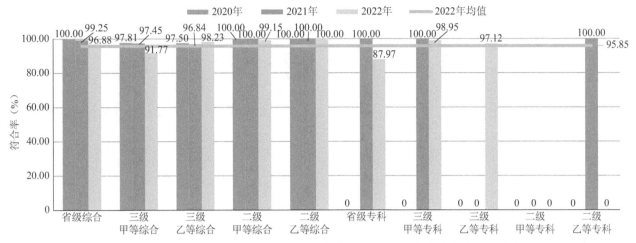

图33-43 2020—2022年浙江省各级各类医院恶性肿瘤放射治疗记录符合率

2020—2022年浙江省各地市综合医院恶性肿瘤放射治疗记录符合率均值分别为98.58%、97.82%和96.16%。2022年二级综合医院中湖州、绍兴和金华为100%，衢州为97.44%，其余地市因未开展恶性肿瘤放射治疗故无相应记录；三级综合医院中，温州和嘉兴最高（100%），金华最低（74.43%），另湖州和舟山未上报相关数据（表33-18）。

表33-18 2020—2022年浙江省各地市综合医院恶性肿瘤放射治疗记录符合率

单位：%

地区	2020 年			2021 年			2022 年		
	二级	三级	均值	二级	三级	均值	二级	三级	均值
湖州	–	–	–	–	100.00	100.00	100.00	–	100.00
嘉兴	100.00	100.00	100.00	100.00	100.00	100.00	–	100.00	100.00
温州	–	93.56	93.56	–	97.92	97.92	–	100.00	100.00
绍兴	–	100.00	100.00	–	100.00	100.00	100.00	99.61	99.67
衢州	–	100.00	100.00	100.00	97.57	98.38	97.44	99.11	98.55
丽水	–	100.00	100.00	–	98.86	98.86	–	97.78	97.78
宁波	–	94.72	94.72	100.00	96.33	97.38	–	97.60	97.60
台州	–	96.67	98.33	–	96.77	96.77	–	96.97	96.97
省级	–	100.00	100.00	–	99.25	99.25	–	96.88	96.88
杭州	100.00	96.67	97.50	–	92.41	92.41	–	95.15	95.15
金华	100.00	100.00	100.00	100.00	95.53	96.65	100.00	74.43	80.82
舟山	–	–	–	–	100.00	100.00	–	–	–
总计	100.00	98.22	98.58	100.00	97.43	97.82	99.36	95.72	96.16

4）手术相关记录完整率：2020—2022年浙江省手术相关记录完整率分别为98.07%、97.50%和95.86%。2022年浙江省综合医院手术相关记录完整率（96.38%）高于专科医院（93.98%），综合医院

中，二级乙等医院最高（98.23 %），三级甲等医院最低（92.77%）；专科医院中，二级乙等医院最高（99.75%），省级医院最低（79.60%）（图33-44）。

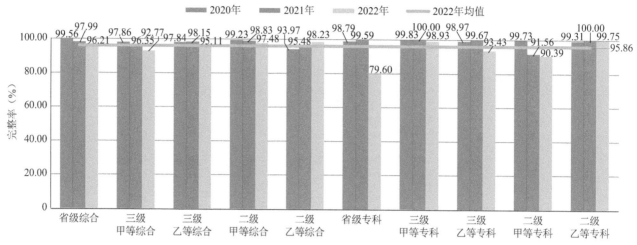

图33-44　2020—2022年浙江省各级各类医院手术相关记录完整率

2020—2022年浙江省各地市综合医院手术相关记录完整率均值分别为97.66%、97.39%和96.38%。2022年二级综合医院中温州最高（100%），湖州最低（94.97%）；三级综合医院中丽水最高（98.72%），衢州最低（83.19%）（表33-19）。

表33-19　2020—2022年浙江省各地市综合医院手术相关记录完整率

单位：%

地区	2020 年			2021 年			2022 年		
	二级	三级	均值	二级	三级	均值	二级	三级	均值
绍兴	100.00	99.52	99.64	100.00	98.43	98.96	99.82	97.39	98.08
嘉兴	97.44	100.00	97.81	99.62	99.22	99.45	98.25	97.41	98.02
杭州	99.14	95.75	97.60	97.74	96.83	97.38	98.61	96.07	97.59
台州	99.91	95.34	97.37	100.00	97.12	98.08	98.80	95.85	97.57
金华	98.85	100.00	99.20	99.15	97.84	98.71	97.74	96.09	97.30
丽水	99.93	100.00	99.94	98.00	99.07	98.36	96.86	98.72	97.09
温州	98.45	98.31	98.38	97.17	98.48	97.65	100.00	93.12	97.05
舟山	99.09	98.97	99.06	99.44	100.00	99.81	95.21	98.27	96.43
省级	–	99.56	99.56	–	97.99	97.99	–	96.21	96.21
湖州	98.81	94.82	96.82	95.41	95.61	95.48	94.97	97.55	95.21
衢州	90.76	100.00	93.07	90.52	98.08	93.04	97.98	83.19	94.69
宁波	92.93	97.72	95.33	99.10	95.04	96.78	99.18	87.72	92.44
总计	97.27	98.13	97.66	97.38	97.40	97.39	97.80	94.36	96.38

5）植入物相关记录符合率：2020—2022年浙江省植入物相关记录符合率分别为98.44%、98.75%和96.48%。2022年浙江省专科医院植入物相关记录符合率（98.06%）高于综合医院（96.20%），综合医院中，

二级乙等医院最高（98.71%），三级甲等医院最低（92.95%）；专科医院中，二级乙等医院最高（100%），三级甲等医院最低（97.42%）（图33-45）。

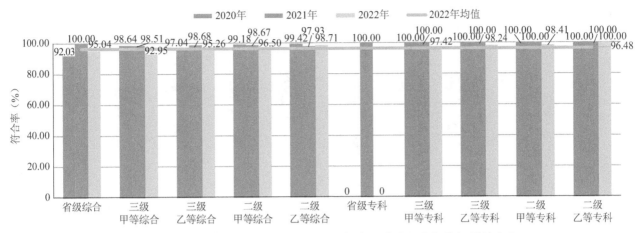

图 33-45　2020—2022 年浙江省各级各类医院植入物相关记录符合率

2020—2022 年浙江省各地市综合医院植入物相关记录符合率均值分别为98.17%、98.55% 和96.20%。2022 年二级综合医院中温州和绍兴最高（100%），衢州最低（93.39%）；三级综合医院中嘉兴和舟山为（100%），衢州最低（67.89%）（表33-20）。

表 33-20　2020—2022 年浙江省各地市综合医院植入物相关记录符合率

单位：%

地区	2020 年			2021 年			2022 年		
	二级	三级	均值	二级	三级	均值	二级	三级	均值
温州	100.00	95.83	97.22	99.00	99.87	99.32	100.00	99.83	99.88
嘉兴	100.00	100.00	100.00	98.60	100.00	99.30	99.76	100.00	99.82
台州	96.02	100.00	97.73	99.79	100.00	99.92	98.35	99.57	98.72
绍兴	100.00	95.45	96.75	100.00	99.63	99.77	100.00	97.22	98.14
丽水	100.00	99.67	99.93	97.19	94.90	96.43	97.74	98.33	97.84
宁波	100.00	99.50	99.69	99.47	98.05	98.52	98.54	96.28	97.12
杭州	99.65	94.27	97.26	97.19	97.53	97.28	97.78	95.63	96.97
舟山	100.00	100.00	100.00	—	100.00	100.00	94.02	100.00	96.41
湖州	98.57	100.00	99.05	94.84	99.67	96.45	96.07	—	96.07
省级	—	92.03	92.03	—	100.00	100.00	—	95.04	95.04
金华	99.16	100.00	99.26	99.87	95.95	98.56	97.96	78.30	93.75
衢州	100.00	—	100.00	100.00	97.24	99.61	93.39	67.89	87.73
总计	99.27	96.72	98.17	98.36	98.78	98.55	97.38	94.42	96.20

6）临床用血相关记录符合率：2020—2022 年浙江省临床用血相关记录符合率分别为93.75%、94.42% 和94.09%。2022 年浙江省综合医院临床用血相关记录符合率（94.14%）高于专科医院（93.92%），综合医院中，二级乙等医院最高（97.75%），三级乙等医院最低（89.28%）；专科医院中，二级乙等医院为（100%），省级医院最低（80.78%）（图33-46）。

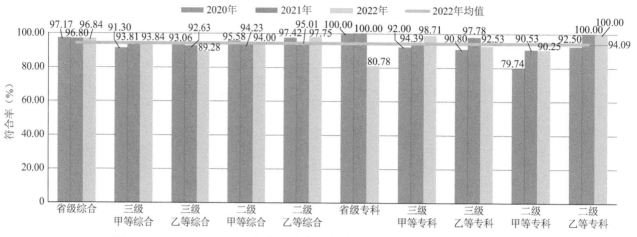

图33-46 2020—2022年浙江省各级各类医院临床用血相关记录符合率

2020—2022年浙江省各地市综合医院临床用血相关记录符合率均值分别为94.75%、94.11%和94.14%。2022年二级综合医院中杭州最高（99.33%），台州最低（89.23%），湖州、舟山、台州和金华低于平均值；三级综合医院中丽水最高（98.71%），衢州最低（82.26%），杭州、湖州、衢州、金华和绍兴低于平均值（表33-21）。

表33-21 2020—2022年浙江省各地市综合医院临床用血相关记录符合率

单位：%

地区	2020			2021			2022		
	二级	三级	均值	二级	三级	均值	二级	三级	均值
温州	100.00	95.40	96.55	98.11	98.28	98.19	98.89	96.64	97.76
丽水	96.74	89.75	94.41	85.61	92.91	88.04	96.76	98.71	97.04
省级	–	97.17	97.17	–	96.80	96.80	–	96.84	96.84
嘉兴	97.27	100.00	97.66	97.63	99.83	98.57	96.41	97.49	96.65
杭州	87.91	91.68	89.48	90.61	87.13	89.14	99.33	91.10	96.04
宁波	99.75	92.97	96.36	98.66	90.94	94.25	98.72	93.64	95.90
湖州	97.14	97.78	97.46	92.82	97.91	94.52	94.72	89.31	94.23
舟山	98.22	–	98.22	100.00	99.40	99.60	89.99	98.54	93.41
衢州	98.70	100.00	98.89	98.76	94.23	97.25	96.14	82.26	93.05
台州	97.02	93.18	94.71	90.68	98.68	95.04	89.23	98.26	92.70
金华	95.72	89.64	93.51	96.70	88.78	94.87	94.39	85.88	92.15
绍兴	100.00	88.64	91.17	95.66	88.35	90.54	98.90	85.27	89.82
总计	96.27	93.01	94.75	94.57	93.60	94.11	95.56	92.05	94.14

7）医师查房记录完整率：2020—2022年浙江省医师查房记录完整率分别为98.13%、97.13%和95.53%。2022年浙江省专科医院医师查房记录完整率（97.43%）高于综合医院（94.81%），综合医院中，二级乙等医院最高（97.49%），三级乙等医院最低（93.35%）；专科医院中，二级乙等医院最高（99.95%），省级医院最低（94.64%）（图33-47）。

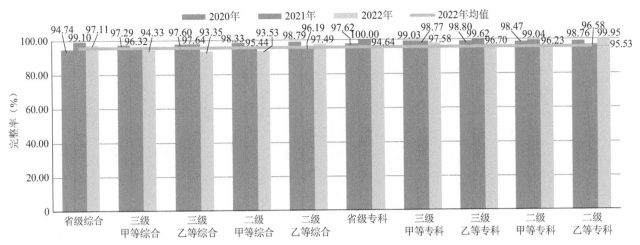

图 33-47　2020—2022 年浙江省各级各类医院医师查房记录完整率

2020—2022 年浙江省各地市综合医院医师查房记录完整均值分别为 97.90%、96.47% 和 94.81%。2022 年二级综合医院中绍兴最高（100%），台州最低（87.38%）；三级综合医院中嘉兴最高（99.67%），衢州最低（87.11%）（表 33-22）。

表 33-22　2020—2022 年浙江省各地市综合医院医师查房记录完整率

单位：%

地区	2020 年			2021 年			2022 年		
	二级	三级	均值	二级	三级	均值	二级	三级	均值
温州	98.94	98.70	98.82	94.25	97.17	95.22	99.62	98.62	99.29
舟山	100.00	98.78	99.70	95.21	99.96	98.38	96.00	99.36	97.68
嘉兴	99.38	100.00	99.46	89.20	99.07	92.90	96.29	99.67	97.31
杭州	96.99	94.51	95.96	98.31	96.41	97.40	99.17	94.05	97.12
省级	–	94.74	94.74	–	99.10	99.10	–	97.11	97.11
宁波	99.44	98.48	98.96	97.10	95.75	96.33	98.16	95.33	96.49
金华	98.76	98.45	98.65	96.47	96.76	96.57	95.29	95.46	95.33
衢州	100.00	100.00	100.00	99.93	97.04	98.97	96.27	87.11	94.23
绍兴	100.00	97.31	97.85	99.66	97.31	98.10	100.00	91.08	93.63
丽水	97.00	99.32	97.39	88.46	99.77	92.23	92.36	99.58	93.26
湖州	98.99	96.94	97.97	92.39	96.23	93.67	92.84	87.38	92.34
台州	95.55	96.77	96.22	99.91	97.14	98.40	87.38	89.33	88.19
总计	98.52	97.14	97.90	95.77	97.24	96.47	95.22	94.23	94.81

8）抢救记录及时完成率：2020—2022 年浙江省抢救记录及时完成率分别为 99.48%、97.56% 和 98.26%。2022 年浙江省专科医院抢救记录及时完成率（99.25%）高于综合医院（97.94%），综合医院中，二级甲等医院最高（98.50%），三级甲等医院最低（97.09%）；专科医院中，三级甲等医院最高（100%），省级医院最低（92.92%）（图 33-48）。

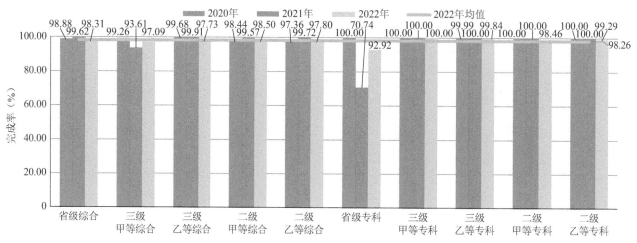

图 33-48　2020—2022 年浙江省各级各类医院抢救记录及时完成率

2022 年浙江省各地市抢救记录及时完成率，二级和三级综合医院均值分别为 98.19% 和 97.57%。二级综合医院中绍兴和温州均为 100%，湖州最低（95.19%）；三级综合医院中嘉兴和舟山最高（100%），衢州最低（91.75%）（图 33-49、图 33-50）。

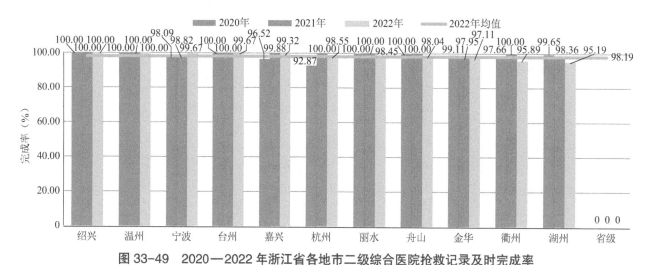

图 33-49　2020—2022 年浙江省各地市二级综合医院抢救记录及时完成率

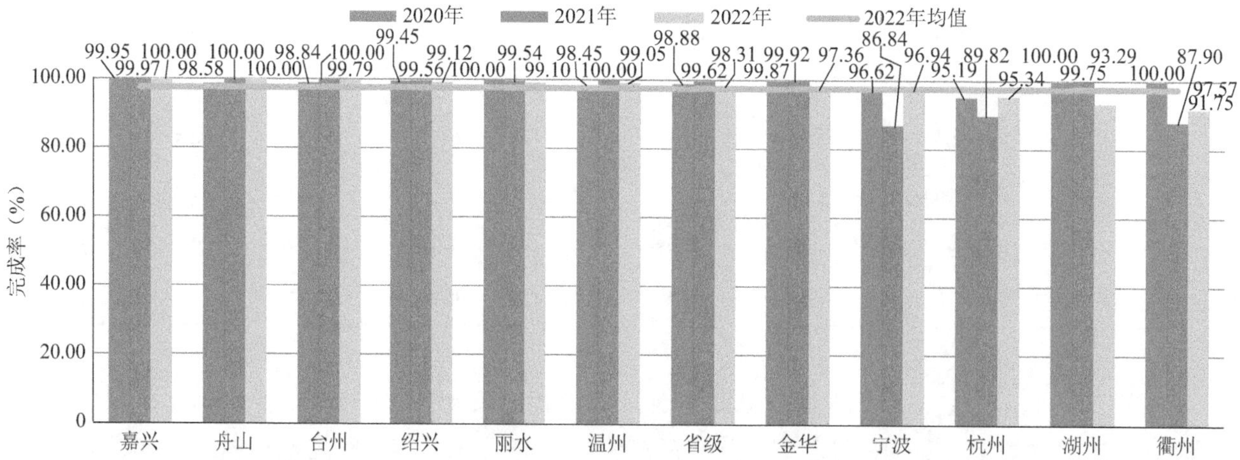

图 33-50　2020—2022 年浙江省各地市三级综合医院抢救记录及时完成率

（4）病历归档质量指标。

1）不合理复制病历发生率：2020—2022 年浙江省不合理复制病历率分别为 4.35%、4.17% 和 5.49%。

2022年浙江省综合医院不合理复制病历率（5.80%）高于专科医院（4.62%），综合医院中，三级甲等医院最高（8.45%），二级甲等医院最低（4.73%）；专科医院中，三级甲等医院最高（9.33%），二级乙等医院最低（2.23%）（图33-51）。

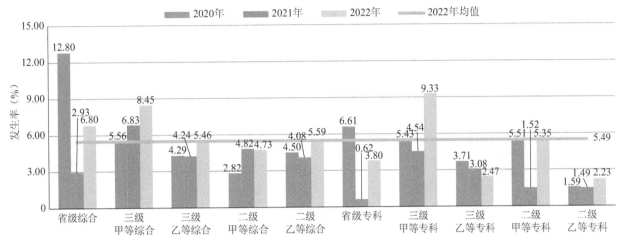

图 33-51　2020—2022 年浙江省各级各类医院不合理复制病历发生率

2022年浙江省各地市不合理复制病历率，二级和三级综合医院均值分别为5.09%和6.80%。二级综合医院中舟山最高（12.25%），绍兴最低（1.02%）；三级综合医院中衢州最高（15.71%），嘉兴最低（1.60%）（图33-52、图33-53）。

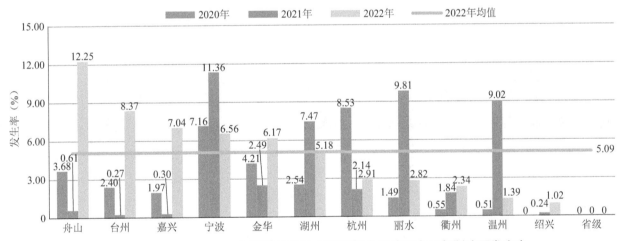

图 33-52　2020—2022 年浙江省各地市二级综合医院不合理复制病历发生率

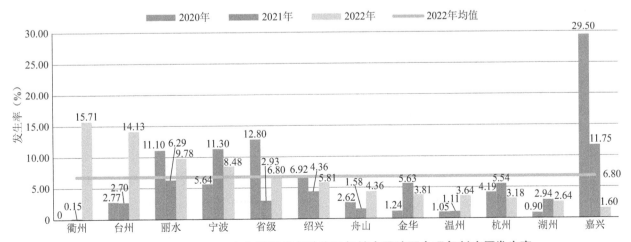

图 33-53　2020—2022 年浙江省各地市三级综合医院不合理复制病历发生率

2）知情同意书规范性符合率：2020—2022年浙江省知情同意书规范性符合率分别为97.35%、95.55%和95.02%。2022年浙江省综合医院知情同意书规范性符合率（95.10%）高于专科医院（94.80%），综合医院中，省级医院最高（96.70%），二级甲等医院最低（94.51%）；专科医院中，二级乙等医院最高（98.35%），省级医院最低（90.64%）（图33-54）。

2020—2022年浙江省各地市综合医院知情同意书规范性符合率均值分别为97.10%、95.11%和95.10%。2022年二级综合医院中温州最高（99.74%），宁波最低（86.58%），其次是舟山（88.33%）；三级综合医院中绍兴最高（98.65%），丽水最低（91.70%）（表33-23）。

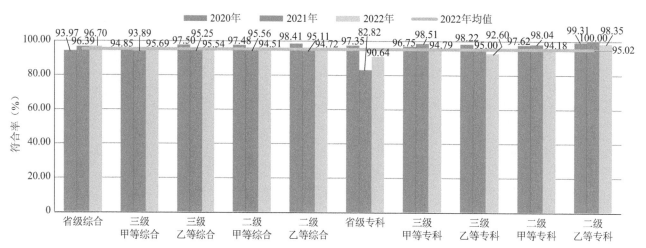

图33-54　2020—2022年浙江省各级各类医院知情同意书规范性符合率

表33-23　2020—2022年浙江省各地市综合医院知情同意书规范性符合率

单位：%

地区	2020年			2021年			2022年		
	二级	三级	均值	二级	三级	均值	二级	三级	均值
绍兴	100.00	95.94	96.84	97.29	97.27	97.27	97.93	98.65	98.45
温州	99.08	98.11	98.54	97.31	95.60	96.62	99.74	94.95	97.69
省级	–	93.97	93.97	–	96.39	96.39	–	96.70	96.70
衢州	96.87	100.00	97.76	97.49	98.57	97.85	97.11	94.99	96.64
嘉兴	98.35	99.14	98.53	98.07	97.85	97.97	95.91	97.89	96.51
杭州	93.38	92.73	93.11	96.38	92.70	94.72	95.02	96.72	95.70
台州	97.42	95.15	96.18	92.43	94.15	93.22	96.66	94.00	95.55
湖州	98.87	99.12	99.00	93.16	96.48	94.26	94.90	95.28	94.94
丽水	98.67	90.00	96.19	94.73	79.50	89.65	94.41	91.70	94.07
舟山	99.13	95.85	98.31	100.00	100.00	100.00	88.33	97.66	93.00
金华	98.28	97.50	98.13	92.89	89.10	91.81	93.18	91.99	92.85
宁波	99.52	99.10	99.33	96.37	95.53	95.89	86.58	94.38	91.46
总计	97.86	96.20	97.10	95.36	94.82	95.11	94.60	95.77	95.10

3）甲级病历率：2020—2022年浙江省甲级病历率分别为94.16%、96.01%和94.37%。2022年浙江省专科医院甲级病历率（96.17%）高于综合医院（93.79%），综合医院中，三级乙等医院最高（96.36%），

二级乙等医院最低（89.99%）；专科医院中，三级甲等医院最高（98.83%），二级甲等医院最低（91.19%）（图33-55）。

2020—2022年浙江省各地市综合医院甲级病历率，二级和三级综合医院均值分别为92.28%和96.04%。二级综合医院中绍兴最高（97.07%），湖州最低（83.00%），嘉兴、丽水、舟山和湖州低于平均值；三级综合医院中丽水最高（99.87%），湖州最低（91.78%）（图33-56、图33-57）。

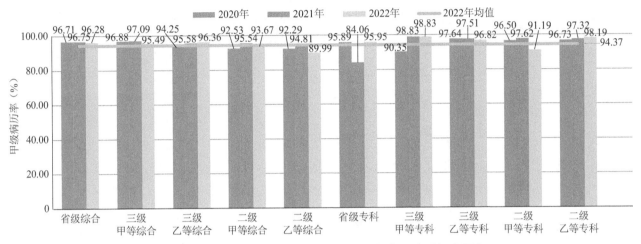

图 33-55　2020—2022年浙江省各级各类医院甲级病历率

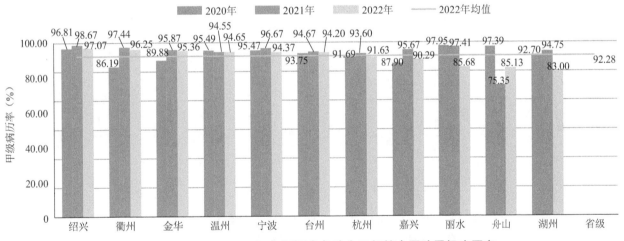

图 33-56　2020—2022年浙江省各地市二级综合医院甲级病历率

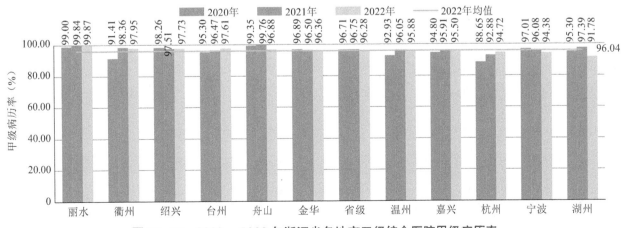

图 33-57　2020—2022年浙江省各地市三级综合医院甲级病历率

（六）住院病历整理归档及时性

1. 住院病历归档方式

2020—2022年住院病历归档方式为电子和纸质病历归档的医院分别有178家（64.26%）、174家（59.18%）和188家（60.84%），其余归档方式中，近1/3医院采取仅纸质病历归档的方式（图33-58）。

2. 出院患者病历2日归档率

（1）出院患者纸质病历2日归档率。2020—2022年浙江省各级各类医院出院

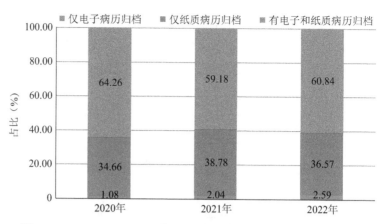

图33-58　2020—2022年浙江省各级各类医院出院患者纸质病历2日归档率

患者纸质病历2日归档率分别为44.47%、45.67%和49.01%。2022年综合医院浙江省出院患者纸质病历2日归档率（50.46%）高于专科医院（43.91%），综合医院中，省级医院最高（72.30%），二级乙等医院最低（38.37%）；专科医院中，省级医院最高（91.89%），二级乙等医院最低（35.58%）（图33-59）。

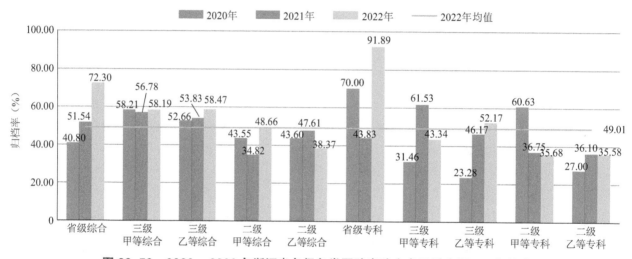

图33-59　2020—2022年浙江省各级各类医院出院患者纸质病历2日归档率

2022年浙江省各地市出院患者纸质病历2日归档率，二级和三级综合医院均值分别为91.06%和60.05%。二级综合医院中舟山最高（68.38%），温州最低（22.04%）；三级综合医院中衢州最高（80.45%），温州最低（38.86%）（图33-60、图33-61）。

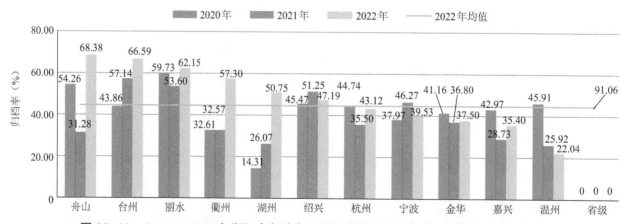

图33-60　2020—2022年浙江省各地市二级综合医院出院患者纸质病历2日归档率

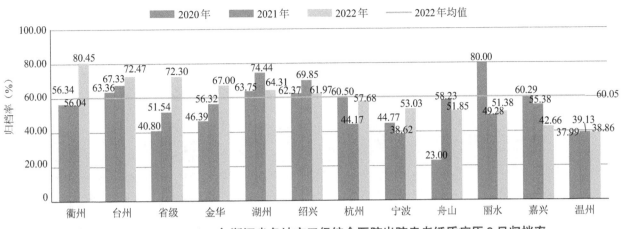

图 33-61　2020—2022 年浙江省各地市三级综合医院出院患者纸质病历 2 日归档率

（2）出院患者电子病历 2 日归档率。2020—2022 年浙江省各级各类医院出院患者电子病历 2 日归档率分别为 51.29%、54.28% 和 57.77%。2022 年浙江省综合医院出院患者电子病历 2 日归档率（60.86%）高于专科医院（47.50%），综合医院中，省级医院最高（74.35%），二级乙等医院最低（55.82%）；专科医院中，二级乙等医院最高（69.53%），二级甲等医院最低（11.89%），省级专科医院缺少相关数据（图 33-62）。

2022 年浙江省各地市出院患者电子病历 2 日归档率，二级和三级综合医院均值分别为 91.06% 和 64.24%。二级综合医院中舟山最高（86.31%），嘉兴最低（36.11%），绍兴、金华、宁波和嘉兴低于平均值。三级综合医院中台州最高（74.86%），温州最低（43.15%），衢州、舟山、嘉兴、湖州和温州低于平均值，丽水缺少相应数据（图 33-63、图 33-64）。

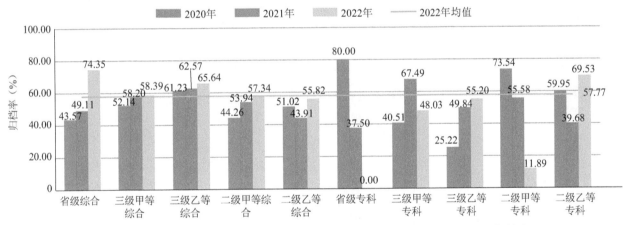

图 33-62　2020—2022 年浙江省各级各类医院出院患者电子病历 2 日归档率

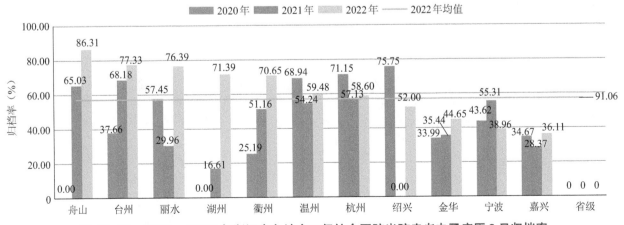

图 33-63　2020—2022 年浙江省各地市二级综合医院出院患者电子病历 2 日归档率

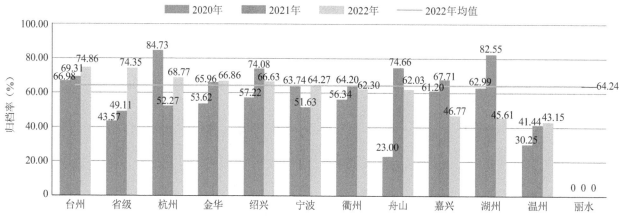

图 33-64 2020—2022 年浙江省各地市三级综合医院出院患者电子病历 2 日归档率

3. 出院患者病历归档完整率

2020—2022 年浙江省各级各类医院出院患者病历归档完整率分别为 96.27%、97.11% 和 97.13%。2022 年浙江省专科医院出院患者病历归档完整率（98.21%）高于综合医院（96.76%），综合医院中，三级乙等医院最高（98.15%），三级甲等医院最低（95.45%）；专科医院中，省级医院最高（99.98%），二级甲等医院最低（96.04%）（表 33-24）。

表 33-24 2020—2022 年浙江省各级各类医院出院患者病历归档完整率

单位：%

医院等级	2020 年			2021 年			2022 年		
	综合	专科	均值	综合	专科	均值	综合	专科	均值
省级医院	97.14	49.51	86.55	97.49	100	98.24	97.53	99.98	97.97
三级甲等	97.92	99.82	98.62	94.72	99.05	96.33	95.45	99.85	96.87
三级乙等	95.29	93.99	94.91	97.52	98.04	97.66	98.15	98.37	98.22
二级甲等	94.82	99.92	96.33	95.09	96.57	95.35	95.72	96.04	95.78
二级乙等	97.70	99.96	98.19	99.05	100	99.32	97.91	98.00	97.93
总计	96.32	96.12	96.27	96.57	98.59	97.11	96.76	98.21	97.13

2020—2022 年浙江省各地市综合医院出院患者病历归档完整率均值分别为 96.32%、96.57% 和 96.76%。2022 年二级综合医院中绍兴和舟山最高（100%），金华最低（91.90%）；三级综合医院中衢州最高（100%），杭州最低（89.36%）（表 33-25）。

表 33-25 2020—2022 年浙江省各地市综合医院出院患者病历归档完整率

单位：%

地区	2020 年			2021 年			2022 年		
	二级	三级	均值	二级	三级	均值	二级	三级	均值
杭州	98.33	97.45	98.01	90.04	88.96	89.56	98.76	89.36	94.58
湖州	97.80	100	98.90	98.97	99.43	99.16	98.89	95.02	98.11
嘉兴	98.57	65.31	89.50	98.59	98.53	98.56	97.39	98.93	97.91
金华	97.29	99.58	98.10	95.79	99.44	96.52	91.90	99.60	93.37

续表

地区	2020 年			2021 年			2022 年		
	二级	三级	均值	二级	三级	均值	二级	三级	均值
丽水	80.63	–	80.63	97.56	–	97.56	98.50	–	98.50
宁波	99.85	98.61	99.05	98.23	98.82	98.50	98.93	97.75	98.26
衢州	94.64	99.00	95.88	99.13	94.07	98.40	97.94	100	98.24
绍兴	98.34	98.32	98.32	–	99.70	99.70	100	99.58	99.62
省级	–	97.14	97.14	–	97.49	97.49	–	97.53	97.53
台州	97.11	97.12	97.11	99.64	95.38	96.93	93.62	97.64	95.81
温州	98.95	98.23	98.66	99.21	96.96	98.52	97.05	97.17	97.11
舟山	98.19	97.30	97.75	93.50	100	96.75	100	99.85	99.92
总计	96.31	96.34	96.32	96.56	96.58	96.57	96.55	97.02	96.76

（七）电子病历建设情况

2022 年各医院正在逐步推进病历数字化，49.19% 的医院实现部分数字化建设，59.22% 的医院门诊病历采用手工签名，59.55% 的医院住院病历采用手工签名，部分医院开始使用 CA 签名（图 33-65），逐步实现对电子化病历进行内容检索、记录已提交病历的所有修改痕迹、对所有电子病历数据具有完善的分级访问控制、对预约或已住院患者的全部病历提供调取和访问功能及病历无纸化（电子病历）贮存等功能应用（图 33-66）。

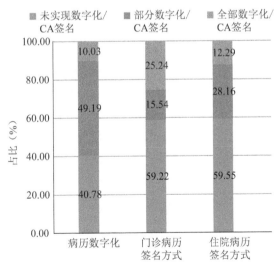

图 33-65 2022 年浙江省各地医院病历数字化、门诊及住院病历签名方式

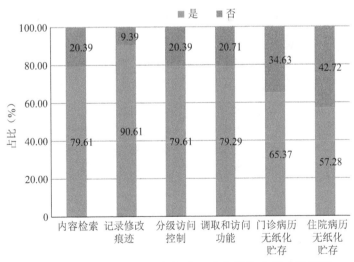

图 33-66 2022 年浙江省各地医院电子化病历建设情况

二、病案管理质量控制工作开展情况及特色经验分享

1. 开展病历质控及编码技能提升专题培训

浙江省病案管理医疗质量控制中心（以下简称"质控中心"）每年定期开展提升病历质量系列培训及提升编码技能的专题，2023 年共开展 4 场次，参加培训的人员数量达 1000 余人。及时准确的标准解读、

清晰明确的目标设置、切实可行的行动方案，将有利于病历质量控制工作的开展。

2.博采众长，相互促进，积极开展省际交流

浙江省于2023年4月14—15日与福建省7家三级公立医院20余名病历质控专家进行交流培训。组织专家进行长三角工作交流，与上海、安徽等病历质控中心成员交流，分享优秀的质控经验。

3.专项督查、以查促进

积极参与质控联合检查，在浙江省卫生健康委员会及医疗质量服务评价中心的组织下，质控中心制定专项质控检查表单，选派16名来自省内三甲综合性医院的省级临床/编码质控专家，参加35家二级医院的质控联合检查，检查内容包括病历质控体系建设、制度执行（重点核查手术分级管理）、日间手术记录的规范性及完整性，病案管理及病案首页质量、病历内涵质量/诊疗行为记录。重点核查医院对包括有创操作、非计划重返手术室再手术、手术相关记录完整、抗菌药物使用记录、CT/MRI检查记录、三级查房、会诊记录、不合理复制病历、甲级病历和四级手术术前多学科讨论十大指标的监控及落实。及时将检查结果反馈至医院，开展一对一的辅导，有效提高二级医院病历质控水平。

4.以竞赛提升质控水平

质控中心在2023年初首次举办浙江省病历质控技能大赛，11个地市及18家省级医院初选后参赛，内容包含病历质控、编码质控、病历书写等环节，取得30万余的关注量，通过比赛，极大提升病历质控人员的工作积极性，相互交流，提高质控水平。

5.开展浙江省各级医院医疗质量数据监测

浙江省重点围绕病案管理人员月均负担出院患者病历数、病案编码人员月均负担出院患者病历数、主要诊断填写正确率、主要诊断编码正确率、主要手术填写正确率、主要手术编码正确率、不合理复制病历发生率、非计划重返手术室再手术率、手术相关记录完整率及甲级病历率十个指标进行重点监控并对其进行改进。在浙江省卫生健康委员会及省信息中心的支持下，将指标的要求进行专项培训，利用浙江省医疗质量数据监测平台，定期开展监测并及时反馈。同时将上述指标纳入浙江省综合医院等级评审考核指标内容。日常承担浙江省可从病历中采集的医疗行为质量指标的监测，如危急值报告及时率和危急值报告处置及时率、四级手术患者随访率、手术并发症发生率、围手术期死亡率、门诊病历电子化比例及门诊结构化病历使用比例等。

6.日常搭建良好沟通交流平台

截至目前，质控中心设置日常交流沟通微信群、钉钉群，建立了专项工作沟通群，可及时答疑、高效解决日常问题，一对一进行指标分析培训，开展专项改进分析的指导，包括改进工具运用、样本收集指导及流程改造等，切实有效提升病案管理质控水平。

三、省级"百佳病案"评选工作总结

根据国家卫生健康委医政司《关于2023年全国"百佳病案"评选活动的通知》安排，质控中心在浙江省卫生健康委员会及浙江省医疗服务管理评价中心的指导下，于2023年10月25—28日在杭州举行浙江省"百佳病案"评选活动，设置评选活动专用机房、选调浙江省病案质控专家集中进行线上评选工作。本次活动评选出浙江省"百佳病案"门（急）诊病案、日间医疗病案、住院病案各100份，并推荐门（急）诊病案、日间医疗病案、住院病案各10份参加全国"百佳病案"评审，具体工作总结如下。

（一）总体情况

浙江省共有256家医院参加本次"百佳病案"评审工作，各医院根据病历推选原则，组织院内评选，将院内评选出的优秀病案上传至国家"百佳病案"评选平台，各医院共计上传3470份，其中门（急）诊

病案 1094 份，住院病案 1868 份，日间医疗病案 508 份。

（二）专家安排

本次共调派全国病案质量检查专家 20 人，其中临床专家 14 名，编码专家 6 名，报国家病案管理医疗质量控制中心审核备案。评选期间专家各带助手 1 名，共计 40 人，统一培训后，分成 6 个组，每组有 2～3 名临床专家，1 名编码专家共同开展评选工作。

（三）评选方式

各地市医院上传的病历由各市级病案质控中心筛选后，推荐参加省级"百佳病案"评审，共推荐产生 572 份病历，进行线上集中评审，评选出省级"百佳病案"后再次进行复核，推选出参加全国"百佳病案"评选活动的 30 份。

（四）评审标准

本次评审统一使用国家病案管理医疗质量控制中心发布的评审标准，包括《优秀住院（含日间）病历遴选评分要点》《门诊病历内涵质量检查要点（初诊）》。

（五）评审结果

有 65 家医院的 100 份病案入围门（急）诊"百佳病案"。54 家医院的 100 份病案入围日间医疗"百佳病案"，49 家医院的 100 份病案入围住院"百佳病案"。之后推荐门（急）诊病案、日间医疗病案及住院病案各 10 分参加全国"百佳病案"的评选，涉及 26 家医院。

（六）存在问题

1. 各医院参与情况

据 2022 年统计，浙江省二级及以上医院共计 309 家，参加本次评审活动的医院共计 256 家（占 82.85%）。

2. 病案挑选及系统上传

（1）部分病案在时间上不符合要求。本次活动要求推选的病案归档时间为 2022 年 9 月 1 日至 2023 年 8 月 31 日，共有 121 份门（急）诊病案、23 份日间医疗病案、76 份住院病案不符合要求。

（2）部分病案患者住院天数不符合要求。本次活动要求推选的住院病案住院天数 ≥ 10 天且 < 60 天，共有 202 份住院病案 < 10 天，5 份住院病案 ≥ 60 天不符合要求。

（3）部分病案不符合推选病案优先原则。本次活动要求推选病案至少满足以下 1 种情形：死亡病例；病情危重，经过重症病房监护治疗或抢救成功的病例，多次手术且包含 1 次四级手术的病例，诊断过程疑难复杂，经过多次疑难病例讨论或多学科讨论的病例；具有多器官基础疾病或多器官受累，经多学科讨论治疗方案的病例。以上都不符合的病案有 705 份。

（4）部分医院上传评审病案时，直接将病案转成 PDF 版本上传，没有将签名的表单上传，导致评审中专家看到的病案是没有医患双方签名的，被判定为知情告知不规范。

（5）部分医院只按照标注目录上传病历，上传病历不完整，导致评审中专家看到的病案内容不完整，如应该进行 VTE 评估的没有评分，应该有措施的没有措施。

（6）系统要求门（急）诊病案上传收费明细，部分医院未上传。

（7）未及时检查病案是否上传成功。有 5 家医院仅上传 CSV 病案信息，未上传病案 PDF 版本。有 2 家医院上传的部分病案 PDF 版本无法打开。

（8）部门医院上传病案数未达要求。

3. 病案存在问题

本次病案评审属于优中选优，从省级复评情况看，浙江省病案质量仍存在以下问题。

（1）门（急）诊病案。首先主要集中在现病史的记录上，存在初诊现病史与主诉不相符，不能反映本次疾病起始、演变、诊疗过程及缺乏必需的鉴别诊断资料。其次是查体，初诊患者未记录一般情况，缺乏与主诉有关的常规查体（或专科查体）或缺乏必要的阴性体征。

（2）日间医疗病案。本次省级复评的日间医疗病案手术科室病案占95%，非手术科室病案占5%，存在的主要问题为围手术期记录不完整，术前讨论中简要病情大量拷贝检查、检验结果，分析不够；手术指征、注意事项不具体；术后病理检查结果与入院临床诊断不相符，未行讨论；术后谈话、术前谈话等多张知情同意书无患方签名及签名时间；手术记录和麻醉记录中手术医师签名不一致等。还有是核心制度落实情况，存在术后风险告知不足、安全核查单有缺项、术后首次病程记录缺抗生素的具体用法等问题。

（3）住院病案。住院病案中手术科室病案占57.5%，非手术科室病案占42.5%。①手术科室病案存在的主要问题包括病案首页中遗漏诊断、诊断不规范（如高血压未分级，呼吸衰竭未分型，胸腔积液未写明左右或双侧）、次诊断编码错误、首页手术操作无编码、主手术漏填；所有诊断入院病情为"1"等；查房记录中未对病程进行归纳、病情分析不全面、缺输人血白蛋白注射液后效果评价、随访计划不具体等。②非手术科室病案主要扣分项首先集中在日常病程记录，存在现病史拷贝，对检验、检查结果未凝练，日常病程的诊疗计划存在不合理复制，未体现临床诊疗思路，部分异常及重要检验、检查结果无分析等。其次是首页，主要诊断选择错误、次要诊断遗漏等。

四、"六个一"质量控制工作完成情况

1. 一个专家团队

浙江省自2019年动态调整病案质控专家委员会成员，要求成员必须为日常从事病案质控相关工作的人员，保障理论与实际不脱节，现共有31名成员，其中临床专家19名，编码专家12名。

2. 一名专职秘书

中心现有1名专职工作人员，日常保持与各地市质控中心、省级医院及上级主管部门的沟通，及时有效落实相关文件要求。

3. 一个会议机制

定期召开病案质控年会、病案质控专家工作会议及质控中心主任工作会议，及时传达最新工作要求，答疑工作困惑、解决工作难点，共同商议病案质控新举措。

4. 一个改进目标

质控中心结合国家病案管理医疗质量控制中心及浙江省卫生健康委员会的要求，梳理监测指标51项，确定危急值报告及时率、危急值处置及时率、四级手术患者随访率、手术并发症发生率、非计划重返手术室再手术率、围手术期死亡率、门诊病历电子化比例、门诊结构化病历使用比例、病案首页主要诊断编码正确率、入院记录24小时内完成率、手术记录24小时内完成率、出院记录24小时内完成率、病案首页24小时内完成率、转出记录书写完成率、转入记录书写完成率、入院首次病程记录8小时完成率共16项改进目标，定期进行数据晾晒，确定浙江省各级各类医院病案质控改进目标。

5. 一次专项调研

质控中心于2023年6月25—28日组织专家进行日间手术专项调研工作，形成调研报告，报送至上级主管部门。

6. 一份质量报告

质控中心安排工作人员积极参与质控报告编写工作。

五、质量控制工作中存在的问题及下一步工作思考

1. 存在的问题

（1）病案质量管理人才缺乏，要加强专业从事病案质量管理与控制的人员队伍建设。截至 2022 年，病案科（室）专职从事病历质控的人员比例较低，仅 41 家医院（13.27%）。病案科（室）专职从事门诊病案管理人员数比例也较低，仅 19 家医院（6.15%）。

（2）数据准确性有待提升。病案管理专业医疗管理质量控制情况数据通过 NCIS 收集，由各家医院自行上报，存在对指标定义理解不准确、全样本核查困难等因素，部分上报结果与质控中心专项调研结果存在差异。

（3）各地各级医院病案质控水平有待提升。浙江省各级各类医院质控方式不一，部分医院日常医疗数据统计方式存在手工统计现象，手工统计方式较系统统计方式存在较大偏差，数据准确性和完整性有待进一步提高。部分医院需要加强对病案质控系统、病案质量管理与控制工作的重视。

（4）各级医院电子化病历建设程度参差不齐。病历数字化方面、病历签名方式、内容检索及病历贮存方面电子化程度均较低。

（5）互联网医疗发展程度不一。浙江省各级各类医院开展互联网诊疗人数从 0 至 98 万不等，开展互联网医疗信息系统质控的医院仅为少数，未来互联网医疗发展空间巨大。

2. 下一步工作

（1）加强病案质量管理与控制的专业人才队伍建设，举办病案质量提升培训班，加强浙江省编码人员、病案质控人员操作技能培训。组织开展浙江省范围内 DGR 培训工作，举办病案首页填写质量和 DGR 培训班，加强有关病历书写规范培训，完善病案质控体系，提高首页数据质量，为按病种付费的疾病分组工作提供直观、完整、准确的数据。

（2）成立 3 个维度的质控专家组，定期开展轮值工作汇报，实时掌握各地市质控中心工作开展情况及时给予指导与帮助。

（3）加强填报工作宣教、答疑，规范填报，同时日常加强指标及数据督查复核，提高上报数据的准确性。

（4）积极落实提升医疗质量专项活动方案的各项内容，扎实有效提升病历内涵建设，保障医疗安全定期开展病历质控检查，促进浙江省病案质控同质化，提高病历书写质量。优化病历管理质量监测平台，与省 DRG 平台互通，及时抽检平台识别的疑问病历，与 DRG 病历核查工作进行融合；定期形成质控报告及指标反馈。

（5）进一步推进电子化病历，在病历数字化、电子签名及痕迹管理方面加大监控力度，稳步推进无纸化管理。鼓励浙江省各级医院积极参加电子化病历分级评价工作。

（6）稳步推进互联网医院建设，加强互联网医疗病历记录规范性，保障互联网医疗稳步发展。

（7）加强与国家和其他省级病案管理医疗质量控制中心、卫生健康行政部门、病历质量管理及相关专业委员会之间的沟通与交流，博采众长，持续提升浙江省病案质量控制工作水平。